围麻醉期护理

床边安全恢复指南

（第二版）

［美］达芙妮·斯坦纳　　［美］迪娜·A.克伦齐舍克　**主编**

郑吉建　张马忠　李亚军　**主译**

世界图书出版公司

上海·西安·北京·广州

图书在版编目(CIP)数据

围麻醉期护理：床边安全恢复指南：第二版 /
(美)达芙妮·斯坦纳,(美)迪娜·A.克伦齐舍克主编；
郑吉建,张马忠,李亚军译. — 上海：上海世界图书出
版公司,2019.10
  ISBN 978-7-5192-6464-2

  Ⅰ. ①围… Ⅱ. ①达… ②迪… ③郑… ④张… ⑤李…
Ⅲ. ①麻醉—护理学 Ⅳ. ①R473.6

  中国版本图书馆 CIP 数据核字(2019)第 157862 号

ORIGINAL ENGLISH LANGUAGE EDITION PUBLISHED BY
Jones & Bartlett Learning, LLC
5 Wall Street
Burlington, MA 01803 USA
Perianesthesia Nursing Care: A Bedside Guide for Safe Recovery, SECOND EDITION
Edited by Daphne Stannard, Dina A. Krenzischek © 2018 JONES & BARTLETT LEARNING,
LLC
ALL RIGHTS RESERVED

书　　名	围麻醉期护理——床边安全恢复指南(第二版)	
	Weimazuiqi Huli —— Chuangbian Anquan Huifu Zhinan (Di-er Ban)	
主　　编	〔美〕达芙妮·斯坦纳 〔美〕迪娜·A.克伦齐舍克	
主　　译	郑吉建　张马忠　李亚军	
责任编辑	马　坤	
装帧设计	南京展望文化发展有限公司	
出版发行	上海世界图书出版公司	
地　　址	上海市广中路 88 号 9-10 楼	
邮　　编	200083	
网　　址	http://www.wpcsh.com	
经　　销	新华书店	
印　　刷	上海颛辉印刷厂	
开　　本	889 mm×1194 mm　1/16	
印　　张	22.25	
字　　数	630 千字	
印　　数	1-2500	
版　　次	2019 年 10 月第 1 版　2019 年 10 月第 1 次印刷	
版权登记	图字 09-2018-530 号	
书　　号	ISBN 978-7-5192-6464-2 / R·509	
定　　价	220.00 元	

译者序

麻醉护理是高度专业化的护理领域,也是麻醉学和护理学深度融合的领域。麻醉护士不仅在术中协助麻醉医师完成各种麻醉操作和生命体征的监测,而且更为重要的是为患者、家庭成员及医疗团队进行全面的术前准备和安全熟练的复苏术后患者,同时还要引导患者及其家庭成员安全度过整个围术期,从而改善患者的就医体验。专业化的麻醉护理最早起源于美国,经过100多年的发展,美国的麻醉护理教育已形成了完善的麻醉护士培养模式,在世界范围内起到了引领和示范作用,培养了一代又一代的麻醉护理人才,为围术期患者提供了优良的服务和安全保障。我国麻醉护理教育起步较晚,培训机构少,资源短缺,尚未形成符合我国国情的麻醉护士培养模式和麻醉护理工作模式。如何借鉴国外成熟的麻醉护理培养和工作模式,加快我国麻醉护理工作的发展是我们义不容辞的责任,也是我们翻译达芙妮·斯坦纳和迪娜·A.克伦齐舍克主编的《围麻醉期护理——床边安全恢复指南(第二版)》的初衷。本书不仅系统介绍了围麻醉期护理相关的专业知识和专业技能,还对美国围麻醉期护理的组织架构、管理及复苏室的建立等进行了系统的介绍。

本书分为三大部分。第一部分为麻醉护理相关的核心概念,着重介绍围麻醉期的组织架构与管理、患者及其家庭成员的麻醉前护理和准备以及麻醉后复苏、气道管理、疼痛、体温、麻醉原则、体液与酸碱平衡等与麻醉护理相关的共性问题。第二部分为特殊患者群体的麻醉护理,重点介绍减肥手术患者、慢性疾病患者、危重症患者、延长护理/观察性护理患者、老年患者、创伤患者、精神疾病患者、围麻醉期患者的家庭成员以及儿科患者和妊娠患者的麻醉护理。第三部分为不同外科手术的麻醉护理。全书采用问答形式,对麻醉护理相关的基础与专业问答进行了全面深入的阐述,对临床问题的处理具有很强的针对性。全书章节划分合理,文字简明扼要,尤其对国内麻醉护理尚未开展的领域,包括延长护理/观察性护理患者的麻醉护理和围麻醉期患者的家庭成员的照护等均进行了详细的阐述。这必将对我国麻醉护理工作的发展和人才培养起到十分重要的借鉴作用。

本书的翻译出版过程得到了世界图书出版公司的大力支持,在此,尤其要感谢马坤和沈蔚颖两位编辑在选题、校订和出版等过程中的辛勤付出与指导,希望未来继续加强合作,推出更多有助于中国麻醉与麻醉护理事业发展的优秀参考书。同时,还要感谢陈猛博士,作为本书的总审校,目前在美国从事麻醉助理工作,对美国的麻醉护理工作有比较全面深入的了解,他对书中的每一个细节都进行了仔细的审校和修改,明显提高了本书翻译的准确性和可读性。

由于参加本书翻译的人员较多,在翻译和校对的过程中难免会出现某些词汇前后不一致的情况。由于中美两国医疗体系、保险业务及语言文化等方面的巨大差异,麻醉护理人员的培养、工作及管理模式也存在明显差异。虽然在翻译的过程中尽可能地贴近原著,但仍有某些表达可能不够准确和通畅,敬请广大读者谅解,并提出宝贵的意见。

上海交通大学附属上海儿童医学中心麻醉科

国家儿童医学中心(上海)

主任医师,博士研究生导师,副院长

张马忠

2019年7月

Rebecca T. Alvino, RN, MS
Infection Control Practitioner
UCSF Medical Center
San Francisco, CA

Marianne Beare, BSN, MSN, ANP－BC
Lead Nurse Practitioner Neurosurgery
INOVA Medical Group Neurosurgery
Fairfax, VA

Joni M. Brady, DNP, RN, CAPA
Director of Perioperative Innovation
North American Partners in Anesthesia
Melville, NY

Sarah Brynelson, RN－BC, MS, CNS
Pain Clinical Nurse Specialist
Institute for Nursing Excellence
UCSF Medical Center
San Francisco, CA

Elizabeth Card, MSN, APRN, FNP－BC, CPAN, CCRP
Nursing Research Consultant
Office of Nursing Research & Evidence Based Practice
Vanderbilt University Medical Center
Nashville, TN

Theresa L. Clifford, MSN, RN, CPAN, CAPA
Nurse Manager
Perioperative Services
Mercy Hospital
Portland, ME

Joann Coleman, DNP, RN, MS, ACNP, AOCN
Acute Care Nurse Practitioner
Center for Geriatric Surgery
Sinai Hospital
Baltimore, MD

Adam S. Cooper, RN－BC, MSN
Manager, Institute for Nursing Excellence
Deputy Director, UCSF JBI Centre for Synthesis & Implementation
UCSF Medical Center
San Francisco, CA

Kathy Daley, MSN, APRN, ACNS－BC, CCRN－CMC－CSC, CPAN
Critical and Procedural Care Clinical Nurse Specialist
Charles George VA Medical Center
Asheville, NC

Kathleen DeLeskey, DNP, RN, CNE, FJBI
Assistant Professor
Endicott College
Beverly, MA

Lynnae E. Elliotte, RN, CCRN, CPAN
Clinical Education Coordinator
Perianesthesia Services, GI Endoscopy, and Mobile Practitioner Team
University of Maryland Health System
Baltimore, Maryland

Lisa Gallagher, MSN, RN, PPCNP－BC
Pediatric Liver Transplant Nurse Practitioner
University of California San Francisco
Benioff Children's Hospital
San Francisco, CA

Barbara Godden, MHS, RN, CPAN, CAPA
PACU Clinical Nurse Coordinator
Sky Ridge Medical Center
Lone Tree, CO

Carla Graf, PhD, RN, GCNS
Clinical Programs Director
Office of Population Health and Accountable Care

UCSF Medical Center
San Francisco，CA

Kathleen A. Gross, MSN, BS, RN‐BC, CRN
Editor
Journal of Radiology Nursing
Owings Mills，MD

Gail Gustafson, MSN, RN, CRNP
Nurse Practitioner
Pinnacle Health System
Harrisburg，PA

Tanya L. Hofmann, MSN, APRN, ACNS‐BC, CPAN
Systems of Care Coach
Sarasota Memorial Hospital
Sarasota，Florida

H. Lynn Kane, MSN, MBA, RN, CCRN
Clinical Nurse Specialist
Thomas Jefferson University Hospital，Methodist Division
Philadelphia，PA

Molly M. Killion, RNC‐OB, MS, CNS‐BC
Perinatal Clinical Nurse Specialist
Birth Center，UCSF Benioff Children's Hospital
San Francisco，CA

Dina A. Krenzischek, PhD, RN, MAS, CPAN, CFRE, FAAN
Director of Professional
Practice Patient Care Service
Mercy Medical Center
Baltimore，MD

Laura Kress, MSN, RN
Endoscopy Nurse Manager
Mercy Medical Center
Baltimore，MD

Monica Laurent, MSN, RN, CPAN
Staff Nurse

UCSF Benioff Children's Hospital
San Francisco，CA

Melissa Lee, MS, RN, CNS‐BC
Adult Acute and Transitional Care Clinical Nurse Specialist
Institute for Nursing Excellence
UCSF Medical Center
San Francisco，CA

Ruth J. Lee, DNP, MS, MBA, RN
Director of Operation，Neuro Science
INOVA Health System
Fairfax，VA

Christina Lemanski, RN‐BC, MSN, CPAN, CPN
Procedural Clinical Nurse Educator
Institute for Nursing Excellence
UCSF Medical Center
San Francisco，CA

Myrna E. Mamaril, MS, RN, CPAN, CAPA, FAAN
Nurse Manager，Pediatric Preop/PACU
Charlotte R. Bloomberg Children's Center
The Johns Hopkins Hospital
Baltimore，MD

Maureen F. McLaughlin, MS, RN, ACNS‐BC, CPAN, CAPA
Quality Nurse
Department of Anesthesia
Lahey Hospital and Medical Center
Burlington，MA

Christine Mudge, RN, MS, PNPc, FAAN
Nurse Practitioner（retired）
UCSF Department of Surgery
San Francisco，CA

Amy D. Nichols, RN, MBA, CIC
Director，Hospital Epidemiology and Infection Control
UCSF Medical Center

San Francisco, CA

Kim A. Noble, PhD, RN, ACCNS - AG, CPAN
Associate Professor of Nursing
Widener University
Philadelphia, PA

Denise O'Brien, DNP, RN, ACNS - BC, CPAN, CAPA, FAAN
Perianesthesia Clinical Nurse Specialist
Department of Operating Rooms/PACU
University of Michigan Hospitals & Health Centers
Adjunct Clinical Instructor
School of Nursing, University of Michigan
Ann Arbor, MI

Jan Odom-Forren, PhD, RN, CPAN, FAAN
Associate Professor, College of Nursing
Perianesthesia Nurse Consultant
University of Kentucky
Lexington, KY

Chris Pasero, MS, RN - BC, FAAN
Pain Management Clinical Consultant
Rio Rancho, NM

Scott Pasternak, RN, MBA, CCRN
Nurse Manager
Periprocedural Unit and Mount Zion Surgery Center
UCSF Medical Center
San Francisco, CA

Georgette Pierce, RN, BSN, CCRN
Clinical Nurse III
The Johns Hopkins Hospital
Baltimore, MD

Michelle M. Porter, MSN, RN
Nurse Manager IV Infusion Clinic
The Johns Hopkins Hospital
Baltimore, MD

Sohrab Alexander Sardual, MBA, RN, NE - BC, CNN, CVRN
Manager
Progressive Care Unit & Oncology Unit
CHI Baylor St. Luke's Medical Center
Houston, TX

Hildy Schell - Chaple, RN, PhD, CCNS, FAAN
Adult Critical Care Clinical Nurse Specialist
Institute for Nursing Excellence
UCSF Medical Center
San Francisco, CA

Lois Schick, MN, MBA, RN, CPAN, CAPA
Entrepreneur and Per Diem Staff Nurse II
Lutheran Medical Center
Wheatridge, CO

Maureen Schnur, DNP, RN, CPAN
Staff Nurse II, Neonatal Intensive Care Unit
Beth Israel Deaconess Medical Center
Boston, MA

Daphne Stannard, PhD, RN - BC, CNS
Director and Chief Nurse Researcher
UCSF Medical Center Institute for Nursing Excellence (INEx)
Director, UCSF JBI Centre for Synthesis & Implementation
San Francisco, CA

Laurel Stocks, RN, MSN, ACNP/BC, CCRN, CCNS
Nurse Practitioner
Health First
Lexington, KY

Deborah Tabulov, RN, CRNP
Nurse Practitioner
Eastern Correctional Institution
Westover, MD

John M. Taylor, MD
Chief, Department of Critical Care Medicine

Kaiser East Bay
Oakland，CA

Linda J. Webb, MSN, RN, CPAN
Perianesthesia Consultant
Woodbury，NJ

Nancy L. Wells, DNSc, RN, FAAN
Director of Nursing Research
Office of Nursing Research & Evidence-Based Practice
Vanderbilt University Medical Center
Nashville，TN

Linda Wilson, PhD, RN, CPAN, CAPA, BC, CNE, CHSE, CHSE‑A, ANEF, FAAN
Assistant Dean for Special Projects

Simulation and CNE Accreditation
Drexel University College of Nursing and Health Professions
Philadelphia，PA

Pamela E. Windle, DNP, RN, NE‑BC, CPAN, CAPA, FAAN
Manager，Post Anesthesia Care Unit & CV，Preop/Recovery
CHI Baylor St. Luke's Medical Center
Houston，TX

Susan J. Wolf, MPAS, MMS, PA‑C
Physician Assistant
Wilmer Eye Institute
The Johns Hopkins Hospital
Baltimore，MD

前　言

围麻醉领域是专业化的危重护理领域,其范围包括从独立手术中心的术前(Preop)和麻醉后监护室(PACU)到多院区医疗中心中的一个大型、专业化的术前/麻醉后监护病房。"Peri"在希腊语中是"围绕"的意思,围麻醉领域旨在照顾并引导患者及其家庭成员安全度过整个围术期,改善患者的麻醉体验。围麻醉领域有两重目的:一是在诊疗操作或外科手术之前,为患者、家庭成员及医疗团队进行全面的准备;二是在麻醉和诊疗操作或手术之后,安全熟练的复苏患者和照护其家庭成员。

本书的写作愿景首次出现在一次美国围麻醉期护士协会的全国会议之后,两位编辑正在讨论每天高质量护理大量的且伴有多种合并疾病的诊疗操作和手术患者所需要的护理知识和技术的深度和广度。就在那时,我们决定编写一本为围麻醉期患者和家庭成员提供护理服务的护士用书。这些护士可能在PACU、重症监护病房(ICU)、诊疗操作恢复区或在产房。本书包括三部分:核心概念或者说是对所有围麻醉期患者通用的基本知识、特殊患者群体相关的知识以及特殊外科手术相关的知识。尽管这并不是一本百科全书或者包罗万象的书,但还是希望卓越的编写团队能将绝大部分共性的临床问题和关注进行全面而又深入的阐述。

安全并非偶然,提供良好的护理也并非巧合。既要能够管理气道不稳定的危重病Ⅰ期苏醒患者,同时也要照护穿戴整齐坐在椅子上但却担心回家后行走问题的Ⅱ期苏醒患者,这是很多围麻醉期护士每天都要兼顾的事情。能够及时识别患者及其家庭成员的任何变化并且提供安全优质的护理需要激情、专业知识和技术以及敏锐的临床判断能力。我们希望本书能够成为一些人的复习资料和另一些人的重要资源。

这本书的出版受益于许许多多我们曾经向其学习的人。我们想向那些勇敢面对麻醉和操作或手术的患者表示敬意。我们从你们身上学到了很多,并且每天都会受到你们对未来的希望、自信和勇气的鼓舞。我们要向那些为围麻醉期患者和家庭成员提供优质服务的护理人员致敬。围麻醉期护理非常具有挑战性,尽管有时令人沮丧,但总是在变化中。我们非常有幸能与这么优秀的同事一起工作。大量的管理人员、临床医师以及工作人员参与帮助患者安全度过整个围术期,尽管这本书并不针对他们,但没有他们的帮助和支持,也就不会有安全优质的患者护理。特别要感谢本书所有作者,他们为患者和家庭成员的安全护理贡献了自己的专业知识和激情,没有他们的努力就不可能有本书的出版。最后,还要感谢我们的家人:Beau和Dylan Simon,Kurt和Ryan Krenzischek。他们无限的爱和热情的支持使我们的这项工作成为可能,并最终推动我们完成本书。

满心的爱与感恩

达芙妮·斯坦纳

迪娜·A.克伦齐舍克

目　录

上　篇

核　心　概　念

第 1 章　围麻醉期的组织架构与管理

Scott Pasternak, RN, MBA, CCRN

现代围麻醉期护理可包括Ⅰ期和Ⅱ期苏醒的成人和小儿患者、需要延长护理的患者以及术前患者。在医院内,通常设置为混合型护理单元,包括术前和术后两个区域。因此,围麻醉期管理团队及其主要的组织机构必须灵活机动,且能够适应快速变化的围麻醉期护理的临床环境。

1. 麻醉后监护病房的起源

首次公开演示吸入麻醉(乙醚)的安全应用发生在 1846 年的波士顿马萨诸塞州总医院(Desai & Desai, 2015)。该医院于 1873 年设立了病房,用于护理乙醚麻醉术后患者的恢复(Allen & Badgwell, 1996)。20 世纪 40 年代,第二次世界大战期间,部分患者在麻醉手术后因呼吸衰竭而死亡,自此,建立恢复室的必要性得到了确认[American Society of PeriAnesthesia Nurses (ASPAN), 2016]。恢复室作为一个专门的区域,邻近手术室(operating room, OR),收治刚刚从手术室转运出来的患者,能够保障这些患者的安全并为其提供有效的护理。恢复室还需要将普通病房的患者与术后出现呕吐以及疼痛的麻醉苏醒期患者分开收治(Barone, Pablo & Barone, 2003)。日前,现代化的恢复室被称为麻醉后监护室(postanesthesia care units, PACUs)。

2. 医疗机构内的 PACU 是如何组织管理的?

全国范围内的许多 PACU 均整合成围术期区域,包括所有的苏醒区、术前等候区(PREOP)以及 OR。有些医院将 PACU 与重症监护室合并,有些医院将 OR 排除在围术期区域外。虽然围麻醉期护理的实际地点可能会因医疗机构的不同而不同,但围麻醉期护理可以简单地定义为在麻醉前与麻醉后为患者提供的所有护理。相比较而言,围术期护理则包括手术前、手术中和手术后的所有护理,分为术前护理、术中护理和术后护理三个阶段。

医疗机构通常将围术期区域作为一个单一部门进行管理,这也就意味着一名负责人将兼管多个不同的单元。这种组织管理模式通常会形成标准化的政策、流程以及记录方法,这样能促使不同的区域和管理团队之间更好地沟通和融合。

3. 需要多少个 PACU 床位?

依据美国麻醉医师协会颁布的手册,OR 与 PACU 床位之比为 1 :(1.5～2.0),但具体的配比数量还受许多因素的影响,包括不同的手术类型、患者复苏所需时间以及 PACU 和 OR 的周转时间(2012)。大量的短小、快速及日间手术或者复苏时间长的重症监护病房(intensive care unit, ICU)患者,将增加 PACU 所需床位数量。了解这些因素并通过 OR 和 PACU 之间患者的模拟流动来确定 PACU 所需的床位数是非常重要的(Schoenmeyr et al., 2009)。

4. 所推荐的 PACU 管理框架是什么?

很少有文献支持某一种 PACU 管理团队框架优于其他团队。但是,有些原则是任何一家医疗机构都必须遵循的。尽管各地在职位称呼上会有明显的差异,但是通常都是由一名护士长或患者护理负责人来负责 PACU 的管理。患者护理负责人可以负责很多围术期区域,包括术前准备区、术后护理区或手术区,和/或成人区域或小儿区域。患者护理负责人应该与员工面对面交流,这样有利于建立互信和促进员工与管理团队之间的定期沟通。患者护理负责人可能会配有助理护士长,这样的话,助理护士长的角色可能比患者护理负责人更为"一线"。除了履行其管理职能以外,助理护士长仍然可以担任主管护士的工作,在某些时候也可以上临床班照顾患者,或者在必要时作为休假人员的替补。PACU 需要灵活的人员安排,从而确保 PACU 能合理安置所有从 OR 转移来的患者。助理护士长可能是提供此类机动护理服务以便高峰时段患者也能得到安置的重要人员。

患者护理负责人需要形成一种决策共享方式来形成等权组织结构。在这样的复杂环境中,由于患者人群和护理需求的不同,建立一个相互信任和交流沟通的环境是至关重要的。在决策共享的环境里,赋予护士主动参与各种决策的权利,包括政策、工作条例、工作指南以及实践问题。通过组建针对不同专题的委员会来促进决策共享,这些专题包括质量、患者及其家属的照护、教育、科研以及表彰和员工留用等。假如管理者允许并鼓励员工参与决策,那么这些委员会可以成为科室层面推动决策实施的推动力。通过决策共享,护士将会感受到管理层的聆听与尊重,从而会更容易地接受科室实施的变革(Timmins,2010)。

5. 其他重要的领导角色

围麻醉期临床护理专家(clinical nurse specialist, CNS)是围术期的宝贵资源。CNS 可能是全职或兼职的,其工作可能涉及多个护理单元,并且可能与多个管理者进行合作。围麻醉期 CNS 担任多元化角色或主导临床实践,包括临床专家、教育者、研究人员、顾问以及联络员(Glover et al.,2006)。由于围术期护士需要照顾日益增加的不同类型的患者和急性病患者,在发展必要的教育、政策以及程序来支持临床实践方面,CNS 发挥着十分关键的作用。另外,CNS 在围麻醉期各单元与手术室之间以及外科与 ICU 之间的联络都起着至关重要的作用。最后,围麻醉期 CNS 在改善医疗与护理人员之间的沟通与协作中起着重要的桥梁作用。

围麻醉期的教育工作者对任何医疗机构都是有利的。这些教育工作者是员工的导师,与员工并肩工作并鼓励他们参与学习,帮助他们在弱势领域成长,并使他们成为其他工作人员的临床导师。条件允许时,围麻醉期的教育工作者可与 CNS 协作,共同推进员工的教育、提高与维持员工的胜任能力、同时制订和修订新入职员工的培训计划。护士教育工作者应该有足够的时间参与患者的直接护理,陪伴在员工的身边,评估他们的教育需求,并根据其等级和/或从事服务的内容制订相应的教学计划。连同教育工作者和围麻醉期 CNS,围麻醉期患者护理负责人也可以配备助理作为管理团队的一部分。后文中提到的管理团队都是指组成围麻醉期护理管理团队的成员。

6. 主管护士的作用是什么?

主管护士是指定单元的领导,授权管理当班期间的护理单元工作。主管护士的职责因机构而异,一般来说,主管护士负责通过合理调配患者-护士配比来确保患者安全通过恢复室。这一过程通过与检查操作或手术区、医院床位安置区人员的沟通及与他们的上级主管人员的定期沟通来完成。此外,主管护士还要负责协调护士的工间休息、转换患者分配或转运患者以及日常的"杂务"。有些主管护士可能还要负责患者的护理。根据护理单元内的节奏、病情的缓急及其职责范围,主管护士除了对护理单元进行整体管理与协调之外,还要关注患者的护理,这样提供给患者的护理可能是不安全的。在围麻醉期,主管护士扮演一个动态角色。由于收治患者的数量、病情缓急和人员需求的动态变化,这要求主管护士拥有独特的管理技巧,并得到管理团队和其他经验更丰富的主管护士的指导。

7. 需要多少主管护士?

有些围麻醉期区域每天可能需要不止一名主管护士。术前和术后区域可能各需要一名主管护士,而且如果不同患者群体有各自独立的护理单元,则每个单元可能都需要一名主管护士,以确保患者的安全护理和资源协调。如果一个护理单元有不同班次轮值或者通宵开放,那么该区域可能每天需要不止一名主管护士来覆盖不同的轮班。在患者收治数量较多、工作量较大、较忙碌的围麻醉期区域,主管护士交叉排班轮值有助于合理安排护士的休息、协助护士对病情危重患者的护理以及维持病区运转。

8. 主管护士团队的大小是否需要限制?

小而有限的主管护士团队可以让护理单元拥有

更为可靠的领导力以及更为一致的工作实践。有研究发现，如果主管护士在领导力、授权、决策、权力、解决冲突、协商和劝说、团队建设、沟通以及形象等方面得到良好的培训，那么主管护士和工作人员的满意度都会显著提高（Thomas，2012）。这些作为主管护士角色技能的学习和不断实践对于维持训练有素的主管护士经历非常重要。

核心主管护士团队的缺点可能会对其他员工的发展造成限制。如果将主管护士的机会和职责限制在一个小的范围内，那么对于那些感觉准备好承担领导责任却没有机会的员工来说是一个障碍。如果采用核心主管护士团队模式，通过提供主管护士培训和其他的专业发展机会让其他员工有机会成为主管护士是非常重要的。

9. ASPAN 关于 PACU 人员的配比标准是什么？

ASPAN 关于 PACU 人员的配比标准为：在同一个接受Ⅰ期麻醉后恢复患者的护理单元中，需要两名注册护士，其中一名注册护士能够胜任Ⅰ期麻醉后护理工作（ASPAN，2015，p.35）。该标准还区分了应该接受 1∶1 和 2∶1 护士-患者配比的患者类型。ASPAN 的人员配置指南是基于循证研究、专家意见和共识制订的。

10. PACU 护士如何在非工作时间为麻醉患者提供安全有效的护理？

围麻醉期护士在非工作时间被召回工作并不罕见。应该密切关注这种随时待命的方案，以确保员工的技能搭配和避免员工疲劳（Olmstead et al.，2014）。不管何时，医疗机构遵循 ASPAN 的标准来实施围麻醉期护理都是十分重要的，因为编写标准的目的是确保患者的护理安全。该标准每两年更新一次，以反映护理实践的变化和支持实践的理论。

11. PACU 人员如何护理过夜患者？

术前没有在医院预留床位的手术患者可能会在PACU 过夜。另外，原计划手术后离院回家的患者可能需要在医院停留较长时间，或者手术医师要求某些特殊患者入住特定病区，那么这些患者有可能需要在 PACU 过夜。在全国范围内，留在 PACU

和医院中过夜的患者越来越普遍；为了应对床位不足，有些医院要求病房护士或 ICU 护士"流动"到PACU，为已经苏醒（并符合 PACU 出室标准）但需要等待床位的过夜患者提供护理。这一做法仍然可以为那些一有床位就可以被收入指定病区的患者提供专科护理，同时不需要 PACU 的工作人员来护理这些已苏醒的患者。不管何时发生这种情况，重要的是要确保患者在 PACU 能够达到同样的专业护理标准。此外，应特别关注患者及其家属的满意度，因为在 PACU 长时间逗留的患者可能无法得到像在病房或 ICU 过夜一样的舒适感。

12. PACU 应如何处理患者从 OR 延迟转入的问题？

多种原因可能导致 PACU 无法及时接收患者的转入，如没有足够的 PACU 护士或床位，患者正在等待转送到其他单元或科室，患者尚未从麻醉中完全苏醒，患者正在等待普通病区、过渡病区或 ICU 的床位。当发生这类情况时，PACU 将不能继续按照 OR 方案运行，患者可能需要在麻醉医师监护下在 OR 内进行麻醉后苏醒。这一瓶颈问题可导致医师、护士和辅助人员以及患者及家属的不满（Shoenmeyr et al.，2009）。PACU 管理团队可能需要经常对该单元的工作进行调整，以减少这样的延误。

最近，先进的计算机模拟已用于手术调度，以优化患者流量，减少临床资源闲置，并尽可能让 OR 患者不必竞争数量有限的 PACU 床位（Lee & Yih，2014）。

13. "弹性"员工意味着什么？

全国各地的 PACU 在一天中的某个时段都会有清闲期，而且有很多证据支持这样一个事实，即清闲时间或员工清闲无事对 PACU 的预算可能是一个问题。如果没有足够数量的护士来管理苏醒期的患者，或者护士太多而患者不足，PACU 都将无法有效的运行。"弹性"员工是指能从整体上看待护理单元和能错峰值班的护士，以此应对 PACU 内患者转入和转出的变化。许多患者护理负责人会在手术的前一天研究 OR 的手术量，为那些可能自愿提前回家的护士制订好计划;他们会依据工会合同和/或人事政策,决定如何及何时安排护士回家。

14. 如何确保PACU各班次都有足够的技能搭配的护士?

许多PACU需要不同的或替补的护理计划来应对OR的日常周转。PACU的管理团队必须清楚掌握预算限制和护理单元的效率。多个轮值班次均需要配备具备不同技能的护士。例如,绝对不建议将所有新员工或无经验的员工安排在同一班次;相反,应更加谨慎地做好各班次的人力配置,以确保可以抽调不同技能的护士以满足任何班次的需求。不同技能的护士组合有助于确保在1周中的每一天和PACU开放的所有时间内,均能为患者提供优质和安全的护理。这样也可以为新员工和经验不足的员工创造更多向其他经验丰富员工学习的机会。

15. PACU需要围术期助理人员吗?

虽然各医院的职称设置各不相同,但大多数医院都会使用无执照人员或患者护理助理员(patient care assistant,PCA)。无论是提供直接的患者照护,还是基础护理,PCA都承担着无数任务和多种不可或缺的职责。在PACU中使用PCA的好处是可减少PACU的周转时间和创建一支由患者转运人员和PCA组成的熟练员工团队(Speers & Ziolkowski, 1998)。有些医院培训PCA并安排他们在OR和PACU工作,而有些PACU可能与医院的其他部门共享PCA,也有一些PACU有自己专门的PCA员工。

ASPAN已经创建了"围麻醉期无证辅助人员能力任职培训和资质认证项目",为围麻醉期PCA的技能培训和评估提供了一个全面的参照模式(2012)。

16. PACU如何确保护理人员的胜任力?

每一家医疗机构都应当持续性的评估护士的临床技能、临床分析问题和解决问题的能力,以确保安全和优质的患者护理(Burns, 2009)。每家医疗机构都有自己的年度能力评估要求;该项工作可以通过设置年度审查日和在线模块的集中管理机制来完成,或者可以通过各部门或单位的年度能力评估来完成。

鉴于围麻醉期的专科特殊性,全院性的普适能力可能不能满足麻醉护理的要求。第一步是决定需要哪些技能才能胜任。接下来非常重要的就是确定哪些胜任能力需要定期或年度审查,以及如何完成这些审查。在某些情况下,监管和认证机构可以提供指导,规定哪些技能需要年度审核。其他情况是,审查的频率可能取决于单位和机构资源以及收治患者的病情状况。使用率低但风险高的临床技能和分析推理能力应该比使用率高但风险低的临床技能更需要定期审查。使用率低的项目需要持续的审核,确保护士具备基本能力,从而确保如果特定的患者需要用到这项不常见的技术或设备时,护理人员仍然有能力完成患者护理。在收治患者数量巨大的围麻醉期区域,可能存在几种风险高、使用率低的临床技能,甚至一些风险高、使用率高的临床技能。护理单元特定技能胜任能力应由围麻醉期带教或管理团队来监管,主管护士应该能够获得这些信息以便其安排护士工作。在主管护士的参考资料中放置护士能力相关数据是有用的,当在PACU中需要特定能力的护士来照护特定类型的患者时,主管护士可以通过快速地查阅资料,确定哪些护士有能力处理该类型的患者。

除了病区特定的能力之外,PACU护士还需要取得基础生命支持(BLS)和高级心脏生命支持(ACLS)的资格证书。如果病区的服务范围还包括儿科患者,则儿科高级生命支持(PALS)的资格证书也是所有护理人员应该有的。这些资格认证可以保证护士具备应付患者发生紧急情况的标准执行能力。

围麻醉期护士可以通过继续教育、专业认证如BLS、ACLS和PALS认证来保持胜任护理工作的能力。此外,PACU应确定提供安全、优质患者护理所需的独特临床技能,并通过定期审查和评估来确保每位护士在该领域的能力。能力审查应该是强制性的、非惩罚性的和连续性的(Burns, 2009)。护理人员可以与管理团队一起合作开发和完成相应的能力评估,由此创建一个成功的项目。

17. Magnet 称号是什么意思,它为什么重要?

Magnet 称号由美国护士认证中心(ANCC,2016)开发,以表彰推动卓越护理的医疗机构。相比于非 Magnet 机构中的护士,Magnet 机构中的护士得到更多的一线管理支持、更高的工作满意度,与其他护士建立了更为融洽的关系(Ulrich et al.,2007)。

18. Magnet 认证的要素是什么?

Magnet 模式有五个组成要素:① 变革型领导;② 结构性授权;③ 示范性专业实践;④ 新知识、创新和提高;⑤ 以实验为依据的质量结果。这些要素包含 14 种卓越的基础力量。在 14 种力量中,与管理最相关的是第 1 力量(护理领导力品质)、第 3 力量(管理风格)、第 4 力量(人事政策和项目)、第 8 力量(咨询和资源)和第 9 力量(自律)(ANCC,2016)。Magnet 的这些方面直接受到管理团队的影响。

19. 管理团队如何追求 Magnet 称号或维护 Magnet?

管理团队可以通过与指定病区的一线人员互动来追求 Magnet 称号。管理团队可以为继续深造提供带薪休假,培养共同决策,提倡政策透明,评估和再评估为患者提供优质护理的员工需求。当获得 Magnet 认证或再认证时,需要提供证据资源。管理团队在确保这些证据的保存和获取方面发挥着重要作用。

20. CPAN 和 CAPA 证书有什么区别?

当手术、麻醉前和麻醉后患者护理从住院部转移到门诊或中心时,就形成了经认证的麻醉后护士(certified postanesthesia nurse,CPAN)和经认证的非住院围麻醉期护士(certified ambulatory perianesthesia nurse,CAPA)(Niebuhr & Muenzen,2001)。CPAN 证书考试由美国围麻醉期护理认证委员会(ABPANC)首先于 1986 年提出;CAPA 证书考试于 1994 年首次提出。这些考试的最新版本经广泛研究后形成,最初由 ABPANC 于 1999 年和 2000 年实施。该角色的划分研究(RDS)是为了确定哪些患者的需求和护理知识是必需的,以便在门诊和住院患者的围麻醉期能够满足这些需求。

1999—2000 年 RDS 的研究结果确定,虽然门诊和住院患者的护理需求是一样的,但是在满足这些需求时护士所花费的护理时间差异很大(Niebuhr & Muenzen,2001)。2005—2006 年,另一项 RDS 研究其结果对考试更新如下:CPAN 考试更加强调行为/认知和患者安全需求,而 CAPA 考试则更加强调需求宣教(Niebuhr & Muenzen,2008)。这两项考试都包括患者需求的四个方面:生理、行为、认知和宣教(ABPANC,2016)。另一项 RDS 于 2010—2011 年实施,对两项考试(CAPA 和 CPAN)的要求都进行了重申,尽管考试从四个方面减少为三个方面,但是在保留的三个领域里都纳入了宣教(Niebuhr & Siano,2011)。

21. 谁有资格获得 CPAN 和 CAPA 认证?

目前符合获得资格认证的要求是,取得美国注册护士执照和在过去两年内完成 1 800 h 的围麻醉期护理单元患者的直接护理。在此要求之前获得认证但未达到本要求的护士仍有资格获得重新认证。护士可以选择参加其中的任何一项考试;然而,那些护理Ⅰ期麻醉后患者的护士发现,CPAN 考试与他们的实践更相关;而那些大部分时间都在照顾麻醉前、Ⅱ期麻醉和延长护理患者的护士发现,CAPA 考试与他们的实践更相关。护士可以根据自身情况选择参加符合要求的认证,也可以两种认证都参加。

22. 为什么管理层应该支持专业认证?

专业护理认证是对护理专业领域护理知识的客观考量,对患者、护士、管理人员和医疗机构有很多好处。麻醉后患者是高危人群,鼓励护士应用专业的护理知识和技能,可确保患者获得安全而有效的护理。另外,专业认证对护理人员的好处还包括:增强职业精神、授权、个人满意度和自主性(Altman,2011)。对于追求 Magnet 目标的医院来说,认证也是有益的,因为认证护士的数量也是 Magnet 医院的申请要素之一。

23. 管理层如何支持专业认证?

认证的主要障碍包括参加考试的成本、缺乏奖励以及机构的支持(Altman,2011)。管理团队可以通过财政、奖励和后勤支持以消除这些障碍,促进专业认证工作。

工作人员认证的财政激励措施包括提供参加认证准备课程的继续教育时间,支付认证考试的费用,并在认证完成后提高员工工资待遇。管理团队还可以通过在单元、科室或全院层面认可专业认证的成就来支持专业护士认证。认证员工的姓名可以刻在重要公共场所的牌匾上,护士成就如取得认证,应该在职工大会和新闻通讯中公布。如果机构允许的话,护士可能希望在她们的工卡上名字的旁边列上资格标识。

此外,可以通过部门教师或管理团队成员提供复习课程和研讨会来给护士提供后勤支持。工作人员应该可以通过单位或机构的图书馆获得准备参加认证的参考书。

24. 管理层如何影响患者满意度?

医疗机构通过多种方法收集患者满意度数据。一种流行的方法是对出院患者进行调查。管理层必须了解被调查患者的类型和调查内容。管理层可以通过鼓励工作人员积极参与、及时消除患者的不满情绪、组织床旁交接班(在适当情况下鼓励患者参与)和定期巡视患者来提高满意度得分(Kearns,2015)。

25. 什么是门诊手术 CAHPS(OAS‐CAHPS)?

门诊手术 CAHPS 是一项收集成人患者对医疗服务提供者、术前评估门诊以及门诊手术类型信息的全国调查,调查患者在医院门诊部和门诊手术室的经历。该项调查至少包括就诊过程、就诊机构、手术前后与管理人员和临床医护人员的沟通经历、舒适度和疼痛的管理等相关信息〔Centers for Medicaid and Medicare Services (CMS),2015〕。

从 2016 年开始,CMS 计划启动首次自愿调查(OAS‐CAHPS)。根据行业咨询公司 Press Ganey 的说法,与其他 CAHPS 一样,未来 CMS 可能需要对医疗机构进行调查,并作为门诊质量报告或门诊外科中心质量报告的一部分(Press Ganey Resources,2015)。

(封莉莉　韩文军)

参考文献

Allen A,Badgwell J M,1996. The post anesthesia care unit: Unique contribution, unique risk. Journal of Perianesthesia Nursing,11(4),248‐258.

Altman M,2011. Let's get certified: best practices for nurse leaders tocreate a culture of certification. AACN Advanced Critical Care,22(1),68‐75.

American Board of Perianesthesia Nursing Certification,2016. Determining Which Exam to Take. Retrieved from http://cpancapa. org/certification/eligibility/determining-whichexamination-to-take/.

American Nurses Credentialing Center,2016. Magnet Program Overview. Retrieved from www. nurse credentialing. org/Magnet/ProgramOverview.

American Society of Anesthesiologists,2012. 2012 Operating Room Design Manual. Retrieved from www. asahq. org/resources/resources-from-asacommittees/operating-room-design-manual.

American Society of PeriAnesthesia Nurses,2012. A Competency-Based Orientation and Credentialing Program for the Unlicensed Assistive Personnel in the Perianesthesia Setting: 2012 Edition. Retrieved from www. aspan. org/Clinical-Practice/Competency-Based-Orientation-UAP.

American Society of PeriAnesthesia Nurses,2015. 2015‐2017 Perianesthesia Nursing Standards, Practice Recommendationsand Interpretive Statements,34‐38. Retrieved from www. aspan. org/Clinical-Practice/Patient-Classification-Staffing.

American Society of PeriAnesthesia Nurses,2016. ASPAN History. Retrieved from www. aspan. org/AboutUs/History/tabid/3146/Default. aspx.

Barone C P,Pablo C S & Barone G W,2003. A history of the PACU. Journal of Perianesthesia Nursing,18(4),237‐241.

Burns B,2009. Continuing competency, what's ahead? The Journal of Perinatal and Neonatal Nursing,23(3),218‐227.

Centers for Medicaid and Medicare Services,2015. Outpatient and Ambulatory Surgery CAHPS (OAS CAHPS). Retrieved from https://www. cms. gov/Research-Statistics-Data-and-Systems/Research/CAHPS/OAS-CAHPS. html.

Desai M S & Desai S P,2015. Discovery of modern anesthesia: acounterfactual narrative about Crawford W. Long, Horace Wells, Charles T. Jackson, and William T. G. Morton. AANA Journal,83(6),411.

Glover D E,Newkirk L E,et al. ,2006. Perioperative clinical nurse specialist role delineation: A systematic review. Association of Perioperative Registered Nurses Journal,84(6),1017‐1029.

Kearns E,2015. EB98 Implementing evidence-based practice: Initiating bedside rounding. Critical Care Nurse,

35(2)，e48.

Lee S & Yih Y，2014. Reducing patient-flow delays in surgical suitesthrough determining start-times of surgical cases. European Journal of Operational Research，(238)，620 - 629.

Niebuhr B S & Muenzen P，2001. A study of perianesthesia nursingpractice：The foundation for newly revised CPAN and CAPA certification examinations. Journal of Perianesthesia Nursing，16(3)，163 - 173.

Niebuhr B S & Muenzen P，2008. ABPANC's 2005 - 2006 Role Delineation Study：The Foundation for the CPAN and CAPA Certification Examinations. Retrieved from www. cpancapa. org/pdf/RDSWhitePapertoBN9 - 29 - 08. pdf.

Niebuhr B & Siano J，2011. ABPANC Report on 2010 - 2011 Role Delineation Study：The Foundation for the CPAN and CAPA Certification Examinations. Retrieved from http://cpancapa. org/pdf/WhitePaper-Report _ on _ ABPANC_2010 - 2011_RDS. pdf.

Olmstead J，Falcone D，Lopez J，et al. ，2014. Developing strategies for on-call staffing：A working guideline for safe practices. AORN Journal，100(4)，374.

Press Ganey Resources，2015. OAS CAHPS. Retrieved from www. pressganey. com/resources/cahps-programs/oas-cahps.

Schoenmeyr T，Dunn P F，Gamarnik D，et al. ，2009. A model for understanding the impacts of demand and capacity on waiting time to enter a congested recovery room. Anesthesiology，110(6)，1293 - 1304.

Speers A T & Ziolkowski L，1998. Perioperative assistants are anew resource. Association of Perioperative Registered Nurses Journal，67(2)，420 - 427.

Thomas P L，2012. Charge nurses as front-line leaders：Development through transformative learning. The Journal of Continuing Education in Nursing，43(2)，67 - 74.

Timmins F，2010. Managers duty to maintain good workplace communication skills. Nursing Management，18(3)，30 - 34.

Ulrich B T，Buerhaus P I，Donelan K，et al. ，2007. Magnet status and registered nurse views of the work environment and nursing as a career. Journal of Nursing Administration，37(5)，212 - 220.

上篇

中篇

下篇

第 2 章　患者及其家庭成员的麻醉前护理和准备

Christina Lemanski, RN‑BC, MSN, CPAN, CPN

麻醉前护理开始于患者已预约好手术治疗时。术前准备护士作为患者的代言人,在保证患者安全实施手术治疗的准备中承担着重要角色。本章的目的是对围麻醉期护理中的麻醉前护理进行概述。麻醉前护理是通过手术前的跨学科团队合作,为患者及其家庭成员提供整体护理。

1. 术前评估/专科护理的历史是什么?

在过去,麻醉医师通常会在手术当天或前一天访视患者并进行术前评估。如果发现患者存在严重的合并症,就会推迟或取消手术。而推迟或取消手术会导致患者焦虑,也会让手术医师和围术期工作人员感到沮丧。目前的做法是在患者住院前进行评估或在患者到达术前准备区之前进行电话筛查,以避免患者住院以后再推迟和取消手术。

2. 术前评估的目标是什么?

临床系统改善研究所(Institute for Clinical Systems Improvement, 2014)指出,择期手术进行术前评估的目标包括:术前完整的病史采集和体格检查,合理处理合并症,减少不必要的诊断性检查,降低手术取消率,避免发生手术部位错误或手术患者错误,以及降低手术部位感染发生率。术前可通过整体护理来满足患者及其家庭成员的生理、心理、教育、社会文化和信仰需求〔American Society of PeriAnesthesia Nurses (ASPAN),2014〕。对患者及其家庭成员进行充分的术前准备,有利于患者更好地接受手术并获得更好的手术效果。

3. 术前评估的关键因素有哪些?

术前评估应注意以下几点:

- 患者评估(包括病史、体格检查、用药史、是否禁饮食等)
- 恶性高热(malignant hyperthermia, MH)筛查
- 术后恶心呕吐(postoperative nausea and vomiting,PONV)评估
- 体温调节状况评估
- 植入装置和透皮贴剂使用情况评估
- 术前疼痛评估
- 阻塞性睡眠呼吸暂停(obstructive sleep apnea,OSA)评估
- 安全评估
- 手术安全核查

4. 患者评估应该包括哪些内容?

护士应对患者所处的环境进行评估,确保所有的应急设备都处于备用和功能正常状态,以应对紧急情况。术前评估应包括病史和体格检查,并了解患者既往的手术史和麻醉史。体格检查应包括对患者全身皮肤、心脏和肺脏的全面检查,并结合患者的病史和拟行手术进行专门评估。例如,若患者拟行神经外科手术,则应进行更为详细的神经系统检查。当患者存在感染征象,如上呼吸道感染或皮疹等,应告知外科医师和麻醉医师(Schick & Windle,2016)。应全面了解患者的用药情况,包括处方和非处方药、中草药以及保健品等,评估与药物和环境相关的所有可能致敏源,以及评估患者的吸烟史、饮酒史和药物滥用史。询问患者最后一次进食和饮水的时间,确保符合术前禁饮食标准。还需要准确记录患者的身高和体重,同时记录好患者的生命体征。

5. 恶性高热筛查有何意义?

虽然恶性高热的发病率很低(据统计,成人为1/100 000,儿童为 1/30 000),但是患者一旦发生恶

性高热危象,则会导致严重的器官损伤甚至死亡[Malignant Hyperthermia Association of the United States (MHAUS),2016]。恶性高热的易感者存在基因变异,表现为患者在使用麻醉药物后,出现体内钙离子浓度增加、持续的肌肉收缩以及高代谢。恶性高热易感人群属于常染色体显性遗传,一般传给其后代的概率为 50%。

护士应该筛查患者或家庭成员是否有麻醉相关并发症或死亡的情况,若筛查结果为阳性,则应通知麻醉医师。对于既往使用麻醉药且没有发生并发症的患者,也不能完全说明该患者不是恶性高热的易感人群,因为这些基因携带者并不是每次接触麻醉药都会发生恶性高热危象。已知的可引起恶性高热的药物有去极化肌松药琥珀胆碱和挥发性吸入麻醉药(地氟烷、安氟烷、乙醚、氟烷、异氟烷、甲氧氟烷和七氟烷)。恶性高热易感者仍然可以安全地实施手术,只是需要麻醉医师采取更多的预防措施,包括避免使用可能导致恶性高热的麻醉药,密切监测恶性高热征象,在手术室内配备恶性高热抢救车。对于临床医师来说,美国恶性高热协会(www.mhaus.org)是极佳的资源,该组织可以为恶性高热危象事件提供 24 h 热线服务(MHAUS,2016)。

6. 对术后恶心呕吐(PONV)的高危患者应采取什么措施?

护士在术前应对患者进行 PONV 的风险评估,并通过与麻醉医师的交流制订管理方案。PONV 高危患者的护理干预措施包括:使用非阿片类镇痛药、术前适当补液以及预防性应用药物治疗(Hooper,2015)。

7. 为什么要在术前评估患者体温和体温调节功能?

体温评估是护理工作的重要内容,包括对发热和低体温的评估。对处于发热状态的患者,应通知医疗团队,有可能取消手术。护士除了要监测患者的体温,还需要评估患者的热舒适水平、低体温体征、发生围术期低体温的危险因素(Hooper et al.,2010)。围术期低体温意味着从患者不适到手术部位感染、发病率和死亡率等并发症增加的风险。

在术前准备区域进行护理以预防围术期低体温的措施包括:采取被动加温护理、对低体温患者主动升温和维持室温在 24℃ 及以上(Hooper et al.,2010)。有证据表明,与添加衣物或加温毯相比,给空气加温可以将患者的核心温度提高 0.5~1℃,然而,这方面仍然需要更多高质量证据的支持(Alderson et al.,2014)。

8. 为什么要对使用植入装置和透皮贴剂的患者进行评估?

使用植入装置或透皮贴剂可能会影响患者的护理方案。应当筛选患者有无使用植入装置和透皮贴剂。应检查芬太尼贴剂的使用日期、剂量和部位。不管贴片是保持还是移除,都应遵循医疗机构的管理规范,并且还应考虑芬太尼贴剂在患者发热或低体温时的不同效果。对于发热、采取升温或降温措施的患者,需要加强监测或移除贴片(Cooney,2015)。

9. 术前疼痛评估包括哪些内容?

护士应对术前患者的疼痛状况进行全面评估,包括使用改良的疼痛量表进行术前疼痛评分和镇痛目标评估。护士应与患者一起制订舒适度和功能性目标(ASPAN,2014)。护士应与麻醉医师团队合作,制订疼痛管理计划,包括术前阿片类和非阿片类药物的使用,并建议尽可能采用多模式疼痛管理技术(Vadivelu et al.,2014)。

10. 阻塞性睡眠呼吸暂停(OSA)患者的护理应注意什么?

术前应评估患者是否存在 OSA,使用筛查工具判断患者发生 OSA 的风险。治疗团队会通过筛查来确定患者 OSA 的风险并为患者提供具体的护理计划。术前准备护士可以建议为 OSA 患者提供多模式镇痛,并建议延长患者在 PACU 的停留时间以便为其提供更多监测。出院后教育可以从术前阶段就开始实施,包括强调患者术后在家中使用无创正压通气(noninvasive positive pressure ventilation,NIPPV)的重要性以及使用镇静药物的安全性(ASPAN,2014)。

11. 麻醉前护理阶段,在安全方面有哪些额外的注意事项?

术前需询问患者是否有义齿、松动的牙齿、牙套、牙冠、隐形眼镜和打孔史等。患者携带的物品应符合医疗机构的安全政策。安全评估包括任何感觉器官受限、患者及其照护者的认知能力与跌倒风险。针对儿童患者的额外评估包括出生史、孕龄、生长发育情况等。老年患者的额外评估则包括认知功能评估、抑郁症评估以及术后谵妄风险评估(ASPAN,2014)。

12. 手术安全核查包括哪些内容?

患者安全始于手术操作预约时,并贯穿于整个围麻醉期。术前准备护士对于患者整个手术期间的安全核查都是至关重要的。围术期团队需要全面落实手术安全核查,包括知情同意书、手术同意书、病史和体格检查(H & P)以及手术部位标记。这些需要与围术期团队的协调合作。

依据联合委员会(The Joint Commission,TJC)颁布的国家患者安全目标(2016),通过对手术名称、患者以及手术部位的核查,可以提高手术安全性。应尽可能多的让患者参与手术核查。另外,坚持核查能够减少差错发生。

应使用两种方法来识别患者以确认患者,并且应该由已经取得医师资格的医师或他们委派的代表来标记手术部位。联合委员会(2015)指出,手术部位标记应该由"对患者了解最多的医师来完成,通常情况下,这个人就是手术的参与者"。只要实施手术的部位不是单一位置,或者对于患者来说如果在不同的位置做手术会引起不良结局,则必须进行手术部位标记。如果因为患者拒绝进行手术部位标记或者因位置原因无法进行手术部位标记时,应注意遵循医疗机构的附加协议。

作为患者的代言人,护士必须提醒医疗团队在手术核查时注意同意书、知情同意书、H & P、手术部位标记或者其他手术相关要素是否有不一致的情况。医疗机构应该执行团队合作协议,患者和所有相关工作人员都有义务保障和促进患者安全。

13. 手术后谁能陪同患者回家?

应评估患者是否有一名监护人陪同其回家,其回家的交通是否安全,并能够在术后最初的12~24 h对患者进行监护。这种评估应该在手术前完成,因为如果监护人无法陪同患者回家并对其进行监护,则需要改变管理方案。这些改变可能包括安排患者术后住院或者取消手术(ASPAN,2012)。在特殊情况下,如果患者由监护人陪同,那么出租车可视为安全的交通工具(ASPAN,2012)。

14. 为什么术前使用抗生素很重要?

基于证据的手术护理改进项目(SCIP)之一就是在切口暴露前1 h内给予抗生素,则患者术后感染发生率最低(Centers for Medicare and Medicaid Services & The Joint Commission,2015)。抗生素的选择因手术不同而有所不同;然而,指南表明,如果使用万古霉素或氟喹诺酮类药物,则应该在切口暴露前2 h内给予(Centers for Medicare and Medicaid Services & The Joint Commission,2015)。术前准备护士应该与麻醉医师协作,确保及时给予预防性抗生素治疗,确保最佳疗效。

15. 什么是美国麻醉医师协会分级系统?

美国麻醉医师协会(ASA)使用分级系统来描述患者的身体状况。这个分级系统与患者的预后相关。ASA分级系统分为1~5级,器官捐赠为6级。在ASA级别前加E表示为急诊手术(表2-1)。

表2-1 ASA分级

级 别	描 述
ASA-1	正常健康的患者。身体健康,不吸烟,不喝酒或少量喝酒
ASA-2	患有轻度系统性疾病的患者。存在轻度疾患,没有明显的脏器功能受限。包括(但不限于)吸烟、饮酒、怀孕、肥胖(30<BMI<40),控制良好的DM/HTN,轻度肺部疾患
ASA-3	患有严重系统性疾病的患者。有明显的脏器功能受限;一种或多种中度至重度疾患。包括(但不限于)控制不佳的DM或HTN,COPD,病态性肥胖(BMI>40),活动性肝炎,酒精依赖或滥用药物,植入起搏器,射血分数中度减少,定期透析的ESRD,早产儿PCA<60周,有MI、CVA、TIA或CAD/置入支架病史(>3个月)

续 表

级别	描 述
ASA-4	患有持续威胁生命的严重系统性疾病的患者。包括(但不限于)近期(<3个月)MI、CVA、TIA或CAD/支架,持续性心脏缺血或严重瓣膜病,射血分数严重减少,败血症,DIC,ARDS或ESRD未接受定期透析
ASA-5	如果不做手术,患者将无法存活。包括(但不限于)腹部/胸动脉瘤破裂,严重创伤,颅内出血伴占位病变,伴有严重心脏疾病,或多器官/系统功能障碍的肠腔缺血患者
ASA-6	宣布脑死亡;器官捐献
添加"E"表示急诊手术	对急诊的定义是,如推迟手术则会威胁到患者的生命或身体状况

修改自ASA Physical Classification System© 2014。检索自 https://www.asahq.org/resources/clinical-information/asa-physical-status-classification-system。授权许可自 American Society of Anesthesiologists,1061 American Lane, Schaumburg, Illinois 60173-4973

16. 术前何时进行心电图或胸部 X 线等实验室检查?

有证据表明,常规检查很少会改变外科患者的护理计划;因此,不推荐进行常规的术前检查。所有的检查都应该根据患者的病史和评估结果制订。此外,还应遵循医院的政策和规范(表2-2)。

表2-2 推荐的术前检查

ECG	心脏及循环系统疾病、呼吸系统疾病、高龄(应在计划手术6个月内)
胸部 X 线	慢性肺部疾病,充血性心力衰竭病史(应在计划手术6个月内)
肺功能检查	气道反应性疾病、慢性肺部疾病、限制性肺部疾病
Hgb/Hct	贫血、出血障碍、肝脏疾病、高龄(应在术前1个月内完成)
凝血检查	出血障碍、肝功能不全、肾功能不全、抗凝治疗(应至少在术前1周完成)
血生化检查	内分泌失调、药物、肾脏疾病、有肾脏和肝脏功能障碍的风险
妊娠试验	妊娠史不确定、妊娠病史(应根据医院的政策完成)

数据来自 American Society of Anesthesiologists Committee on Standards and Practice Parameters (2012). Practice advisory for preanesthesia evaluation: An updated report by the American Society of Anesthesiologists Task Force on Preanesthesia Evaluation. Anesthesiology, 116(3), 1-17; Duke J C & Keech B M (2016). Anesthesia secrets (5th ed.). Philadelphia: Elsevier Saunders

17. 术前实验室检查应包括妊娠试验吗?

由于在患者的隐私权和选择权方面存在争议,导致妊娠试验检查在许多外科中心都成为一个非常微妙的问题。目前,没有足够的证据可以证明麻醉对于早期妊娠是有害的(ASA,2012)。ASA(2012)提出的麻醉前评估实践建议指出:"育龄期女性患者的妊娠试验结果可作为调整患者麻醉管理的依据"(p.7)。应根据医院的政策和规范来实施术前妊娠试验。

18. 关于禁饮食有哪些建议?

既往关于禁饮食的建议是:要求患者从手术前的午夜起禁饮食(nothing by mouth, NPO)。这一建议是根据尽量减少胃内容物可以降低患者在麻醉诱导期发生吸入性肺炎风险的假设。由于固体食物和液体食物在胃内的排空情况不同,因此,现在对于禁饮食的建议有所区分(表2-3)。术前对患者的NPO状态进行彻底筛查非常重要,头低足高位会导致如吸入性肺炎和呼吸衰竭并发症。这些建议都是针对拟行择期手术的健康患者,而且患者不伴有胃排空问题(ASA,2011)。

表2-3 关于减少肺部误吸风险的禁饮食建议

进食类型	最短禁食时间(h)
清水样物质(水、清流汁、碳酸饮料、清茶、黑咖啡)	2
母乳	4
配方奶	6
动物奶	6
简餐(干吐司、纯净水)	6
正常膳食(油炸或者油脂食品,肉类)	8或以上

数据来自 American Society of Anesthesiologists (ASA) Committee on Standards and Practice Parameters (2011). Practice guidelines for preoperative fasting and the use of pharmacologic agents to reduce the risk of pulmonary aspiration: Application to healthy patients undergoing elective procedures: An updated report by the American Society of Anesthesiologists Committee on Standards and Practice Parameters. Anesthesiology, 14(3), 495-511

19. 患者在手术当天早晨可服用哪些药物?

手术医师和麻醉医师可以决定患者在手术当天早晨可以服用哪些药物。在麻醉前1h内,让患者喝一小口水(最多 150 ml)来服药是可以接受的(Duke & Keech,2016)。对于抗高血压药、β受体阻滞剂、钙通道阻滞剂、抗惊厥药以及控制慢性疼痛的药物,通常建议患者在手术当天继续服用(Schick & Windle,2016)。此建议应该纳入术前宣教,并且应该经医院的麻醉科批准。

20. 手术前应该停用哪些药物或草药,停用多久?

手术前应该停用哪些药物由外科医师和麻醉医师决定。通常推荐停止应用溶栓药物;然而,停用的时间则根据手术和医师的不同有所不同。香豆素类药物通常在手术前 48 h 停用,阿司匹林对血小板黏附的影响可长达 7 天(Schick & Windle,2016)。草药补充剂具有不同的不良反应并可能导致以下问题:延长麻醉效果,增加出血风险,升高血压,以及干扰其他药物(ASA,2015)。麻醉医师可能会建议在手术前 2 周内停止使用草药补充剂(ASA,2015)。

21. 手术当天患者可预期些什么?

手术当天,患者应预期完成他们的术前评估和病史的回顾分析。评估患者的疼痛和舒适状况,以及与术前情绪、安全和社会心理相关的需求情况。医疗团队通过全面的术前核查程序来确认患者身份和拟进行的手术。患者在术前准备区内,可以看到多个医疗团队一起工作,为其提供安全的术前准备;可见术前准备的实施和管理(如肠道准备、毛发剔除与适当的皮肤准备等);可见医疗团队与患者及其家属一起讨论,包括手术程序和出院计划教育,通过教育确保其掌握后期护理知识。

在术前准备区域,护士有责任确保患者以自己能理解的方式接收信息的权利。包括有视力、语言、听力或认知障碍的患者(TJC,2010)。护士应为患者提供合适的翻译和辅助设备保障。

22. 护士如何做好患者及其家属的心理准备?

护士在术前准备区域既是患者的代言人,也是患者的情感支持者。护士可以通过与患者的良好沟通、沉稳的举止、建立信任以及指导其树立信心等为患者提供情感支持。护士应该为患者建立一个信任环境,让患者来提问并确保其提出的所有问题得到解答,从而帮助其减轻焦虑。患者家属是术前护理的重要组成,这里的家属不仅限于法律或遗传范畴。患者家属可能是与患者有持续情感关系的个人,如朋友[American Academy of Family Physicians (AAFP),2015]。

患者和家庭成员教育应该包括手术操作所需的时间,家庭成员之间如何和何时替换,PACU 的探视制度以及入住 PACU 的目的。护士应为患者提供专业护理,且不能够将自己对患者的个人看法表现出来。护士应尊重患者的文化习俗和个人信仰,并为其调整术前准备方案(Schick & Windle,2016)。

23. 出院指导应包括哪些信息?

在整个围麻醉期,从入院前评估开始,患者宣教就是必不可缺的。在麻醉前评估期间,给予患者出院指导,应该包括预计患者在医院的住院时间(如日间手术与住院时间),如果是日间手术,则需要有一名监护人陪同患者回家。

护士在宣教时语言表达要清晰,避免使用医学术语,并注意倾听。应评估患者喜欢哪种学习方式(听觉、视觉等),并针对患者及其家属采用专门的教育方法。教育应该包括与患者及其家属的对话交流,让他们有机会提问。鼓励应用"反馈式教育"等技巧,让患者和/或家属表达自己对相关知识的理解,而不是简单的通过"是/否"来反馈(TJC,2010)。

出院前,患者及其照护者应该了解患者居家期间所需的护理。与麻醉相关的指导,包括与 PONV 有关的饮食限制、因麻醉导致的延迟镇静对患者活动的限制以及任何可能出现的并发症。与手术相关的出院指导,应包括饮食限制、活动限制(如何时可以恢复工作和身体锻炼以及其他事项等)、居家疼痛管理、伤口护理、出院后用药以及后续的治疗/随访。通过出院指导让患者知道何时应与医师联系,如出现发热、疼痛药物不能缓解的疼痛和伤口渗出等情况。如果该医院设置了术后随访电话,则应该在出院前告知患者。

24. 对于肾功能衰竭患者有哪些特殊的注意事项?

终末期肾功能衰竭患者无法清除体内废物和维

持体液和电解质平衡。特殊的注意事项应包括：应关注其入量与出量，并尽可能限制液体量，将0.9%的生理盐水或含有5%葡萄糖的0.45%的生理盐水静脉输注，以减少静脉输注乳酸林格氏液时引起的酸中毒风险。麻醉前护理应包括了解患者体重、确定最后一次透析的时间、评估肾功能和电解质[血钾、血尿素氮（BUN）、血清肌酐、全血细胞计数（CBC）、出血时间和尿液检测分析]，避免在动静脉瘘一侧的手臂测量血压或静脉穿刺，并避免使用肾毒性药物。肾功能衰竭患者发生感染、电解质紊乱和体液潴留的风险增加（Schick & Windle，2016）。

25. 是否应为糖尿病患者提供特别指导？

门诊手术麻醉协会（SAMBA）关于糖尿病患者接受门诊手术的围术期血糖管理共识声明（Joshi et al.，2010）确立的主要目标如下："通过最少干预抗糖尿病治疗，反复监测血糖，手术后迅速恢复经口摄入的方式避免低血糖和维持患者血糖在可控水平"（p.1379）。

应评估糖尿病患者居家期间的平均血糖水平，使用的降糖药物情况（包括途径、剂量和时间），以及任何与低血糖相关的细节情况（发生、频次、症状、症状发生时的血糖水平以及住院等相关情况）。在手术前应检测患者的血糖水平，护士应该知晓，在发生低血糖时护理站血糖监测仪测得的值往往会偏高于中心实验室的测量值（Joshi et al.，2010）。护士还应该评估患者的糖尿病处理能力以及检测血糖的能力，应该在患者手术后就开始对患者进行居家血糖管理相关的出院指导。

建议在手术当天停止使用口服降糖药和非胰岛素注射剂。推荐采用胰岛素来治疗围术期高血糖（Umpierrez et al.，2012）。然而，SAMBA共识声明（Joshi et al.，2010）建议，对于血糖控制不佳的糖尿病患者，应该注意将其围术期血糖控制在基线水平而不是使其正常化。对于肾功能不全或接受造影剂的患者，在手术前的24～48 h应该停止使用二甲双胍（Joshi et al.，2010）。应在医院内推行糖尿病患者管理计划，以期为所有的糖尿病患者提供安全护理。对于使用胰岛素泵的患者，护士应遵守医院的规范进行护理，必要时请内分泌专家会诊。

26. 如何为处于预防或隔离状态的患者进行准备？

良好的手卫生是降低医疗机构相关性感染的最重要手段之一（TJC，2015）。围术期面临着独特的挑战，因为患者可能住的不是单人病房，而护士在紧急情况时往往会忽视手卫生。为做好隔离患者的准备工作，首先要在医疗机构内进行良好的沟通，通过系统管理来明确需要采取的隔离预防措施、原因或机体以及任何其他专门的信息需求（ASPAN，2014）。

对于护士来说，掌握疾病过程，准备好适宜的个人防护装备（PPE），准备好配备有急救用品和急救设备的场地，是护理的关键所在。

（封莉莉　韩文军）

参考文献

Alderson P, Campbell G, Smith A F, et al., 2014. Thermal insulation for preventing inadvertent perioperative hypothermia. Cochrane Database of Systematic Reviews, 2014（6）, 1-69. doi: 10.1002/14651858. CD009908. pub2.

American Academy of Family Physicians, 2015. Family, definition of. Retrieved from http://www. aafp. org/about/policies/all/familydefinition. html.

American Society of Anesthesiologists Committee on Standards and Practice Parameters, 2011. Practice guidelines for preoperative fasting and the use of pharmacologic agents to reduce the risk of pulmonary aspiration: Application of health patients undergoing elective procedures: An updated report by the American Society of Anesthesiologists Committee on Standards and Practice Parameters. Anesthesiology, 14(3), 495-511.

American Society of Anesthesiologists Committee on Standards and Practice Parameters, 2012. Practice advisory for preanesthesia evaluation: An updated report by the American Society of Anesthesiologists Task Force on Preanesthesia Evaluation. Anesthesiology, 116(3), 1-17.

American Society of Anesthesiologists, 2014. ASA physicalclassification system. Retrieved from https://www. asahq. org/resources/clinical-information/asaphysical-status-classification-system.

American Society of Anesthesiologists, 2015. Herbal and dietary supplements and anesthesia. Retrieved from http://www. asahq. org/～/media/sites/asahq/files/public/resources/patientbrochures/asa_supplements-anesthesia_final. pdf.

American Society of PeriAnesthesia Nurses, 2012. Clinical

practice committee frequently asked questions. Retrieved from http://www. aspan. org/Clinical - Practice/FAQs ♯33.

American Society of PeriAnesthesia Nurses，2014. Perianesthesia nursing standards，practice recommendations and interpretive statements：2015 - 2017. Cherry Hill, NJ：American Society of PeriAnesthesia Nurses.

Centers for Medicare and Medicaid Services & The Joint Commission，2015. Surgical care improvement project. Specifications Manualfor National Hospital Inpatient Quality Measures Version 5. 0b. Retrieved from http://www. jointcommission. org/specifications _ manual _ for _ national_hospital_inpatient_quality_measure. aspx.

Cooney M F，2015. Management of postoperative pain in opioid-tolerant patients. Journal of PeriAnesthesia Nursing，30(5)，436 - 443.

Duke J C & Keech B M，2016. Anesthesia secrets（5th ed. ）. Philadelphia：Elsevier Saunders.

Hooper V D，2015. SAMBA consensus guidelines for the management of postoperative nausea and vomiting：An executivesummary for PeriAnesthesia nurses. Journal of PeriAnesthesia Nursing，30(5)，377 - 382.

Hooper V D，Chard R，Clifford T，et al. ，2010. ASPAN's Evidence-Based Clinical Practice Guideline for the Promotion of Perioperative Normothermia：Second Edition. Journal of PeriAnesthesia Nursing，25(6)，346 - 365.

Institute for Clinical Systems Improvement，2014. Perioperative protocol. Retrieved from http://www. icsi. org/guidelines_ more/catalog _ guidelines _ and _ more/catalog _ guidelines/ catalog_patient_safetyreliability_guidelines/perioperative/.

Joshi G P，Chung F，Vann M A，et al. ，2010. Society for Ambulatory Anesthesiaconsensus statement on perioperative blood glucose management indiabetic patients undergoing ambulatory surgery. Anesthesia & Analgesia，111（6），1378 - 1387. doi：10. 1213/ANE. 0b013e3181f9c288.

Malignant Hyperthermia Association of the United States，2016. FAQs：General MH questions. Retrieved from http://www. mhaus. org/faqs/about-mh.

Schick L & Windle P E，2016. PeriAnesthesia nursing corecurriculum：Preprocedure，phase Ⅰ and phase Ⅱ PACU nursing （3rd ed. ）. St. Louis，MO：Saunders Elsevier.

The Joint Commission，2010. Advancing effective communication，cultural competence，and patient- and family-centered care：Aroadmap for hospitals. Oakbrook Terrace，IL.

The Joint Commission，2015. Hospital：2016 national patient safetygoals. Retrieved from http://www. jointcommission. org/standards_information/npsgs. aspx.

Umpierrez G E，Hellman R，Kortytokowki M T，et al. ，2012. Management of hyperglycemia in hospitalized patients in non-criticalcare setting：An endocrine society clinical practice guideline. Journal of Clinical Endocrinology，97（1），16 - 38.

Vadivelu N，Mitra S，Schemer E，et al. ，2014. Preventive analgesia for postoperative pain control：Abroader concept. Local Regional Anesthesia，7，17 - 22. doi：10. 2147/LRA. S62160.

第3章 Ⅰ期和Ⅱ期麻醉后复苏

Theresa L. Clifford, MSN, RN, CPAN, CAPA

早在1751年,位于英国纽卡斯尔的纽卡斯尔医院就为大手术后或危重患者预留了特定房间。100多年后,弗洛伦斯·南丁格尔为照顾刚刚经历了麻醉的患者准备了独立的房间。到了20世纪,在马萨诸塞州的波士顿城市医院、马里兰州的约翰·霍普金斯医院、伊利诺伊州的库克县医院和康涅狄格州的新英国综合医院都能够找到关于恢复室的记录(Barone,Pablo & Barone,2003)。

20世纪40年代末期,专用恢复室的价值逐渐得到认可。来自费城县医学会的麻醉研究委员报告指出,在11年的研究中,术后护理能够避免近1/3的可预防性术后死亡(Ruth,Haugen & Grove,1947)。

1. 围麻醉期的范畴是如何演变的?

多年来,围麻醉期的范畴在很多方面都得到了扩展。随着医疗水平的不断进展,如今在门诊实施复杂手术也成为可能。麻醉药物的发展使麻醉诱导更快,恢复时间更短。此外,通过使用一系列麻醉技术,诊断和介入手术的数量大幅增加,这类患者在术中和术后往往需要麻醉护士进行密切监测。

2. 如何定义Ⅰ期麻醉后复苏?

Ⅰ期麻醉后复苏要求对患者进行严密监测,首要目标是基础生命支持(ASPAN,2015)。在这个阶段,麻醉护士会对患者进行评估、监测生命体征、维持气道通畅和血流动力学稳定、疼痛管理、液体管理、温度舒适以及其他诸多护理措施。此阶段的主要目标是促进患者从Ⅰ期复苏过渡到Ⅱ期复苏,从而为患者的出院或转入住院病房继续照护做准备。

3. Ⅰ期复苏阶段的入室评估有哪些推荐?

患者在转入Ⅰ期复苏时需要同时对多个项目进行评估(ASPAN,2015)。患者转入时由转运者进行交接,包括但不限于以下内容:术前病史、麻醉方式和持续时间、应用的药物、手术类型、补液情况以及任何存在或潜在的并发症。对患者的身体评估包括通气与呼吸状态、生命体征、疼痛与镇静水平、神经功能与神经血管状态、感觉运动状态、皮肤与伤口状态、液体状态以及针对不同手术的特定评估指标。

4. Ⅰ期复苏阶段的护理通常需要优先考虑哪些内容?

Ⅰ期复苏的首要任务是建立并维持稳定的气道和充分的通气支持。另外,确保血流动力学的稳定,通过各种干预措施支持心血管的功能稳定也同样重要。这一阶段的另一个重点是提供足够的镇痛和舒适度,并对实施的多种干预措施(包括药物或非药物干预)进行效应评估。此外,还需关注与所实施手术相关的实际影响以及对伤口完整性的具体评估。

5. Ⅰ期复苏阶段有哪些常见的潜在并发症?

与Ⅰ期复苏阶段相关的并发症包括:气道梗阻、心血管抑制、疼痛、恶心、呕吐、谵妄以及体温调节功能紊乱等。

6. Ⅰ期复苏持续多长时间?

患者从围麻醉期的一个阶段转入下一阶段取决于患者在麻醉情况下对不同强度刺激的反应程度,以及对手术刺激的反应程度。除了个体差异外,还有多种因素会影响患者是否可以转入下一个阶段(Clifford,2009)。这些影响因素包括麻醉医师对不同麻醉方式的偏好、术前镇静剂的使用、既往是否存在苏醒延迟以及术前合并症情况。要判断患者能否从Ⅰ期复苏进入Ⅱ期复苏,应在一系列临床评估指标上达到一个理想的结果或标准。我们可通过ASPAN围麻醉期护理实践标准中提供的一系列评估标准来判断患者是否可从Ⅰ期复苏进入Ⅱ期复苏(ASPAN,2015)。

7. 评估患者结束Ⅰ期复苏的指标有哪些?

为确定患者是否可以结束Ⅰ期复苏的护理阶段,通常需要评估以下内容:满意的气道通畅与通气状态、心脏和血流动力学的稳定、体温正常、疼痛和舒适性的管理、手术切口以及伤口敷料的完整以及液体平衡。

8. 关于I期复苏的护理人员配置有什么推荐标准?

ASPAN围麻醉期护理实践标准建议:为处于同一个单元/房间进行Ⅰ期复苏的患者护理时,必须有两名注册护士,且其中至少一名具备护理Ⅰ期复苏阶段患者的能力(ASPAN,2015)。通常一名护士能够为满足以下情况的两名患者提供护理:

- 一名尚未清醒但生命体征平稳且没有放置人工气道的8岁以上患者;另一名清醒、生命体征稳定、不存在任何并发症的患者
- 两名清醒、生命体征平稳且不存在任何并发症的患者
- 两名清醒、生命体征平稳的8岁以下患者,并且在患者家属或具备照顾能力的工作人员的陪同下(ASPAN,2015)

以下情况需要有1∶1的患者/护士比例:患者刚转入恢复室时(直到经过全面评估且各项指征平稳);患者存在气道问题、呼吸功能不稳定时;患者年龄小于8岁且尚未苏醒时。而最严重的患者(主要指重症患者以及生命体征不平稳的患者)则需要两名护士进行安全及复苏护理。

9. 在Ⅰ期复苏的设备使用上有什么推荐标准?

每处提供Ⅰ期复苏的场所都应配备(但不限于)以下设备:

- 与护理相关的一般用品,包括敷料
- 针对紧急情况的床旁支持设备,包括氧气输送装置,人工气道和吸引器,用于监测生命体征、通气状况和循环功能的设备
- 常用药物和补液
- 加温设备
- 完备的特定年龄抢救车
- 个人防护用品(ASPAN,2015)

10. 如何定义Ⅱ期复苏?

Ⅱ期复苏,即以为患者出院回家做准备,或将患者转入延伸护理单元以进一步观察为目的的临床护理阶段。

11. Ⅰ期复苏与Ⅱ期复苏有什么区别?

Ⅰ期复苏是指接受外科手术、诊断性或介入操作的患者,实施全身麻醉、区域麻醉或中度镇静后进行护理的阶段。这一阶段护理的主要目标是:建立并维持稳定的气道,保持血流动力学稳定(血压及心率),液体复苏,疼痛管理,防治恶心呕吐,维持正常体温以及对伤口完整性和出血的评估。"在此阶段需要时刻保持警惕"(Clifford,2009)。

Ⅱ期复苏是使患者逐渐达到能够出院回家,或转入延伸护理单元进行进一步护理的阶段。此阶段患者已具备只吸入室内空气也能够保持良好的通气状态(除非患者的术前基础状态需要额外辅助吸氧),满意的疼痛管理(由患者定义),术后恶心呕吐得到良好控制,以及适当的活动能力等(Clifford,2009)。

12. 转入Ⅱ期复苏时有哪些推荐的评估指标?

在转入Ⅱ期复苏护理阶段时,由转运者提供交接信息,内容应该包括但并不限于:术前相关病史,麻醉方式以及时长,麻醉药物,Ⅰ期复苏时记录的手术类型,补液情况,以及任何实际存在或潜在的并发症。对患者的身体评估包括各项生命体征、疼痛水平、神经功能及神经血管功能状态,感觉运动状态,皮肤及伤口状况,液体状态,以及针对所实施手术的特殊评估指标。

13. Ⅱ期复苏时,有哪些常用的护理注意事项?

Ⅱ期复苏阶段的护理重点在于为患者出院回家或转入延伸护理单元进一步观察做准备。对出院患者须详细填写出院小结中的注意事项,向患者和/或

家属进行充分的宣教工作,使患者能够独立或在家属的照顾下进行后续护理。

14. Ⅱ期复苏期间有哪些常见的潜在并发症?

Ⅱ期复苏阶段需要干预的常见并发症主要为疼痛和恶心。此外,长时间嗜睡和持续性喉痛也比较常见。

15. 判断患者结束Ⅱ期复苏的标准有哪些?

判断患者结束Ⅱ期复苏的标准主要有:充分的镇痛和舒适度,稳定的血流动力学,手术切口和敷料的完整性,安全的转送设施,以及对患者出院事项的充分宣教。

16. 如何定义"安全转运"?

对于日间手术患者来说,尽管其能够达到出院标准,但不同程度的残余镇静作用和精神运动受损状态依然可能存在。国家监管部门、认证机构以及专业医疗护理协会建议日间手术患者需在一个可靠的责任人陪同下出院回家。该责任人能够确保将患者安全转送回家,并能够在患者出现疼痛和呕吐时为其提供有效帮助,同时也能够及时报告任何术后并发症的发生。

17. 关于Ⅱ期复苏的护理人员有什么推荐标准?

根据 ASPAN 围麻醉期护理实践标准中的建议,Ⅱ期护理阶段须有两名护理人员,其中至少一名是具有护理Ⅱ期复苏患者能力的注册护士(ASPAN,2015)。通常一名护士能够为三名符合以下特征的患者提供护理:年龄在 8 岁以上,或 8 岁及以下并有其家属陪同的患者。而以下情况时一名护士可为两名患者提供护理:8 岁及以下没有家属或其他监护人陪同,或是术后刚转入的患者。如果患者生命体征不稳定,需要转入更高级别护理场所,护理人员与患者的人员配比则应该是 1∶1。

18. 在Ⅱ期复苏的设备使用上有什么推荐标准?

每个提供Ⅱ期复苏的场所都应配备(但不限于)以下设备:

- 与护理相关的一般用品,如敷料
- 针对紧急情况的床旁支持设备,包括供氧装置、人工气道和吸引器
- 用于监测生命体征的设备
- 常用药物和补液
- 加温设备
- 完备的特定年龄抢救车
- 个人防护用品(ASPAN,2015)

此外,该护理单元须具备能够安全转送患者的必要辅助设备及物资。

19. 什么是"混合单元"?

"混合单元"是一个为拟行手术的术前准备阶段、术后复苏(Ⅰ期/Ⅱ期复苏)阶段以及已经恢复等待转入普通病房的患者提供护理的场所。随着麻醉后监护室工作范畴的扩展,转入的不再仅仅是传统的术后患者。接受麻醉下介入或放射诊断操作,无痛胃肠镜,或单纯行术后监测的患者,如今都能够在麻醉后监护室接受护理。

(依明江　葛圣金)

参考文献

American Society of PeriAnesthesia Nurses, 2015. 2015 - 2017 Perianesthesia nursing standards, practice recommendations and interpretive statements. Cherry Hill, NJ: Author.

Barone C P, Pablo C S & Barone G W, 2003. A history of the PACU. Journal of PeriAnesthesia Nursing, 18(4), 237 - 241.

Clifford T, 2009. Practice corner. Journal of PeriAnesthesia Nursing, 24(6), 409 - 410.

Ruth H, Haugen F & Grove D D, 1947. Anesthesia study commission. Journal of the American Medical Association, 135(14), 881 - 884.

第4章 气道问题

Barbara Godden, MHS, RN, CPAN, CAPA

气道管理是麻醉后护理的核心,其基本原则仍然为最基础的"ABC"。麻醉后监护室(postanesthesia care unit, PACU)流传的一句话是"如果连 A 都没有,根本不要去操心 B 和 C"。气道管理是围术期麻醉护士要做的基本工作,理解气道概念和气道管理的知识并在临床中熟练使用是非常重要的。从患者麻醉苏醒开始,直到其气道达到平稳安全的状态,都需要护士不间断地看护和观察。

1. 呼吸系统有哪些重要的解剖和生理组成部分?

呼吸系统包括鼻、咽、喉、气管、支气管树、肺和膈肌。

- 鼻:鼻具有加温、过滤和湿润吸入空气的作用。鼻内分布纤毛,可通过规律摆动将分泌物排至鼻咽部及从鼻咽部排出。
- 咽:咽由鼻腔及口腔的后部组成,包括鼻咽、口咽和喉咽,是上呼吸道的一部分。
- 喉:喉连接咽和气管,由韧带和围绕颈椎的肌肉组成,成人为圆柱状。主要结构包括声带、甲状软骨(前部又称喉结)、环状软骨、环甲膜、会厌和声门。声带由真声带和假声带(位于声门上方)组成,真声带之间的空腔称为声门。喉部肌肉在吞咽、呼吸和发声中发挥重要作用。
- 气管:气管为连接喉和支气管的长管状结构,由 16~20 软骨环组成,起到支撑气管和避免塌陷的作用。气管内分布纤毛,可促进分泌物和异物的排出。气管末端为气管隆嵴,也是左右主支气管分叉处。隆嵴是气管内插管的重要标志,气管导管(endotracheal tube, ETT)应放置于隆嵴上方数厘米。
- 肺和支气管树:气管或隆嵴远端即支气管树,分为左右两侧。左主支气管与气管成角,男

性为 40°,女性为 50°;右主支气管与气管成 20°,不同性别角度相似。由于右主支气管偏离气管角度较小,气管插管时 ETT 更易进入右侧支气管。如果左肺呼吸音消失,最可能的原因就是 ETT 进入了右主支气管。在这种情况下,需要将 ETT 退入气管以使双肺都能通气。同样,误吸的物体也更易进入右肺。左右主支气管进一步分为细支气管,最终形成肺泡管和肺泡。肺泡是肺部气体交换的最小单位,是氧气入血和排出二氧化碳的场所。右肺有三个肺叶:右上肺、右中肺和右下肺;左肺有两个肺叶:左上肺和左下肺。脏层胸膜包裹肺叶,壁层胸膜紧贴胸壁。两层胸膜之间的潜在腔隙中有少量黏液,可减少呼吸时的摩擦。

- 膈肌:膈肌是分隔胸腔和腹腔的圆顶状肌肉,在吸气时起主要作用,由膈神经支配(Odom-Forren, 2013; Schick & Windle, 2016)。

2. 小儿的气道解剖结构与成人有哪些不同?

小儿与成人气道的重要区别有以下方面:

- 气道较成人更细、更短。
- 相对口咽而言,舌体比例较成人更大。
- 喉呈漏斗状,位于颈部较高位置(偏头侧)。
- 会厌窄长、组织松软。
- 声带附着点位置更靠前方且更低。
- 由于气道直径短,婴幼儿气道水肿后对直径影响更大,气道阻力较成人增加更显著(American Heart Association, 2011)。

3. 呼吸系统有哪些关键的生理学概念?

呼吸系统生理学比较复杂,其中一些关键概念

包括：

- 肺活量和肺机械功能：肺在吸气末达到最大容量。肺组织有弹性回缩力，即吸气伸展后将回缩至最小体积。呼气是被动过程。
- 肺循环：将未氧合的血液输送至肺部进行氧合，这个过程是在肺泡膜上进行的。
- 神经系统控制着呼吸系统的大部分，包括脑内的呼吸中枢、中枢和外周化学感受器以及自主神经系统。这些系统共同控制着呼吸的吸气相和呼气相。
- 气体交换包括通气、弥散和灌注。

4. 什么是氧合？

氧合是氧气与血红蛋白结合的过程，涉及机体对氧气的利用效率。

5. 什么是通气？

通气是气体进入肺泡和离开肺泡呼出至大气的机械运动过程。

6. 什么是呼吸？

呼吸是指机体与外界环境之间气体交换的过程。内呼吸是细胞代谢过程中氧气和二氧化碳在机体细胞之间的交换。呼吸速率实际上就是通气速率。

7. 什么是低氧？

低氧是在组织细胞水平上发生的氧缺乏。

8. 什么是低氧血症？

低氧血症是指动脉血中的氧缺乏。

9. 什么是高碳酸血症？

高碳酸血症指血液中二氧化碳水平升高，或称呼吸性酸中毒。最简单的降低二氧化碳的方法就是让患者深呼吸，增加通气和氧合。高碳酸血症也称为高二氧化碳血症（Anderson，1998）。

10. 什么是唤醒方案（stir-up regimen）？

唤醒方案是指使用一系列方法，如讲话、咳嗽、深呼吸和肢体活动等，促使患者从麻醉中苏醒。询问患者现在是何时何地可以帮助他们恢复意识。规律地深呼吸（气体经鼻吸入，经口呼出）以及咳嗽可以促进麻醉作用的消失。另外，充分的疼痛管理、鼓励患者活动以及抬高床头都可帮助患者苏醒。唤醒方案是麻醉后护理的重要部分，可预防肺不张、静脉淤血等并发症（Odom-Forren，2013）。

11. 何时使用加温氧气而非冷雾化装置？

加温氧气适用于低体温、上呼吸道炎症及呼吸道分泌物不易排出的患者。加温器适用于多种不同供氧装置（表 4-1）。冷雾化装置可使口鼻手术后患者更加舒适。

表 4-1　常见供氧装置

供氧方法	氧浓度	流量	评价
鼻导管	24%～44%	1～6 L/min	超过 6 L/min 可对鼻腔造成刺激
普通面罩	40%～60%	5～10 L/min	流量至少为 5 L/min，否则易导致二氧化碳蓄积
面帐/湿化面罩	70%	8～10 L/min	需要额外湿化时可选用
文丘里面罩	24%～55%	2～14 L/min	
无重复吸入面罩	80%～100%	10～15 L/min	需要增加气体流量避免二氧化碳蓄积以及吸气时球囊塌陷
T 管	21%～100%	2～10 L/min	适用于脱机
气管切开套管	28%～98%	0.8 L/min	
机械通气	21%～100%	随呼吸机调节参数而变化	参数均可调节

12. 何时使用沙丁胺醇而非消旋肾上腺素？

沙丁胺醇是支气管扩张剂，适用于有症状的可逆性气道梗阻性疾病。这类患者肺部听诊可闻及呼吸音变粗或梗阻（表 4-2）。沙丁胺醇喷雾器治疗通常可清理呼吸道，改善通气和氧合。

表 4-2 呼吸音

呼吸音	描　述
清音	呼吸时没有额外杂音。气体流动规则、省力
粗音	呼吸音粗重
支气管呼吸音	在气管和支气管可闻及的高调正常呼吸音。吸气相与呼气相一致。如在肺部听到支气管呼吸音,通常提示肺实变
支气管肺泡呼吸音	在支气管和肺泡区可闻及的正常呼吸音。中音调,低沉音质。吸气相与呼气相的时间一致
肺泡呼吸音	通常在肺脏外周可闻及的低调呼吸音。吸气相较呼气相长
干啰音	异常呼吸音,提示存在阻塞。为持续性咕噜声,呼气相更明显。咳嗽后通常可消失
湿啰音	在吸气相闻及的异常呼吸音,为非连续的水泡音。细湿啰音为空气进入远端支气管或肺泡所致爆裂音,通常可在充血性心衰和肺炎时闻及。粗湿啰音在较大支气管中产生,音调较低。咳嗽通常不会使湿啰音消失
哮鸣音	异常呼吸音。性质为音调可高可低、带乐音性质。由高速气流通过狭窄气道产生。吸气相和呼气相均可闻及。提示支气管痉挛、梗阻、炎症、哮喘或慢性支气管炎
摩擦音	胸膜由于炎症而变粗糙,相互摩擦时发出的摩擦音,通常在吸气末闻及
呼吸音增强	透过胸壁闻及呼吸音增强,提示存在肺实变或肺不张

消旋肾上腺素也适用于支气管痉挛,但通常适用于急性发作,如气道高敏反应和过敏性反应。由于手术、气管插管等原因所致气道水肿可使患者呼吸困难,消旋肾上腺素常联合地塞米松使用以治疗气道水肿。

13. 雾化治疗如何操作?

进行雾化治疗前,准备一个小容量雾化器。将药物取出倒入储液罐,用无菌生理盐水稀释后与氧源连接。使患者处于坐卧位或半坐卧位,将喷嘴(如患者无法手持喷嘴,可使用面罩)与患者相连,嘱其缓慢规律呼吸。氧流量至少为 6～8 L/min。如患者处于机械通气状态,雾化治疗也可通过呼吸回路进行。

14. 患者到达 PACU 后,需要进行哪些评估?

- 观察胸部
- 注意胸壁起伏
- 评估胸部呼吸深度、反常运动和呼吸对称性
- 注意有无鼻翼扇动、气管偏移或胸部畸形
- 注意有无使用呼吸辅助肌群
- 注意有无咳嗽
- 在无听诊器的情况下听呼吸音
- 听诊所有肺叶的呼吸音(表 4-3)(ASPAN,2014a,2014b)。

表 4-3 咳嗽、胸部杂音或呼吸模式

咳嗽、胸部杂音或呼吸模式	描　述
犬吠	声调洪亮,吸气时喘鸣,常提示上呼吸道炎症
哮喘	呼气相延长,刺激性咳嗽,严重发作时可伴有胸锁乳突肌、胸骨上肌肉、肋间肌和胸骨下肌肉的收缩
慢性阻塞性肺疾病	慢性咳嗽,吸气和呼气均困难,但呼气困难更显著
震颤	可触及的胸壁震颤
皮下气肿	空气或其他气体进入胸壁和颈部,可产生细爆破音

15. SpO_2 是什么?

SpO_2 是一项无创测量动脉氧饱和度的方法,也称为脉搏血氧饱和度。传感器发出一定波长的光线,可选择性被氧合血红蛋白和去氧血红蛋白吸收。

16. 哪些因素可影响 SpO_2 的精确性?

- 脉搏氧饱和度探头放置不正确
- 深色指甲油
- 低体温
- 低血压
- 血管收缩
- 贫血
- 碳氧血红蛋白血症
- 人为活动或光线干扰

脉搏氧饱和度测量值与氧解离曲线高度相关,但不是评估通气有效性的唯一指标。其他方法如评

价口唇和甲床颜色、躁动不安等也可用来评估患者的通气和氧合情况。烦躁不安和定向障碍通常是低通气的经典症状（Odom-Forren，2013）。

17. 什么是氧解离曲线？

氧解离曲线是以氧饱和度（SpO_2）为纵坐标、动脉氧分压（PaO_2）为横坐标的曲线。其核心概念为 SpO_2 在 90%～100% 时，对应的氧分压水平为 80～100 mmHg。一旦 SpO_2 降至 90% 以下，曲线迅速下降，PaO_2 也随之快速下降。如果 SpO_2 降至 80% 以下，PaO_2 的下降速度更为显著。在这种情况下，PaO_2 可迅速降至 50 mmHg 或更低。

其他影响氧解离曲线的因素包括 pH、温度和二氧化碳分压，这些因素可使曲线左移或右移。使曲线左移的因素（如酸中毒和体温升高）可影响组织氧合，因为氧分子与血红蛋白结合更紧密，使得 PaO_2 不得不降至更低水平，氧分子才能从血红蛋白中释放出来为组织所利用。使曲线右移的因素（如碱中毒和低体温）更有利于组织氧合，因为在这种情况下，氧分子从血红蛋白中释放增多，组织可利用的氧气增加（Odom-Forren，2013；Schick & Windle，2016）。

18. 何时需要对患者做抬颏的动作？

- 通气降低，气体进出肺减少。
- 氧饱和度下降。无肺部疾病的患者在吸氧状态下氧饱和度应维持在 98%～100%。如氧饱和度降至 90%，需要进行抬颏动作。
- 打鼾提示呼吸道部分阻塞，如患者意识不清，需要抬颏保持气道通畅；如患者清醒，可嘱其做深呼吸，气体从鼻腔吸入从口中呼出。

19. 何时需要对患者做下颌前推的动作？

如果抬颏动作不能纠正患者通气不足及氧饱和度下降，需要将下颌前推以进一步打开气道。

20. 什么是呼气末二氧化碳分压（$ETCO_2$）？

呼气末二氧化碳分压（$ETCO_2$）是一项测量呼气末肺泡中二氧化碳水平的方法。

21. 什么是呼气末二氧化碳监测仪？何时使用？

呼气末二氧化碳监测仪是测量患者 $ETCO_2$ 的工具。多功能监测仪软件或独立的设备可显示其数值和波形。可通过一种特殊的氧气管路或气管导管监测。由于这项监测方法从肺泡水平直接测量通气，可更早发现通气和氧合的问题。呼气末二氧化碳监测仪可较脉搏氧饱和度提前 2～3 min 显示通气或氧合的恶化（Stoelting & Miller，2007）。

22. 口咽通气道是什么？有何功能？

口咽通气道是一种可放置于口腔中的硬质塑料设备。当口腔存在软组织梗阻（如舌体），放置口咽通气道可确保足够的通气。另外，口咽通气道也可以防止患者将气管导管或喉罩咬闭。存在咽反射的患者可能不能耐受口咽通气道。选择通气道的大小可将其置于脸颊，测量口角到耳屏的长度。如患者放置了口咽通气道，护士不能离开病床，因为患者在咽反射恢复期间，可能发生呕吐、误吸和喉痉挛。

23. 何时需要用鼻咽通气道替代口咽通气道？

如果患者咽反射活跃，同时存在软组织梗阻，如舌咽部组织塌陷限制通气时，需要使用鼻咽通气道。患者处于半清醒状态时能更好耐受鼻咽通气道。为选择合适型号，可测量鼻翼外侧至耳屏的距离以作为参考。通气道应充分润滑，避免鼻黏膜损伤。

24. 什么是喉罩？哪些情况下可以考虑使用喉罩？

在反流误吸风险较低时，喉罩（laryngeal mask airway，LMA）可替代气管导管。喉罩并不进入气管，而是覆盖喉部，并通过气囊（充气或无须再充气）形成密闭空间。给喉罩的气囊充气需要 60 ml 注射器（Stoelting & Miller，2007）。

25. 什么是气管导管？哪些情况下可以考虑使用气管导管？

气管导管（endotracheal tube，ETT）可提供可靠的气道保护，适用于存在误吸风险、实施机械通气、气管内吸引及气道水肿加重等情况。给气管导管的气囊充气需要 10 ml 的注射器（Stoelting & Miller，2007）。

26. 气管插管的相关风险有哪些?
- 拔除导管后喉部水肿
- 负压性肺水肿
- 支气管痉挛
- 声嘶或咽炎
- 心动过速
- 高血压

27. 在 PACU 中,何时需要对患者重新气管插管?
下列情况发生时需要重新插管:
- 维持氧合能力下降
- 抬颏或前推下颌均不能维持气道的通畅
- 胸廓起伏明显,提示呼吸做功增加
- 呼吸急促
- 呼吸无力
- 呼吸音消失
- 意识水平下降

28. 气管插管时需要做什么准备?
- 合适型号的气管导管
- 喉镜或可视喉镜
- 导芯
- 水溶性润滑剂
- 吸引装置
- 呼吸气囊面罩
- 氧源
- 听诊器
- 麻醉药物(如丙泊酚或咪达唑仑、肌肉松弛剂等)
- 呼吸机(如需使用)

29. 气管插管时 PACU 的麻醉护士需要做哪些工作?
- 准备插管所需的工具和药物
- 监测生命体征
- 按照医师要求和规定给药
- 根据麻醉医师需要进行环状软骨按压
- 视情况帮助进行气囊面罩通气或过度通气
- 帮助听诊呼吸音,确定导管位置
- 固定气管导管(ASPAN,2014a,2014b)

30. 什么是环状软骨按压?
环状软骨按压是一项减少气管插管时发生误吸风险的措施。插管之前和插管过程中,在 C6 水平按压环状软骨,进而压迫食管,预防胃内容物反流。这项技术也被称为 Sellick's 手法。

31. 如何评估患者能否拔除气管导管?
- 患者已经苏醒或即将苏醒
- 存在自主呼吸
- 没有呼吸窘迫
- 能够睁眼
- 能够持续抬头长于 5 s
- 双手握力对称有力
- 保护性反射恢复(如吞咽反射、睫毛反射)
- 四肢可以活动

32. 如何拔除气管导管?
- 通过前述标准评估患者能否拔管
- 准备拔管用具(吸引装置、10 ml 或 60 ml 注射器、加压球囊、面罩及拔管后的供氧装置等)
- 根据患者分泌物情况进行气管内(或喉罩内)及口腔吸引
- 将 10 ml 注射器与气管导管套囊连接,或 60 ml 注射器与喉罩套囊连接
- 将套囊内气体抽出,直至无气体残留
- 嘱患者深呼吸,并在呼气时轻轻拔出导管。选择呼气而不是吸气时拔出导管,因为呼气时可将导管末端分泌物随导管一起带出,而吸气时会将分泌物吸入肺内
- 提供替代的供氧装置(普通面罩或鼻导管)(ASPAN,2014a,2014b)

33. 什么是环甲膜穿刺?
环甲膜穿刺是将粗针插入患者的环甲膜,快速开放气道的一种方法。PACU 需常备环甲膜穿刺托盘,以供紧急情况使用(Odom-Forren,2013)。

34. 什么是气道梗阻?
气道梗阻是指任何时候气道被堵塞,导致低氧、

低通气和窒息。多数情况是由舌或咽部软组织塌陷引起的。气道梗阻是麻醉后紧急事件,需要立即干预,如抬颏、提起下颌、重新调整体位和/或重新插管。打鼾提示气道部分梗阻,可能并不是患者处于睡眠状态。梗阻引起的打鼾需要立即抬颏或采用其他方法解除梗阻。如果患者是清醒的,可鼓励其深呼吸和咳嗽。

35. 什么是支气管痉挛?

支气管痉挛是指支气管或细支气管收缩或管腔缩小。可能的原因包括哮喘发作、过敏反应或组胺释放、误吸、吸烟或肺水肿。症状和体征包括咳嗽、呼吸困难、呼吸急促、呼气性哮鸣以及使用辅助呼吸肌。

36. 什么是喉痉挛?

喉痉挛是指声带部分或完全闭合。通常由苏醒期和/或拔管时分泌物或对声带刺激造成的。部分喉痉挛的症状和体征包括高音调的吸气相喘鸣,常描述为鸡啼样喉鸣;喘息;胸壁和/或腹部反常呼吸运动以及通气下降。完全性喉痉挛时表现为"寂静胸",没有通气,以及胸壁和/或腹部反常运动。患者可表现出焦虑恐惧等表情。

37. 如何处理喉痉挛?

部分喉痉挛可采用基本的气道管理方法,包括抬颏或下颌前提,必要时轻柔吸引气道,或使用气囊面罩行正压通气。有时给予咪达唑仑即可缓解痉挛。完全性喉痉挛需要使用气囊面罩在纯氧下行正压通气。如果不能缓解,可给予 $0.1\sim0.2$ mg/kg 琥珀胆碱解除痉挛。给予琥珀胆碱后,需行 $5\sim10$ min 正压通气,直至作用消退。如果发生完全性喉痉挛,患者可能需要重新插管。

38. 什么是负压性肺水肿?

负压性肺水肿是指无心脏原因的肺水肿,其发生通常由于上呼吸道梗阻、快速输注纳洛酮、拔管后喉痉挛或肌松未完全逆转造成。患者尝试清除梗阻时会造成胸膜腔内负压增加,典型症状为粉红色泡沫样痰,其他症状和体征为躁动、喘鸣及严重的呼吸

窘迫。氧饱和度可降至 70% 以下。处理措施可以采用无重复吸入面罩改善通气,如不能缓解可使用加压气囊面罩或重新插管。静脉给予呋塞米和吗啡,并行胸片检查。胸片可显示肺水肿和碎玻璃样变。通常需要将患者留在重症监护室观察过夜(Odom-Forren,2013;Schick & Windle,2016)。

39. 什么是阻塞性呼吸暂停? 有哪些护理要点?

阻塞性呼吸暂停是一种由于咽后壁塌陷导致气道梗阻的生理情况。梗阻可引起周期性的呼吸暂停,导致缺氧、二氧化碳潴留和酸中毒。往往发生于睡眠期间,这反过来又导致患者从睡眠中醒来,呼吸恢复,随后患者重新入睡,入睡后咽后壁塌陷,如此循环。

护理方面的关注点包括基本的气道管理、仔细监护和评估镇静水平、避免平卧位以及提供氧疗。这类患者通常需要延长 PACU 观察时间。如果患者在家使用持续气道正压(continuous positive airway pressure,CPAP)呼吸机,可能需要将其带入 PACU 继续使用。

40. 什么是误吸?

误吸一般是指将胃内容物吸入肺部。在饱胃患者中更常见,原因包括禁饮食时间不足、肥胖、怀孕、外伤、食管裂孔疝、胃瘫、上腹部手术等。另外,也包括吸入血液或异物如牙齿。需要评估患者有无缺氧、呼吸暂停、异常呼吸音、咳嗽、支气管痉挛和血流动力学改变。

处理措施包括胸片检查,确保患者通气氧合良好,提供湿化的氧气,以及动态评估病情变化。可以考虑使用激素、抗生素、抗酸药、止吐药和 H_2 受体阻滞剂等。因右主支气管较直,右肺更易发生误吸。

41. 什么是肺不张?

肺不张是指肺泡塌陷,不能进行氧气和二氧化碳交换。肺不张包括压迫性肺不张和吸收性肺不张。压迫性肺不张主要由肺部受压所致,如胸腔内肿瘤、液体、气体或腹部扩张向上压迫肺部。吸收性肺不张主要由肺泡内气体被吸收所致,当吸入氧气和吸入性麻醉药时,二者可快速进入血流,导致肺泡

塌陷,特别是因重力下垂部分的肺组织。分泌物也更易在下垂部分依赖性肺组织积聚,使患者更易发生感染和肺炎。治疗和预防肺不张的方法包括鼓励患者深呼吸、咳嗽、改变体位和早期下床走动。深呼吸和咳嗽是非常重要的,因其可以通过纤毛排出分泌物、使肺表面活性物质重新分布以及使闭合肺泡重新打开(Odom-Forren,2013)。

42. 什么是声门下水肿?

声门下水肿较常见于儿童。多在创伤性气管插管、导管在气管内时发生呛咳、头颈部手术和手术时间较长时发生。症状和体征包括喘鸣、胸壁剧烈起伏。治疗措施包括吸入湿化氧气、消旋肾上腺素喷雾剂,静脉注射药物如地塞米松减轻水肿、苯二氮草类或阿片类药物镇静(Odom-Forren,2013)。

43. 什么是哮喘持续状态?

哮喘持续状态是指起病急、时间长、程度重的哮喘发作。诱发因素包括支气管痉挛、水肿或黏液堵塞等造成支气管管腔狭窄。发作后如未能快速积极处理可危及生命。处理措施包括吸氧、静脉或吸入支气管扩张剂和糖皮质激素、镇静和正压通气(Anderson,1998)。

44. 什么是慢性阻塞性肺疾病,护理时需要关注哪些内容?

慢性阻塞性肺疾病(chronic obstructive pulmonary disease, COPD)是一种以进行性不可逆的气道阻塞为特征的呼吸系统疾病。COPD包括肺气肿和支气管炎。在肺气肿,细支气管和肺泡壁破坏,导致气体交换障碍。肺气肿通常伴有慢性支气管炎和慢性排痰性咳嗽。呼气时间延长,呼吸音减弱。COPD早期患者存在轻度低氧血症;后期低氧血症加重并伴有高碳酸血症。随着二氧化碳慢性升高,中枢化学感受器对呼吸的调节作用消失,而外周化学感受器只有 PaO_2 低于 60 mmHg 时才刺激呼吸。如果实施氧疗使 PaO_2 高于 60 mmHg,可能导致二氧化碳进一步升高和呼吸暂停。低氧血症是

COPD 患者的呼吸刺激因素,因此应避免给予高流量吸氧(Stoelting & Miller,2007)。

45. 什么是肺栓塞?

肺栓塞是指肺血管床存在梗阻。原因包括血块、组织碎片、静脉淤滞、进入肺脏的脂肪栓子、气泡入血或血液高凝状态。血管损伤(如手术过程中)、静脉淤滞和肢体制动时血栓形成风险增加。如血栓脱落,即可随血流进入肺循环。症状和体征包括突然发生的胸痛、呼吸急促、心动过速、烦躁躁动、低氧血症以及咯血。防治措施包括保持血流动力学稳定、吸氧、抗凝、穿弹力袜或间歇充气加压装置以及早期下床活动。

46. 什么是气胸?

气胸是指气体进入胸膜腔,破坏了胸膜腔负压环境。发生原因包括胸部手术、中心静脉置管以及肌间沟、肋间或臂丛神经阻滞。症状和体征包括胸痛、患侧呼吸音消失及呼吸困难。治疗措施包括放置胸管使肺复张、抬高床头以及保证充足供氧。

(赵曦宁 蔄圣金)

参考文献

American Heart Association, 2011. Pediatric advanced life support. Dallas, TX: Author.

American Society of PeriAnesthesia Nurses, 2014a. Competency based orientation and credentialing program for the registered nurse in the perianesthesia setting. Cherry Hill, NJ: Author.

American Society of PeriAnesthesia Nurses, 2014b. 2015 - 2017 Perianesthesia nursing standards, practice recommendations and interpretive statements: Cherry Hill, NJ: Author.

Anderson K N, 1998. Mosby's medical, nursing, and allied health dictionary (5th ed.). St. Louis, MO: Mosby.

Odom-Forren J, 2013. Drain's perianesthesia nursing: A critical care approach (6th ed.). St. Louis, MO: Saunders Elsevier.

Schick L & Windle P E, 2016. PeriAnesthesia nursing core curriculum: Preprocedure, phase I and phase II PACU nursing (3rd ed.). St. Louis, MO: Saunders Elsevier.

Stoelting R K & Miller R D, 2007. Basics of anesthesia (5th ed.). Philadelphia: Churchill Livingstone Elsevier.

第5章 疼痛管理

Chris Pasero, MS, RN-BC, FAAN & Sarah Brynelson, RN-BC, MS, CNS

麻醉护士在疼痛的管理过程中起着非常积极和关键性的作用。术前,护士会向患者宣教有关疼痛的体验;术后,护士是预防和治疗疼痛的第一道防线。为了达到最优的疼痛缓解效果而需调整治疗计划时,他们是患者的支持者。本章讨论围术期常见的疼痛类型和治疗疼痛的药物,为阿片类药物耐受者、慢性(持续性)疼痛以及伴有成瘾性疾病患者的管理提供实用技巧。本章通篇强调提供安全而又有效的疼痛缓解措施的重要性。

1. 什么是疼痛?

国际疼痛研究学会(IASP,2011)和美国疼痛学会(APS,2008)将疼痛定义为"一种与实际或潜在组织损伤相关的令人不愉快的感觉和情感体验,或用损伤这一术语来描述"。该定义将疼痛描述为一种复杂的现象,含有多种影响个体心理和生理功能的成分(McCaffery, Herr & Pasero, 2011)。Margo McCaffery早在1968年就提出了被临床接受的疼痛定义,现已得到全球的认可,他再次强调疼痛是一种高度的个人和主观体验:"疼痛即是经历者说有就有,他说存在就存在"(McCaffery, 1968)。

2. 急性疼痛和慢性(持续性)疼痛的区别是什么?

急性疼痛在组织损伤(如手术)之后发生,起病明显,持续时间相对短暂,随着伤口的愈合而逐渐消退(Vadivelu, Whitney & Sinatra, 2009)。慢性疼痛的持续时间超过了预计的愈合期,这也解释了为什么慢性疼痛又被称为持续性疼痛的原因(Pasero & Portenoy, 2011)。多种因素可以导致慢性疼痛的发生(例如,癌症、非癌症综合征),可能是急性或缓慢发病,通常治疗困难,且无甚效果(Vadivelu, Whitney & Sinatra, 2009)。

3. 伤害性疼痛和神经病理性疼痛的区别是什么?

伤害感受是生理系统的正常功能,是指将有害刺激感知为疼痛(Pasero & Portenoy, 2011)。简而言之,是指当组织受到破坏(如手术切开)产生足够的有害刺激,激活了游离神经末梢(伤害感受器)和启动痛觉传导时发生"正常的"痛觉传递。躯体(骨骼)和内脏(器官)的疼痛均为伤害性疼痛。不同于伤害性疼痛,神经病理性疼痛是指来自外周或中枢神经系统或两者的传入刺激被异常处理后而产生持续状态(Pasero & Portenoy, 2011)。

4. 对于能在麻醉后监护室报告疼痛的患者,其最佳的疼痛评估方法是什么?

疼痛评估的金标准是让有能力的患者自己报告疼痛的感受(APS, 2008; McCaffery, Herr & Pasero, 2011)。全面评估包括患者对于疼痛的描述,如疼痛部位、疼痛时程、疼痛加重和缓解的诱因、疼痛强度等。利用可靠有效的疼痛评估工具对患者疼痛强度进行评级,如0~10数字疼痛分级评分(NRS)、Wong-Baker面部评分或面部疼痛评分-修订版(FPS-R)(www.painsourcebook.ca)(McCaffery, Herr & Pasero, 2011)。一些患者更喜欢口头描述评分(VDS),利用词汇和NRS建立联系,如不痛(0)、轻度疼痛(1~3)、中度疼痛(4~6)或严重疼痛(7~10)。

5. 对于在PACU中无法报告疼痛的患者,其最佳的疼痛评估方法是什么?

很多患者由于在麻醉和/或术中使用其他药物处于镇静状态而无法表达其疼痛感受。某些患者可能因认知功能受损或病情危重(如气管插管、无反应状态),而某些患者又因年龄太小(如婴儿、幼儿)无法通过常用的自述疼痛评估工具描述其疼痛感受。这些患者统称为"没有能力自述"的患者(Herr et al.，2011)。当患者无法使用传统的方法报告疼痛时，推荐一种基于疼痛测量重要性分层(Hierarchy of Importance of Pain Measures，McCaffery & Pasero，1999)的替代方法(Herr et al.，2011;McCaffery，Herr & Pasero，2011;Pasero，2009a)。分层的关键内容包括：① 尝试获取自述信息；② 考虑潜在的病理学改变或病情和手术操作可能会产生疼痛(如手术)；③ 观察行为；④ 评估生理学指标；⑤ 尝试镇痛治疗(表5-1)。

表5-1　疼痛测量重要性分层

(1) 尝试获得患者的自述，这是最可靠的单一疼痛指标

(2) 认为患者的情况或接受的手术操作是疼痛的。如果合适，假定其存在疼痛(APP)；若经机构政策和程序同意，记录APP

(3) 观察行为体征(如面部表情、哭吵、躁动不安以及活动改变)。熟悉患者的代理人(如父母、配偶、看护者)或许可以提供提示疼痛的潜在致痛性病理学或行为学相关的信息

(4) 评价生理性指标，并理解这些并不是疼痛敏感的指标，可提示存在除疼痛以外的其他情况或缺乏疼痛(如低血容量、失血)

(5) 进行试验性疼痛治疗以求证是否存在疼痛，如果认为存在疼痛，以此为基础建立并形成疼痛治疗计划

数据来自 Herr K, Coyne P J, McCaffery M, Manworren R & Merkel S, 2011. Pain assessment in the patient unable to self-report: Position statement with clinical practice recommendations. Pain Management Nursing, 12(4), 230 - 250; McCaffery M, Herr K & Pasero C, 2011. Assessment: Basic problems, misconceptions, and practical tools. //C Pasero & M McCaffery, Pain assessment and pharmacologic management (pp. 13 - 177). St. Louis: Mosby; McCaffery M & Pasero C, 1999. Assessment: Underlying complexities, misconceptions, and practical tools. //M McCaffery & C Pasero (Eds.), Pain: Clinical manual (2nd ed., pp. 35 - 102). St. Louis, MO: Mosby

6. 术后无法报告疼痛的患者是否可以假定其存在疼痛?

当无法获得患者的自述时，疼痛测量重要性分层(表5-1)引导临床医师考虑可能存在引起疼痛的情况(如手术)或病理(如癌症)。当出现这些情况时，护士应假定疼痛存在并应提供合适的治疗，如给予初始剂量的镇痛药物。这种做法在PACU中司

空见惯，护士会恰当地推测手术会令人产生疼痛，无论患者是否有能力报告疼痛，均应给予镇痛药物(Pasero，2009a)。

护士永远不要假定患者不会感受到疼痛，而且应该意识到某些药物如神经肌肉阻断药物、丙泊酚(得普利麻)和咪达唑仑(Versed)不具有镇痛效果(Pasero，Quinn，Portenoy，McCaffery & Rizos，2011)。当假定存在疼痛时，应记录认为疼痛存在的情况，当获得机构政策和程序同意后，可以使用缩写APP(assume pain present，假定疼痛存在)(McCaffery，Herr & Pasero，2011;Pasero & McCaffery，2002)。

7. 患者的行为是否可以作为疼痛的可靠指标?

患者的行为可以为是否存在疼痛提供线索。例如，面部表情、焦躁不安、躯体僵直以及活动改变被认为是无法自述患者的疼痛指标(Gelinas et al.，2006;Hadjistavropoulos et al.，2007;Herr et al.，2011;McCaffery，Herr & Pasero，2011;Pasero，2009a)。

大量的行为疼痛评估工具已经在无法表达疼痛的患者中测试，例如，针对重症患者采用重症监护观察工具(critical care observation tool，CCOT)(Gelinas et al.，2006;Gelinas et al.，2009;Gelinas & Johnston，2007)。尽管行为疼痛评估工具有助于判断患者是否存在疼痛，但很多评估工具的局限性在于它们指定了特定的行为，如体动和肌肉张力，而观察和记录评分则取决于这些行为存在的程度。适当使用这些工具需要护士仔细评估每一位患者对工具中规定必备行为的反应能力，以免发生镇痛不足(Pasero，2009a)。例如，评估患者体动反应的工具并不适用于无法运动的患者，如那些使用过神经肌肉阻断药物的患者。对于这些患者，推荐的方法是假定疼痛存在(表5-1)，并提供推荐剂量的镇痛药物。有研究显示，接受了神经肌肉阻断药物的患者都需要气管插管、机械通气和吸痰，而这些操作都会给患者带来痛苦，因此，这些假设均是合理的(Puntillo et al.，2001;Stanik-Hutt et al.，2001)。

8. 行为疼痛评分和疼痛强度评分是否相同？

应用行为疼痛评估工具的一个常见误区是临床医师倾向于根据评估工具所得的行为评分得出关于患者疼痛强度的结论(Pasero, 2009a)。尚未有研究表明，某种特定的行为或行为的数量可以提示特定的疼痛强度。例如，一个患者可能完全安静地躺着，另一个患者可能会做鬼脸并且焦躁不安，但两人都可能经历着剧烈疼痛。护士使用行为工具帮助确定疼痛的存在和指导治疗，同时要理解行为工具并不是疼痛强度等级量表，这才是最基本的。如果患者不能表达疼痛的强度，那么就无法确切地知道疼痛的强度(Pasero & McCaffery, 2005a)。

9. 血压、脉率等生理参数是否是疼痛的可靠指标？

尽管护士在评估疼痛时经常依赖于生理指标如心率加快或血压升高，但这些参数并不是很好的疼痛指标(McCaffery, Herr & Pasero, 2011)。研究表明，生命体征与疼痛并不一致，应谨慎使用这些指标(Arbour & Gelinas, 2009；Gelinas & Arbour, 2009)。突发剧烈疼痛时会伴有心率骤增或血压升高，然而，人体会寻求平衡并迅速适应(Pasero, 2009a)。此外，其他因素诸如低血容量、低温以及某些麻醉药物也会影响生命体征。

10. 是否应要求患者在术前建立疼痛评分目标？

在手术之前，外科医师和住院前护士应当告知患者术后护理的功能目标以及相对容易和舒适地完成这些指标的重要性(也叫舒适-功能目标)。例如，患者在术后需要深呼吸、咳嗽、走动或进行物理治疗。在建立舒适-功能目标时，应特别提醒患者当疼痛等级已超过 3/10 时可干扰最适的活动(McCaffery, Herr & Pasero, 2011)。虽然并非总能在短时间内让 PACU 患者达到自己的疼痛等级目标，但在一体化的护理过程中，该目标为疼痛治疗指明了方向。

11. 患者离开 PACU 的标准是否应包括患者必须达到疼痛分级目标？

当患者从一个临床区域转移到另一个临床区域时，应当交代疼痛控制的质量。很多短期停留的单元、门诊手术单元和 PACU 均已建立起离开本单元的疼痛控制标准，患者的疼痛等级评分必须达到 4/10 或更高时才能离开；然而，期望所有患者在离开时的疼痛等级评分必须低于一个绝对数值是不现实的，进一步增加阿片类药物剂量可导致不安全用药，造成患者过度镇静，这种做法到处都不受欢迎(Blumstein & Moore, 2003；Lucas, Vlahos & Ledgerwood, 2007；Pasero, 2014；Vila et al., 2005)。相反，获得理想疼痛缓解最好基于把提供有效而又安全的镇痛作为主要目标的一体化治疗(Pasero et al., 2011)。获得最佳的疼痛缓解是医疗团队中每个成员的责任，起始于 PACU 中镇痛药物滴定，继而离开 PACU 后迅速评估和给予镇痛药物，以达到疼痛评分，使得患者能够相对容易地实现其功能目标。

当患者处于 PACU 等区域时，尽管不可能总是能在短时间内达到患者的疼痛评分目标，但这一目标为后续镇痛治疗提供了方向。给病区继续为患者提供护理的护士的重要信息是患者的疼痛评分目标，患者距离实现目标有多远的距离，为了实现目标现已做的(镇痛药物和剂量)以及患者耐受镇痛药物的程度(不良反应)。

12. 术后即刻疼痛处理的推荐方法是什么？

疼痛是一种涉及多种潜在机制的复杂现象。这些特点要求使用多种镇痛药物，有时还需要多种途径给药，处理即刻和持续的术后疼痛。指南建议使用多模式镇痛以减少术后阿片类药物的使用量，同时预防阿片类药物诱发的严重临床不良反应[American Society of Anesthesiologists (ASA), 2012]。例如，大量研究显示，非阿片类药物[如对乙酰氨基酚和非甾体抗炎药(NSAID)]联合其他镇痛药物(如阿片类药物和局部麻醉药)比单独使用任何一种镇痛药物产生的镇痛效果更好，且不良反应更少(American Pain Society, 2016；ASA, 2012；Derry, Derry & Moore, 2013；Gritsenko et al., 2014；Jarzyna et al., 2011；Joshi, Schug & Kehlet, 2014；Pasero & Stannard, 2012；Maund et al., 2011；Santosa et al., 2014)。强烈鼓励在应用阿片类药物之前已有强大的非阿片类药物作为基础(Jarzyna et al.，2011；Pasero & Stannard，2012；The Joint Commission，2012)。另外还有非药物方法，如摆放适当的体位和应用冷热疗法作为药物治疗计划的补充(The Joint Commission，2012)。

13. 多模式镇痛和多重用药的区别是什么？如何降低与多重用药相关的风险？

同多模式治疗或联合治疗相比，术语"多重用药"具有负面含义。多模式治疗是基于合理的镇痛药物联合用药，通过不同的机制获得疼痛控制的最大收益，而多重用药也意味着联合用药，但与少用药或使用不同药物相比，多重用药缺乏合理性，而且降低了有效性和安全性(Pasero & Portenoy，2011)。例如，在治疗方案中并不建议联合应用两种 NSAID 药物，因为这不仅不能增强镇痛效果，反而可能增加患者胃肠道毒性的风险(Pasero，Portenoy & McCaffery，2011)。安全用药的重要原则是要意识到各种镇痛药物间潜在的相互作用，避免不必要的重复用药所产生的毒性作用(Hanks，Roberts & Davies，2004)。

14. 什么是超前镇痛，效果如何？

在科学文献中，当讨论研究术前给予单一(最常见)镇痛药物的干预效果时，诸如手术部位局麻药物浸润注射或口服阿片类药物，与术后采用相同的干预措施进行比较研究术后疼痛强度，常会使用术语"超前镇痛"。很多临床医师提议，更适用于临床病例的术语和方法是保护性镇痛，即在术前主动开始多模式干预，并持续至整个围术期和术后阶段(Joshi，Schug & Kehlet，2014)。与此策略相一致的目标是术后即刻减轻疼痛和预防术后疼痛综合征(Pasero，2011)。此外，术前或在术后尽快启动多模式镇痛，便于在术后早期关键阶段给予最低有效剂量的镇痛药物，而此时患者可能正经历合用麻醉药物和其他药物所致的过度镇静及严重疼痛(Pasero et al.，2011)。

15. 术后疼痛管理的基本用药策略是什么？

已有很多用药策略治疗术后疼痛，这些治疗策略均包括在术后阶段应用一种或多种最常见的镇痛药物：

- 非阿片类药物，包括经口、经直肠或静脉注射对乙酰氨基酚和非甾体抗炎药(如静脉注射酮咯酸或布洛芬、口服或经直肠使用塞来昔布、布洛芬或萘普生)
- 阿片类药物，包括一线药物如芬太尼、氢吗啡酮、吗啡和羟考酮
- 局部麻醉药，最常用布比卡因和罗哌卡因，可单独用于外周神经阻滞或联合阿片类药物用于硬膜外镇痛
- 抗惊厥药物，包括加巴喷丁和普瑞巴林

在围术期同样可以通过多种途径给予镇痛药物。很多术后镇痛方法可通过置管技术完成，如硬膜外镇痛和持续外周神经阻滞输注。护士在成功管理这些治疗措施的过程中发挥了关键和广泛的作用，美国疼痛管理护理学会(American Society for Pain Management Nursing，ASPMN)提供了护理指南(Pasero et al.，2007；Pasero et al.，2011)。

16. 哪种一线阿片类药物处理即刻术后疼痛效果最佳，对于这种类型的疼痛应用不止一种一线阿片类药物是否有价值？

治疗术后疼痛时，最常采用静脉滴注 μ 受体激动剂的阿片类药物，如吗啡、氢吗啡酮以及芬太尼。当选择阿片类药物时需要考虑患者的重要特点，包括既往阿片类药物应用史和对阿片类药物的耐受情况、目前器官的功能和血流动力学稳定性。例如，芬太尼在任何类型终末期器官功能衰竭患者中均受到欢迎。芬太尼对血流动力学影响轻微，更适用于血压不稳定的患者(Pasero et al.，2011)。

当决定特殊患者采用何种阿片药物滴定效果最佳时，除了考虑患者的特征之外，还要关注阿片类药物的药代动力学和治疗目标(Pasero et al.，2011)。吗啡属亲水性药物，静脉注射用药后需要花费数分钟(15~30 min)才能穿越血脑屏障和产生峰值效应；而芬太尼等脂溶性较高的阿片药物几乎在静脉注射后即刻就能产生峰值效应。氢吗啡酮亲水性较吗啡差，所以具有中等起效时间(表 5-2)。芬太尼是倾向用于手术操作性疼痛的一线阿片类药物，也

是门诊手术 PACU 的合理选择，PACU 的目标是快速过渡到患者出院后口服镇痛药。对于经历大手术的患者，一些 PACU 护士喜欢给予小剂量芬太尼，随后给予氢吗啡酮或者吗啡以达到持久的镇痛效果。然而，尽管应用起效比较迅速的芬太尼类阿片药物来治疗严重的、不断加重的疼痛是有道理的，但对于疼痛并不严重的患者并非必须，反而有可能使得评估过程复杂化；当联合使用阿片药物发生不良反应时，很难解释哪种药物是罪魁祸首。因此，急性疼痛患者开始滴定时的普遍原则是记住患者正在进行的疼痛治疗计划。例如，在管理 PACU 患者的术后疼痛时，可采用氢吗啡酮患者自控镇痛（patient-controlled analgesia，PCA）。除非患者在住院的时候发生严重的、快速加重的疼痛，开始采用氢吗啡酮滴定是合理的，这样更易于评估 PCA 所用药物的效果（缓解疼痛和不良反应）。

表 5-2　用于术后镇痛的一线静脉注射阿片类药物的药代动力学信息

阿片类药物	起效时间（min）	峰值时间（min）[a]	时程（h）[b]	半衰期（h）
吗啡	0～10	15～30	3～4	2～4
氢吗啡酮	5	15～30	3～4	2～3
芬太尼	3～5	15～30	2	3～4

[a] 在所有给药途径中，静脉注射后会产生最高的药物峰值浓度，而峰值浓度与中毒风险相关（如中毒）。为了降低峰值效应和中毒风险，可以缓慢静脉注射或更常给予较小剂量的药物

[b] 镇痛时程呈剂量相关性；药物剂量越高，镇痛时程通常越长

数据来自 Pasero C, Quinn T E, Portenoy R K, McCaffery M & Rizos A, 2011. Opioid analgesics. //C Pasero & M McCaffery (Eds.), Pain assessment and pharmacologic management (pp. 277-622). St. Louis, MO: Mosby

17. 静脉滴定式阿片类药物镇痛的正确方法是什么？

达到舒适程度的阿片类药物剂量存在着相当大的个体差异（APS，2008）。例如，有研究表明，不同患者的术后阿片药物用量差异可高达 10 倍（Myles，2004）。在任何时候，护士必须努力在缓解疼痛和药物不良反应之间获取平衡（Pasero，2010a）。滴定式给药的目标是通过使用最低剂量的药物来提供满意的镇痛效果，以及最少的不良反应（Pasero，2010a；Pasero et al.，2011）。

对于初次使用阿片类药物的中重度疼痛患者，使用推荐的静脉注射起始剂量（如吗啡 2～3 mg、氢吗啡酮 0.4 mg 或芬太尼 25～50 μg）（APS，2008）。当增加阿片类药物的剂量是必须和安全的时候，很多临床医师会按照百分比来增加剂量。若需轻微改善镇痛效果时，阿片类药物剂量增加 25% 可能已足够；达到中度镇痛效果需增加 50% 的剂量；为了达到强效镇痛效果，如治疗持续严重疼痛，可能需要增加 100% 的剂量（Pasero et al.，2011）。增加剂量的时机取决于阿片类药物的峰值效应。在开始滴定期间，静注阿片类药物的频率可能达到每 5～15 min 一次（表 5-2），同时必须密切观察患者是否存在不良反应（Aubrun et al.，2002；Lvovschi et al.，2008）。老年人群在开始滴定时推荐使用保守剂量的阿片类药物并仔细监护（APS，2008；Keïta et al.，2008；Pasero，2010a；Pasero et al.，2011）；然而，药物剂量的增加应基于患者的反应而非具体的年龄。

过度镇静的患者（如无法保持睁开眼睛和话说到一半就睡着了的患者）不应增加药物剂量（Pasero，2009b）。对于这些患者，应该添加或增加非阿片类镇痛药（如全量的非甾体抗炎药和对乙酰氨基酚）。如前所述，PACU 内所有患者不可能均获得满意的镇痛效果；这应该是一个连续变化的过程（Pasero，2009a；Pasero et al.，2011）。确保镇痛安全是最基本目标。

18. 疼痛强度和阿片类药物的剂量间是否存在可预测的关系？

研究表明，术后患者滴定式给药期间及之后的疼痛强度评分和药量需求间呈非线性关系，提示有众多因素影响疼痛及其缓解，而且没有特定剂量的药物能够缓解特定强度的疼痛（Aubrun & Riou，2004；Pasero，2014；Pasero et al.，2016）。研究进一步强调了个体化选择镇痛药物剂量和系统评估滴定式给药期间反应的重要性（Aubrun et al.，2003）。针对特定的疼痛强度给药（如在 0～10 范围内，疼痛评级 1～3 时静注吗啡 2 mg；疼痛评级 4～6 时静注吗啡 4 mg；疼痛评级 7～10 时静注吗啡 6 mg）可能非常危险并强烈反对（Pasero，2014；Pasero et al.，2016；Pasero et al.，2011；Vila et al.，2005）。

在选择阿片类药物剂量时,很多因素如镇静深度、呼吸状态、以往镇痛和镇静药物的摄入史以及疼痛强度等均应被考虑在内(Pasero,2014;Pasero,Quinlan-Colwell,Rae,Broglio & Drew,2016)。

19. 为什么抗惊厥药可用于治疗术后疼痛?

在多模式镇痛治疗计划中添加抗惊厥药物可以改善术后镇痛效果,并预防术后发生持续性神经病理性疼痛,如开胸术、乳房切除术、疝修补术、截肢术、腹部子宫切除术以及胆囊切除术(Brogly et al.,2008;Buvanendran et al.,2010;Ho,Gan & Habib,2006;Pasero,2011;Tiippana et al.,2007)。此外,作为多模式治疗计划的一部分,抗惊厥药能减少阿片药物和非阿片药物用量及相关不良反应(Azer,Abdelhalim & Elsayed,2006;Gilron,2006;Hurley et al.,2006;Murcia Sanchez et al.,2006;Peng,Wijeysundera & Li,2007;Seib & Paul,2006)。

20. 在围术期经直肠途径给予镇痛药物是否可被接受?

手术患儿经直肠途径给予镇痛药物具有悠久的安全用药史,当任何年龄的患者无法选择口服或胃肠外途径给予镇痛药时,经直肠给药可以作为替代方法(Pasero,2010b)。尽管所有的一线阿片类药物均可通过静脉给药,但美国目前只有三种非阿片镇痛药物可通过静脉途径给药:对乙酰氨基酚、酮咯酸和布洛芬(静注吲哚美辛主要用于治疗动脉导管未闭)。术后恶心、呕吐以及禁饮食状态限制了很多患者口服途径用药。

尽管经直肠给药并不是一线的给药途径,但当无法选择胃肠道外途径和口服非阿片药物时,应考虑利用直肠途径给予非阿片药物。研究表明,单独经直肠给予非阿片药物镇痛可以改善镇痛效果并减少阿片类药物的用量(Achariyapota & Titapant,2008;Bahar et al.,2010)。另有研究显示,经直肠途径联合给予对乙酰氨基酚、不同的非甾体抗炎药或其他镇痛药可产生有效的镇痛作用(Bannwarth & Pehourcq,2003;Carli et al.,2002;Ng et al.,2008;Romsing,Møiniche & Dahl,2002)。

21. 实施自控镇痛的患者选择标准是什么?

在决定患者是否可以作为 PCA 治疗的候选人时,需要考虑众多因素。最重要的因素是患者必须有能力理解疼痛和按压 PCA 按钮与缓解疼痛间的关系(Pasero et al.,2011)。当需要实施 PCA 时,应仔细筛查患者对于这种疼痛管理方式的认知和其体能。临床医师经常对儿童使用 PCA 产生犹豫,认为孩子太小无法理解 PCA 概念以及如何正确使用 PCA。然而,只要孩子发育正常,即便只有 4 岁,也能有效和安全使用 PCA(Wellington & Chia,2009)。静脉 PCA 在老年患者中已安全使用多年(Gagliese et al.,2008),但有些医师常因害怕导致患者精神错乱而不开 PCA 处方。尽管阿片类药物(无论采用何种给药方法)均可能产生精神错乱,但造成术后精神错乱的因素有多种(Bagri,Rico & Ruiz,2008;Redelmeier,2007;Sharma et al.,2005;Zakriya et al.,2002),其发生不应被认为与药物或使用方法有关。例如,术后疼痛和疼痛强度增加被认为是发生术后谵妄的独立预测因素(Vaurio et al.,2006)。

22. 是否应在 PACU 中启动静脉 PCA 治疗?

当已给患者开具术后静脉 PCA 时,应尽可能在 PACU 中启动,这使得医疗保健团队能够评估患者对于术后早期治疗的反应以及在临床护理单位预防发生镇痛延迟(Pasero et al.,2011)。患者如在临床单元接受了阿片类药物肌内注射,同时还在等待静脉 PCA 启动,这种情况特别危险,需要避免。

一旦患者清醒且有足够的警觉理解 PCA 的使用和意图就可以将 PCA 按钮交给患者。在那时,可以和患者一起回顾疼痛的管理计划,包括疼痛缓解不利时所采取的措施。PACU 护士可以再次强化 PCA 泵的安全机制、如何正确使用 PCA 按钮以及提醒患者仅供他们自己使用。

23. 椎管内(硬膜外、鞘内)镇痛的给药方式是什么?

椎管内镇痛可使用三种给药方式:① 单次推注(临床医师给药);② 持续输注或基础速率(经泵给药);③ 患者自控硬膜外镇痛(PCEA)(患者使用

泵给药）。

对于某些手术，单次椎管内注射吗啡就能提供长达数小时足够的镇痛效果。例如，剖宫产和某些妇科、骨科以及泌尿外科手术后，通常经硬膜外和鞘内单次注射吗啡镇痛而无须留置导管（Pasero et al.，2011）。根据所用配方，单次硬膜外吗啡用药可提供 24～48 h 镇痛。当某些患者需要抗凝治疗而禁忌留置硬膜外导管时，同样可使用单次硬膜外吗啡注射的方法镇痛（Pasero et al.，2011）。

镇痛输注泵可用于持续硬膜外镇痛注射（基础速率）。疼痛剧烈时可补充注射药量，绝大多数输注泵均有临床医师设置的注射模式可供使用。

患者自控硬膜外镇痛允许其在镇痛时自行管理镇痛药剂量，满足其个体镇痛需求。使用 PCEA 时，基础速率通常能为多数患者提供镇痛需求，PCEA 注射剂量则用于治疗突破性疼痛。若没有提供基础速率，记得提醒患者在严重疼痛或疼痛失控之前自己给予单次剂量的静脉镇痛药物来控制疼痛以维持稳定的椎管内镇痛水平，这点尤为重要（Pasero et al.，2011）。

24. 什么是硬膜外缓释吗啡？

硬膜外缓释吗啡（EREM；DepoDur）有别于传统型硬膜外吗啡（如 Astramorph、Duramorph），其独特的输送系统称为 DepoFoam，由多种微小的脂质体颗粒组成（Pasero & McCaffery，2005b；Pasero et al.，2011）。脂质体有含水的小室，小室内封装不含防腐剂的吗啡（Carvalho et al.，2005）。注入硬膜外后，脂质体通过侵蚀或重组脂质膜的方式缓慢释放吗啡，可长达 48 h（Heitz & Viscusi，2009）。这种配方的主要优点是在没有留置导管的情况下获得长达 48 h 的疼痛缓解，而留置导管可能会带来感染风险、妨碍运动和引发对术后抗凝治疗的担忧（Pasero & McCaffery，2005b；Viscusi et al.，2005）。此外，通过这种方法还可以消除输注装置编程错误的问题。

25. 什么是连续外周神经阻滞？

连续外周神经阻滞（也称为外周神经区域镇痛）包括建立初步局部麻醉药物阻滞，紧接着留置导管

用于连续输注局部麻醉药物，无论是否具有 PCA 功能（Pasero et al.，2011）。当增加 PCA 功能后，这被称为患者自控制区域镇痛（PCRA）。当只使用连续输注时，遇到突破性疼痛则需要补充阿片类或非阿片类药物镇痛。在急性疼痛情况下，通常需在术后最初的 24～72 h 连续进行输注治疗，这取决于手术类型。近年来，随着操作者技能、置管和输注装置的进步，连续外周神经阻滞被广泛用于治疗住院和门诊患者各种类型的疼痛，尤其是手术后的疼痛。

26. 什么是伤口持续输注局部麻醉药物？

伤口持续输注局部麻醉药物包括外科医师在手术结束时将导管植入伤口皮下以供连续输注局部麻醉药物，如布比卡因或罗哌卡因，可用于术后镇痛（Pasero et al.，2011）。如同连续性外周神经阻滞，在进行这种治疗时应补充静脉注射或口服镇痛药物。

27. 应如何评价疼痛治疗计划的有效性？

全面再评估对于确定疼痛治疗计划的有效性和安全性至关重要。疼痛等级量表是术后评估疼痛治疗有效性的主要工具，允许护士比较镇痛干预前后的疼痛强度。根据具体情况决定疼痛评估的频率。指南建议，至少应在最初遇到患者时进行疼痛评估，并在治疗计划开始后有规律地评估和记录疼痛，包括每次干预后新出现的疼痛报告和适当的间隔（APS，2008；McCaffery，Herr & Pasero，2011）。例如，对 PACU 内重度疼痛患者接受静脉阿片类药物滴定式镇痛时，每 5～15 min 进行一次疼痛评估可能是合适的。

再评估同样也包括评估在疼痛治疗时发生的不良反应及其严重程度，判断是否需要治疗不良反应或者改变疼痛治疗计划（Jarzyna et al.，2011；Pasero et al.，2011）。患者安全是需要首先关注的。对所有患者，均应根据患者的反应（缓解疼痛和不良反应）进行治疗计划的个性化调整。

28. 如果疼痛治疗计划无效应该怎么办？

作为患者疼痛的主要管理者，当处方无效或因治疗导致无法控制和忍受的不良反应或存在潜在可

能性时,护士有责任建议改变治疗计划。例如,为了防止临床上发生严重的阿片类药物诱导的呼吸抑制,护士必须支持建立坚实的非阿片药物治疗基础、添加或增加非阿片镇痛药物剂量(对乙酰氨基酚或一种非甾体抗炎药),而不是给予过度镇静和让严重疼痛的患者增加阿片药物用量(Jarzyna et al.,2011;Pasero et al.,2011)。

29. 焦虑和疼痛间的关系如何,如何区分和治疗?

当造成疼痛的身体原因不明或看上去不足以解释患者所报告的疼痛严重程度时,临床医师有时会将疼痛归因于患者的情感状态并停止治疗。然而,有关焦虑增加疼痛的证据非常有限,两者间是否存在因果关系尚不清楚(McCaffery,Herr & Pasero,2011)。很难知道是焦虑导致了疼痛,还是疼痛导致了焦虑。认为焦虑导致疼痛的观点反映在抗焦虑药和阿片药物联用已成为日常习惯,但在围术期使用苯二氮䓬类药物的主要问题是会增加过度镇静和呼吸抑制的风险,而且阿片类药物安全用于患者镇痛的剂量应当受到限制(APS,2008)。

毫无疑问,疼痛给很多患者带来了巨大的痛苦。在弄清疼痛和焦虑间的关系之前,对同时处于痛苦和焦虑的患者来说,最实用的初始做法是假设疼痛引起了这种情绪反应,而不是假设情绪反应引起或强化疼痛(McCaffery,Herr & Pasero,2011)。焦虑似乎是对疼痛的正常反应。当患者处于疼痛和焦虑时,最初的干预目标是减轻疼痛。对于焦虑的疼痛患者,镇痛药物滴注应先于苯二氮䓬类药物治疗。缓解疼痛可以有效地减轻焦虑、避免使用苯二氮䓬类药物和潜在增加镇静的可能性(McCaffery,Herr & Pasero,2011)。

30. 阿片类药物耐受患者和阿片类药物不耐受患者间的区别是什么?

术语"阿片类药物耐受"和"阿片类药物不耐受"可用于区分患者是否经常使用阿片类药物。一个对阿片类药物耐受的人服用阿片类药物的时间足够长、剂量足够大,从而会对阿片类药物的很多效应产生耐受,包括镇痛和镇静(Pasero et al.,2011)。然而,个体间存在着显著差异,有些人根本不产生耐受

性(Webster & Dove,2007)。因此,很难确定一个人是否以及何时使用常规剂量的阿片类药物后会产生耐受,也没有一个被广泛接受的将患者归类为阿片类药物耐受者的定义(Patanwala et al.,2008)。根据惯例,很多临床医师认为一个常规使用阿片类药物的患者约在 7 天或更长时间后会对阿片类药物产生耐受(Pasero et al.,2011)。

31. 阿片类药物成瘾、躯体依赖和耐受之间的区别是什么?

术语"躯体依赖"和"耐受"经常与"成瘾"混淆,因此,阐明术语十分重要(McCaffery,Herr & Pasero,2011)。2001 年,美国疼痛医学学会(AAPM)、美国疼痛学会和美国成瘾医学学会(ASAM)提出如下共识:

- 躯体依赖:是指在重复使用阿片类药物超过 2 周发生的正常反应,不能等同于成瘾性疾病。其表现是突然停止或快速减量或给予纳洛酮等拮抗剂时发生戒断症状。随着疼痛减轻或缓慢地、系统性降低,阿片类药物的用量逐渐地、自然减少可能会抑制戒断症状,这被称为逐步缓解(ASAM,2001)。

- 耐受:是常规给予一种阿片类药物时发生的正常反应,包括一种或多种阿片类药物效应减少(如镇痛、镇静或呼吸抑制减轻)。它不能等同于成瘾性疾病。对镇痛的耐受性通常发生在阿片药物治疗的第一天到两周,但之后就不常见了。可以通过增加剂量来治疗。然而,疾病进展而非对镇痛耐受,似乎成为多数时候剂量增加的理由。持续疼痛通常会导致稳定的剂量。因此,耐受很少引起临床问题(ASAM,2001)。

- 阿片类药物成瘾:又称成瘾性疾病是慢性神经和生物疾病。它的发生和表现受到遗传、社会心理以及环境因素的影响。已发现不是单一因素引起成瘾,如服用阿片类药物缓解疼痛。其特征包括以下一种或多种行为:控制药物使用障碍、强迫性使用、不顾伤害继续使用以及强烈渴望用药(ASAM,2001)。

共识声明强化了一个重要信息,即服用阿片类药物缓解疼痛不是成瘾,无论一个人服用阿片类药

物的时间有多长或服用的剂量有多大（Pasero et al. ，2011）。服用阿片类药物缓解疼痛的患者是用药物在进行治疗。

32. 什么是假性成瘾？

假性成瘾，正如其名称所暗示的，是对成瘾性疾病的误诊。Weissman 和 Haddox（1989）在一份病例报道中首次使用这个术语并描述其行为。当患者的疼痛没有得到很好控制时，可能会开始表现出提示成瘾疾病的症状。为了获得足够的疼痛缓解，患者可能会有请求给药的行为，要求增加剂量或多种不同的药物，按时或在规定的服药间隔时间之前反复要求服用阿片药物，服药间隔消失，以及频繁到急诊科就诊。例如，服用阿片类药物剂量过低或间隔期超过阿片类药物持续时间的患者，会试图操纵医师给予他们更多的镇痛药。疼痛缓解后这些行为可以消除，常通过增加阿片类药物剂量，减少剂量间隔，或在需要时提供额外的处方来完成。

33. 服用阿片类药物镇痛时，阿片类药物成瘾的风险是什么？

因治疗原因服用阿片类药物而导致成瘾，如术后疼痛管理，是相当罕见的（Jackson，2009）。关于长期使用阿片类药物的研究数量很有限（Pasero et al. ，2011）。对持续性非癌痛患者在给予阿片类药物治疗后发生成瘾和药物相关的异常行为的所有研究进行了循证医学回顾分析，计算出阿片类药物治疗的滥用和/或成瘾比例为 0.19%（Fishbain et al. ，2008）。这些数据让人安心，表明那些过去或现在没有药物滥用或成瘾史的患者，通常随着时间推移仍然是可信赖的药物使用者。同样地，一项登记研究显示，227 名患者接受了改良羟考酮缓释治疗，在参加临床试验后进行了长达 3 年的跟踪随访，同样显示与药物相关的行为问题的发生率非常低，只有 6 起药物滥用案例，没有新的成瘾案例（Portenoy et al. ，2007）。

34. 如何改善持续性（慢性）疼痛患者的术后疼痛管理？

围术期护理的一般原则是优化患者的状况，

包括在手术前对持续性疼痛进行管理（Pasero et al. ，2011）。如果原有的疼痛在手术前控制不当，应联系初级保健医师或麻醉医师寻求合适的治疗方法。

对于持续性疼痛患者，如有可能，尽量从术前即开始术后多模式疼痛治疗计划，这是最基本的。美国麻醉医师协会（2012）推荐在术前已有疼痛且服用阿片类镇痛药的患者继续使用阿片类镇痛药，以防止出现戒断综合征。其他临床医师也提出类似的建议（Ashraf et al. ，2004；Pasero et al. ，2011）。与未使用过阿片类药物的患者相比，术前长期服用阿片类药物的患者可能存在阿片类药物耐受，术后所需要的阿片类药物剂量可能比较大，记住这一点非常重要。如果担心术中出血，应在手术前停用大部分非选择性 NSAID（如布洛芬、萘普生），但是一些非选择性 NSAID（纳布美通、美洛昔康、三柳胆镁、水杨酸镁以及双水杨酯）和 COX - 2 选择性 NSAID（塞来昔布）对出血时间没有明显影响，可在整个围术期连续使用（Ashraf et al. ，2004）。作为非阿片类药物镇痛基础的一部分，也可以添加静注或口服对乙酰氨基酚（Pasero & Stannard，2010）。抗惊厥药和抗抑郁药通常用于治疗持续的神经病理性疼痛，如果在术前已开始服用，则应继续服用；如果在术前未曾服用，则应添加到治疗计划中。

35. 对于阿片类药物耐受患者如何改善其手术时疼痛感受？

不熟悉阿片类药物耐受的临床医师可能会担忧此类患者经常所需的大剂量阿片类药物，结果造成可能低估患者的用药量。对阿片类药物不良反应产生耐受性比镇痛更为迅速，这意味着阿片类药物可以安全滴定到相对较高的剂量，以提供足够的镇痛（Mehta & Langford，2006）。同未曾使用过阿片类药物的患者相比，尽管对阿片类药物耐受的患者可能需要较大剂量，但对于阿片类药物引起的呼吸抑制并不具有免疫力，意识到这一点对临床医师非常重要。所有患者都面临着发生这种不良事件的风险（Jarzyna et al. ，2011）。

不幸的是，尚没有以术前阿片类药物的用量为基础的循证指南来预测术后阿片类药物的需要量。

一项建议是对于阿片类药物耐受的患者术后阿片类药物的需求量是未曾使用过阿片类药物患者所需剂量的 2~4 倍(Carroll,Angst & Clark,2004)。一项前瞻性研究显示,阿片类药物耐受患者所需的阿片类药物用量比未曾使用阿片类药物的患者多出近 7 倍(Patanwala et al.,2008);然而,个性化治疗必须确保镇痛的有效性和患者的安全(Pasero et al.,2011)。已证明对阿片类药物耐受的患者,采用多学科和多种方法克服阻碍,提供最大可能的镇痛是有效的(Doi,Shimoda & Gibbons,2014;Dykstra,2012)。

36. 如何治疗成瘾性疾病患者的术后疼痛?

如果合适的话,成瘾性疾病患者仍应给予其阿片类药物(May et al.,2001;Mitra & Sinatra,2004;Oliver et al.,2012)。对于阿片类药物或其他药物滥用的患者,急性期并不是戒毒或康复的最佳时机(Mitra & Sinatra,2004)。临床医师常担心阿片类药物镇痛会导致成瘾,然而,没有研究表明阿片类药物镇痛会使成瘾疾病患者的病情恶化。相反,也没有研究表明在需要的时候拒绝阿片类镇痛药会增加康复的可能性(Compton,1999)。事实上,不用阿片类药物可能会引起剧烈疼痛,增加患者的应激水平,可能导致药物滥用需求的增加。可能患者会努力获取滥用的药物,或者已康复患者旧病复发。住院患者可能会设法将违法药物带入医院。显然,从很多层面上来说,向成瘾疾病患者提供镇痛,即便其中包括有阿片类药物,也比取消阿片类药物的做法更合适(Pasero et al.,2011)。

美国疼痛管理护理学会(ASPMN)开发了一种治疗疼痛和成瘾疾病患者的疼痛管理优质资源——ASPMN 立场声明,可通过 http://www.aspmn.org 获取药物滥用患者的疼痛管理方案(Oliver et al.,2012)。该声明涵盖了活跃的药物滥用患者、处于康复期的患者以及那些正在接受药物治疗的阿片类药物成瘾患者。ASPMN 文件提出:"每一个疼痛患者,包括那些药物滥用患者,都有权利获得有尊严、有尊重以及高质量的疼痛评估和治疗管理"(Oliver et al.,2012,p. 169)。

37. 在围术期应用 NSAID 的最常见不良反应是什么?使用何种方法可以减少和治疗这些不良反应?

NSAID 的最常见不良反应涉及胃肠道(GI)系统。在文献中,NSAID 诱导的 GI 毒性通常被认为是长期使用 NSAID 造成的不良后果;然而,短期的围术期用药也可能发生胃肠道溃疡(Pasero,Portenoy & McCaffery,2011)。这在具有 GI 毒性高风险的个体中尤其如此,例如老年患者和那些以往有胃肠道并发症的患者。如果没有心血管风险禁忌,鼓励使用最少引起溃疡的非选择性 NSAID 或 COX - 2 选择性 NSAID。同样推荐在最短的时间内使用最小有效剂量的 NSAID(Pasero,Portenoy & McCaffery,2011)。

当患者术后疼痛使用 NSAID 时,需要特别关注增加出血时间的可能性。阿司匹林对血小板有不可逆转的抑制作用,出血时间增加会持续到最后一次用药后的第 7 天(直到受损的血小板被新生血小板取代)。因此,通常在术前 1 周或更长时间停用阿司匹林治疗,而且不推荐阿司匹林用于围术期镇痛(Ashraf et al.,2004)。其他非选择性 NSAID 也具有延长出血时间的倾向,有时也会在围术期停止使用。然而,对乙酰氨基酚、非选择性 NSAID 如纳布美通、美洛昔康、胆碱镁三水杨酸镁、水杨酸镁、水杨酸盐和 COX - 2 选择性 NSAID 如塞来昔布不影响出血时间,应考虑作为替代用药(Visser & Goucke,2008)。

在 COX - 2 选择性 NSAID 上市后不久,研究发现,围术期使用伐地考昔增加了高危心脏手术患者术后不良心血管事件(如心肌梗死、卒中、肺栓塞)的发生率(Nussmeier et al.,2005;Ott et al.,2003)。通常建议在高风险的开放性心脏手术后避免使用 NSAID〔United States Food and Drug Administration (USFDA),2007〕。

对其他健康患者来讲,围术期应用 NSAID 后发生肾脏不良反应的相对少见(Lee et al.,2007)。与此相反,依赖前列腺素合成来维持足够肾血流(前列腺素依赖)的急性或慢性容量不足或低血压患者(Helstrom & Rosow,2006),由于 NSAID 抑制前列腺素合成,可能会导致患者发生急性肾缺血和急性肾衰竭（ARF）（Helstrom & Rosow，2006）。由低血容量引起的急性肾功能衰竭，当停用 NSAID 并补充容量后通常会发生逆转（Miyoshi，2001），但同时强调了在应用 NSAID 之前和期间适当补液和维持可以接受血压的重要性。心力衰竭、肝硬化、腹水、糖尿病、既往高血压和使用 ACE 抑制剂治疗的患者在围术期罹患 ARF 的风险增加，并且可能更容易发生 NSAID 诱导的肾损伤（Forrest et al.，2002；Helstrom & Rosow，2006；Launay-Vacher et al.，2005）。其他危险因素包括既往肾功能受损、高龄以及左心室功能障碍（Helstrom & Rosow，2006）。通常建议慢性肾功能衰竭患者和肌酐清除率低于 30 ml/min 的患者应避免使用 NSAID（Laine et al.，2008；Launay-Vacher et al.，2005）。对于此类患者，对乙酰氨基酚和阿片类药物（如芬太尼）是更好的选择。

38. 局部麻醉药可引起哪些不良反应？

局部麻醉药物最常与阿片类药物联合用于硬膜外术后镇痛或单独用于连续外周神经阻滞镇痛（Pasero et al.，2011）。这些方法所用的局部麻醉药剂量很少因血药浓度过高而产生全身效应。尽管有报道称，将硬膜外所用剂量的局麻药意外注入静脉后并没有发生不良影响，然而，经血管摄取、注射或持续输注局部麻醉药直接进入体循环后有可能导致与局麻药血药浓度过高相关的不良反应（Allegri et al.，2009）。局部麻醉药物全身中毒的中枢神经系统症状包括耳鸣、口腔内有金属味、说话缓慢、意识模糊、易怒、抽搐以及痉挛。心脏中毒的症状包括口周刺痛和麻木、心动过缓、心律失常、酸中毒和心血管衰竭（Pasero et al.，2011）。接受局部麻醉药治疗的患者应全面评估这些体征，而接受连续周围神经阻滞的住家患者必须得到口头和书面指导，包括不良反应的症状和体征，以及发现后应如何处理（Pasero et al.，2007）。

39. 在围术期应用阿片类镇痛药的最常见不良反应是什么，可以使用什么方法来减少和治疗这些不良反应？

阿片类药物最常见的不良反应是术后恶心呕吐

（PONV）、瘙痒、低血压以及镇静。虽然呼吸抑制并不常见，但这却是阿片类药物最可怕的不良反应。阿片类药物的不良反应呈剂量依赖性。因此，单次最有效、最安全、最廉价的治疗方法是给予最低有效剂量的阿片类药物（Pasero et al.，2011）。通过添加或增加非阿片药物剂量（如 NSAID 或对乙酰氨基酚），使用局部麻醉药进行外周神经阻滞，或将局部麻醉药物添加到硬膜外的阿片类药物溶液中来提供额外的镇痛作用，可减少阿片药物用量。

共识性指南为管理 PONV 提出了很多建议（Gan et al.，2007，2014）。已有整合指南建议的算法可利用（ASPAN，2006；Gan et al.）。重点是确定患者是否具有 PONV 高危因素（例如，女性、既往有晕动病或 PONV 史、不吸烟者、致呕吐性手术，以及那些术后使用阿片类药物的患者）；降低基础危险因素（例如，实施多模式镇痛策略）；对中度至高度风险的患者采用药物来预防 PONV。对于低危患者不推荐给予预防性止吐治疗；然而，对那些发生了 PONV 和未曾接受过预防治疗或预防无效的患者，则需提供抗呕吐治疗（Gan et al.，2007，2014）。

瘙痒是一种不良反应，但却不属于阿片类药物的过敏反应（Ho & Gan，2009）。可采用很多方法来缓解瘙痒，但何种方法最为有效尚未达成共识。虽然苯海拉明等抗组胺药已被广泛使用，但还没有强有力的证据表明其能缓解阿片类药物引起的瘙痒（Grape & Schug，2008）。患者服用抗组胺药后，可能报道瘙痒程度减轻，但这可能是镇静作用的结果（Ho & Gan，2009）。镇静作用可能会给那些已处于过度镇静风险的人群带来问题，如术后患者可能因此发生危及生命的呼吸抑制（Anwari & Iqbal，2003）。因此，当抗组胺药与阿片类药物联合使用时，建议仔细监测镇静水平，若患者过度镇静，就不应再给予镇静用药。

有时会采用阿片类拮抗剂［如纳洛酮（纳卡）］和激动-拮抗剂［如纳布啡（努班）］治疗瘙痒；然而，如果药物剂量过高则有逆转镇痛的风险。当使用阿片拮抗剂时，必须密切监测疼痛。大量研究表明，5羟色胺受体拮抗剂如昂丹司琼、多拉司琼以及格拉司琼可预防椎管内应用阿片类药物引起的瘙痒（Charuluxananan et al.，2000；Gurkan & Toker，

2002；Henry，Tetzlaff & Steckner，2002；Iatrou et al.，2005；Pirat et al.，2005)。一个常见的临床现象是,如果术后患者发生阿片类药物引起的瘙痒,那么其镇痛通常已得到良好控制,少量减少阿片类药物的用量并不会影响任何镇痛效果,但瘙痒会显著减轻或得到根本解决(Pasero et al.，2011)。应在进行药物治疗之前或与其他药物联合治疗时考虑这个问题。

虽然通常用于疼痛治疗的阿片类药物剂量很少引起低血压(Ho & Gan，2009；Pasero et al.，2011),但对交感神经张力升高的患者(如疼痛),或心脏功能不良的患者,或是低血容量患者,很可能会发生低血压。事实上,解决疼痛很重要,因为疼痛可能会导致血流动力学不稳定。换句话说,不应该因为害怕引起低血压而停止使用阿片类药物。当担心发生低血压时,可通过缓慢推注阿片类药物,保持患者仰卧位以及补充血管内容量来减少低血压的发生(Harris & Kotob，2006；Ho & Gan，2009)。可以从小剂量开始,同时密切观察患者的反应。某些患者缓慢静脉输注阿片类药物可能更为合适(Harris & Kotob，2006)。

40. 阿片类镇痛药有长期不良反应吗?

令人惊讶的是,关于阿片类镇痛药的远期效果所知甚少；多数文献讨论的是慢性疼痛患者长期服用阿片类药物的效果(Pasero et al.，2011)。已针对无痛觉的动物和人类进行阿片类药物影响免疫功能的研究,发现其免疫功能受到抑制；然而在急性疼痛时,镇痛剂量的阿片类药物似乎具有保护作用(Page，2005)。在持续疼痛的情况下,关于长期应用阿片类药物对免疫系统的影响知之甚少。众所周知,疼痛本身会抑制免疫功能；镇痛剂量的阿片类药物可以缓解疼痛,并因此减轻疼痛的免疫抑制(Page，2005)。

很多年前就已知阿片类药物对内分泌系统的负面影响,但有关这方面的文章数量却很少(Pasero et al.，2011)。多数文献均关注阿片类药物诱发的性腺机能减退,这在长期进行阿片类药物治疗的男性和女性患者中可能都很常见(Katz & Mazer，2009)。目前尚没有实验室监测标准,但建议包括检测总睾酮和游离睾酮(尤其是男性)以及监测骨密度。症状包括性欲减退、男性勃起功能障碍、抑郁、焦虑以及疲劳。当然,这些症状可能是由很多其他原因造成的,诸如疼痛本身。治疗时可考虑交替应用阿片类药物(转换另一种阿片类药物)和补充睾酮。基于现有的信息,因为担心长期使用阿片类药物会对内分泌产生影响而停止阿片类药物治疗是不合理的。这些不良反应可以通过加强监测并得到治疗。

41. 应如何在阿片类药物使用过程中评估镇静?

过度镇静往往发生在阿片类药物诱发的呼吸抑制之前(Abou Hammoud et al.，2009),这表明未曾用过阿片药物的患者在接受阿片类药物治疗时进行全面的镇静评估是监护的一个重要方面(Jarzyna et al.，2011；Nisbet & Mooney-Cotter，2009；Pasero，2009b，2013)。镇静监测对于预防临床上严重呼吸抑制的重要性无论如何强调都不为过。美国围麻醉期护士学会(ASPAN)针对围术期镇静评估提出了三条主要的应用建议：① 评估和筛选患者本身和医源性风险因素；② 评估 PACU 患者在 I 期和 II 期复苏阶段是否存在不必要的镇静；③ 术后对住院患者进行个体化的离院评估(ASPAN，2014)。

由护士评估阿片类药物诱发的镇静十分方便、廉价,而且耗时少(Pasero，2009b)。PACU 护士经常使用包括意识水平的评分系统(如 Aldrete 评分)判断患者能否离开 PACU；然而,当患者被转运至临床单元后,应使用一个简单易懂且包含有每个镇静水平应如何操作的镇静评分对阿片药物诱发的镇静进行持续评估。使用这种评分将有助于提高评估和治疗的准确性和一致性,将有利于监测趋势,并便于医疗小组成员之间进行有效交流(Kobelt，2014；Kobelt，Burke & Renker，2013)。PACU 和临床单元常用的镇静评分系统是 Pasero 阿片类药物诱发的镇静量表(POSS)(表 5 - 3)(ASPAN，2014；Kobelt，2014；Kobelt，Burke & Renker，2013)。注意,POSS 已将护理干预与不同水平的镇静联系起来。研究表明,护士们认为这种方法有助于正确决定如何进行阿片类药物治疗(Nisbet & Mooney-Cotter，2009；Kobelt，2014)。

表 5 - 3　Pasero 阿片类药物诱发的镇静量表（POSS）和干预措施[a]

S＝睡眠,容易被唤醒
可接受;没必要处理;必要时可增加阿片类药物的剂量

1＝清醒和警觉
可接受;没必要处理;必要时可增加阿片类药物的剂量

2＝有轻微睡意,容易被唤醒
可接受;没必要处理;必要时可增加阿片类药物的剂量

3＝在谈话时经常瞌睡,可被唤醒但又逐渐入睡
不可接受;密切监测呼吸状态和镇静水平,直至镇静水平稳定低于 3 级且呼吸状态令人满意;减少 25％～50％的阿片类药物用量[b]或通知初级保健人员或麻醉医师等待处理[c];考虑使用非镇静类药物,阿片类药物禁忌的非阿片类药物,如对乙酰氨基酚或 NSAID(如果没有禁忌证);要求患者每 15～30 min 深呼吸一次

4＝嗜睡,对语言和身体的刺激反应轻微或没有反应
不可接受;停用阿片药物;考虑使用纳洛酮[d,e];呼叫快速反应团队(蓝色代码);陪伴患者,根据患者的情况进行刺激和呼吸支持;通知初级保健人员[c]或麻醉医师,密切监测患者呼吸状态和镇静水平,直至镇静水平稳定低于 3 级,呼吸状态令人满意

　　[a] 版权 © 1994, Chris Pasero. 获得许可。Reliability and validity information for the POSS can be found in Nisbet & Mooney-Cotter, 2009
　　[b] 阿片类镇痛药处方或医院流程应包括意外事件即一旦患者镇静过度,护士应减少阿片类药物用量
　　[c] 例如,医师、执业护士、高级执业护士或负责管理疼痛处方的医师助理
　　[d] 对于发生呼吸抑制的成年人,缓慢静注稀释的纳洛酮,同时观察患者的反应(滴定至有效)
　　[e] 医院流程应包括意外事件即对任何疑似有威胁生命、阿片药物诱发的镇静和呼吸抑制的患者由护士给予纳洛酮

42. 患者的镇静水平与疼痛缓解是否一致?

　　镇静并不一定意味着患者是舒适的,而且有些患者尽管处于过度镇静状态,但仍会报告疼痛(Pasero et al., 2011)。此外,阿片类药物滴定期间的睡眠也非正常睡眠,而主要是阿片类药物镇静作用的结果(Paqueron et al., 2002)。过度镇静的患者不应增加阿片药物剂量(应停止滴定)。术前或最晚在患者到 PACU 时给予对乙酰氨基酚和 NSAID 的多模式方法将有助于这些高风险和具有挑战性患者的疼痛管理。

43. 如何预防临床上严重的阿片类药物诱发的呼吸抑制?

　　围麻醉期护士在预防阿片类药物相关的不良事件中发挥着关键作用,如过度镇静和危及生命的呼吸抑制(Pasero,2013)。谨慎滴定阿片类药物,密切监测镇静以及呼吸状态,一旦发现镇静加深则减少阿片类药物用量,这些均能预防临床上严重的阿片类药物诱发的呼吸抑制(Pasero,2009b)。阿片类药物诱发的镇静和呼吸抑制与剂量相关,这表明阿片类药物使用和医院方案应该包括意外事件处理,即一旦发现过度镇静,无论疼痛缓解程度如何,护士都应停止滴定或迅速减少阿片类药物剂量。首要考虑患者的安全! 作为多模式方案的一部分,在术前启动或当患者开始进行阿片类药物治疗时就常规给予非镇静类镇痛药,这对于帮助预防监护治疗后期所发生的过度镇静是必需的(Pasero et al., 2011; Pasero,2013)。所有高危患者,阿片类药物的起始剂量应减少 25％～50％。连续监测[如脉搏血氧饱和度或二氧化碳监测仪(ETCO$_2$)]也适用于某些高风险患者(表 5 - 4)。

表 5 - 4　阿片类药物引起呼吸抑制的危险因素

患者可能有以下任何一项或多项被认为高风险:
- 未使用过阿片类药物(连续数日没有每天常规服用阿片类药物的患者)
- 年龄(例如＞65 岁[a])
- 肥胖(例如 BMI＞35 kg/m^2)
- 阻塞性睡眠呼吸暂停(OSA)[b]
- 有打鼾或呼吸暂停病史[b]
- 白天过度嗜睡[b]
- 原有肺部疾病或功能障碍(如慢性阻塞性肺疾病[COPD])
- 主要器官衰竭
- 吸烟者
- 美国麻醉医师协会(ASA)患者状态分类中 3～5 级手术患者(由麻醉医师术前决定分级)
  ○ 3 级:患者有严重系统性疾病
  ○ 4 级:患者患有严重系统性疾病并对生命构成持续威胁
  ○ 5 级:患者处于濒死状态,若不手术就无法存活
- 阿片类药物需求量增加
  ○ 未使用过阿片类药物的患者在短时间内需要量超过 10 mg 吗啡的量(如在 PACU 中)[c,d]
  ○ 除了给予常规剂量阿片类药物外,还需大量用药的阿片类药物耐受患者,如患者在术前服用阿片类镇痛药用于治疗持续性疼痛,并在 PACU 中数次静注阿片类药物后继续大剂量静脉 PCA 用于治疗持续的急性术后疼痛[d]
- 经过一段时间控制不佳后疼痛得到了控制
- 长时间手术

续 表

- 胸部和其他大切口可能干扰足够的通气
- 合用镇静药物,如苯二氮䓬类药物、抗焦虑药或抗组胺药
- 大量单次注射技术(如神经轴单次注射吗啡)
- 未曾用过阿片药物的患者连续输注阿片类药物[如静脉PCA以基础速率输注(背景输注)]
- 给予纳洛酮:发生临床严重呼吸抑制而采用纳洛酮治疗的患者有反复发生呼吸抑制的风险;由于纳洛酮的持续时间短于大多数阿片类药物,因此,最早在首次给药30 min后可能需要再次使用纳洛酮

版权 © 2010, Chris Pasero。许可自 Opioid analgesics. //C Pasero & M McCaffery, Pain assessment and pharmacologic management. St. Louis, MO: Mosby

[a] 对于"老年"的年龄构成尚未达成共识;某些人引用为65岁以上,另一些人则引用为75岁以上。除了年龄之外,重要的是考虑患者的健康状况

[b] 多数OSA患者自己并不知情;因此,所有患者及其家属,在入院时应被询问患者入睡后是否有打鼾或发生窒息事件或白天过度嗜睡。OSA其他危险因素也应当被评估(ASA,2014)

[c] 需要20 mg或更多吗啡用量的患者具有发生阿片类药物引起的镇静和临床上严重的呼吸抑制的高危风险(Abou Hammoud et al.,2009)

[d] 建议在最后一次阿片类药物用药的峰值浓度过后,对患者密切观察至少3 h(APS,2008)

44. 如何正确使用纳洛酮逆转阿片类药物的呼吸抑制?

如果有必要使用纳洛酮逆转临床上严重的呼吸抑制,应很谨慎地进行滴定(APS,2008)。因为纳洛酮的作用时间(多数患者为1 h)短于大多数阿片类药物,必要时需多次使用纳洛酮;然而,给予过多的纳洛酮或给药速度过快会导致严重且非常难以控制的疼痛,并会增加交感神经活性,导致高血压、心动过速、室性心律失常、肺水肿以及心搏骤停(Brimacombe et al.,1991;O'Malley-Dafner & Davies,2000)。医院方案和阿片类用药应包括意外事件处理,即无论何时发现患者发生了临床上严重的阿片药物诱发的呼吸抑制,护士会根据美国疼痛协会(2008)的规定给予纳洛酮,推荐将0.4 mg纳洛酮稀释到10 ml生理盐水后静脉缓慢注射,同时观察患者的反应(滴定至有效)。对于躯体依赖患者,纳洛酮治疗可促发戒断综合征;服用阿片类药物超过1周的患者可能会对拮抗剂十分敏感(APS,2008)。

45. 在交接患者时关于镇痛信息应包括哪些?

当进行护理交接时,除了患者的手术操作和一般情况等普通信息外,有关患者疼痛和镇痛所采取措施的详细报告是交接所必需的(Jarzyna et al.,2011)。重要的是要包括患者本身和医源性引起呼吸抑制的危险因素(表5-4)。例如,术中或在PACU内大剂量应用阿片类药物、有打鼾及呼吸暂停史、长时间手术均是重要的危险因素,均应记录在报告中,以便临床单元的护士能做好密切监测患者的准备(Jarzyna et al.,2011)。在某些情况下,如果发现预先安排的临床单元无法提供必要的监测,可能需要将患者安排转移到有条件的临床单元。

对所有患者来说,入住病房后期望完全控制疼痛是不现实的和危险的。所有团队成员必须认识到,在转移到临床病房后,可能需要一段时间来为那些来自PACU罹患严重疼痛的患者提供最佳的疼痛控制措施;主要的目标是有效的和安全的镇痛(Pasero et al.,2011)。PACU护士应将患者的疼痛评级目标、患者距离达到目标有多近、迄今虽未实现目标但已做的工作(如镇痛药、剂量和给药时间)以及患者耐受镇痛用药如何(不良影响)通知在临床单元负责护理患者的护士。

(张瑞冬 王根宏)

参考文献

Abou Hammoud H, Simon N, Urien S, et al., 2009. Intravenous morphine titration in immediate postoperative pain management: Population kinetic-pharmacodynamic and logistic regression analysis. Pain, 144(1-2), 139-146.

Achariyapota V & Titapant V, 2008. Relieving perineal pain after perineorrhaphy by diclofenac rectal suppositories: A randomized double-blinded placebo-controlled trial. Journal of the Medical Association of Thailand, 91(6), 799-804.

Allegri M, Baldi C, Pitino E, et al., 2009. An accidental intravenous infusion of ropivacaine without any adverse effects. Journal of Clinical Anesthesia, 21(4), 312-313.

American Pain Society, 2008. Principles of analgesic use in the treatment of acute pain and cancer pain (6th ed.). Glenview, IL: American Pain Society.

American Pain Society, 2016. Guidelines on the management of postoperative pain. Journal of Pain, 17(2), 131-157.

Oliver J, Coggins C, Compton P, et al., 2012. American Society for Pain Management Nursing Statement: Pain management in patients with substance use disorders. Pain Management Nursing，13(3)，169 - 183.

American Society of Addiction Medicine，2001. Definitions related to the use of opioids for the treatment of pain: Consensus statement of the American Academy of Pain Medicine，the American Pain Society，and the American Society of Addiction Medicine. Retrieved from http://www. asam. org/docs/publicy-policy-statements/1opioiddefinitions-consensus - 2 - 011. pdf?sfvrsn=0.

American Society of Anesthesiologists，2012. Practice guidelines for acute pain management in the perioperative setting. Anesthesiology，116(2)，248 - 273.

American Society of Anesthesiologists，2014. Practice guidelines for the perioperative management of patients with obstructive sleep apnea. Anesthesiology，120 (2)，1 - 19.

American Society of PeriAnesthesia Nurses，2006. ASPAN's evidence-based clinical practice guideline for the prevention and/or management of PONV/PDNV. Journal of Perianesthesia Nursing，21(4)，230 - 250.

American Society of PeriAnesthesia Nurses，2014. The ASPAN prevention of unwanted sedation in the adult patient evidence-based practice recommendation. Journal of PeriAnesthesia Nursing，29(5)，344 - 353.

Anwari J S & Iqbal S，2003. Antihistamines and potentiation of opioid induced sedation and respiratory depression. Anaesthesia，58(5)，494 - 495.

Arbour C & Gelinas C，2009. Are vital signs valid indicators of pain in postoperative cardiac surgery ICU adults? Intensive & Critical Care Nursing，26(2)，83 - 90.

Ashraf W，Wong D T，Ronayne M，et al. ，2004. Guidelines for preoperative administration of patients' home medications. Journal of Perianesthesia Nursing，19(4)，228 - 233.

Aubrun F，Langeron O，Quesnel C，et al. ，2003. Relationships between measurement of pain using visual analog score and morphine requirements during postoperative intravenous morphine titration. Anesthesiology，98(6)，1415 - 1421.

Aubrun F，Monsel S，Langeron O，et al. ，2002. Postoperative titration of intravenous morphine in the elderly patient. Anesthesiology，96(1)，17 - 23.

Aubrun F & Riou B，2004. In reply to correspondence. Anesthesiology，100(3)，745.

Azer M S，Abdelhalim S M & Elsayed G G，2006. Preemptive use of pregabalin in postamputation limb pain in cancer hospital: A randomized，double-blind，placebo-controlled，double dose study. European Journal of Pain，10(1)，S98.

Bagri A S，Rico A & Ruiz J G，2008. Evaluation and management of the elderly patient at risk for postoperative delirium. Clinics in Geriatric Medicine，24(4)，667 - 686.

Bahar M M，Jangjoo A，Soltani E，et al. ，2010. Effect of preoperative rectal indomethacin on postoperative pain reduction after open cholecystectomy. Journal of Perianesthesia Nursing，25(1)，3 - 6.

Bannwarth B & Pehourcq F，2003. Pharmacologic basis for using paracetamol: Pharmacokinetics and pharmacodynamic issues. Drugs，63(2)，5 - 13.

Blumstein H A & Moore D，2003. Visual analog pain scores do not define desire for analgesia in patients with acute pain. Academic Emergency Medicine，10(3)，211 - 214.

Brimacombe J，Archdeacon J，Newell S，et al. ，1991. Two cases of naloxone-induced pulmonary oedema: The possible use of phentolamine in management. Anesthesia Intensive Care，19(4)，578 - 580.

Brogly N，Wattier J M，Andrieu G，et al. ，2008. Gabapentin attenuates late but not early postoperative pain after thyroidectomy with superficial cervical plexus block. Anesthesia & Analgesia，107(5)，1720 - 1725.

Buvanendran A，Kroin J S，Della Valle，et al. ，2010. Perioperative oral pregabalin reduces chronic pain after total knee arthroplasty: A prospective，randomized，controlled trial. Anesthesia & Analgesia，110(1)，199 - 207.

Carli F，Mayo N，Klubien K，et al. ，2002. Epidural analgesia enhances functional exercise capacity and health-related quality of life after colonic surgery. Anesthesiology，97(3)，540 - 549.

Carroll I R，Angst M S & Clark J F，2004. Management of perioperative pain in patients chronically consuming opioids. Regional Anesthesia Pain Medicine，29(6)，576 - 591.

Carvalho B，Riley E，Cohen S E，et al. ，2005. Single-dose，sustained-release epidural morphine in the management of postoperative pain after elective cesarean delivery: Results of a multicenter randomized controlled study. Anesthesia & Analgesia，100(4)，1150 - 1158.

Charuluxananan S，Somboonviboon W，Kyokong O，et al. ，2000. Ondansetron for treatment of intrathecal morphine-induced pruritus after cesarean delivery. Regional Anesthesia Pain Medicine，25(5)，535 - 539.

Compton P，1999. Substance abuse. //M McCaffery & C Pasero (Eds.)，Pain: Clinical manual (2nd ed. ，pp. 429 - 466). St. Louis，MO: Mosby.

Deery C J，Derry S & Moore R A，2013. Single dose oral ibuprofen plus paracetamol (acetaminophen) for acute postoperative pain. Cochrane Database of Systematic Reviews 2013，Issue 6. Art. No. : CD010210. DOI: 10. 1002/14651858. CD010210. pub2.

Doi K，Shimoda R & Gibbons G，2014. Improving pain management in orthopedic surgical patients with opioid tolerance. Nursing Clinics of North America，49，415 - 429.

Dykstra K M，2012. Perioperative pain management in the opioid tolerant patient with chronic pain: An evidence-based practice project. Journal of PeriAnesthesia Nursing，27(6)，385 - 392.

Fishbain D A，Cole B，Lewis J，et al.，2008. What percentage of chronic nonmalignant pain patients exposed to chronic opioid analgesic therapy develop abuse/addiction and/or aberrant drug-related behaviors? A structured evidence based review. Pain Medicine，9(4)，444 - 459.

Forrest J B，Camu F，Greer I A，et al.，2002. Ketorolac，diclofenac，and ketoprofen are equally safe for pain relief after major surgery. British Journal of Anaesthesia，88 (2)，227 - 233.

Gagliese L，Gauthier L R，Macpherson A K，et al.，2008. Correlates of postoperative pain and intravenous patient-controlled analgesia use in younger and older surgical patients. Pain Medicine，9(3)，299 - 314.

Gan T J，Meyer T，Apfel C C，et al.，2014. Consensus guidelines for managing postoperative nausea and vomiting. Anesthesia & Analgesia，118(1)，85 - 113.

Gan T J，Meyer T，Apfel C C，et al.，2007. Society for Ambulatory Anesthesia guidelines for the management of postoperative nausea and vomiting. Anesthesia & Analgesia，105(6)，1615 - 1628.

Gelinas C & Arbour C，2009. Behavioral and physiologic indicators during a nociceptive procedure in conscious and unconscious mechanically-ventilated adults: Similar or different? Journal of Critical Care，24(4)，e7 - 17.

Gelinas C，Fillion L，Puntillo K A，et al.，2006. Validation of critical-care pain observation tool. American Journal of Critical Care，15(4)，420 - 427.

Gelinas C，Harel F，Fillion L，et al.，2009. Sensitivity and specificity of the critical-care pain observation tool for the detection of pain in intubated adults after cardiac surgery. Journal of Pain Symptom Management，37(1)，58 - 67.

Gelinas C & Johnston C，2007. Pain assessment in the critically ill ventilated adult: Validation of the CPOT. Clinical Journal of Pain，23(6)，497 - 505.

Gilron I，2006. Review article: The role of anticonvulsant drugs in postoperative pain management: A bench-to-bedside perspective. Canadian Journal of Anesthesia，53 (6)，562 - 571.

Grape S & Schug S A，2008. Epidural and spinal analgesia. //P E Macintyre，S M Walker & D J Rowbotham (Eds.)，Clinical pain management. Acute pain (pp. 255 - 270). London: Hodder Arnold.

Gritsenko K，Khelemsky Y，Kaye A D，et al.，2014. Multimodal therapy in perioperative analgesia. Best Practice & Research Clinical Anaesthesiology，28，59 - 79.

Gurkan Y & Toker K，2002. Prophylactic ondansetron reduces the incidence of intrathecal fentanyl-induced pruritus. Anesthesia & Analgesia，96(6)，1763 - 1766.

Hadjistavropoulos T，Herr K，Turk D，et al.，2007. An interdisciplinary expert consensus statement on assessment of pain in older persons. Clinical Journal of Pain，23(1)，S1 - S43.

Hanks G，Roberts C J C & Davies A N，2004. Principles of drug use in palliative medicine. //D Doyle，G Hanks，N I Cherny & K Calman (Eds.)，Oxford textbook of palliative medicine (3rd ed.，pp. 213 - 225). New York: Oxford Press.

Harris J D & Kotob F，2006. //O A de Leon-Casasola (Ed.)，Cancer pain. Pharmacological，interventional and palliative care approaches (pp. 207 - 234). Philadelphia: Saunders Elsevier.

Heitz J W & Viscusi E R//2009. Novel analgesic drug delivery systems for acute pain management. //R S Sinatra，O A de Leon-Casasola，B Ginsberg & E R Viscusi (Eds.)，Acute pain management (pp. 323 - 331). New York: Cambridge University Press.

Helstrom J & Rosow C E，2006. Nonsteroidal anti-inflammatory drugs in postoperative pain. //G Shorten，D B Carr，D Harmon，et al. (Eds.)，Postoperative pain management: An evidence-based guide to practice (pp. 161 - 181). Philadelphia: Saunders Elsevier.

Henry A，Tetzlaff J E & Steckner K，2002. Ondansetron is effective in treatment of pruritus after intrathecal fentanyl. Regional Anesthesia & Pain Medicine，27(5)，538 - 539.

Herr K，Coyne P J，McCaffery M，et al.，2011. Pain assessment in the patient unable to self-report: Position statement with clinical practice recommendations. Pain Management Nursing，12(4)，230 - 250.

Ho K T & Gan T J，2009. Opioid-related adverse effects and treatment options. //R S Sinatra，O A de Leon-Casasola，B Ginsberg，et al. (Eds.)，Acute pain management (pp. 406 - 415). New York: Cambridge University Press.

Ho K Y，Gan T J & Habib A S，2006. Gabapentin and postoperative pain — a systematic review of randomized controlled trials. Pain，126(1 - 3)，91 - 101.

Hurley R W，Cohen S P，Williams K A，et al.，2006. The analgesic effects of perioperative gabapentin on postoperative pain: A meta-analysis. Regional Anesthesia & Pain Medicine，31(3)，237 - 247.

Iatrou C A，Dragoumanis C K，Vogiatzaki T D，et al.，2005. Prophylactic intravenous ondansetron and dolasetron in intrathecal morphine-induced pruritus: A randomized，double-blinded，placebo-controlled study. Anesthesia & Analgesia，101(5)，1516 - 1520.

International Association for the Study of Pain，2011. Part III: Pain terms，a current list with definitions and notes on usage. //Classifications of chronic pain (2nd ed.，revised). Seattle，WA: IASP Press. Retrieved from http://www. iasppain. org/files/Content/ContentFolders/Publications2/ClassificationofChronicPain/pdf.

Jackson K C，2009. Opioid pharmacology. //H S Smith (Ed.)，Current therapy in pain (pp. 78 - 84). Philadelphia: Saunders Elsevier.

Jarzyna D，Jungquist C R，Pasero C，et al.，2011. American Society for Pain Management Nursing guidelines on monitoring for opioid-induced sedation and respiratory depression. Pain Management Nursing, 12(3), 118 - 145.

Joshi G P, Schug S A, Kehlet H, 2014. Procedure-specific pain management and outcome strategies. Best Practice & Research Clinical Anaesthesiology, 28, 191 - 201.

Katz N & Mazer N A, 2009. The impact of opioids on the endocrine system. Clinical Journal of Pain, 25(2), 170 - 175.

Keïta H, Tubach F, Maalouli J, et al. , 2008. Age-adapted morphine titration produces equivalent analgesia and adverse effects in younger and older patients. European Journal of Anaesthesiology, 25(5), 352 - 356.

Kobelt P, 2014. Implementation of a standardized approach to assessment of opioid-induced sedation in the postanesthesia care unit. Journal of PeriAnesthesia Nursing, 29(5), 434 - 440.

Kobelt P, Burke K & Renker P, 2013. Evaluation of a standardized sedation assessment for opioid administration in the post anesthesia care unit. Pain Management Nursing, 15(3), 672 - 681.

Laine L, White W B, Rostom A, et al. , 2008. COX - 2 selective inhibitors in the treatment of osteoarthritis. Seminars in Arthritis & Rheumatism, 38(3), 165 - 187.

Launay-Vacher V, Karie S, Fau J B, et al. , 2005. Treatment of pain in patients with renal insufficiency: The World Health Organization three-step ladder adapted. The Journal of Pain, 6(3), 137 - 148.

Lee A, Cooper M G, Craig J C, et al. , 2007. Effects of nonsteroidal antiinflammatory drugs on postoperative renal function in adults with normal renal function. Cochrane Database of Systematic Reviews, 2, CD002765. doi: 10. 1002/14651858. CD002765. pub3.

Lucas C E, Vlahos A L & Ledgerwood A M, 2007. Kindness kills: The negative impact of pain as the fifth vital sign. Journal of American College of Surgeons, 205 (1), 101 - 107.

Lvovschi V, Aubrun F, Bonnet P, et al. , 2008. Intravenous morphine titration to treat severe pain in the ED. American Journal of Emergency Medicine, 26(6), 676 - 682.

Maund E, McDaid C, Rice S M, et al. , 2011. Paracetamol and selective and non-selective nonsteroidal anti-inflammatory drugs for the reduction in morphinerelated side-effects after major surgery: A systematic review. British Journal of Anaesthesia, 106(3), 292 - 297.

May J A, White H C, Leonard-White A, et al. , 2001. The patient recovering from alcohol or drug addiction: Special issues for the anesthesiologist. Anesthesia & Analgesia, 92(6), 1601 - 1608.

McCaffery M, 1968. Nursing practice theories related to cognition, bodily pain, and man-environment interactions. Los Angeles: University of California.

McCaffery M, Herr K & Pasero C, 2011. Assessment: Basic problems, misconceptions, and practical tools. //C Pasero & M McCaffery, Pain assessment and pharmacologic management (pp. 13 - 177). St. Louis: Mosby.

McCaffery M & Pasero C, 1999. Assessment: Underlying complexities, misconceptions, and practical tools. //M McCaffery & C Pasero (Eds.), Pain: Clinical manual (2nd ed. , pp. 35 - 102). St. Louis, MO: Mosby.

Mehta V & Langford R M, 2006. Acute pain management for opioid dependent patients. Anaesthesia, 61(3), 269 - 276.

Mitra S & Sinatra R S, 2004. Perioperative management of acute pain in the opioid dependent patient. Anesthesiology, 101(1), 212 - 227.

Miyoshi H R, 2001. Systemic nonopioid analgesics. //J D Loeser, S H Butler & C R Chapman (Eds.), Bonica's management of pain (3rd ed. , pp. 1667 - 1681). Philadelphia: Lippincott Williams & Wilkins.

Murcia Sanchez E, Orts Castro A, Perez Doblado P, et al. , 2006. Pre-emptive analgesia with pregabalin in laparascopic cholecystectomy. European Journal of Pain, 10(1), S198.

Myles P S, 2004. The pain visual analog scale: Linear or nonlinear? Anesthesiology, 100(3), 744.

Ng A, Swami A, Smith G, et al. , 2008. Early analgesic effects of intravenous parecoxib and rectal diclofenac following laparoscopic sterilization: A double-blind, double-dummy randomized controlled trial. Journal of Opioid Management, 4(1), 49 - 53.

Nisbet A T & Mooney-Cotter F, 2009. Selected scales for reporting opioid-induced sedation. Pain Management Nursing, 10(3), 154 - 164.

Nussmeier N A, Whelton A A, Brown M T, et al. , 2005. Complications of the COX - 2 inhibitors parecoxib and valdecoxib after cardiac surgery. New England Journal of Medicine, 352(11), 1081 - 1091.

O'Malley-Dafner L & Davies P, 2000. Naloxone-induced pulmonary edema. American Journal of Nursing, 100 (11), 24AA - 24JJ.

Ott E, Nussmeier N A, Duke P C, et al. , 2003. Efficacy and safety of the cyclooxygenase 2 inhibitors parecoxib and valdecoxib in patients undergoing coronary artery bypass surgery. The Journal of Thoracic & Cardiovascular Surgery, 125(6), 1481 - 1492.

Page G, 2005. Immunologic effects of opioids in the presence or absence of pain. Journal of Pain & Symptom Management, 29(5), S25 - S31.

Paqueron X, Lumbroso A, Mergoni P, et al. , 2002. Is morphine-induced sedation synonymous with analgesia during intravenous morphine titration? British Journal of Anaesthesia, 89(5), 687 - 701.

Pasero C, 2009a. Challenges in pain assessment. Journal of PeriAnesthesia Nursing, 24(1), 50 - 54.

Pasero C, 2009b. Assessment of sedation during opioid administration for pain management. Journal of Peri-Anesthesia Nursing, 24(3), 186 - 190.

Pasero C，2010a. Safe IV opioid titration in patients with severe acute pain. Journal of PeriAnesthesia Nursing，25 (5)，314 – 318.

Pasero C，2010b. Perioperative rectal administration of nonopioid analgesics. Journal of PeriAnesthesia Nursing，25(1)，5 – 6.

Pasero C，2011. Persistent postsurgical and posttrauma pain. Journal of PeriAnesthesia Nursing，26(1)，38 – 42.

Pasero C，2013. The perianesthesia nurse's role in the prevention of opioid-related sentinel events. Journal of PeriAnesthesia Nursing，28(1)，31 – 37.

Pasero C，2014. One size does not fit all：Opioid range orders. Journal of PeriAnesthesia Nursing，29(3)，246 – 252.

Pasero C，Eksterowicz N，Primeau M，et al.，2007. ASPMN position statement：Registered nurse management and monitoring of analgesia by catheter techniques. Pain Management Nursing，8(2)，48 – 54.

Pasero C & McCaffery M，2002. Pain in the critically ill. American Journal of Nursing，102(1)，59 – 60.

Pasero C & McCaffery M，2005a. No self-report means no pain intensity. American Journal of Nursing，105(10)，50 – 53.

Pasero C & McCaffery M，2005b. Extended-release epidural morphine：DepoDur. Journal of Perianesthesia Nursing，20(5)，345 – 350.

Pasero C，Polomano R C，Portenoy R K，et al.，2011. Adjuvant analgesics. //Pasero C，McCaffery M，Pain Assessment and Pharmacologic Management，pp. 623 – 818. St. Louis，Mosby Elsevier.

Pasero C & Portenoy R K，2011. Neurophysiology of pain and analgesia and the pathophysiology of neuropathic pain. //C Pasero & M McCaffery (Eds.)，Pain assessment and pharmacologic management (pp. 1 – 12). St. Louis，MO：Mosby.

Pasero C，Portenoy R K & McCaffery M，2011. Nonopioid analgesics. //C Pasero & M McCaffery (Eds.)，Pain assessment and pharmacologic management (pp. 177 – 276). St. Louis，MO：Mosby.

Pasero C，Quinlan-Colwell A，Rae D，et al.，2016. Prescribing and administering opioid doses based solely on pain intensity：American Society for Pain Management Nursing position statement. Retrieved from http://aspmn. org/Documents/Position%20Statements/Dose _ Numbers_PP_Final. pdf.

Pasero C，Quinn T E，Portenoy R K，et al.，2011. Opioid analgesics. //C Pasero & M McCaffery (Eds.)，Pain assessment and pharmacologic management (pp. 277 – 622). St. Louis，MO：Mosby.

Patanwala A E，Jarzyna D L，Miller M D，et al.，2008. Comparison of opioid requirements and analgesic response in opioid-tolerant versus opioid-naïve patients after total knee arthroplasty. Pharmacotherapy，28(12)，1453 – 1460.

Peng P W H，Wijeysundera D N & Li C C F，2007. Use of gabapentin for perioperative pain control — a meta-analysis. Pain Research & Management，12(2)，85 – 91.

Pirat A，Tuncay S F，Torga A，et al.，2005. Ondansetron，orally disintegrating tablets versus intravenous injection for prevention of intrathecal morphine-induced nausea，vomiting and pruritus in young males. Anesthesia & Analgesia，101(5)，1330 – 1336.

Portenoy R K，Farrar J T，Backonja M M，et al.，2007. Long-term use of controlled release oxycodone for noncancer pain：Results of a 3 – year registry study. The Clinical Journal of Pain，23(4)，287 – 299.

Puntillo K A，White C，Morris A B，et al.，2001. Patients' perceptions and responses to procedural pain：Results from Thunder Project II. American Journal of Critical Care，10(4)，238 – 251.

Redelmeier D，2007. New thinking about postoperative delirium. Canadian Medical Association Journal，177 (4)，424.

Romsing J，Møiniche S & Dahl J B，2002. Rectal and parenteral paracetamol，and paracetamol in combination with NSAIDs，for postoperative analgesia. British Journal of Anaesthesia，88(2)，215 – 226.

Santoso J T，Ulm M A，Jennings P W，et al.，2014. Multimodal pain control is associated with reduced hospital stay following open abdominal hysterectomy. European Journal of Obstetrics & Gynecology Reproductive Biology，183，48 – 51.

Seib R K & Paul J E，2006. Preoperative gabapentin for postoperative analgesia：A meta-analysis. Canadian Journal of Anaesthesia，53(5)，461 – 469.

Sharma P T，Sieber F E，Zakriya K J，et al.，2005. Recovery room delirium predicts postoperative delirium after hip-fracture repair. Anesthesia & Analgesia，101 (4)，1215 – 1220.

Stanik-Hutt J A，Soeken K L，Belcher A E，et al.，2001. Pain experiences of the traumatically injured in a critical care setting. American Journal of Critical Care，10(4)，252 – 259.

The Joint Commission，2012. Safe use of opioids in hospitals. The Joint Commission Sentinel Event Alert，49. Retrieved from http://www. jointcommission. org/sea_issue_49/.

Tiippana E M，Hamunen K，Kontinen V K，et al.，2007. Do surgical patients benefit from perioperative gabapentin/pregabalin? A systematic review of efficacy and safety. Anesthesia & Analgesia，104(6)，1545 – 1556.

United States Food and Drug Administration，2007. Medication guide for non-steroidal anti-inflammatory drugs (NSAIDs). Retrieved from http://www. fda. gov/downloads/Drugs/DrugSafety/PostmarketDrugSafetyInformationforPatientsandProviders/.

Vadivelu N，Whitney C J & Sinatra R S，2009. Pain pathways andacute pain processing. //R S Sinatra，O A de

Leon-Casasola, B Ginsberg, et al. (Eds.), Acute pain management (pp. 3 - 20). New York: Cambridge University Press.

Vaurio L E, Sands L P, Wang Y, et al., 2006. Postoperative delirium: The importance of pain and pain management. Anesthesia & Analgesia, 102(4), 1267 - 1273.

Vila H, Smith R A, Augustyniak M J, et al., 2005. The efficacy and safety of pain management before and after implementation of hospital-wide pain management standards: Is patient safety compromised by treatment based solely on numerical pain ratings? Anesthesia & Analgesia, 101(2), 474 - 480.

Viscusi E R, Martin G, Hartrick C T, et al., 2005. Forty-eight hours of postoperative pain relief after total hip arthroplasty with a novel, extended-release epidural morphine formulation. Anesthesiology, 102(5), 1014 - 1022.

Visser E J & Goucke C R, 2008. Acute pain and medical disorders. //P E Macintyre, S M Walker & D J Rowbotham (Eds.), Clinical pain management: Acute pain (2nd ed., pp. 410 - 429). London: Hodder Arnold.

Webster L R & Dove B, 2007. Avoiding opioid abuse while managing pain. North Branch, MN: Sunrise River Press.

Weissman D E & Haddox J D, 1989. Opioid pseudoaddiction — an iatrogenic syndrome. Pain, 36(3), 363 - 366.

Wellington J & Chia Y Y, 2009. Patient variables influencing acute pain management. //R S Sinatra, O A de Leon-Casasola, B Ginsberg, et al. (Eds.), Acute pain management (pp. 33 - 429). London: Hodder Arnold.

Webster L R & Dove B, 2007. Avoiding opioid abuse while managing pain. North Branch, MN: Sunrise River Press.

Weissman D E & Haddox J D, 1989. Opioid pseudoaddiction — An iatrogenic syndrome. Pain, 36(3), 363 - 366.

Wellington J & Chia Y Y, 2009. Patient variables influencing acute pain management. //R S Sinatra, O A de Leon-Casasola, B Ginsberg, et al. (Eds.), Acute pain management (pp. 33 - 40). New York: Cambridge University Press.

Zakriya K J, Christmas C, Wenz J F, et al., 2002. Preoperative factors associated with postoperative change in confusion assessment method score in hip fracture patients. Anesthesia & Analgesia, 94(6), 1628 - 1632.

上篇

中篇

下篇

第6章 术后及出院后恶心呕吐

Jan Odom-Forren, PhD, RN, CPAN, FAAN

一般20%～30%的手术患者会发生术后恶心呕吐(PONV),而高危患者的发生率可高达70%～80%(Apfel et al.,1999)。考虑到每年有数百万患者接受手术,这对患有PONV症状的患者来说就成为一个非常重要的问题。PONV可导致患者对护理的不满、脱水和电解质紊乱、伤口裂开以及自身不适。出院后恶心呕吐(PDNV)也会影响到高达30%的门诊手术后患者,其中一些患者的PDNV甚至可长达7天(Odom-Forren,2013a)。

1. 什么是PONV?

PONV是在外科手术后24 h以内发生的恶心和/或呕吐(ASPAN,2006)。可进一步划分为:发生于术后2～6 h的早期PONV;发生于术后6～24 h的晚期PONV;发生于住院24 h以后的延迟性PONV。

2. 什么是PDNV?

PDNV是发生于门诊手术出院后的恶心和/或呕吐,可在开车回家的路上或回到家后发生。延迟性PDNV发生在出院的首个24 h以后(ASPAN,2006)。

3. PONV和PDNV有多普遍?

大约20%～30%的手术患者会发生PONV,高危患者的发生率可高达70%～80%(Apfel et al.,1999)。高达1/3的门诊患者在出院后发生PDNV,一些患者在术后7天还会出现这些症状(Apfel et al.,2012;Odom-Forren,2013a)。

4. PONV的危险因素是什么?

PONV的危险因素可分为三类:患者特异的、麻醉相关的以及手术相关的危险因素(Murphy et al.,2006)。见表6-1。

表6-1 与PONV相关的主要危险因素

患者特异的危险因素
- 女性
- 无吸烟史
- PONV史
- 晕动病史
- 年龄较小

麻醉相关的危险因素
- 使用挥发性麻醉药
- 使用氧化亚氮
- 术后使用阿片类药物
- 麻醉持续时间
- 与区域麻醉相对的全身麻醉

手术相关的危险因素
- 手术类型

数据来自 American Society of PeriAnesthesia Nurses. ASPAN's evidence-based clinical practice guideline for the prevention and/or management of PONV/PDNV. Journal of PeriAnesthesia Nursing,21(4),230-250;Gan T, Diemunsch P, Habib A S, et al.,2014. Consensus guidelines for the management of postoperative nausea and vomiting. Anesthesia & Analgesia,118(1),85-113;Murphy M J, Hooper V D, Sullivan E, et al.,2006. Identification of risk factors for postoperative nausea and vomiting in the perianesthesia adult patient. Journal of PeriAnesthesia Nursing,21(6),377-384

性别是PONV的独立预测指标。女性发生PONV的可能性是男性的2～3倍,尽管这种差异直到女性青春期以后才会出现。PONV的其他独立预测指标包括:无吸烟史,有PONV或晕动病史。另外的相关因素有偏头痛、美国麻醉医师协会(ASA)患者分级系统定义的健康状况分级以及焦虑;这些危险因素的证据存在矛盾,或者已被证明与PONV无关(Gan et al.,2014)。挥发性麻醉药物导致患者在麻醉后监护室(PACU)的呕吐,吸入性麻醉药的PONV发生率是丙泊酚的2倍(Verheecke,2003)。当采用区域麻醉药时,PONV的风险将显著降低。术后使用阿片类药物与PONV相关,但在术中使用阿片类药物是否与PONV相关尚不清楚(Murphy et al.,2006)。

PONV 的发生也与手术的持续时间有关,可能因为长时间的手术操作意味着术中长时间的使用挥发性麻醉药和较大剂量的阿片类药物。尽管 PONV 的发生与手术类型有关,但可能是因为麻醉的持续时间和术中使用了较大剂量的阿片类药物,而不是特定的致呕吐通路(Gan et al.,2014)。最近的一项研究表明:接受神经系统、头部、颈部或腹部手术的患者比接受皮肤、肌肉骨骼以及浅表性手术的患者更需要进行止吐治疗(Ruiz et al.,2010)。最近的研究将腹腔镜、妇科手术以及胆囊切除术作为 PONV 的独立危险因素(Gan et al.,2014)。术后即刻发生 PONV 的相关风险包括疼痛、活动、低血压以及因口咽出血或胃肠手术而产生的胃内积血(Fetzer,2010)。

5. PDNV 的危险因素是什么?

据推测,PDNV 的危险因素与 PONV 相似(Murphy et al.,2006)。最近的研究发现,性别、在 PACU 中使用阿片类药物、在 PACU 中发生恶心、年龄(小于 50 岁)以及 PONV 病史都与成人发生 PDNV 有关(Apfel et al.,2012;Odom-Forren,2013a)。不同于成年人,儿童术后呕吐的危险因素包括:手术时间超过 30 min、年龄≥3 岁、斜视手术以及有 POV 或 PONV 的家族史(Eberhart et al.,2004)。

6. PONV 和 PDNV 的后果是什么?

PONV 的后果包括如疲劳和延迟进食等轻微症状;其他更严重的症状包括伤口裂开、脱水、误吸、颅内压和眼内压升高。当患者不能耐受口服止痛药或害怕可能导致 PONV 而拒绝使用时,PONV 也可能导致疼痛管理不善。与 PONV 相关的医疗费用增加是因为患者离开 PACU 的时间延迟、治疗 PONV 以及再次入院(Fetzer,2010)。PDNV 的后果包括:无法恢复正常的日常活动、重新入院、无法进食、患者对护理的满意度降低以及无法及时返回工作岗位。当一些患者认为止痛药是导致 PDNV 的原因时,也会在出院后停止服用止痛药(Fetzer et al.,2005;Odom-Forren et al.,2014)。

7. 如何在术前进行 PONV 的风险评估?

美国的指南建议,在手术前使用两种风险评估工具中的任何一种来对 PONV 进行风险评估(ASPAN,2006;Gan et al.,2014)。Apfel 简化风险评估量表包括四个危险因素:女性、不吸烟、晕动病或 PONV 史、术后使用阿片类药物。在 Koivuranta 风险评估量表中,以下五个因素各占一分:女性、PONV 史、晕动病史、不吸烟以及手术时间超过 60 min。PONV 的风险与这两种量表的分数相关,随着危险因素的增加而增加。应在术前进行危险因素的评估,并且按照危险因素的数量和 PONV 的风险制订管理计划(Gan et al.,2014)。为了评估儿童 POV,可使用由 Eberhart 等人发明的简化量表。见表 6 - 2。

表 6 - 2　PONV 风险评估工具

Apfel 风险评估工具	
风险评估分数	PONV 危险性
0	10%
1	21%
2	39%
3	61%
4	69%

Koivuranta 风险评估工具		
风险评估分数	PON 危险性	POV 危险性
0	17%	7%
1	18%	7%
2	42%	17%
3	54%	25%
4	47%	38%
5	87%	61%

Eberhart 风险评估工具	
风险评估分数	POV 危险性
0	10%
1	10%
2	30%
3	50%
4	70%

数据来自 Apfel C C, Laara E, Koivuranta M, et al.,1999. A simplified risk score for predicting postoperative nausea and vomiting: Conclusions from cross-validations between two centers. Anesthesiology,91(3),693 - 700;Eberhart L H, Geldner G, Kranke P, et al.,2004. The development and validation of a risk score to predict the probability of postoperative vomiting in pediatric patients. Anesthesia and Analgesia,99,1630 - 1637;Koivuranta M, Laara E, Snare L, et al.,1997. A survey of postoperative nausea and vomiting. Anaesthesia,52(5),443 - 449.

8. 术前预防呕吐的建议有哪些?

关于 PONV 和 PDNV 管理的 ASPAN 指南指出,每个患者都应评估风险因素,然后记录并传达给麻醉团队。接下来则是基于发生 PONV 的风险因素来制订预防方案。没有风险因素的患者不需要进行预防处理,有风险的患者应该考虑以下预防措施,如选择实施全凭静脉麻醉(TIVA)、区域神经阻滞、非甾体抗炎药、药理学及其他方面的考虑,包括补液、多模式疼痛管理来减少术后阿片类药物的用量以及针灸穴位刺激(ASPAN,2006;Gan et al.,2014)。

9. 恶心和呕吐的解剖学和生理学基础是什么?

恶心和呕吐由位于大脑延髓外侧网状结构的中枢协调,它位于孤束核和迷走神经运动背核附近(Kovac,2000),呕吐中心由化学感受器触发区(CTZ)激活(Fetzer,2010;Golembiewski & Tokumaru,2006)。CTZ 位于第四脑室呕吐中枢附近的最后区,富含 5-羟色胺 3(5-HT$_3$)、组胺 1 型(H$_1$)、毒覃碱的胆碱能 1 型(M$_1$)、多巴胺 2 型(D$_2$)、神经激肽 1 型(NK$_1$)以及 μ 阿片受体(Golembiewski & Tokumaru,2006),刺激这些部位的受体会导致呕吐中枢的激活。刺激前庭迷路的感受器可通过 CTZ 激活呕吐中枢,并且通过胃肠迷走神经的外周输入刺激呕吐中枢(Golembiewski & Tokumaru,2006)。止吐药用于阻滞对神经-化学受体位点的刺激(Kovac,2000)。

10. 哪些药物可用于预防 PONV?

刺激在脑干 CTZ 中的 5-HT$_3$、H$_1$、M$_1$、D$_2$、NK$_1$ 以及 μ 型阿片类受体能激活呕吐中枢。此外,刺激前庭迷路和外周输入的受体也能激活呕吐中枢(Golembiewski & Tokumaru,2006)。

- 阻断 5-羟色胺受体的药物有昂丹司琼、格拉司琼、多拉司琼以及帕洛诺司琼。
- 异丙嗪、二苯乙酯或美克洛嗪能用于阻断组胺受体,格隆溴铵或东莨菪碱贴片可用于阻断毒覃碱受体。
- 氟哌利多阻断多巴胺受体的位点,但是根据 FDA 关于 QT 间期延长和要求心电图监测(EKG)的黑盒警告,应用氟哌利多必须非常谨慎。甲氧氯普胺和丙氯拉嗪也阻断了多巴胺受体的位点。
- 地塞米松是一种糖皮质激素,通常与 5-HT$_3$ 受体阻滞剂合用。尽管其确切的作用方式仍不清楚,但在诱导之前使用似乎更有效。
- P 物质是属于神经激肽-1(NK-1)家族的神经递质,可被阿瑞匹坦阻断。阿瑞匹坦可作为口服的预防药物(Fetzer,2010;Golembiewski & Tokumaru,2006;Odom-Forren,2013b)。见表 6-3。

表 6-3　成人用止吐药的可能作用位点、常用剂量以及不良反应

止吐药	可能作用位点	成人常用剂量	作用持续时间	不良反应	评价
氟哌利多	D$_2$	0.625~1.25 mg IV	长达 12~24 h	镇静、头晕、焦虑、低血压、锥体外系症状	监测 ECG 是否出现 QT 延长/尖端扭转;与呕吐相比,治疗恶心更有效
甲氧氯普胺	D$_2$	25 mg 或 50 mg IV 用于预防	长达 6 h	镇静、低血压、锥体外系症状	25 mg IV 对成人预防无效;若恶心呕吐由胃潴留引起,可 IV 给予 10 mg 或 20 mg 治疗;缓慢静推
丙氯拉嗪	D$_2$	5~10 mg IM 或 IV;25 mg PR	4~6 h(PR 12 h)	镇静、低血压、锥体外系症状	
异丙嗪	D$_2$、H$_1$、M$_1$	12.5~25 mg IM 或 PR;6.25~12.5 mg IV	4~6 h	镇静、低血压、锥体外系症状	IV 给药时,10 ml 或 20 ml 生理盐水稀释,或加入小袋盐水中 10~15 min 滴完

续　表

止吐药	可能作用位点	成人常用剂量	作用持续时间	不 良 反 应	评　价
茶苯海明	H_1、M_1	1~2 mg/kg 或 50~100 mg IV、IM	6~8 h	镇静、口干、视力模糊、头晕、尿潴留	
苯海拉明	H_1、M_1	12.5 ~ 50 mg IM 或 IV	4~6 h	镇静、口干、视力模糊、头晕、尿潴留	
东莨菪碱	M_1	1.5 mg 透皮贴[a]	72 h[b]	镇静、口干、视觉干扰;老年患者出现 CNS 作用、肾或肝损害	至少在手术结束前 4 h 给药用于预防;在触摸贴剂后要洗手
多拉司琼	$5-HT_3$	12.5 mg IV	长达 24 h	头痛、头晕、肝酶升高	与恶心相比,治疗呕吐更有效
格拉司琼	$5-HT_3$	$5\mu g/kg$~1 mg IV	长达 24 h	头痛、头晕、肝酶升高	与恶心相比,治疗呕吐更有效
昂丹司琼	$5-HT_3$	4 mg IV	长达 24 h	头痛、头晕、肝酶升高	与恶心相比,治疗呕吐更有效
帕洛诺司琼	$5-HT_3$	0.075 mg IV	长达 24 h	头痛、便秘或疲劳	
地塞米松	无	4 mg IV	长达 24 h	IV 推注时出现阴道瘙痒或肛门刺激	单次给药耐受性较好
阿瑞匹坦	NK_1	40 mg PO	长达 24 h	头痛、肝酶升高	在麻醉诱导前 3 h 给药

注:3 型血清素受体($5-HT_3$);中枢神经系统(CNS);心电图(ECG);2 型多巴胺受体(D_2);锥体外系症状(EPS),例如运动不停或急性肌张力障碍(持续肌肉收缩导致扭转或位置异常);1 型组胺受体(H_1);肌内注射(IM);静脉注射(IV);毒蕈碱胆碱能 1 型(M_1);口服(PO);直肠给药(PR)

[a] 在老年患者中,应用经皮东莨菪碱治疗恶心呕吐还未得到充分研究,故不推荐使用

[b] 术后 24 h 取下贴片。应指导患者在取下贴片后彻底清洗贴片所在的部位及双手

数据来自 Gan T, Diemunsch P, Habib A S, et al., 2014. Consensus guidelines for the management of postoperative nausea and vomiting. Anesthesia & Analgesia, 118(1), 85 - 113; Golembiewski J & Tokumaru S, 2006. Pharmacological prophylaxis and management of adult postoperative/postdischarge nausea and vomiting. Journal of PeriAnesthesia Nursing, 21(6), 385 - 397.

11. 还有什么其他的方法可用于预防 PONV?

充分补充液体可降低 PONV 的风险(Gan et al., 2014)。尽管术前液体管理可能降低 PONV 的发生率,但充分补液仅限于那些无容量超负荷风险的成年患者(Couture et al., 2006)。ASA 于 1999 年发布了更为宽松的禁食指南。有证据表明,健康成年患者至少可以在术前 2 h 饮用清澈液体,这样可降低 PONV 的发生率(Couture et al., 2006)。有一些证据表明,在麻醉诱导前 1 h 给予至少 1 g 的生姜可减少 PONV 的发生率(Chaiyakunapruk et al., 2006)。

12. 哪些药物可用于治疗术后发生 PONV 或 PDNV 的患者?

应该排除像低血压等其他引起 PONV 的原因。任何用于预防的药物都不应在 PACU 中作为挽救性治疗。相对于预防药物,挽救性的治疗药物应能阻滞不同的受体。6 h 后,第二剂 $5-HT_3$ 拮抗剂或丁酰苯可能有一定的效果。不推荐重复使用长效止吐药(Gan et al., 2014)。对于延迟性 PONV,常用的药物包括昂丹司琼消解片、异丙嗪栓剂或片剂、普鲁氯嗪口服片或栓剂及东莨菪碱贴片(Fetzer, 2010;Golembiewski & Tokumaru, 2006;Odom-Forren, Fetzer & Moser, 2006)。

13. 如何评估 PONV 或 PDNV?

ASPAN 指南建议用数字等级量表来评估 PACU 患者的恶心情况,通常是口头上的(例如,0 代表不恶心,10 代表一个人可以想象到的最恶心的情况)。恶心或呕吐可以用发生的次数和呕吐的量来评估(ASPAN, 2006)。

14. PONV 的非药物治疗方法有哪些?

非药物(或替代治疗)方法治疗 PONV 可以帮助患者的躯体和情感康复(Mamaril, Windle &

上篇

中篇

下篇

Burkard,2006)。非药物干预通常用于药物治疗后的辅助。P6穴位按压、针刺以及经皮电刺激在治疗恶心症状和降低PONV发生率方面的表现优于安慰剂(ASPAN,2006;Fetzer,2010;Gan et al.,2014)。精油疗法(如姜油、薄荷油和异丙醇)也用于治疗PONV或PDNV。异丙醇对于减少PONV有一定的益处,但最近的一项研究表明,控制呼吸与异丙醇一样有效(Cronin et al.,2015)。

15. 患者宣教包括哪些内容?

- 如何管理液体和食物(例如,从液体缓慢过渡到软食,再到普通饮食)
- 如何与食物一起服用药物来降低恶心的发生率
- 可用于治疗PONV的药物(处方药及非处方药)
- 非药物的方法治疗PONV
- 何时呼叫医务人员(若超过24 h仍然无法饮水或PONV持续存在)

(张芮芮 田 婕)

参考文献

American Society of PeriAnesthesia Nurses,2006. ASPAN's evidence-based clinical practice guideline for the prevention and/or management of PONV/PDNV. Journal of PeriAnesthesia Nursing,21(4),230 - 250.

Apfel C C, Laara E, Koivuranta M, et al., 1999. A simplified risk score for predicting postoperative nausea and vomiting: Conclusions from cross-validations between two centers. Anesthesiology,91(3),693 - 700.

Apfel C C, Philip B, Cakmakkaya O S, et al., 2012. Who is at risk for postdischarge nausea and vomiting after ambulatory surgery? Anesthesiology,117,475 - 486.

Chaiyakunapruk N, Kitikannakorn N, Nathisuwan S, et al., 2006. The efficacy of ginger for the prevention of postoperative nausea and vomiting: A meta-analysis. American Journal of Obstetrics and Gynecology,194,95 - 99.

Couture D J, Maye J P, O'Brien D, et al., 2006. Therapeutic modalities for the prophylactic management of postoperative nausea and vomiting. Journal of PeriAnesthesia Nursing,21(6),398 - 403.

Cronin S N, Odom-Forren J, Roberts H, et al., 2015. Effects of controlled breathing, with or without aromatherapy, in the treatment of postoperative nausea.

Journal of Peri-Anesthesia Nursing,30,389 - 397.

Eberhart L H, Geldner G, Kranke P, et al., 2004. The development and validation of a risk score to predict the probability of postoperative vomiting in pediatric patients. Anesthesia and Analgesia,99,1630 - 1637.

Fetzer S J, 2010. Postoperative nausea and vomiting.//L Schick & P Windle (Eds.), Perianesthesia nursing core curriculum: Preprocedure, phase I and phase II PACU nursing (2nd ed.). St. Louis, MO: Saunders Elsevier.

Fetzer S J, Hand M A, Bouchard P A, et al., 2005. Selfcare activities for post-discharge nausea and vomiting. Journal of PeriAnesthesia Nursing,20(4),249 - 254.

Gan T, Diemunsch P, Habib A S, et al., 2014. Consensus guidelines for the management of postoperative nausea and vomiting. Anesthesia & Analgesia,118(1),85 - 113.

Golembiewski J & Tokumaru S, 2006. Pharmacological prophylaxis and management of adult postoperative/postdischarge nausea and vomiting. Journal of Peri Anesthesia Nursing,21(6),385 - 397.

Koivuranta M, Laara E, Snare L, et al., 1997. A survey of postoperative nausea and vomiting. Anaesthesia,52(5),443 - 449.

Kovac A L, 2000. Prevention and treatment of postoperative nausea and vomiting. Drugs,59(2),213 - 243.

Mamaril M E, Windle P E & Burkard J F, 2006. Prevention and management of postoperative nausea and vomiting: A look at complementary techniques. Journal of PeriAnesthesia Nursing,21(6),404 - 410.

Murphy M J, Hooper V D, Sullivan E, et al., 2006. Identification of risk factors for postoperative nausea and vomiting in the perianesthesia adult patient. Journal of PeriAnesthesia Nursing,21(6),377 - 384.

Odom-Forren J, 2013a. Incidence and predictors of postdischarge nausea and vomiting in a 7-day population. Journal of Clinical Anesthesia,25,551 - 559.

Odom-Forren J, 2013b. Drain's perianesthesia nursing: A critical care approach (6th ed.). St. Louis, MO: Elsevier.

Odom-Forren J, Fetzer S J & Moser D K, 2006. Evidence-based interventions for post discharge nausea and vomiting: A review of the literature. Journal of PeriAnesthesia Nursing,21(6),411 - 430.

Odom-Forren J, Hooper V D, Moser D K, et al., 2014. Postdischarge nausea and vomiting: Management strategies and outcomes over 7 days. Journal of PeriAnesthesia Nursing,29,275 - 284.

Ruiz J R, Kee S S, Frenzel J C, et al., 2010. The effect of an anatomically classified procedure on antiemetic administration in the postanesthesia care unit. Anesthesia & Analgesia,110(2),403 - 409.

Verheecke G, 2003. Early postoperative vomiting and volatile anaesthetics or nitrous oxide. British Journal of Anaesthesia,90,109 - 110.

第 7 章　体温调节问题

Theresa L. Clifford, MSN, RN, CPAN, CAPA

围麻醉期的患者通常容易受到热量不平衡问题的影响，这是指核心体温在 36～37.5℃ 的正常体温范围之外（Hooper，2009；Torossian et al.，2015）。本章主要概述麻醉状态下最常见的体温调节问题：非计划的围术期低体温（UPH）和恶性高热（MH）。此外，还包括对围术期体温的调节与测量概述。

1. 正常体温调节的生理和行为机制是什么？

通过核心和外周热室的生理调节，正常的体温维持在 36℃ 至 37.5～38℃ 的狭小范围之内。核心热室包括头部和躯干的器官，占身体质量的 50%～60%。核心热室的温度比较恒定，通常波动不超过 0.2℃（Hooper，2009，2016；Sessler，2016）。外周热室由手臂和腿部组成，对温度调节反应和环境温度变化更为敏感。外周热室的温度可能比核心热室的温度低 2～4℃（Hooper，2009，2016；Sessler，2016）。

正常的体温调节机制由下丘脑协调，包括行为、内分泌以及自主反应。行为反应包括增减衣物、改变地点和/或调整环境温度或摄入的饮食温度。内分泌反应会导致激素释放，引发全身器官和组织的反应，而自主神经反应则引起外周循环的改变（血管收缩或舒张），从而导致外周或血管腔的大小改变（Hooper，2009，2016；Sessler，2016）。

2. 与躯体正常产热相关的主要机制是什么？

主要机制涉及代谢率增加导致的产热增加。代谢率可以通过躯体组织的正常产热、增加做功或体育锻炼以及生热作用（成人常表现为寒战）来提高（Hooper，2016；Sessler，2016）。

3. 在围术期/围麻醉期，与热量丢失相关的主要机制是什么？

在围术期/围麻醉期，与热量丢失相关的主要机制包括辐射、对流、传导及蒸发（Hooper，2009，2016；Ousey et al.，2015；Sessler，2016）。

- 辐射散热涉及辐射电磁波的热量丢失，占手术室患者所有热量丢失的 40%～60%，通过暴露的皮肤表面发生热辐射丢失。
- 对流占手术室患者所有热量丢失的 25%～50%，是由于躯体热量转移到周围的冷空气中导致的。这种转移可以被动地发生，因为温暖的空气会从裸露的皮肤上散失。当空气通过风或风扇（层流系统）在皮肤表面移动时，这种转移也会主动发生，导致热量从身体转移到冷空气中。
- 传导是指热量直接从较温暖的身体转移到较冷的物体上，如手术台，传导占手术室患者所有热量丢失的 10%。
- 蒸发占手术室患者所有热量丢失的 25%，当液体变为气体时发生，最常见于术中暴露内脏。

4. 什么是核心体温测量？

核心体温是指核心热室的温度，是温度快速波动期间（如在手术室环境中）最准确的体温指标。核心体温可以通过肺动脉、远端食管和鼻咽部直接测得（Hooper et al.，2009）。

5. 什么是近核心体温的测量？

近核心体温测量是指临床上可获得的能准确反映核心体温的非创伤性部位的温度（Hooper et al.，2009；Langham et al.，2009）。

- 最准确的近核心体温测量的温度是在右舌或左舌下袋获取的口腔温度。
- 颞动脉测量值近似于正常范围的核心体温,然而,尚无充分证据证明在极端温度下的准确性。
- 红外线鼓膜温度测定法在麻醉期间并不能提供准确的体温测量值。

6. 什么是非计划的围术期低体温?

非计划的围术期低体温(UPH)定义为核心温度低于36℃(Hooper et al.,2009;Sessler,2016)。

7. UPH 相关的不良反应有哪些?

与 UPH 相关的不良反应包括住院费用从 2 500～7 000 美元不等的增加。此外,还包括以下几点(Bolt & Stannard,2015;Hooper et al.,2009;Sessler,2016):

- 患者不适
- 不良心脏事件
- 凝血功能障碍
- 肾上腺素能刺激增加
- 药物代谢改变
- 在 PACU 停留的时间延长
- 伤口不易愈合或引起手术部位感染

8. 哪些患者容易出现 UPH?

与出现 UPH 密切相关的危险因素包括以下几点(Alderson et al.,2014;Hooper et al.,2009;Warttig et al.,2014):

- 年龄过大或过小
- 收缩压低于 140 mmHg
- 女性
- 椎管内阻滞平面

目前尚缺乏足够的证据,但值得关注的危险因素包括(Hooper et al.,2009):

- 体重指数(BMI)正常或低下
- 手术时间
- 暴露的体表/伤口面积
- 麻醉持续时间
- 伴有自主神经功能障碍的糖尿病病史

9. 什么是被动的体温护理措施?

被动的体温护理措施包括以下内容(Bolt & Stannard,2015;Hooper et al.,2009):

- 使用温棉毯
- 使用热反射毯
- 穿袜子或覆盖头部
- 减少皮肤暴露在较低的室温下

10. 积极主动的保暖措施有哪些?

积极主动的保暖措施包括以下内容(Bolt & Stannard,2015;Campbell et al.,2015;Hooper et al.,2009;Warttig et al.,2014):

- 充气加温
- 循环水垫
- 电阻加热毯
- 负压保暖系统
- 吸入温暖湿润的氧气
- 静脉补液和/或冲洗液加温

11. 术前采取哪些措施可有利于保持患者围术期的体温正常?

有利于维持围术期患者体温正常的术前措施有(Hooper et al.,2009):

- 为所有患者提供被动性的体温护理
- 保持室内温度不低于 24℃
- 对所有低体温患者采取主动加温干预措施
- 对患者进行至少 30 min 的预热

12. 在 PACU 应如何管理体温正常的患者?

体温正常的 PACU 患者应接受以下干预措施(Hooper et al.,2009):

- 评估入和出 PACU 时的体温,在 PACU 期间至少每小时测量一次,具体频率视患者的状况而定。
- 评估入和出 PACU 时的温度舒适度(例如,询问患者是否感觉冷),根据患者的情况决定是否增加评估的次数。
- 被动的体温护理措施。
- 保持室温不低于 24℃。

13. 在 PACU 中应如何管理低体温患者？

在 PACU 中的低体温患者应接受以下干预措施（Hooper et al.，2009）：

- 应用充气保温系统。
- 每 15 min 对体温和温度舒适度进行一次评估，直到体温正常。
- 可考虑其他辅助措施，如静脉补液加温及吸入温暖湿化的氧气。

14. 在围麻醉期应如何管理发热患者？

在围麻醉期，发热患者的治疗应首先集中在发热的潜在原因上，其中，最可能的原因是潜在的感染。虽然发热的原因尚在评估中，但有关发热究竟是有害的（应该用退烧药或对患者物理降温治疗），还是宿主防御机制的一部分仍存在争议。有证据表明，发热是协调防御过程中的有益部分。此外，退热疗法也并不是没有风险。然而，体温每升高 1℃，其基础代谢率可能会增加 13%。建议手术团队根据风险效益分析，权衡体温升高的风险和益处来进行治疗（或不治疗）（Roth，2009）。

15. 在围麻醉期应如何管理寒战患者？

尽管麻醉后寒战（PAS）的确切原因尚不清楚，但围术期寒战是患者不舒适的主要原因之一（Eberhart et al.，2005）。处理寒战的建议包括对患者进行积极的升温以及考虑使用哌替啶、曲马多、氯胺酮及可乐定等药物干预。

16. 什么是恶性高热（MH）？

MH 是由某些触发因子引起的一种遗传性肌肉代谢异常，可导致危及生命的高代谢状态，通常并发高碳酸血症和体温过高（Hernandez et al.，2009；Hooper，2009；Seifert et al.，2014）。

17. 哪些术前评估结果可能表明易患 MH？

以下评估结果提示可能有出现 MH 的风险（Hernandez et al.，2009；Hooper，2009，2016）：

- 有 MH 病史（请注意，在 50% 的易感患者中，既往进行过麻醉但无并发症）
- 家庭成员有 MH 史
- 家庭成员中有人曾因麻醉和/或手术死亡
- 肌肉无力或异常史
- 曾出现过肌肉自发性痉挛，尤其是与感染性疾病或运动相关的
- 在体力活动中，发生与环境热应激有关的热虚脱史
- 存在与 MH 症状相似的肌肉疾病
- 迪谢内肌营养不良
- 中央轴空病
- 肌强直
- 其他不常见的肌肉疾病

18. 哪些实验室测试可以用来诊断 MH？

诊断 MH 的金标准是使用以下方法之一进行体外诊断测试。然而，这些检测在美国也只有几家中心可以完成（Hernandez et al.，2009）：

- 咖啡因-氟烷骨骼肌收缩试验（CHCT）
- 体外收缩试验（IVCT）
- 兰尼碱收缩试验（RCT）
- 对氯代间甲酚
- 分子基因检测
  - 仍在完善中
  - 需要血样检测

19. 哪些是触发 MH 的主要药物？

以下药物被认为对 MH 易患人群不安全，且可以被认为是触发 MH 的药物（MHAUS，2016a）：

- 地氟烷
- 安氟烷
- 氟烷
- 异氟烷
- 甲氧氟烷
- 七氟烷
- 琥珀酰胆碱

20. 管理 MH 易感患者的围麻醉期策略有哪些？

对于怀疑有 MH 倾向或已确诊 MH 的患者，应采取以下措施（MHAUS，2016b）：

- 在实施麻醉前口服丹曲林 1～3 天
  - 每日 4 次，共计 4～7 mg/kg

- 在围术期避免使用抗胆碱能和吩噻嗪类药物
- 避免所有的触发药物

21. MH 的症状和体征有哪些？

MH 的症状和体征可能在接触触发剂之后即可出现，或可能在接触长达 36 h 之后出现（Hernandez et al.，2009），这些症状和体征包括（Hernandez et al.，2009；Hooper，2009，2016；MHAUS，2016b）：

- 呼气末 CO_2（$ETCO_2$）升高
- 肌肉僵硬（尤其在使用琥珀酰胆碱后咀嚼肌僵硬）
- 心动过速
- 呼吸急促
- 混合性呼吸性和代谢性酸中毒
- 肌红蛋白尿
- 高钾血症
- 体温可能超过 43℃（可能是晚期的征兆）

22. 为应对 MH 危机，医院应具备哪些基本要素、药物及设备？

为应对 MH 危机，应按以下步骤做出适当的准备（Hooper，2016）：

- 准备一辆 MH 车（可与手术室共用），包括所有应对 MH 所需的药物、液体以及装备
- MH 车上的操作说明应始终保持清晰
- 应将 MH 的治疗方案置于醒目位置
- 制订详细的 MH 危机应对计划
  - 为每个医护人员制订角色/职能
- 至少每年对所有员工进行指导和知识更新；如果可能，使用模拟技术对所有外科团队成员定期进行模拟 MH 危机演练
- 可立即取用的丹曲林（最少 36 瓶；不要将其锁在柜子里或药房中）
- 可立即进行动脉血气分析
- 信息来源：
  - 美国恶性高热协会（MHAUS），P. O. Box 1069，1139 East State St. Sherburne，NY 13460 – 1069 Phone：（607）674 – 7901，（800）98 – MHAUS，（800）MH – HYPER

（MH hotline）www. mhaus. org
  - 北美恶性高热登记处（888）274 – 7899 http://naregistry. mhaus. org

23. 治疗 MH 的方法有哪些？

治疗急性 MH 可采取以下步骤（Hooper，2009；MHAUS，2016b）：

- 停用一切可能触发 MH 的药物，并寻求帮助。
- 应用大于 10 L/min 的纯氧和呼吸囊-活瓣-面罩系统对患者进行大潮气量通气。
- 尽快停止手术操作。
- 如果患者气道出现问题，应立即进行气管插管。
- 动脉和中心静脉穿刺置管。
- 获取血液标本进行动脉血气和电解质检查，包括：
  - CK
  - 肌红蛋白
  - SMA – 19
  - PT/PTT
  - 纤维蛋白原
  - 纤维蛋白降解产物
  - CBC（全血细胞计数）
  - 血小板
- 开始注射丹曲林。
- 每瓶 20 mg 的丹曲林溶于至少 60 ml 的不含防腐剂的无菌注射用水中。
- 若条件允许，通过大口径的静脉快速注射丹曲林 2.5 mg/kg。
  - 重复静脉注射，直到逆转 MH 的症状和体征（总剂量可能超过 10 mg/kg）
- 使用 $NaHCO_3$ 纠正代谢性酸中毒
  - 若还没有血气结果，可先给予 1～2 mmol/kg
  - 一旦获得血气结果，可按以下公式使用 $NaHCO_3$ 来纠正碱缺失：
    - 补充碳酸氢钠量（mmol）＝BE 的绝对值×0.3×体重（kg）
- 如果 $PaCO_2$ 升高：
  - 增加患者的潮气量，加大通气
  - 不要用 $NaHCO_3$ 纠正呼吸性酸中毒

- 如果核心体温高于 39℃,启动降温措施。
  - 用浸透水的毛巾覆盖于所有暴露区域
  - 用冰覆盖在湿毛巾上
  - 如果可能的话,使用降温毯和风扇
  - 用冷水洗胃
  - 用冷液体进行静脉补液
- 当体温低于 38℃时,应停止降温措施。
- 用碳酸氢盐、葡萄糖/胰岛素、钙治疗高钾血症。
  - 碳酸氢盐:1~2 mmol/kg,静脉注射
  - 葡萄糖/胰岛素:
    - 小儿:胰岛素 0.1 单位/kg 和 50% 葡萄糖 1 ml/kg
    - 成人:10 单位常规胰岛素和 50% 葡萄糖 50 ml,静脉注射
    - 每小时测一次血糖水平
  - 对危及生命的高钾血症患者应用钙剂治疗。
    - 10 mg/kg 氯化钙;或
    - 10~50 mg/kg 葡萄糖酸钙
- 治疗心律失常。
  - 心律失常通常对治疗酸中毒和高钾血症有反应
  - 可使用胺碘酮、利多卡因、普鲁卡因、腺苷酸或根据高级生命支持使用其他药物治疗
  - 不使用钙通道阻滞剂治疗
- 插入 Foley 导管并观察尿量和外观。
  - 尿量应大于每小时 1 ml/kg
  - 若尿量少于每小时 0.5 ml/kg,用呋塞米(1 mg/kg)或甘露醇(1 g/kg)利尿
- 持续监测:
  - ETCO₂
  - 核心体温
  - 生命体征
  - 电解质
  - 血气
  - CK
  - 凝血功能
  - 神经功能状态
  - 尿量和颜色
  - 其他需要的指标参数

24. 在 MH 急性期后,建议采取哪些措施进行后续治疗?

MH 的后续治疗建议如下(Hooper,2016;MHAUS,2016b):

- 静注或口服丹曲林(每 4~6 h 重复 1 次,可到 48 h)。
- 至少在 ICU 中监测 24~48 h,以防 MH 复发。
- 监测 DIC 的发生。
- 监测血清肌酐激酶的水平,直至正常。
- 就 MH 和进一步预防与患者家属进行讨论(MHAUS,2016b)。

25. 与 MH 相关的并发症有哪些?

与 MH 相关的可能并发症有:肾功能衰竭、消耗性凝血障碍如 DIC、急性心力衰竭、肺水肿以及永久性脑损伤,尤其对于那些没有及时诊断和/或核心体温达 41℃ 或更高的患者(Hooper,2009)。

(张芮芮　田　婕)

参考文献

Alderson P, Campbell G, Smith A F, et al., 2014. Thermal insulation for preventing inadvertent perioperative hypothermia. Cochrane Database of Systematic Reviews, No. CD009908. Retrieved from http://onlinelibrary.wiley.com/doi/10.1002/14651858.CD009908.pub2/pd.

Bolt L B & Stannard D, 2015. Thermal insulation for preventing inadvertent perioperative hypothermia. Journal of PeriAnesthesia Nursing, 30(5), 427-429.

Campbell G, Alderson P, Smith A F, et al., 2015. Warming of intravenous and irrigation fluids for preventing inadvertent perioperative hypothermia. Cochrane Database of Systematic Reviews, 4, No. CD009891. doi:10.1002/14651858.CD009891.pub2.

Eberhart L H, Doderlein F, Eisenhardt G, et al., 2005. Independent risk factors for postoperative shivering. Anesthesia Analgesia, 101, 1849-1857.

Hernandez J F, Secrest J A, Hill L, et al., 2009. Scientific advances in the genetic understanding and diagnosis of malignant hyperthermia. Journal of PeriAnesthesia Nursing, 24(1), 19-31.

Hooper V D, 2009. Care of the patient with thermal

imbalance. //C B Drain & J Odom-Forren (Eds.), Perianesthesia nursing: A critical care approach (5th ed. , pp. 748 – 759). St. Louis, MO: Saunders Elsevier.

Hooper V D, 2016. Thermoregulation. //L Schick & P E Windle (Eds.), PeriAnesthesia nursing core curriculum: Preprocedure, phase I and phase II, PACU nursing (3rd ed. , pp. 402 – 420). St. Louis, MO: Saunders Elsevier.

Hooper V D, Chard R, Clifford T, et al. , 2009. ASPAN's evidence-based clinical practice guideline for the promotion of perioperative normothermia. Journal of PeriAnesthesia Nursing, 24(5), 271 – 287.

Langham G E, Maheshwari A, Contrera K, et al. , 2009. Noninvasive temperature monitoring in postanesthesia care units. Anesthesiology, 111(1), 90 – 96.

Malignant Hyperthermia Association of the United States, 2016a. Anesthetic list for MH-susceptible patients. Retrieved from http://www. sarasotaanesthesia. com/ documents/MHAUSProtocol. pdf.

Malignant Hyperthermia Association of the United States, 2016b. Emergency treatment for an acute MH event. Retrieved from http://www. mhaus. org/healthcare-professionals/managing-acrisis.

Ousey K J, Edward K L, Lui S, et al. , 2015. Perioperative warming therapy for preventing surgical site infection in adults undergoing surgery. Cochrane Database of Systematic Reviews, 6. No. CD011731. doi: 10. 1002/ 14651858. CD011731.

Roth J V, 2009. Some unanswered questions about temperature management. Analgesia & Anesthesia, 109 (5), 1695 – 1699.

Seifert P C, Wahr J A, Pace M, et al. , 2014. Crisis management of malignant hyperthermia in the OR. AORN Journal, 100(2), 189 – 202.

Sessler D I, 2016. Perioperative thermoregulation and heat balance. Lancet, No. S0140 – 6736(15)00981 – 2. doi: 10. 1016/S01406736(15)00981 – 2.

Torossian A, Brauer A, Hocker J, et al. , 2015. Preventing inadvertent perioperative hypothermia. Deutsches Arzteblatt International, 112(10), 16 – 72.

Warttig S, Alderson P, Campbell G, et al. , 2014. Interventions for treating inadvertent postoperative hypothermia. Cochrane Database of Systematic Reviews, 11. No. CD009892. doi: 10. 1002/14651858. CD009892. pub2.

第 8 章　液体、电解质和酸碱失衡

Kim A. Noble, PhD, RN, ACCNS‑AG, CPAN

对于手术患者来说,保持液体平衡和酸碱内环境的稳定是很难实现的目标。本章将对液体、电解质和酸碱平衡的生理学原理以及围麻醉期患者的管理要点进行概述。

1. 为何一切都始于细胞?

依据身材大小的不同估计,我们的身体可由 75 兆(Shier, Butler & Lewis, 2016)至 300 多兆个细胞(Grossman, 2014)组成。这一数字并非一成不变的,每日大约有 1 000 万个细胞死亡并被替换(Grossman, 2014)。细胞内包含各式各样具不同细胞功能的结构元素。所有细胞都被细胞膜包裹着,细胞膜起着调节物质进出细胞的功能。细胞内含量最多的成分是水,水进出细胞称为渗透作用,它是由溶质的浓度决定的。细胞可以凭借能量依赖泵的作用将电解质聚集在细胞膜的任何一侧。

2. 低血压是如何影响患者细胞功能的?

低血压或休克会影响到向每一个体细胞输送氧气和营养物质。细胞需要源源不断的氧气与营养物质供应,以向活跃的能量依赖泵提供燃料。如果没有足够的组织灌注,这些泵就不能保持离子的跨细胞膜梯度,而这是维持正常细胞功能所必须具备的。低血压以及身体组织营养物质供应的减少,会导致全身组织功能紊乱和器官特异性症状,例如神经组织血供减少所引起的意识不清。

低血压和组织灌注减少会导致有氧(氧依赖)代谢转变为无氧(氧缺乏)代谢。无氧代谢将导致乳酸的产生以及代谢性酸中毒。

3. 为何体液总量很重要?

体液总量(total body water,TBW)约占体重的 60%,在一个 70 kg 的人身上大约有 42 L 的体液(Drain & Odom‑Forren, 2009)。体液可分为两大部分:细胞内液与细胞外液。细胞外液进一步分为两部分:间质液和血管内液。细胞内液约占体液总量的 2/3,而细胞外液只占 1/3(Berne & Levy, 1998)。

体液是不断流动或运动的,遵循 Starling 力(the Starling forces)所描述的那样从一个间隙流向另一个间隙。Starling 力存在于毛细血管内外的任何一侧,它们的总合决定了体液穿过毛细血管壁的运动方向。毛细血管内存在的力——毛细血管静水压和毛细血管渗透压,是体液流动的主要决定因素。这两种力以相反的作用方向通过推动和拉动体液穿过毛细血管壁,两者中力量较大的一方决定了体液最终的流动方向。在毛细血管的动脉末端,毛细血管静水压或"泵"压较大,故体液从毛细血管内移出,称为滤过。这些体液进入间质并将营养物质带入该区域的细胞中。在毛细血管的静脉末端,静水压下降而毛细血管渗透压(即将白蛋白拉入血管内所产生的压力)较大,引起重吸收。这就导致了体液从间质流入血管内(图 8‑1)。

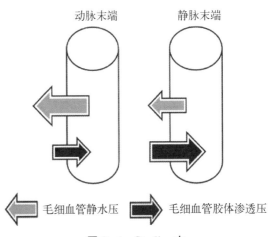

图 8‑1　Starling 力

4. 为何患者会发生水肿?

造成患者水肿的原因有很多:

- 毛细血管静水压增高可见于已输注大量晶体液或心脏泵功能开始衰竭的患者。在补液过多的病例中,血管内过多的液体会进入间质,称为第三间隙。当发生左侧心脏功能衰竭时,左侧心脏的泵血功能衰竭导致液体反流入肺毛细血管床,并进入肺泡周围间质,最终进入肺泡,称为肺水肿。淋巴系统负责收集滤过液并将其送回静脉系统。淋巴系统的任何阻塞(如癌症转移、静脉阻塞或淋巴结被摘除),都会导致静水压增高和水肿形成。

- 血管内渗透压的降低亦能导致水肿发生。此种情况见于血清白蛋白降低的患者,血清白蛋白是渗透压的主要决定因素。血清白蛋白降低见于白蛋白产生减少(如营养不良或肝脏疾病)或白蛋白丢失(如烧伤或肾病综合征)的患者。

- 毛细血管内皮为水的流动以及某些疾病状态(例如败血症、炎症或过敏反应)提供了屏障,而这些疾病可能导致毛细血管内皮损伤并导致水肿形成。

5. 该如何计算患者的液体平衡?

在大多数患者中,摄入量应等于丢失量;但对于围麻醉期患者,液体平衡不仅仅是失血和静脉输液,还应考虑到许多因素。首先应考虑到对患者身体状况的评估,包括生命体征、外周灌注和尿量。内源性的内分泌介质[如儿茶碱、皮质醇、抗利尿激素(antidiuretic hormone,ADH)和醛固酮]的作用,交感神经系统激活而引起的血管收缩、心率增快、血压增高以及低环境温度和低体温的影响,都会使评估变得更为复杂(Drain & Odom-Forren, 2009)。

计算补液时应考虑到不显性液体丢失或肉眼看不见的液体丢失。呼出的空气中充满了水分,并且在凉爽的环境中与呼吸相关的水分丢失会增加。外科手术中,通常麻醉护理人员在呼吸机回路中加入加湿或湿热交换器以防止这些丢失。呕吐与腹泻(如术前呕吐或肠道准备)会造成明显的液体丢失,而且在肠道外科手术中,大量液体会通过腹腔丢失。

同样,这种情况应由麻醉护理人员识别并处理。最后,不显性丢失也会通过皮肤屏障而发生,湿度降低的环境会加重不显性丢失。

6. 抗利尿激素(ADH)有何作用?

下丘脑通过监测血清渗透压并将其维持在 $280 \sim 295$ mOsm/kg 的范围内来调节体液总量(Grossman, 2014)。血清渗透压增加或 TBW 减少 1% 都足以引发口渴机制(Berne & Levy, 1998)。如果口渴机制未能奏效,例如因手术而禁食禁饮的患者,垂体后叶就会释放储存的 ADH。其他引发 ADH 释放的因素包括血压和/或血容量的下降、尼古丁、应激、麻醉或手术。酒精会抑制 ADH 的释放(Grossman, 2014)。

ADH 或血管加压素进入肾单位的远端小管,导致水通道经质膜插入远端小管细胞中,将水从小管液(尿)中"吸引"出来。自由水被迅速重吸收,有效地减少了排尿。校正后的血清渗透压对 ADH 的释放具负反馈抑制作用。ADH 分泌的改变常见于神经损伤或创伤患者,以及手术或麻醉患者。

7. 何为 ADH 分泌异常综合征?

ADH 分泌异常综合征(syndrome of inappropriate ADH secretion,SIADH)是因控制 ADH 释放的负反馈机制失效引起的,这可能是由于急性事件如神经损伤或手术,也可能是由于慢性疾病如小细胞或燕麦细胞肺癌或淋巴癌、前列腺癌或胰腺癌所造成的(Grossman, 2014)。

SIADH 可造成肾脏远端小管水的重吸收增加、水中毒、血清渗透压降低以及极高的尿渗透压。水中毒或血清渗透压降低的症状包括尿量减少和低钠血症(血清 Na^+ 下降)。由于细胞内溶质浓度较高,稀释的血清会被拉入细胞内,因此,低钠血症会造成水向细胞内移动。早期症状通常表现在神经系统,包括主诉头疼或意识不清、易怒、嗜睡和伴随脑水肿进展的癫痫发作。SIADH 患者需要持续监测血清 Na^+ 浓度,使用生理盐水补充钠,限制补液以及使用甘露醇或呋塞米利尿(Drain & Odom-Forren, 2009)。

8. 何为尿崩症？

尿崩症(diabetes insipidus，DI)是由垂体后叶ADH 释放减少造成的，从而引起明显的多尿。DI患者失去了浓缩尿液的能力，每天可产生 3～20 L尿液(Grossman，2014)。DI 患者尿量充沛，集尿袋常呈膨胀状。他们的血清渗透压上升迅速；尿液渗透压非常低，但血清 Na^+ 增高，这说明脱水严重。DI 患者每 30 min 需测尿量一次，并予补液以补充丢失的水分。ADH 替代品可用于神经源性 DI 患者(Grossman，2014)。

9. 肾素-血管紧张素-醛固酮的分泌有何作用？

肾功能是依靠充足的血流量和压力来过滤和去除血浆中的物质的。每个肾脏含有 120 万个肾单位，并能释放肾素以自动调节血流量和血压以保持功能。肾素对血压不产生直接影响，但它启动了一种复杂的机制，可以提高血压和血容量(图8－2)。

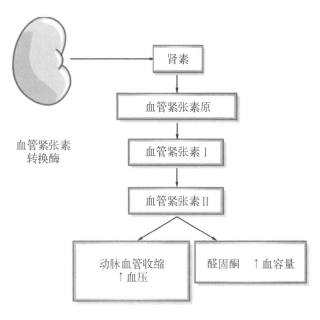

图 8－2　肾素-血管紧张素-醛固酮系统

肾素被释放到远端肾单位的小动脉中，它能使血浆蛋白血管紧张素原转化为血管紧张素 Ⅰ。血管紧张素 Ⅰ 是一种无活性物质，当它遇到血管紧张素转换酶时，会转化为具活性的血管紧张素 Ⅱ。此过程几乎完全发生于肺血管床(Hall，2011)。血管紧张素 Ⅱ 具有两种作用。首先，它通过直接作用于动脉壁的平滑肌而引起动脉收缩，导致全身血压显著增高。其次，血管紧张素 Ⅱ 促使肾上腺皮质释放醛固酮，Na^+（和 H_2O）被重吸收，而 K^+ 被排放到远端肾单位，血容量因而增加。由此所致的血压增高和血容量增加会产生负反馈作用，使远端肾单位的肾素释放减少。

醛固酮的作用机制与 ADH 不同，但最终结果是一致的：钠和水被重吸收并且血容量得到增加。尽管 ACE 抑制剂主要用于治疗高血压，但这类药物还可降低心衰相关死亡率，并且可作为严重心血管疾病风险患者的预防措施。除了ACE 抑制剂之外，肾素-血管紧张素-醛固酮(renin-angiotensinaldosterone，RAA)系统可用下列药物进行调节：血管紧张素受体阻滞剂(angiotensin receptor blocker，ARB)、醛固酮拮抗剂和肾素抑制剂(Adams，Leland & Urban，2014)。

10. ACE 抑制剂在手术或麻醉后是如何影响患者的？

目前市场上有 11 种 ACE 抑制剂，它们是治疗高血压的一线药物(Adams，Leland & Urban，2014)。服用 ACE 抑制剂的患者会失去自主调节血压和血容量的能力，应该监测生命体征的基础值并接受肾功能和电解质的血清检测。这些患者有体位性低血压的风险，但这种风险最常见于治疗早期。服用 ACE 抑制剂的患者需要充分补液，并且可能连轻度失血都无法耐受，因为 ACE 抑制剂在药理上具抑制低血压代偿机制的作用。醛固酮对于远端肾单位的排 K^+ 很重要，醛固酮活性降低易使患者血钾轻度增高。ACE 抑制剂禁用于妊娠期的妇女；由于存在导致心律失常的风险，所以应慎用于既往有肾脏疾病或高钾血症的患者。同时使用 ACE 抑制剂和 NSAID 可能会引起药物的相互作用，并导致原有肾病的恶化(Adams，Leland & Urban，2014)。

11. 钠是如何调节的？

钠(Na^+)在细胞外间隙中浓度最高(135～145 mmol/L)，细胞内浓度较低(10～14 mmol/L)(Grossman，2014)。Na^+ 跨细胞膜的浓度梯度是由

能量依赖性 Na^+/K^+ ATP 酶泵的活性维持的。细胞膜两侧细胞外液(extracellular fluid,ECF)与细胞内液(intracellular fluid,ICF)间离子浓度存在差异的能力使细胞膜极化或带电。这是人体内大多数细胞活动的基础。

钠与水成反比,也就是说当一个增加时,另一个则减少。由于 TBW 的变化可在血清 Na^+ 水平上得到反映,因此,测量血清 Na^+ 可以作为液体平衡的评估。Na^+ 由醛固酮的分泌来调节,醛固酮通过增加远端小管对 Na^+ 的重吸收以换取 K^+,而 K^+ 随着尿液排出。Na^+ 调节的另一种机制是心房钠尿肽(atrial natriuretic peptide,ANP),当心脏前负荷增加、心肌受到拉伸时,心房会分泌 ANP。ANP 可以增加肾脏排 Na^+,有效地降低了前负荷和容量对心房造成的拉伸。

钠失衡与体液平衡的变化有关。水分过多,称为水中毒,或钠丢失,会导致低钠血症(或血清 Na^+ 低于 135 mmol/L)和血清渗透压降低。这是住院和门诊患者中最常见的电解质紊乱之一(Drain & Odom-Forren,2009),并且治疗的重点应为扭转疾病的病因。ADH 分泌增多——SIADH——会造成肾脏远端小管自由水的重吸收和低钠血症。如前所述,低钠血症会导致水离开细胞外间隙并向溶质浓度高的细胞内转移。早期症状与脑水肿有关,包括意识不清、躁动和癫痫。低钠血症患者应补充 Na^+,减少静脉输液量,利尿,并仔细记录出入量。

高钠血症,或血清 Na^+ 高于 145 mmol/L,与经口摄入减少而脱水有关(例如禁食禁饮状态),或患者丢失水分(例如出汗或结肠手术前的肠道准备)。Na^+ 摄入增加所致的高钠血症很罕见,因为过量的钠会被肾脏迅速排出。高钠血症应补充液体。

12. PACU 中低钠血症的常见表现是什么?

术中进行膀胱冲洗的泌尿外科患者由于身体吸收冲洗液而存在低钠血症的风险。因患者可吸收 10~30 ml/min 的冲洗液,故经尿道前列腺切除术(transurethral resection of the prostate,TURP)是手术性低钠血症的最常见原因(Drain & Odom-Forren,2009)。意识不清是其早期症状,并且可以通过血清电解质分析进行诊断。应使用利尿剂治疗并仔细记录进出量。

13. 如果 Na^+/K^+ ATP 酶泵失效将会发生什么?

Na^+/K^+ ATP 酶泵失效的一个常见原因为低血压(也称为休克),因为低血压时缺乏足够的压力进行组织灌注以及向每个细胞输送氧气与营养物质。Na^+/K^+ ATP 酶泵只能利用身体的能量且能量消耗比较大,因此,这种依赖能量的泵将无法维持质膜上的离子浓度梯度,细胞的功能也将降低(Grossman,2014)。例如,Na^+/K^+ ATP 酶泵失效时,神经组织中的冲动(或极化波的变化)将降低,患者会变得意识不清。身体的其他系统也会受到影响;由于冲动通道的减少会影响到每搏输出量,因此,心功能会下降,并且由于重吸收依赖于离子浓度梯度,肾功能也会下降。

Na^+/K^+ ATP 酶泵失效的第二个例子是局部麻醉药的应用。由于局部麻醉药抑制了 Na^+/K^+ ATP 酶泵的作用,因而疼觉冲动不能通过注射有局部麻醉药的神经。离子浓度梯度被药物中断,因此,疼觉冲动不会传到中枢神经系统(central nervous system,CNS),亦不会有痛感。

14. 钾是如何调节的?

钾平衡对许多身体功能都至关重要。Na^+ 是细胞外最主要的离子,而 K^+ 是细胞内最主要的离子。Na^+/K^+ ATP 酶泵将细胞内 K^+ 维持在 140~160 mmol/L,细胞外 K^+ 维持在 3.5~5.5 mmol/L。钾来源于膳食的摄入,并通过肾脏的作用完全消除:向尿液中主动排出钾和醛固酮的作用机制(重吸收 Na^+ 以换取向尿液中排 K^+)。

钾在酸碱代偿或将 pH 维持在 7.35~7.45 的正常范围内有很大的作用。当血液中 pH 发生变化时,带正电荷的 K^+ 作为穿梭物进出细胞以交换 H^+ 来使 pH 恢复正常。

钾在神经肌肉组织的收缩中也起到很大的作用。血清钾的变化可改变冲动的传递并对收缩产生不利影响。在心脏中尤其如此,因为低钾和高钾血症会对心泵血功能造成非常严重的后果。

高钾血症,或血清 K^+ 高于 5.5 mmol/L,在肾功能正常的个体中非常少见。高钾血症见于三种人群：肾功能下降患者，快速输注 K^+ 的患者，以及细胞膜发生大面积破坏造成细胞内 K^+ 释放的患者（例如挤压伤或烧伤）。高钾血症常见于肾衰竭以及无法排泄过量钾的患者。钾蓄积过多所引起的症状与无法建立起正常跨细胞膜离子浓度梯度而影响到骨骼肌与心肌的收缩有关。在疾病初期，心电图（ECG）上可见特征性高尖 T 波。这些高尖 T 波代表心动周期无法完全复极化。如果血清 K^+ 持续增高，将可能发生慢性心律失常和心搏骤停。

　　低钾血症对心脏收缩造成的影响也是非常危险的。低钾血症是指血清钾低于 3.5 mmol/L，可因 K^+ 摄入减少引起，也可因为钾离子通过胃肠道、肾脏或皮肤丢失或 K^+ 由细胞外液转入细胞内而造成。每天需要摄入 K^+ 以补充尿液中的损失量。不能经口摄入的患者（例如手术患者）需要用 KCl 静脉输注替代治疗。低钾血症最常见的原因为使用利尿剂后尿液中排 K^+ 量增加（Grossman，2014）。应激也可造成 K^+ 从细胞内移出以及应激激素释放后 K^+ 经尿液排出。低钾血症患者表现为可兴奋性组织收缩异常，包括胃肠道平滑肌受影响而引起恶心呕吐；或造成额外的心脏收缩即异位搏动；或由于骨骼肌 K^+ 降低造成肌肉乏力、疲劳和肌肉痉挛。患者应接受口服或静脉注射钾替代治疗。静脉注射替代治疗必须缓慢，因为快速输注 KCl 可导致心搏骤停（Grossman，2014）。

15. 如何对高钾血症进行紧急治疗？

　　静脉注射胰岛素能迫使 K^+ 转入细胞内，可作为高钾血症的临时治疗。同时应给予葡萄糖以预防低血糖。给予碳酸氢钠能提高 pH，故而也能使 K^+ 转入细胞内。最后，静脉注射钙可稳定细胞膜并改善心功能。这些静脉注射方案都是临时手段，受到时间限制，持续时间在 1 h 以内。

16. 钙是如何调节的？

　　钙的调节和储存具人体内其他电解质调节所不具备的一项优势——在骨骼组织中具强大的储存能力。大约 99% 的钙储存于骨骼中，其余 1% 储存于细胞内（Grossman，2014）。细胞外的钙离子具有重要的调节功能。钙来源于我们的膳食摄入，并且

来回穿梭于骨骼内外以确保钙的动态平衡。血清钙通过激素调节的负反馈系统被严格地控制于 2.1～2.6 mmol/L（解离状态为 1.0～1.2 mmol/L）（Grossman，2014）。当从膳食中摄取的血清钙增多时，甲状腺就会释放降钙素，新骨生成增加直到血清钙降至正常范围。如果血清 Ca^{2+} 降低，甲状旁腺素就会被释放。Ca^{2+} 最大限度地被远端肾小管重吸收，并且骨骼会脱钙，使血清钙离子重新回到正常范围。钙在血液中以三种形式存在：与血浆蛋白结合（40%）；与柠檬酸盐、磷酸盐和硫酸盐形成化合物（10%）；离子形式（50%）。解离的钙离子参与细胞反应，如肌肉收缩和通过离开细胞外液使细胞膜具有极化的能力。钙离子也是血液凝固中非常重要的辅助因子。

　　低钙血症，或血清钙低于 2.1 mmol/L，与多种严重疾病有关，估计 70%～90% 的重症监护患者都存在低钙血症（Grossman，2014）。它被认为是医疗急症并需要立即给予静脉输注补充治疗。患者出现低钙血症的原因可能为：无法从骨骼储备中获取 Ca^{2+}；从肾小管中丢失钙；或者由于血清白蛋白降低使蛋白结合降低，导致蛋白质结合钙与离子钙的比例异常。柠檬酸盐能使离子钙减少而抗凝，因此，作为抗凝剂用于库血中。输注库血的患者由于循环中含有柠檬酸盐因而有离子钙降低的风险。低钙血症可使肌肉收缩的神经肌肉阈值降低，导致手足抽搐或强直。患者可主诉口周或手部刺痛，并且严重低血钙可并发喉痉挛和癫痫（Grossman，2014）。

　　如果人体调节 Ca^{2+} 的能力被抑制，高钙血症或血清钙高于 10.5 mg/dl 就可能发生。通常人体对血清钙增高的耐受力比低钙血症要好，高钙血症见于骨恶性肿瘤或甲状旁腺肿瘤。高钙血症可使患者罹患肾结石或因骨质破坏而发生病理性骨折的风险。

17. 低钙血症患者有何症状？

　　严重的低钙血症可影响心肌收缩，导致中心静脉压增高与低血压。骨骼肌易激惹也可表现为震颤，并且患者发生喉痉挛的风险增加。最后，血清 Ca^{2+} 降低的患者可能因凝血级联反应的激活降低而渗血和凝血延迟。肾衰患者可能由于液体平衡异常而掩盖

了低钙血症的症状(Drain & Odom-Forren，2009)。

18. 关于液体替代治疗,该了解些什么?

手术或麻醉患者通常存在液体平衡异常。影响液体平衡的因素很多,包括应激、禁食、肠道准备、血液和不感体液的丢失或使用了导致液体失衡的药物。液体的丢失可以用晶体或胶体液替代,研究表明各有利弊。应基于患者的短期治疗目标决定液体替代治疗(Drain & Odom-Forren，2009)。

晶体液中的电解质溶解在含有或不含有葡萄糖的溶液中。它们可自由渗透并迅速离开血管。根据所含电解质浓度的不同,有多种晶体液可供选择。它们可具有正常的血清渗透压 280～310 mmol/L,称为等渗溶液;可能比血浆含有更多自由水,称为低渗溶液;或者比血浆含有更高的电解质浓度,称为高渗溶液。通常使用以下公式计算替代失血量: 1 ml 失血量用 5 ml 等渗溶液替代,例如生理盐水或乳酸林格液。替代比例受患者情况的影响,当创伤较大时,每 1 ml 的失血量用可增加至 10 ml 的晶体液替代(Drain & Odom-Forren，2009)。

胶体液含有不能穿透毛细血管壁而离开血管的人体蛋白质颗粒。胶体通过影响胶体渗透压来促使液体平衡,胶体渗透压能使血液保留在血管内。这类替代液体往往能避免使用晶体液替代所造成的水肿。由于胶体液能保留在血管内因而替换所需容量降低,但相关费用也更高。由于胶体液的主要成分为蛋白质,因此,可导致凝血异常或过敏。目前临床使用的胶体液包括:白蛋白(来源于人白蛋白)、40%葡聚糖以及 6%羟乙基淀粉(Drain & Odom-Forren，2009)。

19. 如何计算手术患者的补液量?

只有知道患者的体重,才能准确地计算补液量。首先应补充患者术前准备时丢失的液体量。若患者禁食禁饮,这些丢失量应以 2 ml/(kg·h)的速率给予补充。若患者有肠道准备,补液量应增加。其次,应根据手术创伤的程度补充患者的手术丢失量。

补液公式如下(Drain & Odom-Forren，2009):

- 轻度创伤: 4 ml/(kg·h)
- 中度创伤: 6 ml/(kg·h)
- 严重创伤: 8 ml/(kg·h)

20. 何时应补充胶体液,又该如何计算胶体液的补充量?

当血液丢失量超过总血容量的 20% 时应补充胶体液(例如,5 000 ml 总血容量×20%,即丢失量＞1 000 ml)。胶体液的补充量通常为 1：1 (Drain & Odom-Forren，2009)。

21. 关于输血,该了解些什么?

人体的血液中包含有形成分以及血浆。有形成分包括红细胞(red blood cell, RBC)、白细胞(white blood cell, WBC)和血小板。RBC 的功能为将气体从肺运送到细胞并再次返回。WBC 在防治感染中起作用:作用于炎症与免疫应答,监测体细胞发生突变或损伤。血液的血浆部分主要包括水(约为体重的 90%),还包括血浆蛋白与其他物质(如激素、电解质、气体或新陈代谢的副产品)。输血可包括全血、浓缩 RBC、新鲜冰冻血浆、血小板或浓缩凝血因子。其他特殊的血液制品则需要进一步处理(例如照光浓缩细胞,洗涤或过滤的细胞制品以除去白细胞)后用于对输注血制品发生免疫反应风险的敏感个体。

人体的耐受是惊人的,只要血容量得到输液支持,即使循环 RBC 的丢失量高达 75%,患者依旧可以毫无症状(Drain & Odom-Forren，2009)。RBC 的主要功能为携带、运输与释放氧气,当 RBC 的数量减少并导致组织缺氧时,患者就会出现症状。大量输血并非没有并发症,可导致凝血障碍、体液平衡与电解质异常以及酸碱紊乱。

血型的分类有两种方式。第一种基于红细胞表面抗原,将血型分为 A、B、AB 或 O 型(表 8-1)。第二种是根据红细胞上是否存在 D 抗原而分类,亦被称为 Rh 因子。含有 D 抗原的 RBC 称为 Rh 阳性,缺乏 D 抗原的则称为 Rh 阴性。如果缺乏 D 抗原的人(Rh 阴性)暴露于含有 D 抗原(Rh 阳性)的 RBC 中,其免疫系统对 D 抗原敏感,随后血液的暴露会导致含有 D 抗原的细胞被破坏(Grossman，2014)。必须确定患者的血型,并将患者的血液标本与所输血液混合以筛查不匹配性,称为交叉配血。在紧急输血的情况下，可使用 O 型血，因为它不含表面抗原。血浆中存在识别错误 RBC 抗原的抗体，这样如果遇到不同的 RBC 抗原可导致免疫激活。

表 8‐1　血型

血型	RBC 表面抗原	血清抗体	Rh 因子
O 型	无（万能供血者）	抗 A 和抗 B	1/2 D 抗原
A 型	A	抗 B	1/2 D 抗原
B 型	B	抗 A	1/2 D 抗原
AB 型	AB	无（万能受血者）	1/2 D 抗原

凝血过程（即将血液从流动的液体转化为稳定的凝块）是两个独立部分间发生复杂交互作用的过程：血小板和凝血级联过程。血小板是血浆中循环的细胞碎片。血小板黏附于不规则的内皮表面，或者暴露于下层组织使血小板活化，从而释放出凝血介质导致血小板迅速聚集。聚集以及介质的释放会触发凝血级联反应并产生纤维蛋白网，这将有效地包含大量的血小板并将其固定于内皮。控制手术出血需要足够数量的循环血小板与凝血因子，其中任何一项数量的降低都会使患者出血量增加。

血小板正常计数为 150 000～400 000（Grossman，2014）。骨髓功能异常或凝血导致血小板耗尽时均可致血小板计数减少。当血小板计数低于 100 000 时推荐输注血小板（Drain & Odom-Forren，2009），血小板功能受到抑制聚集和凝结的各种抗血小板药物的影响。测量出血时间可筛查形成血小板团块所需时间的异常情况。正常的出血时间为 3～10 min，若延长至正常值的 1.5 倍时，患者具有明显的出血风险（Drain & Odom-Forren，2009）。

凝血级联反应中包含了由肝脏产生的各种蛋白质凝血因子。凝血级联反应可通过两种方式激活：血浆与身体组织接触而激活的外源性活化途径以及毛细血管内皮损伤引起的内源性活化途径。凝血级联反应的血清分析可检测凝块形成所需时间以及各活化途径的测定：凝血酶原时间（prothrombin time，PT）用于外源性活化途径，而部分凝血活酶时间（partial thromboplastin time，PTT）用于内源性活化途径。肝脏疾病以及大量凝血所致的凝血因子衰竭可使患者出现凝血级联反应异常。凝血因子不足可以输注新鲜冰冻血浆或浓缩凝血因子。

22. 什么是 Rh 血型不相容的例子？

Rh 血型不相容的一个例子是胎儿成红细胞增多症，即 Rh 阴性母亲怀有 Rh 阳性胎儿至足月，在分娩过程中母亲的免疫系统暴露于 D 抗原中。母亲的免疫系统对 D 抗原变得敏感，当再次怀上 Rh 阳性婴儿时，母亲的 Rh 抗体会穿过胎盘并破坏胎儿的 Rh 阳性 RBC。Rh 阴性妇女可以通过输注 Rho‐GAM，即一种库存抗 Rh 抗体，达到被动免疫和防止孕妇免疫敏化，从而避免 Rh 血型不相容的发生（Adams，Leland & Urban，2014）。

23. 如何输血？

可用于输血的 IV 溶液为生理盐水。乳酸林格液含有钙，会使库血凝结，而葡萄糖溶液可导致红细胞溶血。建议使用 18G 的 IV 套管针，20G 的也可以使用，血液滤器可按照医院政策进行选择。为防止低体温，应给血制品加温。从冷柜中取出的血制品应在 30 min 内挂起使用，不然应放回冷藏系统。4 h 后细菌会生长且 RBC 溶解会增加，因此，血制品最长悬挂输注的时间为 4 h。遵循医院的输血方案，但推荐在开始的 15 min 内缓慢输注，并仔细评估输血反应（Miller，2002）。对于成年男性，血液总量相当于每千克体重乘以 74 ml。对于成年女性，血液总量相当于每千克体重乘以 70 ml。允许失血量（allowable blood loss，AL）可用以下公式计算（Drain & Odom-Forre，2009）：

$$AL = \frac{EBL \times Hb_{初始} - Hb_{目标}}{Hb_{初始}}$$

24. 如何输注血小板？

血小板是通过对单人或多人捐献者的血液进行去血浆处理后得到的，每袋为 5～8 个单位。可使用输血器输注，并可按照指示快速输注。由于血小板没有类似 RBC 的抗原，因此，不具有特定类型且无须交叉配血。需每隔 10～15 min 摇晃血小板，防止血小板黏附到塑料袋或管道上（Miller，2002）。

25. 如何输注新鲜冰冻血浆?

新鲜冰冻血浆(fresh frozen plasma,FFP)是凝血因子的绝佳来源,适用于 PT/PTT 延长 1.5 倍的患者。FFP 由全血分离并在 6 h 内被冰冻所得。每单位 FFP 包含 200～250 ml,并具有非常长的保质期(Miller,2002)。与血小板相类似,FFP 在应用时应该是 A、B 或 O 型特异性的,但只要 FFP 不含有大量的抗 A 或抗 B 抗体,它就不需要特定的血型(O'Shaughnessy et al.,2004)。患者可以接受任何 Rh 血型捐献者的 FFP(O'Shaughnessy et al.,2004)。FFP 的输注方式与血小板相似,使用直型输血管路,且应被快速输注。

26. 什么会导致 PT 异常?

凝血酶原时间反映的是凝血级联反应外源性途径的激活。凝血级联反应外源性途径的激活要比内源性途径快得多,这可见于创伤性损伤,例如手术切口。钙是凝血因子活化所必需的,去除库血中的钙可以用来延长血液的保质期。PT 的正常值由于各实验室的分析不同而有所变化,不过一般而言在 12～15 s。国际标准化比率(international normalized ration,INR)已被用于为 PT 分析提供标准化。INR 的正常值为 0.8～1.2,用于指导华法林(香豆素)、维生素 K 和肝功能的抗凝治疗。PT/INR 变化的患者首先推荐使用维生素 K 治疗,然后,依据临床指征接受 FFP 治疗(O'Shaughnessy et al.,2004)。

27. 什么会导致 PTT 异常?

部分凝血活酶时间或活化的凝血活酶时间(activated thromboplastin time,aPTT)异常是指内源性或接触活化途径激活时间测定的异常。凝血级联反应的这部分要比外源性途径慢得多;然而,它也包含钙以及其他几个因子的逐一激活。使用肝素会造成 PTT 延长,但可以通过鱼精蛋白来逆转(Adams,Leland & Urban,2014)。血友病也可导致 PTT 延长。PTT 的正常值在 25～39 s,输注 FFP 可治疗 PTT 延长。

28. 关于酸碱平衡,该知道些什么?

人体生理机能的维持需要将细胞内液与外液的 pH 调节在一个很窄的范围内。pH 是溶液中所含溶解酸或 H^+ 量的测量值,正常值在 7.35～7.45。pH 是通过酸的产生和消除以及一系列缓冲系统之间复杂的相互作用维持的(Grossman,2014)。通常酸和缓冲系统的水平保持平衡。当其中的一方发生丢失或另一方增多就会发生酸碱失衡疾病。当身体对疾病进行代偿时,它会增加或减少异常的一侧以使酸碱重新达到平衡。

酸来源于带正电的分子,并根据其在溶液中释放酸(或正电荷)的难易程度分为两种。弱酸不易解离并趋于限制溶液中正电荷的释放;强酸容易释放正电荷。缓冲系统接受酸释放的正电荷,因此起到平衡体内酸的作用。

29. 酸的产生有何重要性?

碳酸(carbonic acid,H_2CO_3)是由 H_2O 与细胞代谢副产物 CO_2 相互作用后形成的一种弱酸。人体每天都会产生大量 CO_2,大约为 15 000 mmol(Grossman,2014),然后运送到肺进行有效清除。

第二种在人体内发现的酸被称为固定酸。因其在溶液中快速解离或失去正电荷,故被认为具腐蚀性。每天从摄入蛋白质的新陈代谢中会产生相对少量的固定酸,并通过缓冲系统来平衡。固定酸由肾脏消除。

30. 了解缓冲系统有何重要意义?

人体内存在三种主要的缓冲系统,它们的作用机制以及作用时机并不相同。所有缓冲系统的目标为结合并阻止额外的酸进入体液或细胞中。缓冲系统的活动被称为代偿,起到使 pH 恢复正常的作用。

第一种缓冲系统持续性发挥作用,一旦有额外酸产生,就能起到积极中和的作用。这个系统有三种不同的来源:细胞外液中的碳酸氢盐(HCO_3^-),骨骼表面,还有细胞内的固定蛋白质。HCO_3^- 存在于所有细胞外液中,能迅速结合并中和弱酸。骨骼表面易于吸收并中和多余的酸,释放碳酸钙或碳酸氢盐(HCO_3^-)。最后,细胞内蛋白质能两性电离而接纳酸,也就是说它们可以携带一个正电荷或一个负电荷。当酸在细胞外液中累积时,它能立刻穿过细胞膜置换钾（K^+）。进入细胞内的 H^+ 立即被细胞内的蛋白质缓冲，这样细胞内生理性 pH 得以维持。直接缓冲系统作用的最终结果为血清碳酸氢盐（HCO_3^-）由于与酸结合而数量减少，骨质脱钙并释放钙，血清 K^+ 增高（Grossman，2014）。

第二种能在 pH 发生急性改变时发挥作用的缓冲系统是肺，并且在几分钟内可见通气频率与呼吸深度的改变。H^+ 累积时，可以通过库斯莫尔呼吸和高通气造成呼吸性碱中毒，从而增加 CO_2 的消除。这种代偿酸碱失衡的机制明显增加了呼吸做功，故尽管非常有效但作用十分短暂。

最后一种参与长期调节 pH 的器官系统是肾脏。肾脏的作用起效较慢，但它的缓冲作用持续于个体的生命过程中。肾脏具有几种影响血清 pH 的机制：重吸收 HCO_3^-，从尿液中排出 H^+ 以及生成新的缓冲碱。碳酸氢盐在肾单位自由滤过，当酸累积时，肾单位会增加碳酸氢盐的重吸收。尿液中排泄 H^+ 以及新碳酸氢盐的产生都发生于远端肾单位。远端肾单位的某种机制使得 H^+ 被泵入尿液中，同时新生成的 HCO_3^- 被重吸收。

31. 动脉血气的正常范围是多少？

pH	7.35～7.45
PCO_2	35～45
HCO_3^-	22～26

解读动脉血气（arterial blood gas，ABG）的关键在于要使用前后连贯、系统的方式进行分析。由于 PO_2、CO_2 以及氧饱和度反映了气道和呼吸的状况（此为围麻醉期护士优先关注的），因此它们是首先要考虑的。为了完成酸碱评估，PO_2 以及氧饱和度可从分析中剔除；剩下的是酸碱分析中三个主要因素 pH、CO_2 和 HCO_3^-。有许多不同的方法可用于酸碱分析；然而，我们推荐采用以下三步法来发现酸碱异常的原因：

- 第一步查看 pH 并确定酸碱失衡的"姓氏"。pH 的正常范围为 7.35～7.45。如果 pH 降低（低于 7.35），画一个向下的箭头（↓）表示酸中毒；如果 pH 增高（高于 7.45），画一个向上的箭头（↑）表示碱中毒。
- 第二步查看 CO_2。CO_2 的变化受呼吸功能控制。如果酸碱异常是由呼吸系统疾病引起的，CO_2 的变化方向将与 pH 相反。例如，如果酸中毒是由呼吸系统疾病引起的，则 pH↓ 而 CO_2↑；箭头变化方向相反（↓↑），提示呼吸系统疾病。如果碱中毒是由呼吸系统疾病引起的，则 pH↑ 而 CO_2↓。箭头变化方向相反（↑↓），提示呼吸系统疾病。
- 第三步查看 HCO_3^-。代谢紊乱所致 HCO_3^- 的改变是由于酸碱异常对 HCO_3^- 造成的影响所引起的。碳酸氢盐受肾功能控制。如果酸碱异常是由代谢紊乱引起的，那么 HCO_3^- 的变化方向将与 pH 相同。例如，如果酸中毒是由代谢性疾病引起的，则 pH↓ 且 HCO_3^-↓；箭头变化方向相同（↓↓），提示代谢性疾病。如果碱中毒是由代谢性疾病引起的，则 pH↑ 且 HCO_3^-↑；箭头变化方向相同（↑↑），提示代谢性疾病。

人体使 pH 恢复正常的能力称为代偿。当身体对酸碱失衡进行代偿时，疾病过程就不再重要；身体的目标是通过对酸（CO_2）或缓冲碱（HCO_3^-）的调控来纠正 pH。血气分析中只有两种代偿方式：代谢与呼吸。

代谢紊乱发生时，肺将努力进行代偿；这可反映于 CO_2。使用画箭头的方法也可将呼吸系统的代偿从呼吸系统疾病中区分出来，这是因为呼吸系统代偿时 CO_2 箭头变化的方向与 pH 一致［例如，pH 增高↑（碱中毒）时 CO_2 会代偿性增高↑，而 pH 降低↓（酸中毒）时 CO_2 会代偿性降低↓］。需要注意的是，如果这种紊乱是由呼吸系统疾病引起的，那么箭头就会向相反的方向变化。若箭头变化的方向与 pH 相同，提示存在代谢性疾病伴呼吸代偿。

呼吸系统存在疾病时，肾脏将努力进行代偿；这可反映于 HCO_3^-。画箭头的方法也可以将代谢性代偿从代谢性疾病中区分出来，这是因为代谢性代偿时 HCO_3^- 箭头变化的方向与 pH 相反［例如，pH 降低↓（酸中毒）时 HCO_3^- 会代偿性增高↑，而 pH 增高↑（碱中毒）时 HCO_3^- 会代偿性降低↓］。需要注意的是,如果这种紊乱是由代谢性疾病引起的,那么箭头就会向相同的方向变化。若箭头变化的方向与 pH 相同,提示存在呼吸系统疾病伴代谢代偿。

32. 何为代谢性酸中毒?

酸的产生或摄入增加或碱丢失时就会发生代谢性酸中毒,酸碱平衡的天平会向酸累积的一方倾斜。酸产生增多的原因有很多,而碳酸氢盐丢失的原因却只有一个。随着酸的累积,血清 K^+ 的增加被视为细胞内蛋白质缓冲过量酸的结果。代谢性酸中毒的原因如下:

- 乳酸产生增多:这是代谢性酸中毒的常见原因。乳酸是无氧代谢的副产品,它是在组织灌注不足后产生的,例如休克状态。减少细胞内氧气的供应会降低三羧酸循环中 ATP 的生产效率。与在富氧环境中每一个葡萄糖分子能生成 $36\sim38$ 个 ATP 分子不同,无氧代谢中仅能生成 2 个 ATP 分子以及乳酸这个副产品。当存在可利用的氧气时,乳酸必须返回到三羧酸循环中才能转化成 ATP。这是围麻醉期环境中经常能观察到的。乳酸中毒时,pH 会降低且 HCO_3^- 也会降低,提示存在代谢异常。若呼吸系统对酸中毒进行代偿,那么 CO_2 会降低,以减少酸并使 pH 恢复正常。

- 酮症酸中毒:当碳水化合物摄入不足时,就会发生酮症酸中毒,此时脂肪酸被转化为酮类以作为燃料来源。当糖尿病患者的细胞消耗自身的蛋白质与脂肪作为燃料时就会发生酮症酸中毒,被称为糖尿病酮症酸中毒(diabetic ketoacidosis,DKA)。任何会导致营养不良或饥饿的疾病过程是酮症酸中毒的另一个原因,例如过度节食、厌食症或暴食症,或恶性肿瘤。膳食中缺乏碳水化合物而被蛋白质和脂肪所取代的饮食结构较易发生酮症酸中毒。对酮症酸中毒的代偿会导致一种典型的深呼气的通气模式,被称为库斯莫尔(Kussmall)呼吸。

- 肾功能衰竭且无法排泄酸以及产生碳酸氢盐:总体而言,这是代谢性酸中毒最常见的

原因,影响到了大量糖尿病患者。由于骨骼是另一种短期缓冲系统,因此,当慢性肾衰竭和长期酸碱失衡时,骨骼脱钙及钙丢失是常见的现象。高钾血症在任何酸中毒中都很常见,但当慢性肾衰竭时,高钾血症是由于肾脏排 K^+ 功能丧失所引起的。

- 水杨酸盐中毒:当个体摄入大量水杨酸盐时就会发生这种情况,将导致酸的水平增高。

- 从粪便中丢失 HCO_3^-:这种情况见于严重腹泻的疾病,例如小肠梗阻,胰腺或胆道瘘管,或回肠造口引流(Grossman,2014)。

33. 代谢性酸中毒的动脉血气样本是怎样的?

pH	7.25	↓
PCO_2	35	↔
HCO_3^-	16	↓

34. 呼吸代偿的代谢性酸中毒的动脉血气样本是怎样的?

pH	7.33	↓
PCO_2	25	↓
HCO_3^-	16	↓

35. 何为代谢性碱中毒?

当缓冲碱增加或酸产生减少或酸丢失时,就会发生代谢性碱中毒,酸碱平衡的天平会向缓冲碱累积一方倾斜。代谢性碱中毒有两个常见的原因:

- 缓冲碱增加:抗酸剂摄入的增加可导致缓冲碱的累积以及代谢性碱中毒的发展。酸从细胞内向细胞外移动所致的低钾血症可能为首发症状。

- 酸的丢失:这可见于长期胃液吸引、慢性呕吐、暴食症或化疗相关性呕吐。暴食症或化疗相关性呕吐:胃酸内含有高浓度的盐酸(hydrochloric acid,HCl),且每次向胃腔内分泌酸时门静脉系统内就会产生新分泌的碳酸氢盐。

36. 代谢性碱中毒的动脉血气样本是怎样的？

pH	7.55	↑
PCO₂	45	↔
HCO₃⁻	38	↑↑

37. 呼吸代偿的代谢性碱中毒的动脉血气样本是怎样的？

pH	7.48	↑
PCO₂	55	↑
HCO₃⁻	30	↑↑

38. 何为呼吸性酸中毒？

呼吸性酸中毒是由通气损害或气体进出肺泡进行气体交换发生异常所造成的。气体交换的损害会导致 CO_2 潴留、弱酸增加以及呼吸性酸中毒。急慢性呼吸性酸中毒的区别在于时间长短不同，肾脏是否参与排泄酸，体内缓冲碱的水平是否增高。呼吸性酸中毒的原因有很多，可简单分为三大类：急性呼吸性酸中毒、慢性呼吸酸中毒、呼吸性碱中毒。

39. 何为急性呼吸性酸中毒？

急性呼吸性酸中毒发生在肾脏没有机会进行代偿的时间范围内。急性呼吸系统疾病可分为三大类：

- 呼吸控制：此类为通气控制功能的丧失。该形式的急性呼吸衰竭可见于神经肌肉疾病，这些神经肌肉疾病会对通气所需肌肉的收缩造成影响，例如多发性硬化，给予肌肉松弛药物或者影响到通气的高位脊麻。此类呼吸系统疾病的另一个例子是脑干呼吸中枢活动受损或抑制，可见于药物过量或头部受损。这两个例子中的任何一个都会导致通气急剧降低，而且肾脏无法进行代偿。
- 胸壁活动：这个类别中患者的胸壁无法改变形状以配合通气的需要。该类疾病的例子为连枷胸、气胸或血胸，这些疾病由于肺扩张能力降低而致通气障碍。此类呼吸系统疾病的另一个例子是脊柱侧弯或手术损伤和切口疼

痛的急性影响，这种手术也可能为胸腔手术。
- 任何影响呼吸或跨肺泡膜气体交换能力的疾病：此类疾病有很多，例如肺炎、哮喘、误吸、肺栓塞、急性肺水肿或气道阻塞。所有这些疾病都会急剧降低气体交换并使 CO_2 水平增高。

40. 急性呼吸性酸中毒的动脉血气样本是怎样的？

pH	7.25	↓
PCO₂	55	↑
HCO₃⁻	25	↔

41. 何为慢性呼吸性酸中毒？

任何损害气体交换并导致 CO_2 潴留且在此期间肾脏得以代偿的情况都会导致慢性呼吸性酸中毒的发生。该酸碱异常的例子为肺气肿或慢性支气管炎，长期肺炎，肺纤维化或长期神经肌肉疾病。急慢性呼吸性酸中毒的区别在于慢性呼吸性酸中毒的血气分析中碳酸氢盐水平增高。

42. 慢性呼吸性酸中毒的动脉血气样本是怎样的？

pH	7.28	↓
PCO₂	55	↑↑
HCO₃⁻	38	↑↑

43. 何为呼吸性碱中毒？

呼吸性碱中毒主要见于惊恐发作或过度换气。妊娠期间可能存在呼吸性碱中毒，但随着时间的推移可得到代偿。

44. 呼吸性碱中毒的动脉血气样本是怎样的？

pH	7.55	↑
PCO₂	25	↓
HCO₃⁻	24	↔

（胡　洁）

参考文献

Adams M P, Leland H & Urban C, 2014. Pharmacology for nurses: A pathophysiologic approach. Upper Saddle River, NJ: Pearson.

Berne M B & Levy M N, 1998. Physiology (4th ed.). St. Louis, MO: Mosby.

Drain C B & Odom-Forren J, 2009. Perianesthesia nursing: A critical care approach (5th ed.). St. Louis, MO: Saunders Elsevier.

Grossman S, 2014. Porth's pathophysiology: Concepts of altered health states (8th ed.). Philadelphia: Lippincott Williams & Wilkins.

Hall J E, 2011. Guyton and Hall textbook of medical physiology (12th ed.). Philadelphia: Saunders.

Miller R L S, 2002. Blood component therapy. Urologic Nursing, 22(5), 331 - 339.

O'Shaughnessy D F, Atterbury C, Bolton Maggs P, et al., 2004. Guidelines for the use of fresh frozen plasma, cryoprecipitate and cryosupernatant. British Journal of Haematology, 126, 11 - 28.

Shier D, Butler J & Lewis R, 2016. Hole's human anatomy & physiology (14th ed.). Boston: McGraw-Hill.

第9章 体被系统问题

Maureen F. McLaughlin, MS, RN, ACNS-BC, CPAN, CAPA

体被系统(integumentary issues)包括皮肤、毛发、腺体以及指甲。其中,皮肤被认为是人体最大的器官。皮肤接收人体 1/3 的循环血量。其主要功能是保护作用,作为屏障以抵御紫外线辐射、体液流失、微生物侵袭和机械应力。皮肤还有维持肌体体温恒定的功能(Nicole & Huether,2012)。手术造成皮肤完整性的破坏会对机体产生不利影响。此外,许多疾病(如糖尿病和周围血管疾病)会显著增加围麻醉期皮肤破损和压力性溃疡(pressure ulcer,PU)形成的风险。

1. 皮肤分为哪三层?

皮肤由三层组成:表皮、真皮和皮下组织。表皮在最外层,厚度约 0.12 mm。尽管真皮层的比例相对较小,但它却是皮肤中最重要的一层,充当免疫屏障。真皮可通过形成角质化来预防深层皮肤脱水。黑色素细胞是位于真皮层专门合成和分泌黑色素的细胞,有抵御紫外线辐射的功能。朗格汉斯细胞从骨髓迁移至真皮并在需要时启动免疫反应。

真皮厚 1~4 mm,包括神经、淋巴、血管、毛囊、皮脂腺以及汗腺。真皮内的细胞参与免疫反应和皮肤过敏反应。此外,毛囊基底部的立毛肌在应对寒冷或情绪紧张时会产生不自主运动而呈现出小的"鸡皮疙瘩"。

皮下组织是皮肤的第三层,除脂肪层外,皮下组织还包含真皮层附属器,这些附属器包括毛囊、皮脂腺、指甲和真皮血供血管(Nicole & Huether,2012)。

2. 皮肤如何调节热量丧失?

皮肤的一个重要作用是调节体温,通过调节皮肤的血流来防止或促进热量损失。体温调节过程在很大程度上是一个自主反应。抵抗热量损失的主要自主防御机制是动静脉短路收缩和寒战。

位于真皮内调节体温的动静脉短路连接小动脉和小静脉,大部分局限在手指和脚趾。这些动静脉短路受到交感神经系统的调节,可以通过减少皮肤血流来减少热量损失。关闭动静脉短路可以减少血流至机体外周组织,导致手臂和腿部逐渐降温,由此,深部器官产生的代谢热量可以局限在身体的核心部位,不允许传播到达外周组织,以此来维持核心体温。除调节血流外,皮肤还可以通过隔热来调节热量损失。皮下的脂肪组织为体温调控提供隔热作用(Sessler,2009)。

3. 什么是寒战?

寒战是骨骼肌不自主的颤动,通常是对低温的反应。寒战是由下丘脑对机体核心温度降低所引起的反应。产生寒战的温度阈值低于血管收缩的温度阈值,血管收缩是机体应对体温下降最先的自主反应。

寒战的目的是通过颤抖增加代谢率,增加热量的产生以提高机体的核心温度。寒战可以使代谢率提高 2 倍,但同时导致氧耗增加,氧耗增加通常是寒战的不良反应(Hooper,2016)。总的来说,在防止热量损失和保持机体核心温度方面,血管收缩比寒战更有效。值得注意的是,寒战和寒冷是术后患者报告的最多的不愉快事件(Krenzischek & Mamaril,2016;Sessler,2009)。

4. 皮肤是如何给身体降温的?

外分泌汗腺广泛分布于全身,主要集中在脚底、手掌和前额。大汗腺位于腹股沟、腋窝、头皮、生殖器部位、面部以及腹部。这些腺体的分泌在体温调节中发挥着重要作用。汗液通过蒸发使身体降温,蒸发可以带走 20% 的热量。在没有主动出汗的情况下,体液的隐性损失每天可达 600 ml(Nicole & Huether,2012)。

5. 皮肤菌群在导致术后伤口感染中起什么作用?

完整的皮肤能够阻止不需要的生物进入体内。当皮肤的完整性遭到破坏时,如外科手术切口,屏障被破坏,这也是无菌技术如此重要的原因(Malina,2013)。其实,许多手术部位的感染(SSI)来源于患者自身皮肤的菌群。如鼻拭子显示寄生金黄色葡萄球菌阳性是手术部位感染的一个危险因素。术前皮肤准备的目的是清除手术部位暂留的微生物,可帮助患者预防发生手术部位的感染。围术期注册护士协会指南推荐患者术前应使用肥皂或消毒液洗澡或冲洗,不妨碍手术操作的毛发可以保留(Cowperthwaite & Holm,2015)。术中干预包括抗生素的管理、细致地洗手和依照应用说明使用皮肤消毒剂(Cowperthwaite & Holm,2015)。

6. 对儿童患者的皮肤有哪些发育方面的考虑?

尽管新生儿的皮肤与成人相似,但很多皮肤的功能在出生时并未发育完善。新生儿皮肤的渗透性比成人高,其通过蒸发导致体液损失的风险相应增加。

体温调节并不成熟,也不是非常有效。直到婴儿年龄较大时,外分泌汗腺才对热产生分泌反应。另外,因婴幼儿期寒战反应不活跃及皮下脂肪组织无作用,使得皮肤对寒冷的保护作用非常微弱。可以通过最大程度的覆盖婴幼儿身体、头部来减少热量损失,可使用加热毯、热辐射灯和/或空气加热装置保温(Schnur & Strain,2016)。

7. 新生儿黄疸是否值得关注?

健康婴儿在出生后一周内常出现生理性黄疸。由轻度的非结合性高胆红素血症所引起。生理性黄疸表现为皮肤、巩膜以及黏膜黄染,常发生在出生后的第三或第四天,原因是出生后红细胞溶解数量增多(Huether,2012)。新生儿黄疸应在一周内消退。

8. 老年患者的皮肤有哪些需要特殊考虑的?

衰老过程包含皮肤结构的缓慢退化萎缩,随着年龄的增长皮肤逐渐失去弹性。外层的表皮变薄使得皮肤的保护功能减弱,表皮变薄延缓愈合、降低屏障保护作用以及延迟药物的吸收(Oster & Oster,2015)。化学药品和其他成分更容易进入身体。脂肪组织的减少降低了皮肤的隔热性能,使得老年患者热量损失的风险增大。脂肪组织的减少也会造成保护垫的丧失,使老年人更易于发生压力性溃疡(Oster & Oster,2015)。衰老导致胶原蛋白的流失,所以老年人皮肤撕裂的风险增加。汗液和皮脂腺分泌减少导致老年人皮肤相对比较干燥(Jarvis,2004)。

9. 患者术前访视应该评估皮肤的哪些要素?

在术前访视时,应询问患者是否有皮肤疾病的病史,如果既往有皮肤病的病史,应询问是如何治疗的。询问患者目前或既往是否曾有过任何皮疹或皮肤病损,如有该情况,应在术前进行检查。询问患者是否有文身,文身过程中使用的非无菌设备可增加患者感染丙肝的风险。还应评估患者产生压力性溃疡的危险因素,包括但不限于糖尿病、预期长时间的手术、老年和低体重指数等患者(Tschannen et al.,2012)。

10. 儿童患者的术前访视需要特别关注哪些事项?

记录胎记、皮疹(包括尿布疹)或疮;记录黄疸的病史及其持续时间;记录任何接触传染性皮肤病的有关信息,如虱子或疥疮等(Andrews & Cartwright,2016)。

11. 老年患者的术前访视需要特别关注哪些事项?

术前护士可以通过获取患者相关的信息来建立基础值、识别危险因素以及制订护理计划。老年患者的特别关注包括外周性血管疾病、糖尿病史、近期的跌倒史、任何近期外观或皮肤完整性的改变、神经及认知功能和任何近期活动能力的改变(Oster & Oster,2015)。

12. 过敏与皮肤评估之间有何相关性？

皮肤荨麻疹或红斑等改变通常是发生过敏反应的第一体征。在术前访视患者时，应询问患者是否对某些药物、食物及其他致敏原过敏。记录过敏的类型，应用药物后出现荨麻疹的病史对开药者也同样非常重要（Andrew & Cartwright，2016；Jarvis，2004）。

13. 什么是荨麻疹？

荨麻疹或风疹为覆盖大片皮肤表面的风团或液性水泡融合，伴有强烈的瘙痒。其机制为抗原引起的局部组胺释放（Nicole & Huether，2012）。

14. 关于压力性溃疡需要进行哪些风险评估？

已知的危险因素包括：感知能力下降、糖尿病、病情严重度评分增加、贫血、BMI＜19、急重症入院、从患者自己住家以外的地方转入院、年龄增加或年龄＞65 岁、多日未进食、大小便失禁、不能在床上翻身、不能自主运动、脊髓损伤、皮肤破损、和/或长时间卧床（Alderen et al.，2011；McArthur，2015；Webster et al.，2015）。

手术前应进行整体和局部的风险评估（McArthur，2015）。评估患者的一般身体状况、体力活动情况、营养状态、认知状态以及如大小便失禁或渗漏引起潮湿的风险（Kallman & Lindgren，2014；McArthur，2015）。

15. 手术当日的皮肤评估应包括哪些内容？

应回顾入院前访视所获取的所有数据，任何有记录的皮肤破损或皮肤完整性破坏都应重新评估。应评估患者是否存在压力性溃疡，如果存在压力性溃疡，应详细记录压力性溃疡的大小、位置以及分期，分期需由具备资质的人员进行评估。手术当天早晨存在的任何压力性溃疡都应区分是否入院时已存在。另外，应该注意并详细记录任何存在的淤伤。年幼及老年患者存在被虐待的风险，警惕患者被虐待的可能，如淤伤、被香烟烫伤的痕迹以及鞭痕（Andrews & Cartwright，2016）。术前的任何皮肤异常都应以文书的形式向手术室人员交接。

16. 识别压力性溃疡高危患者的最佳方法是什么？

使用有效可靠的风险评估量表对压力性溃疡进行全面的风险评估（Kallman & Lindgren，2014）。风险评估量表也要与临床判断相结合（Fong，2015；Kallman & Lindgren，2014）。在手术当日，应仔细评估患者全身是否存在压力性溃疡、皮肤完整性改变和/或皮肤总体的状况（Webster et al.，2015）。以前发现的任何危险因素都应重新评估和记录。按照各医疗机构的方案和实践经验，应当制订一份全面的护理计划，包括术中使用额外的体位辅助装置或者护垫以降低高危患者形成压力性溃疡的风险。在围麻醉和手术期的交接班内容中都应包括皮肤相关问题及压力风险评估。

17. 术后皮肤评估的要素包括什么？

所有患者到达 PACU 时必须进行皮肤的评估。评估内容包括皮肤的状态、颜色、潮湿或干燥、皮肤肿胀、感知觉以及任何皮肤完整性遭受破坏之处。而且对患者的前面和后面皮肤都要进行评估。

通常，皮肤的颜色和患者遗传背景是一致的。苍白可能表明体温过低、焦虑或应激、和/或血液中氧合血红蛋白丢失。黏膜、嘴唇，以及甲床是评估一般苍白的具体位置。发绀是皮肤和黏膜呈青紫色花斑样改变，表明组织灌注不足或缺氧，可发生在休克状态、心力衰竭或血管收缩（Marley，Hoyle & Roldan，2016）。在衡量皮肤外观的重要性时，必须建立患者皮肤颜色和其他客观体征如氧饱和度、心率、血压和体温等相关性。必须评估患者皮肤的任何淤伤、发红或溃疡。任何皮肤完整性的破坏必须与术前皮肤评估进行对照。任何皮肤完整性的新变化必须详细记录。大部分外科患者的手术部位都覆盖有某种类型的敷料，必须对外科敷料的完整性进行评估和记录。

18. 在评估和护理老年患者时，有哪些皮肤相关的因素需要特殊考虑？

由于皮肤弹性、胶原蛋白、肌肉和脂肪组织消失是机体衰老的一部分，所以老年患者面临皮肤完整性破坏、感染以及伤口愈合延迟的风险增加。即便是一个简单的移动,也可能导致老年患者的皮肤撕裂。在变换老年患者体位时,要注意避免形成剪切力。可以提供额外的衬垫和/或表面保护层,减少在脆弱的皮肤上使用胶带,确保四肢和关节处于中立位以减少牵拉。鼓励早期下床活动或经常变换老年患者体位,减少术后发生并发症的风险(Oster & Oster,2015;Windle & Mamaril,2016)。

19. 什么是压力性溃疡?

压力性溃疡(PU)定义为任何部位的皮肤或皮下组织受到未能缓解的压力或压力与摩擦力及剪切力复合所造成的损伤(Tschannen et al.,2012,p. 117)。与皮肤相比,肌肉及皮下组织更易受到压力所引起的损伤,所以压力性溃疡常比最初时的外观表现严重。压力性溃疡不仅与患者的伤害、疼痛、延长住院时间、增加医疗费用和患者不满意、死亡率增加和脓毒症的发生有关,而且可能导致这些事件的发生(Webster et al.,2015)。

20. 压力性溃疡是如何分期的?

美国国家压力性溃疡咨询委员会(NPUAP)建立的压力性溃疡分级系统是应用最广泛的分期方法之一。根据 NPUAP,压力性溃疡可分为Ⅰ~Ⅳ期、深部组织损伤和无法分期(Webster et al.,2015)。

- Ⅰ期,局部皮肤完好伴指压不变白的局部红斑,常位于骨隆突处。与周围组织相比,该区域可能疼痛、坚硬或柔软、温暖或冰凉。一旦Ⅰ期压力性溃疡得到确认,那么患者进一步形成压力性溃疡的风险将会增加。
- Ⅱ期,部分皮层缺失,呈现光泽或干燥,浅表开放性溃疡伴有粉红色创面,无腐肉。Ⅱ期压力性溃疡也可表现为完整或开放的/破损的浆液性水疱。
- Ⅲ期,全层皮肤缺失,可见到皮下脂肪,但无骨头、肌腱或肌肉暴露。溃疡中可能有腐肉。
- Ⅳ期,全层皮肤缺失伴骨头、肌腱或肌肉暴露,可见腐肉,这种溃疡常有窦道形成。
- 无法分期溃疡,全层皮肤组织损失,溃疡创面被腐肉(黄色、黄褐色、灰色、绿色或棕色)和/或焦痂掩盖。

- 疑似深部组织损伤,由于压力或剪切力导致皮下软组织遭受损伤,局部皮肤完整,呈紫色或褐红色或充血水疱。

压力性溃疡的分期必须由能胜任的人员来完成,而且压力性溃疡必须有医疗文书记录(Fong,2015)。如果有任何怀疑压力性溃疡Ⅲ期及以上或任何皮肤相关的疑问,建议咨询创伤护理专家。

21. 应使用什么工具来评估压力性溃疡及其相关危险因素?

证据表明,全面的压力性溃疡风险评估对识别那些因压力导致损伤的高风险患者是有效的,由此可将预防措施纳入护理计划,风险评估应在手术前进行(McArthur,2015)。压力性溃疡的风险评估应使用一个可靠的风险评估工具或量表以确保它是一个标准化和持续化进行的过程,目前已有一些风险评估工具在广泛应用(Kallman & Lindgren,2014)。这些量表包括 Norton 量表、Waterlow 量表和最常用的 Braden 量表。Norton 量表是最早用于预测压力性溃疡风险的评估量表之一,这个量表是基于老年患者的临床护理经验,包括五个参数:一般身体状况、精神状态、活动力、移动力和湿度/失禁。Waterlow 量表包含相似的要素,包括性别与年龄的综合评估、体重指数、控便能力、移动力、营养不良筛查工具和特殊风险的额外评估,包括组织营养不良、神经损伤和大手术/创伤(Serpa et al.,2009)。Braden 量表可能是使用最广泛的评估工具,包括以下因素:患者的感知、皮肤潮湿情况、活动力、移动力、营养状况和剪切力风险。护士的临床判断可能达不到足够的预测能力,应与可靠的压力性溃疡风险评估量表相结合(Garcia-Fernandez,Pancorbo-Hidalgo & Agreda,2014)。压力性溃疡风险评估是临床决策的关键,可进行选择性的靶向预防干预,促进护理计划的制订以及医务工作人员之间的沟通(www. ihi. org)。

22. 为什么外科患者发生压力性溃疡的风险增加?

由于麻醉和手术时间的影响,所有外科患者都应视作存在发生压力性溃疡的风险。外科手术患者压力性溃疡的发生率可高达 45%，压力是导致压力性溃疡发生的危险因素之一。压力性溃疡可由压迫骨性突出和手术床等物体外表面之间的软组织而形成的。当外部压力超过正常的毛细血管充盈压时，局部血流受阻可导致组织缺血和随后的皮肤及皮下组织坏死。有时皮下组织在皮肤出现病损之前已坏死(Ball，2013)。

患者的身体要置于有利于外科手术的位置。例如，脊柱外科手术需要将患者置于合适的体位，确保外科医师有最佳的手术视野。即使仔细摆放患者的体位和最大程度使用护垫保护，骨性突出处对抗坚硬手术床表面和支撑结构也常产生压力。

此外，麻醉可使患者发生压力性溃疡的风险增加。麻醉阻断了患者对疼痛的敏感性，也阻止了患者对疼痛及压力增加进行自我调节体位的能力。麻醉药物也是强效的血管扩张剂，可能导致血压下降和组织灌注减少。

患者长时间处于一个体位可能增加压力性溃疡的发生风险，因为大多数组织只能承受短时间的过度压力。任何长时间的外科手术都增加了压力性溃疡形成的风险(McArthur，2015)。

23. 有哪些重要的术后护理干预措施能够降低压力性溃疡的发生风险？

护理应最大限度地减少已知的可能形成压力性溃疡的风险因素。应当推广实施评估和再评估的做法。应协助那些不能自己翻身或变换体位的患者经常翻身，在骨性突出处增加额外的防护垫。保持患者皮肤干燥；如果患者处于失禁状态，要经常更换尿布或防护垫，同时要考虑留置尿管预防尿失禁和可能的皮肤浸渍的益处和风险。鼓励患者尽可能早期活动，尽早恢复患者的饮食，要注意营养摄入减少的风险。预防翻身和体位变换时摩擦力和剪切力造成的损伤。对已确诊有压力性溃疡的患者实行各医疗机构所特有的皮肤护理方案。

24. 为什么糖尿病患者伤口愈合困难的风险增加？

糖尿病的特点是慢性高血糖及其导致的碳水化合物、脂肪和蛋白质代谢改变。糖尿病患者伤口愈

合困难、伤口感染风险增加。体液中葡萄糖含量升高为细菌的增殖提供了理想的培养基，因而增加感染的风险。手术患者通常对病原体的免疫反应迟钝。糖尿病相关的血管改变可能阻碍中性粒细胞迁移至手术部位，导致伤口愈合延迟和对患者免疫应答能力产生不利影响(Patel，2008)。

25. 术后可以采取哪些方法来减少糖尿病患者的并发症？

术前应识别那些患有糖尿病的患者。这些患者的术后医嘱中应包括血糖监测，以维持其血糖在正常水平；应根据饮食情况给予合适剂量的胰岛素；应将禁食的外科患者的血糖水平控制在合适的范围；对术后第一天无法恢复饮食的患者可考虑输注胰岛素；应当制订治疗低血糖的计划。对患有糖尿病的术后患者应密切观察术后伤口感染、伤口愈合延迟和皮肤损伤等情况(Patel，2008)。

（娄 曼 魏 嵘）

参考文献

Alderden J，Whitney J D，Taylor S M，et al.，2011. Risk profile characteristics associated with outcomes of hospital-acquired pressure ulcers：A retrospective review. Critical Care Nurse，31(4)，30-42.

Andrews S & Cartwright S，2016. Preoperative evaluation. //L Schick & P E Windle (Eds.)，Perianesthesia nursing corecurriculum (3rd ed.，pp. 69-96). St. Louis，MO：Mosby.

Ball K，2013. Nursing care in the PACU. //J. Odem-Forren (Ed.)，Drain's perianesthesia nursing，a critical care approach (6th ed.，pp. 342-351). St. Louis，MO：Saunders.

Cowperthwaite L & Holm R，2015. Guideline implementation：Preoperative patient skin antisepsis. AORN Journal，101(1)，72-77.

Fong E，2015. Pressure ulcers：Prevention and management (Evidence Summary). The Joanna Briggs Institute.

Garcia-Fernandez P，Pancorbo-Hidalgo P L & Agreda J J，2014. Predictive capacity of risk assessment scales and judgment for pressure ulcers. A meta-analysis. Journal of Wound Ostomy Continence Nursing，41(1)，24-34.

Hooper V D，2016. Thermoregulation. //L Schick & P E Windle (Eds.)，Perianesthesia nursing core curriculum (3rd ed.，pp. 402-420). St. Louis，MO：Mosby.

Huether S E，2012. Alterations of digestive function in children. //S E Huether & K L McCance (Eds.)，

Understanding pathophysiology (pp. 938 - 953). St. Louis, MO: Mosby.

Kallman U & Lindgren M, 2014. Predictive validity of four riskassessment scales for prediction of pressure ulcer development in a hospital setting. Advances in Skin & Wound Care, 27(2), 70 - 76.

Krenzischek D A & Mamaril M E, 2016. Postoperative/ postprocedure assessment. //L Schick & P E Windle (Eds.), Perianesthesia nursing core curriculum (3rd ed., pp. 1220 - 1271). St. Louis, MO: Mosby.

Jarvis C, 2004. Physical examination and health assessment. St. Louis, MO.: Saunders.

Malina D P, 2013. The integumentary system. //J Odem-Forren(Ed.), Drain's perianesthesia nursing, a critical care approach (6th ed., pp. 222 - 226). St. Louis, MO: Saunders.

Marley R A, Hoyle B & Roldan S, 2016. Respiratorycare. //L Schick & P E Windle (Eds.), Perianesthesia nursing corecurriculum (3rd ed., pp. 491 - 561). St. Louis, MO: Mosby.

McArthur A, 2015. Pressure ulcer prevention: Surgical procedures (Evidence Summary). The Joanna Briggs Institute. No. JBI13516.

Nicole N H & Huether S E, 2012. Structure, function, and disorders of the integument. //S E Huether & K L McCance (Eds.), Understanding pathophysiology (pp. 1040 - 1064). St. Louis, MO: Mosby.

Oster K A & Oster C A, 2015. Special needs population: Care of the geriatric patient population in the perioperative setting. AORNJournal, 101(4), 443 - 459.

Patel K, 2008. Impact of tight glycemic control on postoperativeinfection rates and wound healing in cardiac surgery patients. Journal Wound Ostomy Continence Nursing, 35(4), 397 - 404.

Schnur M & Strain R J, 2016. The pediatric patient. //L Schick & P E Windle (Eds.), Perianesthesia nursing core curriculum (3rd ed., pp. 193 - 251). St. Louis, MO: Mosby.

Serpa L F, Santos V L, Gomboski G, et al., 2009. Predictive validity of Waterlow Scale for pressure ulcer developmentrisk in hospitalized patients. Journal of Wound Ostomy ContinenceNursing, 36(6), 640 - 646.

Sessler D I, 2009. Thermoregulatory defense mechanisms. Critical Care Medicine, 37(7), S203 - S210.

Tschannen D, Bates O, Talsma A, et al., 2012. Patient-specificand surgical characteristics in the development of pressure ulcers. American Journal of Critical Care, 21(2), 116 - 124.

Webster J, Lister C, Corry J, et al., 2015. Incidence and risk factors for surgically acquired pressureulcers. Journal of Wound Ostomy Continence Nursing, 42(2), 138 - 144.

Windle P E & Mamaril M, 2016. The geriatric patient. //L Schick & P E Windle (Eds.), Perianesthesia nursing core curriculum (3rd ed., pp. 283 - 304). St. Louis, MO: Mosby.

第 10 章　围麻醉期护理单元的感染预防策略

Amy D. Nichols, RN, MBA, CIC & Rebecca T. Alvino, RN, MS

"很显然,不能将感染归咎于恶魔的干预,感染其实就躺在外科医师的门前。"(Cush,1995)

感染预防策略在《古兰经》《旧约》和《摩西五经》中均有记载,并贯穿于整个历史长河中(Cule,1987;Forder,2007;Miller,Rahimi & Lee,2005)。Holmes(感染传播)、Semmelweis(手部卫生)、Pasteur(细菌理论)、Nightingale、Lister 和 Keen(外科灭菌)、Bergmann(蒸汽消毒)、Neuber、Mikulicz 和 Halstead(个人防护设备)、Fleming(青霉素)以及 Haley(感染预防学科)等人根据既往的知识所创建的感染预防策略纲要达到了最高峰。如果这些理论可以付诸实践,医院患者的感染风险将降低至几近于零的水平。然而,虽然现在感染不像 19 世纪中期克里米亚或内战期间那么普遍(那时行外科手术的士兵有 50% 的死亡率),但依旧困扰着住院患者(Brennan et al.,1991)。

1995 年 Hecht 曾预测,到 2000 年,美国大约有 75% 的手术将在如门诊或日间等院外环境下进行(Hecht,1995)。2006 年的美国统计数据表明,这一预测是乐观的(Cullen,Hall & Golosinskiy,2009;DeFrances et al.,2008):超过 50% 的外科手术是作为门诊手术进行的(Maki & Crnich,2005)。由于患者在流动环境中可能会失去随访,这种现象意味着不良事件可能会被漏掉,例如外科伤口感染(surgical site infection,SSI)(表 10 - 1)。

1999 年,美国医学研究所(IOM)发布了名为《是人就会犯错误:建立一个更安全的卫生系统》的报告,宣称美国每年有高达 98 000 人因医疗事故而死亡,其中住院患者的伤口感染是仅次于药物并发症的第二常见不良事件(Jonh & Donalds,1999)。每年有 2%~5% 的手术患者并发 SSI[Institute for

表 10 - 1　外科手术年卷(美国,2006)

住院手术(百万)	门诊手术总量(百万)	
46	54.6	
	在医院内进行的门诊手术(占全部门诊手术的百分比)	在独立中心完成的门诊手术(占全部门诊手术的百分比)
	34.7(64%)	19.9(36%)

Healthcare Improvement (IHI),2008;Magill et al.,2014],甚至有些手术的伤口感染发生率高达 11%(Cruse,1994)。通过这个百分比可以估算出美国每年约有 157 500 例 SSI。然而,根据 2013 年疾病控制和预防中心(CDC)的全国和州 HAI 进展报告,相比 2008 年,收治急症的医院 SSI 病例下降了 19%。据测算,每例 SSI 的住院时间增加 7~10 天,费用增加超过 11 000~35 000 美元,估计国家每年也为此花费 30~100 亿美元(Scott,2009)。

美国许多州已经实施了旨在要求医疗机构加速降低感染风险策略的法案和偿付限额。例如,从 2009 年起,加利福尼亚州要求将深部和器官间隙感染作为择期手术结果上报的法案已经生效。它要求加州健康部门公开报告每年的 SSI 数据。为了响应 2005 年联邦赤字削减法案,医疗保险和医疗补助服务中心(CMS,2007)制订了基于价值的购买倡议,旨在将"更多地将医疗质量直接与支付相联系"作为一种策略,通过改变现有的支付系统,为能够提供优质、高效临床护理的医疗机构提供奖励。立法和偿付机制已经促使医疗机构实施采取能够产生明确效果并降低风险(未经证实)的策略(Chavez et al.,2005;Mangram et al.,1999)。本章将为读者展示这些具有积极成效的策略。

1. 预防感染的基本要素是什么?

PACU 的感染预防早在患者到达之前就已开始,并且涵盖整个医疗环节。预防感染的四个基本要素是:

- 手部卫生
- 表面消毒
- 适当使用个人防护装备(personal protective equipment,PPE)
- 适当的患者安置

然而,任何涉及物理空间规划、采购设备、决策制订和实施,以及工作流程监控的每个环节都是系统性降低感染风险的关键因素。本章从 PACU 的发展规划开始,最终对可以直接用于降低患者感染风险的策略进行总结。从降低感染风险的角度,每一部分针对一个关键因素进行描述。

2. 什么是实用性的书面计划?

实用性的书面计划对于确保在 PACU 运行过程中的各个方面都考虑到感染预防策略至关重要。联合委员会(TJC)要求设计师、规划者和管理者在规划新空间或翻新旧空间时让专家参与预防感染。从预防感染的角度来看,这些规划领域包括:

- 足够的空间用于当前和预期设备和人员的存储和安全移动,包括有足够的面积来设立单独的清洁仓库和污染物品仓库。
- 足够的空间用来储存床单和其他用品以防止交叉污染。
- 所购设备能够适应日常使用的医院级清洁产品。
- 如果不能使用常规清洁产品,则应制订相应的替代程序或准备有效的替代品。
- 购买足够数量的设备以便进行适当的处理、清洁、存储和维护(周转时间)。

3. 在 PACU 物理布局里面有哪些重要因素可以减少感染风险?

- PACU 的合理规划具有极大的潜力,可以为患者和工作人员创造一个高效、安全的环境。除了国家规定的建筑和间距要求外,设施指南研究所(FGI)出版的医院和门诊设施设计和建造指南(2014)为新空间设计提供了非常出色的、实用的指导。对已经存在的 PACU,FGI 指南则提供了如何安全有效利用现有空间的信息。
- 对于每个病床,每个患者护理"站"必须拥有至少 7.43 m^2 的空间,不包括 PACU 内的总体公用空间。此外,还必须拥有在功能程序中所提及的额外设备所需空间;患者病床间距不小于 1.52 m;患者病床床边距离相邻墙壁距离不小于 1.22 m[FGI,2014,2.2 - 3.3.4.3(2)]。
- 如果使用大开间,应为使用躺椅或担架的每位患者提供 5.58 m^2 的最小净空间面积。
- 如果使用分隔单间,每间的最小净面积应为 9.29 m^2。
- 分隔空间如下:
  - 对于大开间,躺椅或担架之间至少间隔 1.22 m。
  - 在所有患者护理单元,墙壁或隔板与躺椅或担架的侧面和支脚之间至少间隔 0.91 m。
- 在术后患者护理区应提供药物站、洗手池、工作人员卫生间、患者卫生间和清洁便盆设备[FGI,2014,p.174,2.2 - 3.3.4.6(4)]。
- 每四张病床或躺椅至少应有一个带有免触或手腕可控洗手台,使其均匀分布,以便为每张床提供相同的使用距离;此外,必须有非接触式干手装置和液体或泡沫肥皂给皂机;避免使用普通条形肥皂。
- PACU 不需要层流室。但是,必须制订相应的策略和程序使医务人员避免暴露于空气传播疾病。

4. 需要什么样的空气处理措施(层流和空气交换)来保护 PACU 的患者和工作人员?

- 对大部分州的 PACU 而言,每小时换气(ACH)次数至少为 6 次,其中至少有 2 次 ACH 是来自室外空气(FGI,2014,表 7.1 设计参数)。
- 新鲜空气的进口距离任何排气口至少 7.62 m,距离地面至少 1.83 m。定位进气口和排气口时,应考虑风向。

- 对于稳定场所,半年一次的监测通常足以确保合适的 ACH。对于正在进行建设或拆除的场所,必须进行更为频繁的 ACH 监测工作,并且应该由医疗机构空气处理专业人员,例如场所管理和感染预防与控制人员,按照确定的时间表进行。
- PACU 不需要高效空气微粒（HEPA）过滤器。

5. 应该考虑采用什么样的 PACU 工作流程来降低感染风险?

建立全尺寸的计划空间模型或观察现有（工作）空间常可以为工作流程提供极大的帮助。利用接受过感染预防和人为因素分析培训的第三方公正观察员,对于发现和降低工作流程中的感染风险因素非常重要。要考虑的因素包括:

- 为人员和设备提供足够的通过和移动的空间,以防止交叉污染。
- 为每位患者提供足够的工作人员通过空间,以防止发生交叉污染。
- 有足够的手部清洁机会,例如合理放置的洗手槽或以乙醇为主的速干手消毒剂（ABHR）设备。
- 为了在 PACU 中获得最高的效率,所有用品和设备包括垃圾和脏污处理都应位于患者 10 步之内。
- 患者空间内仅存储供当前患者使用的物品（当患者离开分割间或单间时应丢弃"剩余的"一次性用品,因为未确认的污染事件可能已经发生,这会引起后续患者的包裹、用品和设备的交叉污染）。
- 如果 PACU 工作人员不得不在患者区"储备"用品,那么最重要的就是,通过对工作流程进行系统评估来发现和纠正造成这一错误的根本原因。

6. PACU 中的存储空间如何支持工作流程并降低感染风险?

适当大小、位置的存储空间以及物理布置（如电

线、电缆、管道、空气）对支持工作流程至关重要。

- 将清洁物品与旧物品或明显污染的物品进行空间上的分隔对减少交叉污染风险至关重要。清洁和使用/污染的区域应该以完全不透水的隔离物（如墙壁）,而不是用一条彩色胶带隔开的柜台来分隔。
- 储存枕头、床单以及清洁和消毒用品的空间应该经过优化,以便简单高效的拿取、移除和丢弃,以及合理的记录方便患者计费。
- 无菌存储区域必须符合 ACH、温度和湿度监测的要求。
- 为当前和预先规划的计算机和电气设备提供空间和充分/适当的排线,对于支持当前和未来的工作流程以及文档记录至关重要。
- 清洁用品必须清晰标记、易于获得,并适于表面清洁。

7. 什么样的医院墙面处理适用于 PACU?

目前存在一种让医院环境少一些"无菌",多一些"酒店风格"的潮流。即便如此,医院的墙面处理也必须保证能够承受超强清洁剂和清洁流程,支持适当的和反复清洁。对 PACU 的各面墙表面是否可以清洁、易于清洁以及与清洁产品相容性进行严格评估。例如:

- 应覆盖内部墙角,以防物质在 90° 的空隙中累积。
- 所有陈设和储藏柜应该是坚实的和无孔的,而不是木材或胶合板的（这类材质会开裂和吸附物质）。
- 确定 PACU 中使用或计划使用的设施清洁产品的化学成分,并选择能够承受活性成分的家具、墙面处理工艺、地板覆盖物和橱柜。**注意**:确认所购设施的质保不会因常规使用、医院级清洁产品而失效。不要试图增加设施内日常使用的医院级清洁产品,因为可能会造成混淆和误用。与医院感染预防与控制、安全和环境服务的领导共同审查所使用清洁剂菜单中的任何变化。
- 目前和将来的很多设备包含具有特殊清洁要求的屏幕和镜头。适用于医院环境的清洁产

品,以及如何确保设备和清洁产品之间兼容性,请参阅以下讨论内容。

- 避免不必要的水平突出物(如露出的、不平坦的桥台和天花板)以及搁架,因为它们会堆积灰尘和物品。请参考前述内容。
- 将设备悬挂在天花板吊杆上是很有效的方法,但是要明确清洁策略,例如对吊架/支架水平表面的具体清洁方法。
- 落地式设备和橱柜必须是可移动的或架空的,以便能对设备和其下面的地板进行轻松彻底地清洁。要注意到可能掩盖灰尘积聚的死角空间,如橱柜下方、地面嵌入式货架周围、抗震锚点或低架下。在地板和固体底架之间留出 25.4 cm 的空间,以便进行地板清洁。
- 确保底部搁板(离地面 25.4 cm)由整体材料制成,而非线材,以防止地板清洁活动造成污染。确保所有饰面都是可擦拭、平滑和无孔的。
- 半光泽彩绘表面比乙烯基覆盖物更受欢迎。已有乙烯基覆盖物下霉菌生长而导致患者不良结局的报道(A. Streifel, personal communication,2007 年 3 月)。
- 避免使用地毯。地板覆盖物应是整体式的,如焊缝或浇注环氧树脂。目前有很多新型地板可供选择,它们都易清洗、经得起工业清洗剂腐蚀、降噪声并且在人体工程学方面对医疗保健人员更好。
- 墙壁和橱柜应使用简单的线条构造,没有露出或凹陷。注意通过与建筑师的密切合作来消除会积聚灰尘并难以清洁的缝隙。
- 软垫家具必须是可擦拭的,并且能够抵挡液体污染物浸入织物或衬垫材料。目前还没有能够充分清洁被血液、尿液或液体粪便污染的室内装潢纺织物。

8. 清洁政策中包含哪些重要元素,谁应该参与制订这样的政策?

所有涉及清洁的政策都应在询证指南(Sehulster & Chinn,2003)的基础上制订,并与负

责保洁的部门领导共同制订。对许多机构而言,清洁是直接接触患者的护理人员、保洁人员和设备维护人员的共同责任。在政策制订、培训和监控中明确职责是对患者护理环境进行标准化、高效和彻底清洁的关键。

- 负责保洁和设备维护的部门领导应该参与 PACU 清洁政策的拟定。
- 所有能够接触多名患者的物品表面必须在每位患者接触后进行清洁,包括血压袖带、床/躺椅、担架和护栏、呼叫铃、枕头、脉搏血氧探头、监护仪电缆、患者转移装置、血糖仪、床上桌/床头柜。
- 如果被污染,每位患者的个人护理区域表面应每天清洁一次或更频繁地清洁,包括 IV 泵、患者加温设备、心脏监护仪触摸板和温度计。
- 医院认可的洗涤剂或消毒剂浸渍的一次性擦拭布应放置在 PACU 的关键位置,这对于鼓励清洁经常使用物品的表面,以及清洁由直接患者护理人员接触的多个患者所用物品是一个成功的策略。
- 通常由感染预防和控制委员会负责批准卫生保健机构的清洁产品。医院认可的常见洗涤剂和消毒剂一般含有 EPA〔EPA:7 美国代码(USC)第 136 版 ESEQ〕。不要使用酒精、高级消毒剂或化学灭菌剂来消毒超过几平方厘米的平面环境。
- 应将平面清洁质量控制监测纳入保洁政策,并将监测结果报告给相关机构。

9. 手卫生政策中包括哪些重要信息?

如果某个机构要获得 TJC 认证(2016),该机构的手卫生政策应遵循由疾病控制和预防中心(CDC)(Boyce & Pittet,2002)或世界卫生组织(WHO,2009)提出的建议。已证明 ABHR 的使用可以同时保证手部清洁消毒和不伤手。对日常使用的手部卫生产品过敏的卫生保健人员应该由职业健康专家进行评估,并考虑使用替代产品。某些严重情况下可能需调换到不需频繁手部消毒的工作。但是,对于手部清洁的某些建议不能删减。对于手卫生依从性

进行监控并及时辅导被认为是对医疗保健人员的有效反馈方法。监测应由 PACU 内部和外部的人员共同完成，并应包括同行反馈。同时应该向相关组织报告手卫生合规性检查结果。

- 当双手未明显弄脏时，使用 ABHR 进行常规手部清洁。使用足够剂量的 ABHR 涂抹在手掌和手指的各个表面，并保持至少 15 s。
- 在侵入性手术如 IV 置入、支气管镜检查或导尿管插入之前，使用 ABHR 或抗菌肥皂洗手。
- 明显弄脏的双手用肥皂和水清洗。
- 接触怀疑或确诊诺沃克病毒或艰难梭菌相关疾病（CDAD）的患者或其周边环境后，使用肥皂和清水洗手。
- 手术前进行手术手准备。
- 在以下时间清洁双手：
  ○ 工作开始时。
  ○ 进入患者环境前或离开后。
  ○ 接触患者之前和之后，包括干燥皮肤的接触。
  ○ 脱去手套之后。
  ○ 侵入性操作之前。
  ○ 接触伤口之前和之后。
  ○ 接触患者体液或排泄物之后。
  ○ 处理被体液污染的设备、用品或床上用品之后。
  ○ 处理无菌或清洁用品之前。
  ○ 使用洗手间后。
  ○ 接触或擤鼻涕之后。
  ○ 离开单位之前。
- 可以使用护手霜来预防皮肤干燥和损伤。但是请注意：
  ○ 护手霜可能会促进细菌的生长。不要对使用过的护手霜容器二次装填。
  ○ 石油和矿物油基乳液会降解乳胶（包括含乳胶手套）。
  ○ 凡士林基型洗液抵消了氯己定葡糖酸盐（CHG）的持久抗微生物作用。
  ○ 为了保持手部肌肤的完整性，每天至少使用四次护手霜，前提是在下一次洗手之前，

清洁双手可以保持 30 min。建议时间包括起床时、饭间休息、换班结束时以及下班时。

10. PACU 中应该使用哪些个人防护装备（PPE）？

PPE 用于防止感染性物质向医护人员传播。在照顾 PACU 患者时，应该对患者的状况进行严格评估以选择合适的防护衣。例如：

- 吸痰、拔管、鼓励患者深呼吸、咳嗽或进行可能引起咳嗽的治疗时应佩戴有护目镜的面罩。
- 在行如气管插管或支气管镜检查等会产生气雾的操作时，应佩戴合适的呼吸器和护目镜（Siegel et al.，2007）。
- 接触黏膜、破损的皮肤或可能有手部污染发生时（例如清空排水管或导尿管），佩戴干净的检查手套。
- 可能有血液或体液飞溅时，如不受控制的出血或动脉导管的放置，应穿防水防护服。

对于使用 PPE 依从性的审查应该由 PACU 内和 PACU 外的人员完成，并进行同行评议，并向院方报告审查的结果。当医护人员离开患者个人护理区（大开间、单间等）时，应丢弃所有个人防护装备并进行手清洁。例如，将口罩拉到下颌下并更换新口罩的做法将引起两起单独的手部污染事件，因此不推荐使用。

11. 许多 PACU 设计为开放式分隔间。在这种类型的 PACU 中可以使用哪些隔离措施？

如果患者已经被确诊或疑似确诊为可能对其他患者构成风险的传染病，那么就必须对该患者采取隔离措施。具体方案见隔离措施指南（Siegel et al.，2007）。

- 标准预防措施适用于所有患者之间的接触，着力解决以下六点重要的问题：
  ■ 在所有合适的时间使用合适的洗手液对手部进行足够长时间的清洁。
  ■ 在所有适当的时间使用合适的清洁剂对所有表面进行合适长度时间的消毒（见前文）。
  ■ 根据评估的风险使用 PPE。

- 在使用重复用容器或者进行药物注射时，使用安全注射方法（"一针一次"）。
- 注意合适的呼吸道卫生和咳嗽方式。
- 腰椎穿刺时，使用口罩遮住口鼻。
- 除了标准预防措施外，还有三种措施专门针对疾病传播预防。这些预防措施可以任意组合针对特定患者使用：
  - 预防空气传播的措施适用于患有经空气传播疾病的患者。
  - 空气传播主要通过咳嗽、打喷嚏、吐痰或说话释放液滴核（$<0.5\ \mu m$），然后液滴核干燥，随气流转移至远离感染患者的地方。
  - 确诊或疑似肺结核、麻疹或水痘带状疱疹病毒［水痘或传播（带状疱疹）］的患者应留置于设置有空气传播预防措施的空气传播隔离（负压）单间病房（AIIR）中。
  - 照顾患有确诊或疑似结核病患者时，医护人员必须佩戴适合的呼吸器。
  - 非免疫保健医护人员在完成接种疫苗前不能接触患有麻疹或水痘的患者（疫苗可预防的疾病）。
  - 读者应记得，PACU 不需要设立空气传播隔离病房。但必须制订 PACU 特异的相关政策，以保证收治患有确诊或疑似空气传播疾病的患者。某些医院会将这类患者收治在手术室内或者另一个区域里的空气传播隔离病房中。
  - 接触预防措施适用于通过直接或间接接触传播疾病的患者。
  - 被诊断为有多重耐药菌（MDRO）感染的患者应根据医疗机构的相关政策进行安置，其中可能包括对这类患者采用接触预防措施。
  - 对于已经确诊或疑似诺沃克病毒或 CDAD 感染的患者，如果有留置引流管或者皮肤损伤，应当毫无例外地建立接触预防措施。
  - 采取适当的标准和接触预防措施减少了不必要的特殊预防隔离措施（例如，群体、特定的空间分隔）。但在安置需要医护人员佩戴个人防护装备的患者时，应考虑工作

流程方面的影响。例如，如果接触隔离的两名患者彼此相邻，那么医务人员会倾向于接触这两名患者时穿戴同一套隔离服和手套，从而增加患者之间病原体传播的可能性。
  - 飞沫传播预防措施适用于患有通过飞沫途径传播疾病的患者。当大的、肉眼可见的液滴通过咳嗽、打喷嚏、呼喊或吐痰释放时，会发生飞沫传播。飞沫传播距离只有 1 m，然后沉降。因此，当医护人员处于"咳嗽区"时，或在距离感染飞沫传播疾病（例如流感、百日咳、细菌性脑膜炎）患者 92 cm 内时，应佩戴手术口罩和护目镜。由于感染性飞沫会污染患者周围的区域，因此戴手套可能可以降低顽固性接触感染的风险。即使佩戴手套，也必须按照前文所述执行手卫生。使用手套不能替代手卫生。

12. 关于职业健康应该考虑什么？

- 疫苗可预防疾病的免疫状态：医务人员应该知道他们自身对于那些工作过程中可能遇到的疫苗可预防疾病的免疫状态。医疗机构通常向未接种的医务人员提供免费免疫测试和疫苗。医务人员应接种或者应有免疫力的疾病种类包括乙型肝炎、麻疹、腮腺炎、风疹、水痘和流感。护理儿科患者的医护人员也应接种百日咳疫苗，因为对于未接种儿童来说，成人是一个潜在的疾病传播源。
- 对患有传染性疾病医护人员的工作限制：医疗机构应对患有传染性疾病的医务人员实行工作限制。已经证明其对其他医疗工作者和从手术中苏醒患者的风险。例如，有上呼吸道症状的医务工作者在发烧缓解超过 24 h 且呼吸道症状改善之前不应允许其工作。医院应制订相关指南，为有症状的医务人员提供指导。

13. PACU 护士应穿什么服装？PACU 人员应保持怎样的外观？

- 洗手衣：没有证据表明由医院洗涤的洗手衣

比家庭洗涤的洗手衣对患者有更小的风险。然而,一些医院通过提供特定地点的洗手衣来帮助识别医疗保健工作者、控制门禁、满足员工或雇主需求。如果医院认定洗手衣是个人防护设备,那么医院应该提供洗手衣和洗涤服务。

- 鞋:应穿包头鞋以防止医护人员暴露于血液和体液。带有其他装饰空洞的包头鞋和露后跟的包头鞋是否适合在 PACU 穿需要经组织机构的评估。

- 指甲:超过 20 年的强有力的证据表明,长指甲或者美甲(例如尖、延长、覆盖层、人造指甲、嵌入式珠宝)可能引起感染。医院应该明确规定只能留短的、天然指甲。"短"是指手指尖与眼睛水平,从掌面观察,指甲在手指尖上不可见。

(张慧娟　吕建瑞)

参考文献

Boyce J M & Pittet D, 2002. Guideline for hand hygiene in healthcare settings: Recommendations of the healthcare infection control practices advisory committee and the HICPAC/SHEA/APIC/IDSA hand hygiene task force. Morbidity and Mortality Weekly Report, 51(RR - 16), 1 - 45.

Brennan T A, Leape L L, Laird N M, et al., 1991. Incidence of adverse events and negligence in hospitalized patients: Results of the Harvard medical practice study I. New England Journal of Medicine, 324, 370 - 376.

Centers for Disease Control and Prevention, 2015. News from the Centers for Disease Control and Prevention. JAMA, 313(10), 1005.

Centers for Medicare and Medicaid Services, 2007. U. S. Department of Health and Human Services Medicare hospital value-based purchasing plan development. Retrieved from www. cms. gov/AcuteInpatientPPS/downloads/hospital_VBP_plan_issues_paper. pdf.

Chavez G F, Delahanty K M, Cahill C, et al., 2005. Recommendations for reducing morbidity and mortality related to healthcare-associated infections in California. Retrieved from www. cdph. ca. gov/HealthInfo/discond/Documents/RecforReducing MorbandMortRelatedtoHAIin-CaRpttoDHS. pdf.

Cruse P J E, 1994. History of surgical infection. //D E Fry (Ed.), Surgical infections (pp. 3 - 10). Boston: Little, Brown.

Cule J, 1987. Biblical ills and remedies. Journal of Religion & Sociology in Medicine, 80, 534 - 535.

Cullen K A, Hall M J & Golosinskiy A, 2009. Ambulatory surgery in the United States: 2006. National Health Statistics Reports, 11, 1 - 25.

Cushing H, 1915. Concerning the results of operations for brain tumor. Journal of the American Medical Association, 64, 189 - 195.

DeFrances C J, Lucas C A, Buie V C, et al., 2008. 2006 National hospital discharge survey. National Health Statistics Reports, 5, 1 - 20.

Facility Guidelines Institute, 2014. Guidelines for design and construction of hospitals and outpatient facilities. Retrieved from http://www. fgiguidelines. org/digitalcopy. php.

Forder A, 2007. A brief history of infection control: Past and present. South African Medical Journal, 97(3), 1161 - 1164.

Hecht A D, 1995. Creating greater efficiency in ambulatory surgery. Journal of Clinical Anesthesia, 7(7), 581 - 584.

Institute for Healthcare Improvement, 2008. Getting started kit: Prevent surgical site infections how-to guide. Retrieved from www. ihi. org.

John L T & Donaldson M S, 1999. To err is human: Building a safer health system. Washington, DC: National Academies Press.

Magill S S, Edwards J R, Bamberg W, et al., 2014. Multistate point-prevalence survey of health care-associated infections. The New England Journal of Medicine, 370: 1198 - 1208. doi: 10. 1056/NEJMoa1306801.

Maki D & Crnich C J, 2005. History forgotten is history relived: Nosocomial infection control is also essential in the outpatient setting. Archives of Internal Medicine, 165, 2565 - 2567.

Mangram A J, Horan T C, Pearson M L, et al., 1999. Guideline for the prevention of surgical site infection. Infection Control & Hospital Epidemiology, 20, 247 - 280.

Miller J T, Rahimi S Y & Lee M, 2005. History of infection control and its contributions to the development and success of brain tumor operations. Neurosurgical Focus, 18(4), e4.

Scott R D, et al., 2009. The direct costs of healthcare-associated infections in U. S. hospitals. Retrieved from http://www. cdc. gov/HAI/pdfs/hai/Scott _ CostPaper. pdf.

Sehulster L & Chinn R Y W, 2003. Guidelines for environmental infection control in healthcare facilities: Recommendations of CDC and the Healthcare Infection Control Practices Advisory Committee (HICPAC). Morbidity and Mortality Weekly Report, 52(RR10), 1 - 42.

Siegel J D, Rhinehart E, Jackson M, et al., 2007. Guideline for isolation precautions: Preventing transmission of infectious agents in healthcare settings. Retrieved from www. cdc. gov/hicpac/pdf/isolation/Isolation2007. pdf

〔Stable URL：http：//www. jstor. org/stable/10. 1086/591064〕.

The Joint Commission，2016. National Patient Safety Goal 07. 01. 01. Retrieved from http：//www. jointcommission. org/assets/1/6/2016_NPSG_HAP_ER. pdf.

World Health Organization，2009. WHO guidelines on hand hygiene in health care. Retrieved from http：//whqlibdoc. who. int/publications/2009/9789241597906_eng. pdf.

第 11 章 麻 醉 原 则

John M. Taylor, MD

"麻醉"一词源于 1846 年,由老奥利弗·温德尔·霍姆斯提出,用来描述吸入乙醚后出现的状态。现今,麻醉管理指的是围术期患者的管理。麻醉医师利用解剖学、生理学、药理学知识,照护身处各种医疗环境下的新生儿、儿童、成人及老年患者,包括从术前评估到门诊手术或住院手术(包含体外循环),再到术后恢复室。本章将主要介绍围术期成年患者麻醉的总体原则。

1. 什么是麻醉?

麻醉是一个连续管理或围术期管理的过程。外科手术麻醉由三个部分组成:遗忘、镇痛以及制动或肌肉松弛。这三种状态的正确组合为外科手术提供有利条件。

2. 什么是美国麻醉医师协会(ASA)分级系统?

ASA 分级正式称呼为 ASA 身体状况分级系统,由 ASA 于 1941 年首次提出,并于 1961 年做了最后的修正(ASA,2014)。现今,ASA 分级共包含六级,旨在描述患者接受手术前的身体状况,而不是评估围术期风险(表 11-1)。

表 11-1 ASA 身体状况分级系统

ASA 分级	定 义	举例,包括但不限于
ASA Ⅰ	正常健康患者	健康,不吸烟,不喝酒或极少饮酒
ASA Ⅱ	患者存在轻微的系统性疾病	轻微的系统性疾病,不伴有明显的功能受限。举例(包括但不限于):目前吸烟,社交性饮酒,肥胖(30<BMI<40),控制良好的 DM/HTN,轻度肺疾病

续 表

ASA 分级	定 义	举例,包括但不限于
ASA Ⅲ	患者存在严重的系统性疾病	存在明显的功能受限;一种或多种中度到重度疾病。举例(包括但不限于):控制不佳的 DM/HTN,慢性阻塞性肺疾病(COPD),病态肥胖(BMI≥40),活动性肝炎,酒精依赖或滥用,心脏起搏器植入,心脏射血分数中度降低,常规透析的 ESRD 患者,早产儿,患者自控镇痛(PCA)<60 周,MI、CVA、TIA,或 CAD/支架病史>3 个月
ASA Ⅳ	患者存在严重的系统性疾病,常威胁生命安全	举例(包括但不限于):近期(<3 个月)MI、CVA、TIA 或 CAD/支架病史,持续心脏缺血或严重瓣膜功能不全,心脏射血分数重度减退,脓毒症,弥散性血管内凝血(DIC),ARD 或 ESRD 且未进行规律性透析治疗
ASA Ⅴ	濒危患者,不手术无存活希望	举例(包含但不限于):破裂的腹主/胸主动脉瘤,大面积创伤,颅内出血伴有明显的影响,严重心脏病理改变或多器官/系统损害时的肠道缺血
ASA Ⅵ	宣告脑死亡患者,拟切除器官用于捐献	

(ASA 专家代表团于 2014 年 10 月 15 日批准通过的最新版本)
急诊手术加"E"
(急诊定义为延迟治疗将大大增加患者生命或身体局部所受的威胁)
关键词:ESRD=终末期肾病;MI=心肌梗死;CVA=脑血管意外;TIA=短暂脑缺血发作;CAD=冠心病
改自 ASA Physical Classification System © 2014。链接:https://www.asahq.org/resources/clinical-information/asa-physical-status-classification-system。转载获得美国麻醉医师协会许可,1061 American Lane,Schaumburg,Illinois 60173-4973

3. 麻醉主要分为哪几类?

- 中度镇静
- 监护性麻醉管理(MAC)
- 全身麻醉
- 局部麻醉
- 区域麻醉
- 平衡麻醉

4. 什么是中度镇静?

以前称为清醒镇静,中度镇静包括由麻醉提供者给予镇静和/或镇痛药,控制诊断或治疗过程中的焦虑和疼痛。

5. 什么是MAC?

MAC是一项麻醉技术,通过联合应用局部麻醉药(用于外科手术)及镇静、镇痛药,最低程度降低患者意识,从而接受手术,同时保留患者气道的自我保护能力。正如2009年ASA报告所述,**将监护性麻醉管理(MAC)同中度镇静/镇痛区别开来**,MAC的基本组成部分是对诊断或治疗过程中可能发生的患者实际或预期存在的生理紊乱或疾患进行麻醉评估与处理。除了支持生理功能以外,麻醉提供者还应负责提供患者在诊断或治疗过程中的心理支持。虽然MAC可能包括给予与中度镇静相同的镇静和/或镇痛药,但MAC提供者必须准备好,并且具备在必要时将MAC转为全身麻醉的能力。此外,还应具备从任何镇静所致的损害中将患者气道解救出来的能力,这是获得提供MAC资格的前提条件。相反,中度镇静是预期不会发生损害患者维持自身气道完整性能力的镇静深度。以上组成部分为MAC特有,而中度镇静则不具备(ASA,2009)。

监护性的麻醉管理不应与最低肺泡有效浓度(也简称为MAC)混淆。最低肺泡有效浓度描述的是不同麻醉气体的相对强度。正因如此,目前正在减少使用MAC作为监护性麻醉管理的缩略词。

6. 如何区别监护性麻醉管理与全身麻醉?

主要不同是MAC患者具有保护或维持气道通畅的能力。接受全身麻醉的患者自身无法维持气道通畅,因此,无法对经历的疼痛或不适做出言语反应。患者接受MAC麻醉旨在维持气道通畅并保留自主呼吸,但在发生过度镇静或气道意外失控情况下,麻醉提供者需提供气道管理。

7. 监护性麻醉管理的适应证和禁忌证有哪些?

MAC的适应证包括:为镇静提供安全的环境、控制患者焦虑情绪、支持重要生命功能、控制疼痛,以使患者能在手术后迅速出院。饱胃、患者拒绝或患者无法遵循指令是MAC的绝对禁忌证。其他相对禁忌证包括:语言障碍、幼龄及精神状态改变。

8. 监护性麻醉管理过程中常用的麻醉药物有哪些?

MAC过程中常用的药物有短效苯二氮䓬类药物、短效麻醉性镇痛药、丙泊酚、右美托咪定及氯胺酮。MAC不是由个别药物来定义,而是由患者意识水平及对气道的自我保护能力来定义。

9. 接受监护性麻醉管理的患者术后需要注意什么?

接受MAC的患者术后注意事项与接受全身麻醉患者一样(如意识水平、心肺功能稳定性、控制疼痛、控制恶心及机体排泄能力)。无论接受哪种麻醉方式,所有患者出PACU的标准都是一样的。

10. 区域麻醉与局部麻醉有何区别?

局部麻醉通过局部麻醉药浸润机体某部位的神经末梢使疼痛减轻。局部麻醉用于清醒患者缝合伤口(如,清创缝合术),确保手术过程的舒适性。区域麻醉通过局部麻醉药作用于支配机体某区域的神经,提供更大范围的感觉与运动阻滞。

11. 区域麻醉主要有哪些类型?

区域麻醉可以分为三大类:

- 外周神经阻滞
- 脊髓麻醉[也称为蛛网膜下腔阻滞(SAB)]

● 硬膜外麻醉

12. 什么是外周神经阻滞?

外周神经阻滞可以使目标神经分布区域产生感觉及运动的阻滞。在超声引导和/或神经刺激仪的协助下,通过在外周神经附近注射局部麻醉药来完成。外周神经阻滞包括腋路臂丛神经阻滞、肌间沟入路臂丛神经阻滞、股神经阻滞、坐骨神经阻滞等。外周神经阻滞可以通过单次注射或者连续输注局部麻醉药物来完成,这取决于手术时间的长短及不同的术后疼痛管理方法。

单次外周神经阻滞包括定位目标神经和给予与拟实施手术操作时间相匹配的局部麻醉药物。在所要阻滞的外周神经周围持续输注局部麻醉药物,可以为患者提供不依赖于局部麻醉药物的药代动力学及药效动力学特性的持续镇痛作用。这同样也适用于预计在神经功能检查后需要镇痛而放置导管的患者。连续输注的风险包括可能存在误入血管及局麻药中毒。

13. 什么是蛛网膜下腔阻滞?

蛛网膜下腔阻滞(腰麻)是在蛛网膜下腔内注射加或不加麻醉性镇痛药的局部麻醉药物。使用18~25G 穿刺针进行腰椎穿刺,通常给予总量为2~5 ml 的局部麻醉药物混合液。根据所使用的局部麻醉药物容量,蛛网膜下腔阻滞可产生下肢和腹部的感觉与运动阻滞。尽管在特殊情况下可以在蛛网膜下腔进行置管,但大多数情况下采取单次给药的方法。

14. 蛛网膜下腔阻滞可能的并发症有哪些?

常见的并发症包括:交感神经阻滞引起的血管扩张、低血压以及硬膜穿破引起的术后头痛。少见的并发症包括:心脏停搏、马尾神经损伤、硬膜外脓肿以及脊髓周围血肿。任何并发症的处理都应该先关注重要脏器功能的维持及生理异常的纠正,其次再考虑诊断方面的事宜。

15. 什么是硬膜外麻醉?

硬膜外麻醉通常是在硬膜外间隙置管,通过导管将局麻药间断注射或者连续输注。局部麻醉药物中可以添加其他辅助用药。局部麻醉药物间断输注容积为 2~10 ml,连续输注速度为 4~14 ml/h。

16. 硬膜外麻醉的可能并发症有哪些?

硬膜外麻醉最常见的并发症为镇痛失败。其他常见的不良反应和并发症包括:交感阻滞导致血管舒张所引起的低血压、血管迷走性晕厥、心动过速或者心动过缓(取决于硬膜外阻滞的平面)、注射部位疼痛、硬膜穿破引起的头痛(通常需要硬膜外血补丁来治疗)。少数情况下会发生严重并发症,包括硬膜外或者脊髓血肿、硬膜外或者脊髓脓肿、脑膜炎、马尾综合征。也可能发生血管内意外注入局部麻醉药物(局麻药中毒)导致心脏停搏。一旦发生心脏停搏,必须立即实施高级心脏生命支持,同时给予20%脂肪乳剂。

17. 在外周神经阻滞、蛛网膜下腔阻滞、硬膜外麻醉中,麻醉药物使用有何不同?

局麻药的作用时间取决于很多因素,例如药物的脂溶性,弥散能力,蛋白结合情况,生理 pH 时局麻药的解离状态,扩张血管的效应,局麻药注射区域血流量。脂溶性越高的局麻药,越容易弥散至神经纤维,作用时间越长。局麻药的解离常数与生理 pH 越接近时,起效就越快。局麻药中非离子状态部分通过与钠通道结合,从而产生镇痛作用。

所有的局部麻醉药物(除了可卡因)都会引起血管扩张;血管扩张导致血流量增加,药物吸收速度增快,麻醉作用时间缩短。因为相对比较高的血流量,局部浸润麻醉的持续作用时间最短。同样,由于对血流量的影响相似,外周神经阻滞和硬膜外阻滞的作用时间也相似。

蛛网膜下腔或者椎管内注射局部麻醉药物可以引起阻滞平面以下感觉迟钝及持续的麻木。腰麻穿刺点通常选择在腰椎 L3~L4 或以下。这种位于脊髓终止平面以下的穿刺意味着避免潜在的脊髓针刺损伤,腰麻所用的局部麻醉药物容积远小于外周神经阻滞及硬膜外麻醉(表 11-2)。

上篇

中篇

下篇

表 11-2　局麻药及作用时间(min)

药　物	局部浸润	外周神经阻滞	硬膜外阻滞	腰麻
利多卡因	0～90	0～120	0～120	60～90
利多卡因＋肾上腺素	0～180	120～180	100～180	0～120
布比卡因	80～360	240～600	120～180	0～180
布比卡因＋肾上腺素	0～480	480～900	180～300	120～300
罗哌卡因		120～480	150～·210	
罗哌卡因＋肾上腺素		240～540	180～240	

注：作用时间受药物浓度及容积的影响

18. 局部麻醉药物的不良反应有哪些？

- 给药引起的神经损伤
- 惊厥
- 昏迷
- 呼吸骤停
- 心脏传导异常
  - 布比卡因误入血管与严重的心脏毒性反应和心脏停搏有关
- 过敏反应
  - 过敏反应极少见，治疗手段同其他过敏或超敏反应的处理

19. 局部麻醉药物中毒的表现及如何处理？

局部麻醉药物中毒可以影响多个器官系统。最容易受到影响的是中枢神经系统、心血管系统以及血液系统。对中枢神经系统的影响包括：出现眩晕、定向障碍、听觉变化(耳鸣)、肌肉抽搐、惊厥以及昏迷。惊厥可以用苯二氮䓬类或者丙泊酚治疗，但是应避免使用苯妥英钠，因为其作用机制为通过钠通道介导(作用方式同局部麻醉药物)。

对心血管系统的影响可表现为血管扩张、低血压、心悸、胸痛、心律失常及直接心肌抑制。布比卡因误入血管可导致心脏停搏，需立即治疗，尽快给予 1 ml/kg 20%脂肪乳剂，如有必要重复给予。对于难治性低血压可能需要 0.25～0.5 ml/(kg·min)持续静脉输注。

苯佐卡因常用于口腔黏膜表面，缓解疼痛和减

轻不适，过量可引起高铁血红蛋白血症，表现为易疲劳、呼吸困难、发绀以及代谢性酸中毒，可通过给予亚甲蓝治疗。

20. 麻醉药物常分几类，其代表药物是什么？

麻醉药物通常可以分为以下几类：

- 镇静药/催眠药
- 镇痛药
- 肌肉松弛药
- 吸入麻醉药(表 11-3)

表 11-3　常用麻醉药物分类及其代表药物

药物分类	代 表 药 物
镇静药/催眠药	苯二氮䓬类药物(咪达唑仑、劳拉西泮、地西泮) 丙泊酚 中枢神经系统 α_2 受体激动剂(右美托咪定)
镇痛药	麻醉性镇痛药(芬太尼、氢吗啡酮、吗啡、瑞芬太尼) 非甾体抗炎药(酮洛酸、布洛芬) 解热镇痛药(对乙酰氨基酚)
肌肉松弛药	去极化肌肉松弛药(琥珀胆碱) 非去极化肌肉松弛药(罗库溴铵、维库溴铵、泮库溴铵)
吸入麻醉药	氧化亚氮、地氟烷、七氟烷、异氟烷

21. 苯二氮䓬类药物的作用机制是什么？

苯二氮䓬类药物增加了脑内 GABA 和 GABA 受体的亲和力，亲和力增加导致 GABA 活性增加，从而产生镇静、遗忘、抗焦虑、催眠以及抗惊厥作用。

22. 苯二氮䓬类药物在体内是如何代谢的？

苯二氮䓬类药物在体内主要经肝脏代谢，经肾脏排泄(PDR Staff，2010)(表 11-4)。

表 11-4　苯二氮䓬类药物的代谢与排泄

药物通用名称(商品名)	经典剂量	起效时间	消除半衰期	代谢与排泄
咪达唑仑(弗赛得)	1～2 mg 静注	1～2 min	2～3 h	肝脏代谢伴肾脏排泄
劳拉西泮(安定文)	0.5～1 mg 静注	1～2 min	8～18 h	肝脏代谢伴肾脏排泄

续　表

药物通用名称（商品名）	经典剂量	起效时间	消除半衰期	代谢与排泄
地西泮（安定）	2～10 mg 静注	1～4 min	15～40 h（老年患者为 100 h）	肝脏代谢（活性代谢产物）伴肾脏排泄
阿普唑仑（赞安诺）	0.5～5 mg/d 口服	1～2 min	8～20 h	肝脏代谢伴肾脏排泄
替马西泮（羟基安定）	7.5～30 mg 口服	30～60 min	8～9 h	肝脏代谢伴肾脏排泄

23. 影响苯二氮䓬类药物代谢与清除速率的因素有哪些？

- 肝脏疾病
- 年龄
- 麻醉镇痛药与镇静药之间的协同作用

24. 常见麻醉性镇痛药的作用机制是什么？

常见的麻醉性镇痛药物如芬太尼、吗啡、氢吗啡酮、可待因以及瑞芬太尼都是 μ 受体激动剂。这些受体主要位于突触前的中脑导水管周围灰质及脊髓背角。激动 μ 受体可产生镇痛效应。肠道内也有 μ 受体分布，激动肠道 μ 受体可减慢肠道蠕动，引起便秘。

瑞芬太尼是一种超短效的麻醉性镇痛药。与其他麻醉性镇痛药一样，瑞芬太尼也通过与 μ 受体结合发挥镇痛效应。与其他麻醉镇痛药在肝脏代谢不同，瑞芬太尼能够快速被组织和血浆中的非特异性酯酶水解，这种代谢方式使瑞芬太尼成为一种高效能的麻醉镇痛药，即在停止输注后其消除半衰期总是保持在 4 min 左右。这种超短效作用特点也会因没有镇痛作用而产生急性戒断症状，造成患者严重不适。

25. 非麻醉性镇痛药如酮咯酸和对乙酰氨基酚的作用机制是什么？使用这些药物的注意事项有哪些？

酮咯酸是一种用于治疗疼痛及炎症的注射用非甾体抗炎药，通过减少前列腺素的合成直接产生镇痛和抗炎效应。对阿司匹林或其他非甾体抗炎药过敏的患者禁用酮咯酸。血小板减少症、血小板功能紊乱、有出血倾向、颅内出血或肾功能不全的患者在使用非甾体抗炎药前需要经过谨慎的评估。

对乙酰氨基酚是一种中枢性解热镇痛药。尽管对乙酰氨基酚可能通过提高痛阈来发挥镇痛作用，但其镇痛机制目前并不清楚。对乙酰氨基酚主要经肝脏代谢。肝功能不全的患者需谨慎使用对乙酰氨基酚。

26. 所选麻醉性镇痛药之间在使用剂量及作用持续时间方面有何不同？

脂溶性决定阿片类药物的作用效果。脂溶性越高，起效就越快，作用持续时间也就越短。药物脂溶性的增加使其更易穿过细胞膜并影响其转化，同时加快药物代谢，缩短其作用持续时间。比如吗啡较芬太尼脂溶性低，当静脉同时给予两种药物时，芬太尼起效更快，但其持续时间更短（Miller，2005；PDR Staff，2010）（表 11 - 5）。

表 11 - 5　麻醉性镇痛药的常用剂量、起效时间及作用持续时间

药物名称	常用剂量	起效时间	作用持续时间	药物代谢
芬太尼	25～50 μg 静脉注射	1～3 min	10～30 min	肝、肾、肠代谢
吗啡	2～10 mg 静脉注射	2～5 min	1～2 h	肝、肾、肠代谢
氢吗啡酮	0.2～0.6 mg 静脉注射	1～3 min	20～40 min	肝、肾代谢
瑞芬太尼	0.05～2 μg/(kg·min)（1～2 μg/kg 单次给药）	1～2 min	3～9 min	血浆非特异性酯酶水解
美沙酮	2.5～40 mg/d 静脉注射/口服	30～60 min	8～20 min	肝、肾、肠代谢
氢可酮	7.5～15 mg 口服	20～40 min	4～6 h	肝肾代谢
羟考酮	5～15 mg 口服	20～40 min	4～6 h	肝肾代谢

数据来自 Miller R D, 2005. Miller's anesthesia (6th ed). Philadelphia, P A: Elsevier

27. 麻醉性镇痛药物使用过量的临床表现及治疗方法是什么?

麻醉性镇痛药有很多不良反应,包括头晕、嗜睡、精神状态改变、瘙痒、荨麻疹、排尿困难、腹痛、便秘以及最重要的呼吸抑制。通气不足和由此产生的呼吸性酸中毒可引起心脏节律紊乱,并可能导致死亡。麻醉性镇痛药过量导致精神状态改变和呼吸抑制的患者应接受阿片受体拮抗剂如纳洛酮等的治疗,同时维持患者氧供,并密切监测患者脉搏血氧饱和度和血流动力学的变化,必要时需要进一步的气道支持和心肺复苏。

28. 拔除气管导管的标准是什么?

- 患者精神状态恢复到基础水平
- 气道通畅
- 气道保护能力恢复
- 有完整的咳嗽和/或呕吐反射
- 有保持适当每分通气量的能力
- 有处理分泌物的能力

29. 急诊插管或再插管的适应证是什么? 呼吸功能不全的症状和体征是什么?

呼吸功能不全,也称呼吸衰竭,是由呼吸气体交换不足所致。其结果是低氧血症和/或高碳酸血症。低氧血症导致器官功能障碍,严重的低氧血症最终可导致患者死亡。高碳酸血症是每分通气量不足(呼吸频率下降和潮气量下降)的结果。气管插管的适应证见表 11-6。

表 11-6 气管插管的适应证

原因	举例
保护气道	精神状态不佳、头部损伤
呼吸做功增加(呼吸频率>35 次)	脓毒症、肺损伤、无效腔增大、肺部分流
通气失败	$PaCO_2>55\ mmHg$、呼吸不足、呼吸暂停
氧合失败	急性呼吸窘迫综合征($PaO_2/FiO_2<200$)、急性低氧血症
严重代谢紊乱	严重酸中毒、一氧化碳中毒
手术	外科手术、其他诊断或治疗操作

30. 什么是苏醒?

苏醒是由睡眠或麻醉状态到觉醒状态的转换过程。通常是由Ⅲ期麻醉阶段平稳过渡到Ⅰ期麻醉阶段(Miller,2005)(表 11-7)。

表 11-7 麻醉分期

麻醉分期	描述
Ⅰ期	诱导阶段;药物导致意识丧失,发生记忆遗忘
Ⅱ期	兴奋阶段;从诱导后到满足外科手术的麻醉阶段。包括显著的心率、血压及呼吸不规则。喉痉挛导致的气道障碍是本阶段的风险之一
Ⅲ期	手术麻醉阶段;呼吸和其他一些生命体征回归到基础状态。患者可以耐受手术
Ⅳ期	药物过量阶段;过量麻醉药导致脑干抑制和潜在的心血管系统虚脱。如果没有心血管功能的支持,这一阶段是致命的

31. 什么是谵妄?

谵妄是以急性发作的感知错乱、睡眠周期改变、生理不稳定以及意识、认知功能障碍为特征的一种可逆性综合征。术后谵妄的高危人群是既往有精神疾病并且经历了长时间吸入麻醉进行手术的老年患者。使用苯二氮䓬类药物的老年人也容易发生谵妄。

32. PACU 患者发生低血压的可能原因有哪些?

PACU 患者发生低血压的最常见原因是患者的禁饮食状态、手术室中不显性液体丢失或失血所导致的血容量不足。最紧急和最严重的低血压原因是急性出血。

手术室中的不显性液体丢失在开腹手术、开胸手术以及大面积清创和烧伤手术中最为量大。麻醉药物或全身炎症反应引起的外周血管扩张也可以导致低血压。排尿导致的液体负平衡状态也可以引起低血压。当然,任何类型的休克(如脓毒症、心源性、神经源性)均可导致低血压。应该根据容量丢失的原因或休克的类型来治疗低血压。

33. 引起 PACU 患者低氧血症的最常见原因有哪些?

低氧血症是在 PACU 中最常遇到的一个问题。除非存在绝对禁忌,所有术后患者均应吸氧,直至达到出室标准(表 11 - 8)。

表 11 - 8 低氧血症的常见原因

问 题	纠 治 方 法
气道梗阻	托下颌,头部倾斜,鼻咽或口咽通气道,手动通气,气管内插管,环甲膜穿刺,气道切开
残余镇静	刺激和呼叫患者,药物逆转麻醉性镇痛药或苯二氮䓬类药物的作用
低通气	刺激患者,辅助呼吸,考虑气道辅助,考虑求助,适当给予麻醉性镇痛药或苯二氮䓬类药物的拮抗剂,考虑神经科会诊
导致 V/Q(通气/血流)失调的肺不张	深呼吸,使用诱发性肺量仪进行锻炼,肺段复张手法,手动通气,高流量吸氧,气管内插管
残余肌松阻滞	药物逆转(如果可以的话),手动通气,气管插管行机械通气
原发性心功能不全	治疗特定的潜在病因(血容量不足,心肌功能障碍等),开始高级生命支持(ACLS)

34. 低体温引起的常见问题有哪些?

低体温导致伤口愈合受损、药物代谢减慢、凝血障碍、患者不适以及在 PACU 的滞留。

35. 引起术后恶心、呕吐(PONV)的危险因素有哪些?

PONV 在人口学方面的危险因素包括年轻、女性、有晕动病病史以及术后恶心呕吐病史的患者。PONV 高发的手术包括斜视手术、中耳手术、泌尿外科手术、妇产科手术以及任何会导致吞咽血液的手术。接受吸入麻醉的患者比接受全凭静脉麻醉(TIVA)的患者更容易发生 PONV。氧化亚氮和/或麻醉性镇痛药可增加 PONV 的发生概率。吸烟史降低发生 PONV 发生的可能性。

36. PACU 的出室标准是什么?

2002 年的 ASA 麻醉后监护实践指南确定了从九个方面评估麻醉后的患者,这九个方面包括(ASA,2002):
- 呼吸状态
- 心血管状态
- 神经肌肉功能
- 精神状态
- 体温
- 疼痛评估
- 液体管理
- 尿量
- 引流及出血情况

37. 什么是改良 Aldrete 评分?

改良 Aldrete 评分是一种用于决定患者从 Ⅰ 期恢复单元转移到 Ⅱ 期恢复单元或其他住院护理单元的评估工具。分值为 0~10 分,得分在 8 分以上(和/或高于术前评分)的患者可以考虑转移到 Ⅱ 期恢复单元。

改良的 Aldrete 评分的分类及打分细则如下:
呼吸
2=能够进行深呼吸和咳嗽
1=呼吸困难/浅呼吸
0=呼吸暂停
氧饱和度
2=吸空气维持在 92% 以上
1=需要在吸氧情况下维持在 90% 以上
0=即使在吸氧的情况下仍在 90% 以下
意识状态
2=完全清醒
1=可被唤醒
0=无反应
循环
2=血压与术前相比变化小于 20 mmHg
1=血压与术前相比变化在 20~50 mmHg
0=血压与术前相比变化大于 50 mmHg
活动
2=能够活动四肢
1=能够活动两个肢体
0=肢体不能活动

(张 军)

参考文献

American Society of Anesthesiologists,2009. Distinguishing monitored anesthesia care ("MAC") from moderate sedation/analgesia（conscious sedation）. Retrieved from http://www. asahq. org/publicationsAnd Services/standards/ 35. pdf.

American Society of Anesthesiologists，2014. ASA physical status classification system. Retrieved from http://www. asahq. org/resources/clinical-information/asaphysical-status- classification-system.

American Society of Anesthesiologists，Task Force on Postanesthetic Care，2002. Practice guidelines for postanesthetic care：A report by the American Society of Anesthesiologists. Anesthesiology，96，742 - 752.

Cousins M J & Bridenbaugh P O，1998. Neural blockade in clinical anesthesia and management of pain（3rd ed. ）. Philadelphia：Lippincott-Raven.

Miller R D，2005. Miller's anesthesia（6th ed. ）. Philadelphia：

Elsevier.

New York School of Regional Anesthesia，2009a. Local anesthetics. Retrieved from http://www. nysora. com/ regional _ anesthesia/equipment/3116-local _ anesthetics. html.

New York School of Regional Anesthesia，2009b. Spinal anesthesia. Retrieved from http://www. nysora. com/ regional _ anesthesia/neuraxial _ techniques/3119-spinal _ anesthesia. html.

New York School of Regional Anesthesia，2009c. Epidural blockade. Retrieved from http://www. nysora. com/ regional _ anesthesia/neuraxial _ techniques/3026-Epidural- Blockade. html.

PDR Staff，2010. Physicians' desk reference（64th ed. ）. Montvale，NJ：PDR Network.

中　篇

特殊群体

第 12 章　减肥手术患者

Kim A. Noble, PhD, RN, ACCNS‑AG, CPAN

肥胖仍然是全球范围内所关注的主要问题之一,在美国非常普遍,可导致严重并存疾病的发生和增加医疗费用。世界卫生组织(WHO)已将控制肥胖和糖尿病确定为 2015—2020 年的全球目标(WHO,2015)。肥胖可导致多系统的并存疾病,并可能给围术期的管理带来挑战和增加术后并发症发生的风险。据统计,肥胖症的相关医疗费用占美国卫生保健总支出的 21%(Caceres,2014)。包括行为治疗、增加运动和/或活动及饮食调整在内的肥胖医疗管理并没有显著改善肥胖引起的并存疾病(Sanni et al.,2014)。减肥手术是北美最常见的外科手术之一,也是最有效的长期体重管理策略(Chen et al.,2015)。2006 年,美国医疗保险和医疗补助服务中心(CMS)发布了一项覆盖全国的保险决定(NCD),只要患者的减肥手术是在经过认证的卓越减肥手术中心(COE)(Caceres,2014)进行的,便可以报销其减肥手术的费用。为了获得 COE 资格,各中心需要配备适量的设备和受过良好教育的工作人员,致力于减肥手术患者的医疗和护理,并且每年完成 120 例以上的减肥手术(Young et al.,2014)。美国医疗保险计划在 2013 年 9 月撤销了只有在COE进行减肥手术才能报销的要求,试图增加医疗保险覆盖人群获得医疗服务的机会,但美国医疗补助计划对 COE 的要求仍然存在(Caceres,2014;Young et al.,2014)。

1. 什么是减肥手术?

减肥手术是一种专门用于病态肥胖并且传统的减肥方法效果不佳的个体实现体重减少的手术。减肥手术通过手术重塑胃肠道(GI)系统,降低胃肠道系统消化和/或吸收摄取物质的能力,以使体重长期减轻(Noble,2016)。北美每年完成的减肥手术逾

10 万例,减肥手术是最常见的手术之一。从 1998 年(1.57 亿美元)到 2002 年(9.48 亿美元),美国的减肥手术总费用增加了 6 倍(Chen et al.,2015)。

2. 减肥手术有哪些类型?

减肥手术有三种生理分类方式:吸收不良型、限制型和混合型。吸收不良型的减肥手术会影响胃的消化,通过旁路绕过一部分小肠来降低吸收效率。限制型的减肥手术缩小了胃的体积,从而减少了食物的摄入量。吸收不良型和限制型的联合是一种综合性减肥手术方法,这种方法能够提供更加持久的体重减轻效果(Buchwald,2012)。减肥手术可以通过腹腔镜手术完成,该手术通过几个小切口,向腹腔内注入二氧化碳气体,并通过内镜进行可视化操作;或者也可以通过较大切口的开放式腹腔手术来完成,外科医师可以直接观察手术野。此外,减肥手术可以是暂时性的,即利用可调整的胃束带,或永久性的,即手术切除组织。仔细考虑患者的长期减肥目标、既往病史以及与手术选择带来的潜在并发症是选择患者、知情同意以及患者宣教程序的重要组成部分(Noble,2016)。

3. 择期减肥手术患者的入选标准是什么?
- BMI:
  - 体重管理计划失败,BMI≥40 kg/m²
  - 体重管理计划失败,BMI≥35 kg/m²,合并其他疾病
  - 一线治疗 BMI≥ 50 kg/m²
  - 体重管理计划失败>6 个月
- 足够健康,能耐受手术或麻醉
- 无尚未控制的精神或抑郁障碍
- 没有酗酒或其他药物滥用的情况

- 接受过手术过程的宣教,有意愿以及(比较理想的情况)有强有力的支持体系
- 愿意接受饮食习惯和生活方式的改变(Patil & Melander,2015,p.243)

4. 美国最常用的减肥手术有哪些?

美国主要使用五种减肥手术。2011年大约完成了340 768例减肥手术,各种减肥手术发生的比例分别为:Roux-en-Y胃旁路手术(RYGB),46.6%;垂直袖状胃切除手术(VSG),27.8%;可调胃束带手术(AGB),17.8%;胆胰转流术加十二指肠转位术(biliopancreatic diversion with duodenal switch,BPD-DS),2.2%(Patil & Melander,2015)。减肥手术概述见表12-1。

表 12-1　减肥手术概述

手术名称	应用(2014)	类型	概述	其他
Roux-en-Y胃旁路手术(RYGB)腹腔镜/开放性 I	46.6%	R,MA	• 胃袋(30 ml) • 小肠→2端 • Roux端到胃袋 • 胆管端远端	• 金标准 • 胃,十二指肠,部分空肠旁路
垂直袖状胃切除(VSG)腹腔镜 I	27.8%	R,MD	• 80%～90%的胃被切除(胃袖)	• 患者 BMI>50 kg/m^2 • RYGB & BPD-DS>并发症 • 对降低体重和改善合并症 RYGB>VSG>AGB
胆胰转流术加双十二指肠转位切开术(BPD-DS)开放性 I	2.2%	R,MA,MD	• 65%～70%的胃被切除;保留幽门 • 残胃连接到回肠	• 患者严重肥胖 • 明显改善 • ↑胆固醇 • HTN;CV疾病 • 治愈 T2DM
可调节胃束带胃减容术(AGB)腹腔镜 Re	17.8%	R	• 可调节硅橡胶带缠绕胃上部→小的胃袋和小的胃通道 • 调节通道 SQ	• 可在诊室可调节 • 可逆的
垂直型束带式胃成形手术(VBG) Re	不清楚	R,MD	• "胃部装订" • 食管下方小的胃开口;近端装订线;远端人工带;建立小袋	• 短期/长期减重良好(减重50%～70%) • 并发症:↑反流,胃狭窄,装订线断裂

注：R=限制性;MA=吸收不良;MD=消化不良;I=不可逆;Re=可逆;SQ=皮下;HTN=高血压;CV=心血管;T2DM=2型糖尿病

转自Patil R & Melander S, 2015. Postoperative complications and emergency care for patients following bariatric surgery, Medsurg Nursing, 24(2)：243-248

5. 减肥手术对胃肠道的生理影响有哪些?

减肥手术包括两种形式的胃肠道功能改变：降低胃的容积和减弱消化功能(限制型手术),和/或绕过一部分小肠来减少营养吸收(吸收不良型手术)。胃部切除或胃束带手术可减少进入胃部的食物量和丧失胃底部(顶部)和胃体部(中部)的功能,通过减少胃酸形成(盐酸)来降低化学性消化作用以及通过影响胃体部的研磨功能来限制机械消化。小肠是营养吸收的主要部位,切除部分小肠将限制吸收区域表面的长度(Noble,2016)。

6. 肥胖的决定因素是什么?

体重指数(BMI)是识别成人超重和肥胖的最有用的群体水平计算工具(WHO,2015)。BMI 超过

25 被认为是超重,BMI 超过 30 是肥胖,BMI＝30～35 为中度肥胖,BMI 超过 40 则为严重或病态肥胖(Sturm,2013)。

7. 在美国和世界范围内的肥胖流行病学和医疗保健费用是多少?

- 2011—2012 年的人口普查数据显示,有 7 860 万美国人患有肥胖症,占总人口的 1/3 以上(34.9%)(CDC,2015a)。2008 年,美国肥胖患者的医疗支出约为 1 470 亿美元,肥胖患者的人均医疗支出比非肥胖者多 1 429 美元(CDC,2015a)。
- 肥胖是一种世界范围内的"流行病",自 1980 年以来,其发生率一直在上升。据统计,2014 年有超过 19 亿成年人超重,超过 6 亿人被归类为肥胖。在全球范围内,肥胖是一种导致疾病总体发生率高于非肥胖人群的可预防疾病(WHO,2015)。

8. 儿童和青少年肥胖的流行病学情况如何?

2011—2012 年,美国儿童肥胖的发生率保持稳定,约为 17%,约有 1 270 万儿童和青少年肥胖患者。2～5 岁年龄组的儿童肥胖发生率从 2003—2004 年的 13.9% 大幅下降到 2011—2012 年的 8.4%。2011—2012 年期间,青少年(12～19 岁)的肥胖发生率为 20.5%(CDC,2015b)。对于儿童和青少年来说,BMI 的计算方法是不同的,因为它是使用性别和年龄特异的 BMI 表来计算的(CDC,2015b)。

9. 与病态肥胖相关的常见合并疾病是什么?

- 代谢综合征和 2 型糖尿病
- 高血压
- 血脂异常
- 心血管疾病
- 卒中
- 深静脉血栓/肺栓塞
- 阻塞性睡眠呼吸暂停
- 骨关节炎
- 抑郁和生活质量受损(Caceres,2014;Price et al.,2015)

10. 减肥手术作为一种治疗肥胖的方法,有哪些基于结局的循证医学实例?

减肥手术是治疗严重或病态肥胖(BMI＞40)及其相关合并疾病的最有效治疗方法(Chen et al.,2015)。

- 2 型糖尿病(T2DM):T2DM 通常需要长期的医疗管理,伴有与微血管和大血管疾病相关的严重并发症,是最昂贵的合并疾病之一。与肥胖患者中的非手术干预相比,减肥手术可使约 40% 的 T2DM 病例实现更持久的体重减轻(Xu et al.,2015)和 2 型糖尿病的缓解(Warren et al.,2015),但减肥手术对非肥胖型的糖尿病患者无效(Baskota et al.,2015)。与对照组相比,2 型糖尿病患者 10 年总成本节省为每 1 000 个患者 270 万美元(Warren et al.,2015)。
- 高血压(HTN):国家健康和营养调查报告(NHANES)Ⅲ指出,肥胖男性和女性的高血压发病率均显著增加。在肥胖男性,当 $BMI < 25 \text{ kg/m}^2$ 时,HTN 的发病率为 18.2%;当 $BMI \geqslant 30 \text{ kg/m}^2$ 时,HTN 的发病率为 38.4%。在肥胖妇女,当 $BMI < 25 \text{ kg/m}^2$ 时,HTN 的发病率为 16.5%;当 $BMI \geqslant 30 \text{ kg/m}^2$ 时,HTN 的发病率为 32.2%。一项系统综述和荟萃分析的论文指出,在接受了减肥手术的肥胖患者中,有 50% 的 HTN 患者恢复正常,63.7% 的 HTN 患者的症状得到了改善(Wilhelm,Young & Kale-Pradhan,2014)。
- 肺功能:肥胖患者的肺部疾病发病率增加,包括阻塞性睡眠呼吸暂停(OSA)和哮喘。在 113 例接受减肥手术的患者中发现,肺功能测试(男性 $p < 0.001$;女性 $p = 0.003$)、有症状的哮喘以及 OSA 均有长期(术后 5 年以上)的改善($p < 0.001$)(Hewitt et al.,2014)。
- 青少年健康相关的生活质量:青少年中的肥胖发生率稳步增加,常导致青少年患上"成人疾病",如 OSA、2 型糖尿病、非酒精性脂肪肝、冠心病以及退行性关节疾病(Price et al.,2015)。肥胖对这一群体的社交、情感、躯体等与健康相关的生活质量(HRQOL)领域造成明显的影响。目前已经证实,减肥手术在这一群体中是安全的,体重的显著下降改善了合并疾病和 HRQOL(Price et al., 2015)。

11. 对于减肥手术患者,术前需要从整体上关注哪些问题?

由于体重过重,患者可能存在肺部、心血管、内分泌以及肌肉骨骼等多种合并疾病,麻醉风险明显增加。对减肥手术的安全性和结局的成功性来说,跨学科评估和完善的患者宣教是保障减肥手术患者安全与预后良好的关键。识别和评估合并疾病的存在是为围术期安全和麻醉护理提供基线值的优先措施。实验室检查和诊断分析应由全面的多学科术前评估来驱动,并应遵循减肥手术护理的流程或方案。任何问题都应该向减肥手术治疗团队汇报,与其他择期手术一样,应将手术推迟到患者基础情况稳定以及制订好安全的手术和麻醉计划以后才开始(Fencl, Walsh & Vocke, 2015)。患者应在术前与减肥手术的营养师见面,建立基线评估数据和 1 个月、3 个月、6 个月以及 12 个月的术后随访管理计划(McGraw & Wool, 2015)。

12. 肥胖人群还有哪些比较常见的疾病?

- 糖尿病是减肥手术人群中常见的慢性疾病,术后血糖管理不一致常可使肥胖患者的术后病程更加复杂。脂肪组织增加可导致胰岛素抵抗和代谢综合征。
- 胃食管反流疾病(GERD)是由于腹腔压力过大导致胃酸从胃反流到食管引起的。
- 胃酸误吸和肺部疾病也有一定的相关性。
- 负重关节的骨关节炎也很常见,这是由关节超重和软骨破裂造成的磨损和撕裂,进一步导致疼痛性炎症(Owens, 2006)。除了累及髋关节和膝关节外,这些人群通常存在下背部疼痛,椎间盘退性变的风险增加。
- 在进行减肥手术的患者中,静脉血栓栓塞(VTE)和肺栓塞(PE)的风险增加(Jamal et al., 2015)。

13. 肥胖对肺脏系统的主要影响是什么?

肥胖可在许多方面影响通气功能。腹部和胸壁脂肪沉积的增加导致胸部扩张减少,胸腔内压和膈肌运动增加。肺功能测试的变化表明,肺的补呼气量明显下降,这是由于胸部不能有效扩张,用力肺活量和呼气流量峰值明显减少引起的。当肥胖患者处于坐立位或仰卧斜倚位时,功能残气量可能会降低,从而导致肺底肺泡的压缩和闭合。

14. 肥胖对肺部系统的其他影响有哪些?

阻塞性睡眠呼吸暂停是肥胖对呼吸系统的主要影响之一。据报道,病态肥胖人群中 OSA 的发生率为 5%,导致睡眠期间出现多次明显的呼吸暂停(0.10 s)。在睡眠时,发生部分或完全的气道阻塞,与咽喉后部多余和沉积的脂肪有关。在接受择期手术的患者中,OSA 常常没有被诊断出来,在肥胖患者中的发生率较高(Hewitt et al., 2014)。对气流的干扰会导致缺氧、高碳酸血症、高血压和肺动脉高压以及心律失常。

15. 在护理阻塞性睡眠呼吸暂停患者时,需特别注意哪些事项?

OSA 在病态肥胖患者中很常见。这种情况可能会被诊断和治疗,未被诊断和未经治疗,或已经诊断但存在治疗依从性的问题。如果患者在家使用持续气道正压(CPAP)或双水平正压通气(Bi-PAP),最好让患者使用自己的机器,该机器具有正确的设置并针对患者需要进行调整了。如果患者携带家用 CPAP/Bi-PAP 机器进入医疗机构,请遵循机构协议处理这些设备。

16. 肥胖对心血管系统的主要影响是什么?

- 氧耗量和心输出量增加。
- QT 间期延长,可能会增加室性心律失常的风险。
- 体循环血压升高,这可能是因为过重的体重应激和糖尿病引起的微血管损伤产生的潜在影响(Wilhelm, Young & Kale-Pradhan, 2014)。

17. 术前需关注减肥手术患者的哪些特殊心血管问题？

需要进行心脏风险分层评估，评估微血管和大血管疾病在冠状动脉、大脑及外周循环中是否存在及其影响。根据需要，进行心电图、胸部 X 线、血清分析以及心脏功能核查。在手术当天，完成药物的评估与计划以及向患者宣教药物治疗计划，包括非处方药和草药补充剂（Noble，2016）。

18. 在术前准备区还应处理哪些特殊问题？

- 必须建立外周血管评估和护理计划，以预防深静脉血栓栓塞（DVT）的形成。
- 必须提供全面的疼痛评估和疼痛管理的宣教计划。
- 皮肤的评估必须全面，因为在皮肤褶皱中可能存在隐藏的皮肤破损。尤其对那些有行动障碍的患者来说，可能会比较有挑战性。
- 建立静脉（IV）通路也可能存在挑战，因为静脉埋藏于皮下组织。

19. 术中需要关注处理哪些问题？

- 减肥手术患者的误吸风险比较高。因此，麻醉医师可以选择利用按压环状软骨进行清醒插管或快诱导顺序插管全身麻醉。
- 减肥手术患者因皮肤浸渍、皮肤褶皱以及体位摆放而发生皮肤破损的风险较高。
- 该手术可尝试通过腹腔镜辅助进行手术，如需要更大的手术视野，可转换至开放性手术。
- 减肥手术患者通常需要一个特别的手术台和额外的衬垫，还有适当的提拉装置和/或人员，将患者从床上转移到手术台或从手术台上转移到床上。
- 积极的多模式疼痛管理策略对于患者的舒适是必不可少的，可以尽量减少以阿片类药物为主的疼痛管理方案相关的肺部并发症的发生（Gonzalez et al.，2015；McGraw & Wool，2015；Quidley et al.，2014）。

20. 影响术后肺功能状态的因素有哪些？

- 过多的腹部脂肪组织干扰了膈肌的运动，过多的胸腔脂肪组织影响了膈肌的扩张能力。这些均会导致肺不张，可能导致术后其他呼吸系统问题变得更加复杂。
- 全身麻醉和阿片类药物可导致通气不足，引起高碳酸血症和氧饱和度降低，可唤醒能力下降。
- 应避免动脉低氧血症，因为患者可能无法代偿由动脉氧张力降低导致的肺血管收缩而需要增加心输出量的要求。

21. 预防肺部并发症的措施有哪些？

- 除非患者存在心血管功能受损的情况，否则患者在床上时应时刻处于头部抬高体位。
- 将患者的头部抬高至少 30°，以增加其肺部扩张。
- 用枕头将患者的头部和上半身抬高，可以协助减轻对膈肌的压力。
- 应避免仰卧位，因为会进一步影响肺泡通气，可能导致低氧血症的发生。
- 早期采用诱发性肺活量仪干预将协助患者减少肺不张和肺炎的风险（Odom-Forren，2013）。
- 在术后的疼痛管理过程中，如果为患者自控镇痛（PCA），则需要进行仔细的监测。患者可能需要持续的氧饱和度监测以及供给氧气（Odom-Forren，2013）。
- 可使用 CPAP 或 Bi - PAP 来改善患者的通气和氧合。

22. 对术后仍带有气管插管的患者必须实施哪些干预措施？

- 应将患者置于呼吸机上，参数设置能反映管理方案。
- 应定期进行动脉血气检查，评估通气方案的有效性。
- 双肺呼吸音的听诊是确定气管导管位置是否合适的基本方法。
- 还应使用便携式胸部 X 线检查，以确定合适的气管导管位置。
- 如果气管导管脱落，应该先使用球囊面罩系统给患者进行通气，并立即通知麻醉医师。

23. 预防术后心血管功能受损的干预措施有哪些?

- 所有减肥手术患者都应进行心脏监护,因为存在发生心律失常的风险。
- 当心率升高时,可能需要使用 β 受体阻滞剂进行治疗。
- 当患者反映胸痛时,应立即做心电图(ECG)检查,以排除心肌缺血的风险。
- 选择合适尺寸的血压袖带和适当的测量位置对于正确确定患者的血压是最基本的。血压袖带必须覆盖上臂长度的 1/3~1/2。如果患者术中使用前臂袖带进行监测,那么在 PACU 中应继续使用前臂袖带监测,以便进行数值比较。

24. 术后吻合口瘘的症状和体征是什么?

- 无论是腹腔镜手术,还是开放性手术,都可能发生吻合口瘘,如不及时发现,可能会是致命的。
- 术中使用亚甲蓝检查吻合口部位,但这并不保证术后不会发生吻合口瘘。
- 吻合口瘘的症状可能不明显,可能包括腹部压痛、左肩痛、心动过速、尿量减少、体温升高、白细胞计数(WBC)升高以及氧饱和度下降。

25. 如何处理吻合口瘘?

- 根据患者血流动力学的稳定性,可能通过手术进行重新探查。如果患者有腹膜炎症状但情况稳定,可能需要进行手术再探查。
- 如果患者存在可控制或包裹性的瘘口或脓肿,可能需要送至介入放射科放置腹腔引流管(Owens, 2006)。

26. 可以对 DVT 实施哪些干预措施?

- 在手术及患者卧床期间,可以穿弹力袜以帮助预防 DVT(Owens, 2006)。
- 有 DVT 或肺栓塞病史的患者可在手术前放置腔静脉滤器。
- 需要对患者进行早期运动重要性的宣教。

27. 应采取什么预防措施确保皮肤的完整性?

- 在整个围术期对皮肤全面评估是预防皮肤破损所必需的。
- 纠正医务人员的常见误解,即减肥手术患者通常有很多软垫,所以不存在皮肤破损的风险。由于远端皮下组织的血液供应减少以及骨突起上的重量过重,减肥手术患者实际出现皮肤破损的风险增加。
- 皮肤褶皱是必须保持警惕的区域,以确保多余水分不会造成皮肤破损。
- 手术室(OR)护士负责确保消毒溶液不在皮肤褶皱中停留。正确放置软垫和监测压力点上的皮肤对于预防皮肤破损是最基本的。

28. 减肥手术患者的术后补液需求是什么?

与瘦组织(其含有 70%~80% 的水)相比,脂肪组织仅含有 6%~10% 的水。因此,减肥手术患者的体液容量状态可能会发生改变。身体健康的人其体液占体重的 65%,而肥胖患者其体液仅占体重的约 40%。如果不调整液体容积以弥补这种差异,肥胖患者可能会出现血容量不足的问题。

29. 医护人员必须克服哪些障碍才能为减肥手术患者提供最佳护理?

- 医护专业人员需要以真诚的同情心来表达对减肥手术患者的关心,并对该种疾病以及此类患者可能因超重而遭受的歧视表示理解。
- 肥胖是遗传和环境因素之间复杂的相互作用的结果。医护人员必须克服他们的理念,即这些患者仅依靠自律来减少卡路里摄入量并增加锻炼就可以减轻体重。
- 医护专业人员对患者的经历表示同情和接受,并为减肥手术和出院提供最佳宣教支持。

(陈　琳　李亚军)

参考文献

Baskota A, Li S, Dhakal N, et al., 2015. Bariatric surgery for type 2 diabetes mellitusin patients with a BMI<30 kg/m² : A systematic review and meta-analysis. PLOS One, 10(7), e0132335.

Buchwald H, 2012. Buchwald's atlas of metabolic and bariatric surgical techniques and procedures. Philadelphia, PA: Elsevier Saunders.

Caceres B A, 2014. Policy implications of a literature review of bariatric surgery in older adults. Journal of Gerontological Nursing, 401(9), 14 - 19.

Centers for Disease Control and Prevention, 2015a. Division of nutrition, physical activity & obesity. Retrieved from http://www. cdc. gov/obesity/index. html.

Centers for Disease Control and Prevention, 2015b. Division of nutrition, physical activity & obesity: Childhood obesity facts. Retrieved from http://www. cdc. gov/obesity/data/childhood. html.

Chen S Y, Stem M, Schweitzer M A, et al., 2015. Assessment of postdischarge complications after bariatric surgery: A national surgical quality improvement program analysis. Surgery, 158, 777 - 786.

Fencl J L, Walsh A & Vocke D, 2015. The bariatric patient: An overview of perioperative care. AORN Journal, 102(2), 116 - 131.

Gonzalez A M, Romero R J, Ojeda-Vaz M M, et al., 2015. Intravenous acetaminophen in bariatric surgery: Effects on opioid requirements. Journal of Surgical Research, 195, 99 - 104.

Hewitt S, Humerfelt S, Sovik T T, et al., 2014. Long-term improvements in pulmonary function 5 years after bariatric surgery. Obesity Surgery, 24, 705 - 711.

Jamal M H, Corcelles R, Shimizu H, et al., 2015. Thromboembolic events in bariatric surgery: A large multi-institutional referral center experience. Surgical Endoscopy and Other Interventional Techniques, 29, 376 - 380.

McGraw C A & Wool D B, 2015. Bariatric surgery: Three surgical techniques, patient care, risks and outcomes. AORN Journal, 102(2), 141 - 152.

Noble K A, 2016. Bariatrics. //L Schick & P Windle (Eds.), Perianesthesia nursing core curriculum: Preprocedure, phase I and phase II PACU nursing (3rd ed., pp. 1147 - 1178). St. Louis, MO: Elsevier.

Odom-Forren J, 2013. Drain's perianesthesia nursing (6th ed.). St. Louis, MO: Saunders Elsevier.

Owens T M, 2006. Bariatric surgery risks, benefits, and care of the morbidly obese. Nursing Clinics of North America, 41(2), 249 - 263.

Patil R & Melander S, 2015. Postoperative complications and emergency care for patients following bariatric surgery. MedSurg Nursing, 24(2), 243 - 248.

Price K L, Lee M E, Washington G A, et al., 2015. The psychologists' role in ethical decision making: Adolescent bariatric surgery. Clinical Practice in Pediatric Psychology, 3(4), 359 - 364.

Quidley A M, Bland C M, Bookstaver P B, et al., 2014. Perioperative management of bariatric surgery patients. American Journal of Health-System Pharmacy, 71, 1253 - 1264.

Sanni A, Perez S, Medbery R, et al., 2014. Postoperative complications in bariatric surgery using age and BMI stratification: A case study using ACS - NSQIP data. Surgical Endoscopy and Other Interventional Techniques, 28, 3302 - 3309.

Sturm R, 2013. Morbid obesity rates continue to rise rapidly in the US. International Journal of Obesity, 37 (6), 889 - 891.

Warren J A, Ewing J A, Hale A L, et al., 2015. Cost-effectiveness of bariatric surgery: Increasing the economic viability of the most effective treatment for type II diabetes mellitus. The American Surgeon, 81(8), 807 - 811.

Wilhelm S M, Young J & Kale-Pradhan B, 2014. Effect of bariatric surgery on hypertension: A meta-analysis. Annals of Pharmacotherapy, 48(6), 674 - 682.

World Health Organization, 2015. Obesity and overweight fact sheet. Retrieved from http://www. who. int/mediacentre/factsheets/fs311/en/.

Xu J, Zhou X, Li L, et al., 2015. The long-term effects of bariatric surgery for type 2 diabetes: Systematic review and meta-analysis of randomized and non-randomized evidence. Obesity Surgery, 25, 143 - 158.

Young M T, Jafari M D, Gebhart A, et al., 2014. A decade analysis of trends and outcomes of bariatric surgery in Medicare beneficiaries. Journal of the American College of Surgeons, 219(3), 480 - 488.

上篇

中篇

下篇

第13章　慢性疾病患者

Kathy Daley, MSN, APRN, ACNS-BC, CCRN-CMC-CSC, CPAN

　　美国国家健康统计中心将慢性疾病定义为疾病病程持续 3 个月或以上。超过 13 300 万的美国人，约占全国人口总数的 45%，至少患有一种慢性疾病[Partnership to Fight Chronic Disease（PFCD），2013]。在典型的工作日中，围麻醉期护士非常可能需护理一位合并慢性疾病的患者。本章将简要介绍 11 种慢性疾病：高血压、卒中、冠心病、慢性阻塞性肺病、哮喘、睡眠呼吸暂停、糖尿病、关节炎、癌症、慢性肾功能不全以及病态肥胖。本章首先给出每一种疾病状态的定义，然后概述每种疾病的术前注意事项和对术后管理的影响。

1. 什么是高血压?

　　估计大约 33%（或 1/3）的美国人患有高血压（HTN），其中超过 30% 的患者没有得到确诊。特别是那些没有寻求规律性用药治疗的患者。所以，许多人在手术时才第一次诊断患有高血压并不让人感到吃惊。

　　HTN 是动脉高压力（张力）的缩写。高血压增加了患心脏疾病、卒中以及其他慢性疾病的风险。正常的血压低于 120/80 mmHg；当血压在 120/80～139/89 mmHg 时被称为临界高血压，当血压达到或大于 140/90 mmHg 时就要考虑为高血压。HTN 直接增加了心肌对耗氧的需求。当存在冠状动脉疾病时，心肌的耗氧需求可能得不到满足。这些患者在麻醉过程中血压不稳和术后缺血性并发症的风险增加。HTN 被认为是导致心血管疾病、脑血管意外、外周阻力增加以及肾功能衰竭的主要风险因素之一（Chummun，2011）。

2. 慢性高血压患者的术前注意事项有哪些?

　　抗高血压的药物需要持续服用到手术操作前，在围术期允许禁饮食（NPO）的患者喝少量的水服药。如果术前取消服用某些抗高血压药物，如 β 受体阻断剂，可能会导致 HTN 反跳或出现心肌缺血。因此，宣教术前持续服用抗高血压药物的重要性是必要的。在围术期使用 β 受体阻断剂可降低 30%～90% 心血管事件风险的发生。术前服用 β 受体阻断剂通过减慢心率来降低手术的应激和需求。手术应激增加了心肌的耗氧需求，可导致心肌梗死、心绞痛以及充血性心力衰竭等心血管事件的发生（Mathias，2007）。

3. 慢性高血压对患者术后的影响有哪些?

　　术后 HTN 可能引起心室收缩功能障碍，以至于心室功能衰竭，导致肺水肿。心脏舒张功能障碍可导致患者不能耐受心动过速，因为存在心室充容时间不足，常发生在术后。应该在术后尽早恢复抗高血压治疗。已建立起在患有慢性高血压和冠状动脉疾病危险因素的患者应用 β 受体阻断剂的方案。在围术期，这不仅能控制血压，而且还能控制心动过速和保护心脏免受缺血性损伤。

4. 什么是卒中?

　　当血块堵塞动脉或血管中断影响了血流流向大脑的某一区域时，就会发生卒中或脑卒中。当发生脑卒中或卒中时，脑细胞开始死亡，脑组织受到损伤。当卒中区域的脑细胞死亡以后，由这一部分脑区控制的功能也就消失了。这些功能包括说话、运动以及记忆等。卒中患者脑功能受损伤的严重程度取决于卒中的发生区域和受损脑组织的多少。在美国，每年大概有 795 000 人发生卒中，有 580 万卒中患者伴随后遗症生存。卒中是世界范围内导致患者死亡的第二常见原因和致残的第三常见原因

(Caplan，2014)。

短暂性脑缺血发作(TIA)是发生卒中的预警或小卒中,症状类似卒中,但持续时间不超过 24 h,不伴随永久性的损害。及时识别和治疗 TIA 能降低大卒中的发生风险。在发生一次或多次 TIA 的人群中,超过 1/3 的患者最终会发生卒中。与 TIA 不同,可逆性缺血性神经功能缺损(RIND)持续时间大于 24 h,但不超过 3 周。

5. 既往发生过卒中的患者术前应注意哪些事项?

术前护理要关注既往卒中所导致的神经功能状态,并清楚的记录下任何功能障碍。再次强调,如果患者有慢性高血压,必须持续进行抗高血压治疗。另一个需要考虑的因素是患者发生卒中的病因。心房颤动和动脉粥样硬化是导致栓塞或缺血性卒中的常见先兆病因。因此,抗凝或抗血小板治疗经常出现在治疗方案中,并且必须在手术前纠正。对于已多次发生卒中的患者,持续抗血小板治疗至手术前带来的益处超过其增加术中出血的风险。

6. 既往卒中对患者术后管理的影响有哪些?

既往卒中患者在术后需要保持血压正常。术后即可出现的严重低血压或 HTN 可能降低脑灌注,提高再次发生卒中的风险。如果已经发生卒中,仔细的术前和术后神经功能评估对确认是否发生卒中至关重要。

如果手术止血满意且没有出血的证据,那么术后可以比较安全地恢复抗血小板治疗。对于长期使用华法林抗凝治疗的患者,已感知到的围术期卒中风险因素决定了患者术后是否需要进行肝素滴注或低剂量的肝素治疗。如果风险因素比较低,当患者术后可以口服药片时,即可恢复华法林的治疗。如果是中度至重度风险,一旦外科出血的风险消退,就应使用肝素滴注或低分子量肝素桥连抗凝治疗,治疗持续到凝血酶原时间值达到华法林治疗时的数值。

考虑到既往卒中的患者合并冠心病的概率比较高和高围术期心脏事件风险,所以任何既往有非出血性卒中病史的患者都需要预防性使用 β 受体阻断剂治疗。

7. 什么是冠状动脉疾病(CAD)?

根据美国心脏协会(AHA)和美国卒中协会(ASA)2014 年发布的心脏疾病和卒中统计数据,心血管疾病仍是美国各主要种族男性和女性的主要死亡病因。大约有 1 300 万人有冠状动脉疾病病史,720 万人遭受过一次心肌梗死。

CAD 是一种心脏疾病。心脏从流经冠状动脉的血液中获取氧气和营养成分。在 CAD 患者中,冠状动脉壁上形成斑块。随着斑块变厚,灌注动脉的开口变狭窄,血流流经速度变慢。这样心脏获得的血液和氧气就比较少,导致心肌缺血缺氧。久而久之,心脏必须更加努力做功,心室可能肥厚,导致心脏功能障碍和终末器官损伤。

8. 冠状动脉疾病患者术前应注意哪些事项?

最近的研究显示,β 受体阻断剂能减少围术期的心肌缺血,降低冠心病患者发生心肌梗死和死亡的风险。有证据显示,应尽可能在术前数天到数周开始治疗,并且持续至整个围术期。从病史、体格检查以及心电图(ECG)检查中获得的基本临床评估通常可以为临床医师提供充分的临床数据来评估心脏风险[American College of Cardiology (ACC) & AHA,2014]。如果风险增加,则可以进行额外的检查。贫血可能加重心肌缺血和恶化心力衰竭;因此,对于术中失血风险较高的患者,需要术前进行红细胞压积检查。

9. 冠状动脉疾病对患者术后管理的影响有哪些?

对于服用 β 受体阻断剂治疗高血压、控制房颤心率、控制心绞痛、心力衰竭或既往心肌梗死的患者,持续应用 β 受体阻断剂对有效保护患者的心肌至关重要。然而,尽管 β 受体阻断剂有降低围术期发生心肌梗死风险的效果,但如果患者没有这些适应证时,术前不应使用 β 受体阻断剂,因为可能增加死亡和卒中的风险(Devereaux & Cohn,2015)。通过临床症状的评估、连续的心电图检查(与术前心电图相比较)、心脏特异的生物标志物以及术前术后心室造影的对比研究,可以证实已经发生了围术期心肌梗死。对于低临床风险的患者进行低风险手术时,没有必要常规采用心电图和心脏血清生物标志物检查来对围术期的急性冠状动脉疾病综合征进行监测(ACC & AHA,2014)。

疼痛管理对于心脏病患者的围术期护理至关重要。急性疼痛引起儿茶酚胺释放,可导致心动过速。心动过速反过来又可增加心肌氧耗,导致心肌梗死。因此,在围术期的护理计划中必须包括有效的镇痛方案。

10. 什么是慢性阻塞性肺病?

慢性阻塞性肺病(COPD)是一种以慢性肺部气流受阻,干扰正常呼吸为特征的肺部疾病。它不是完全可逆的。更常见的术语"慢性支气管炎"和"肺气肿"已不再使用,但仍包含在COPD的诊断中。COPD不仅仅是"吸烟者的咳嗽",而且是没有被诊断的危及生命的肺部疾病(WHO,2016)。

在美国有1 600多万人患有这种疾病。根据美国肺脏协会的数据,大约有1 400万人患有慢性支气管炎,估计有190万人患有肺气肿。根据WHO的调查,在发达国家发生的慢性阻塞性肺病死亡的人数中,75%的病因直接与吸烟有关。

在健康人身上,增加血液中的二氧化碳水平会促进呼吸。在COPD患者中,因为血中的二氧化碳水平已升高,需要通过缺氧来刺激呼吸(低氧驱动)。对于这些患者,高浓度的氧气能减少呼吸次数,导致呼吸抑制。"空气滞留"(air-trapping)现象是COPD的最主要损害之一。由于失去了气道的完整性,呼气时间延长,导致肺脏过度充气。由于胸腔内压力增加可导致静脉血回流减少,所以COPD患者可发生低血压。

11. 慢性阻塞性肺病患者的术前注意事项有哪些?

术前应用诱发性肺活量仪测定可以建立基线值。肺功能测试可能有助于预测术后成功率。由于许多COPD患者在家使用氧气(O_2),所以术前必须建立起所需的氧流量和氧饱和度(SPO_2)。这些患者的氧饱和度基线水平可能低于90%。

应该常规每天使用含有支气管扩张剂和糖皮质激素的定量雾化吸入器(MDI)和手持雾化器。体检评估肺功能状态是COPD患者术前需要考虑的重要因素,包括肺部听诊和记录呼吸音,建立肺功能状态的基础值。

12. 慢性阻塞性肺病对患者术后管理的影响有哪些?

对术后闻及喘鸣的COPD患者应给予快速起效的支气管扩张剂(沙丁胺醇)。应尽可能早的应用诱发性肺活量仪进行肺功能锻炼。如果需要应用机械通气,必须注意出现空气潴留的可能。通过调整吸气和呼气的比率,提供足够的呼气时间。可能需要检测动脉血气(arterial blood gas,ABG)。根据ABG结果,酸碱平衡是决定治疗方案的关键因素,而不是二氧化碳分压。二氧化碳波形图或呼气末二氧化碳监测可用于追踪COPD患者的趋势值。

13. 什么是哮喘?

哮喘是以气道炎症和高反应性为特征的慢性呼吸系统疾病,导致反复发作的支气管收缩、气道水肿、黏液栓、咳嗽以及喘鸣。在美国,有1 640万或7.3%的成人和700万或9.4%的儿童被诊断为哮喘。

14. 哮喘患者术前的注意事项有哪些?

应该继续每天常规使用支气管扩张剂和糖皮质激素,并且小心护理避免诱发哮喘发作。术前体格检查时应仔细进行肺部听诊,这是建立基础值所必需的。

15. 哮喘对患者术后管理的影响有哪些?

因为患者的气道处于高反应状态,术后应继续使用支气管扩张剂。应小心避免接触已知的触发因素,可能还需要额外的皮质激素治疗。

16. 什么是阻塞性睡眠呼吸暂停?

在美国20岁及以上年龄的成年人中,大约有31.2%的人被诊断为阻塞性睡眠呼吸暂停(OSA)(CDC,2015)。OSA综合征是最常见的与呼吸相关的睡眠障碍类型。它以睡眠中反复发生的上气道阻塞(呼吸暂停和低通气)为特征。呼吸的中枢驱动力和胸腹部的呼吸运动得以保存。超重的人经常发生OSA,并抱怨经常过度睡眠。OSA综合征患者在睡眠过程中有持续 20～30 s 的响亮鼾声或短暂的喘息声，与静音期交替出现。鼾声是气流通过部分阻塞的气道而产生。静音期则是由呼吸暂停导致的，是完全性气道阻塞引起的呼吸停止。有证据显示，OSA 可能会损害某些方面的认知功能，在清醒的时候可能比较明显。OSA 的后遗症包括白天过度嗜睡、抑郁、注意力不集中等问题。

17. 阻塞性睡眠呼吸暂停患者的术前注意事项有哪些?

对于需要持续正压通气（CPAP）治疗的 OSA 患者，需要告知患者将自己的呼吸机和鼻腔或口腔面罩带至医院。对这些患者使用镇静药物时要小心权衡，因为这些药物会抑制患者上呼吸道肌肉的活动。每家医疗机构都有适当的流程和政策用于检查患者在家使用家庭设备的安全性。

18. 阻塞性睡眠呼吸暂停对患者术后管理的影响有哪些?

许多 OSA 患者术后需要气管插管和机械通气，直至患者完全清醒。术前已使用 CPAP 支持治疗的患者，这时也需要使用，并应进行压力监测，查明压力是否足够。对于部分没有在家使用 CPAP 支持治疗的患者，也可以在术后即应用该技术。在气管插管和拔管后，气道黏膜可能出现某种程度上的肿胀。长效镇静药物和有呼吸抑制作用的麻醉药物可导致术后呼吸困难（American Sleep Apnea Association，2008）。

19. 什么是糖尿病?

当机体产生的胰岛素过少或不能利用胰岛素而导致机体不能利用血糖作为能量时，即为患了糖尿病（DM）。1 型糖尿病是因为胰腺分泌的胰岛素量比较少，机体不能将血液中的葡萄糖转化为能量。2 型糖尿病是因为要么身体分泌的胰岛素太少，要么不能利用胰岛素，导致机体不能将血液中的葡萄糖转化为能量。2 型糖尿病是最常见的糖尿病类型（CDC，2015）。

据估计，在 20 岁及以上的美国成年人中，约有 10%患有糖尿病（其中，7.5%已确诊，2.5%尚未确诊）。糖尿病患者占所有法定盲（译者注：法定盲是指如果患者的视力和视野范围低于一定的水平而被官方确认为盲）的 8%，是终末期肾病的主要原因；糖尿病患者患心血管疾病的风险是健康人的 2 倍。血糖升高危害除头发以外的每一个身体组织。糖尿病的远期影响包括周围神经疾病、胃排空延迟、足部溃疡以及因伤口愈合延迟而导致的感染。

20. 糖尿病患者的术前注意事项有哪些?

应当记录糖尿病患者的类型和个体化治疗方案。准确的血糖监测是促进伤口愈合和预防伤口感染的重要步骤。应当有适当的高血糖处理方案，应从手术当天开始，包括术前空腹血糖。

手术和全身麻醉会引起神经内分泌系统的应激反应，释放对抗调节的激素，如肾上腺素、胰高血糖素、皮质醇和生长激素以及炎性因子，如白细胞介素 6 和肿瘤坏死因子。这些神经激素的改变导致代谢异常，包括胰岛素抵抗、降低外周葡萄糖的利用、胰岛素分泌受损、脂肪分解增加以及蛋白质分解代谢增加，在某些情况下可导致高血糖甚至酮症酸中毒的发生（KKhan，Chali & Cagliero，2015）。

此外，所有糖尿病患者术前都需要进行血清肌酐和血尿素氮（BUN）的检测，因为可能合并肾功能不全。

21. 糖尿病对患者术后管理的影响有哪些?

糖尿病与手术部位感染风险（SSI）增加之间的联系由来已久。这一联系被认为是与高血糖对粒细胞的趋化、吞噬以及黏附产生不良影响有关。既往存在的血管改变、免疫功能受损以及伤口的延迟愈合也能增加糖尿病患者术后感染的风险。手术与麻醉应激导致胰岛素抵抗增加，从而加剧了高血糖。很多研究表明，在术中和围术期改善血糖能减少术后感染的风险。这可能是由抗调节激素增加所引起的（胰高血糖素、肾上腺素、皮质醇以及生长激素）。应激反应也阻止了肝脏葡萄糖的异生和糖原分解。必须在围术期严格控制血糖。

22. 什么是关节炎?

关节炎是一个或多个关节的炎症。在美国，大约有 4 600 万人(几乎每 5 个成年人中有 1 个)患有关节炎。在 15 岁以上的美国人中,关节炎是最普遍的慢性健康问题之一,也是引起残疾的主要原因。据估计,到 2040 年,将有 7 800 万 18 岁以上的成年美国人被诊断为关节炎(CDC,2016)。关节炎有许多不同的类型,两种常见类型是风湿性关节炎(RA)和骨关节炎(OA)。

RA 是一种自身免疫性疾病,主要表现为关节滑膜的慢性炎症,关节的滑膜增厚并突出到关节腔。关节炎对关节的侵蚀引起疼痛和运动受限、功能障碍。当关节的内壁发炎时,液体释放增多,关节即肿胀、疼痛。这种炎症会扩散到周围组织中并影响其他器官的功能。

OA 也被称为退行性关节炎,是最常见的关节炎。它以软骨消失和受累关节的肌肉骨骼组织破坏为特征。它既不是一个炎症过程,也不是由衰老导致的关节磨损和撕裂过程。软骨可缓冲运动带来的冲击,当软骨消失时,骨关节面摩擦会引起疼痛、肿胀以及使受累关节的活动能力下降。

23. 关节炎患者的术前注意事项有哪些?

因为关节炎的全身症状、药物作用,或特定关节相关的问题,关节炎患者可能增加围术期并发症的风险。长期接受皮质类固醇治疗的患者可能存在颈椎不稳的最高风险,影响气道的管理策略。在家里使用的止痛药和辅助剂,如阿司匹林或非甾体抗炎药(NSAID),均应做好记录。这些药物可能增加围术期出血并发症的风险。手术前必须确定关节活动受限情况作为基础值。

24. 关节炎对患者术后管理的影响有哪些?

许多治疗关节炎的药物都有免疫抑制作用,因此,需要注意术后伤口感染和伤口延迟愈合的风险。酮咯酸(Ketorolac,静脉非甾体抗炎药)可以作为慢性疼痛患者止痛治疗的辅助药物。在肾功能受损的患者中使用 NSAID 必须谨慎。严重的高位颈椎关节炎患者需要仔细摆放体位和保持颈部稳定。

25. 什么是癌症?

癌症患者占美国死亡人数的近 1/4,仅次于心脏疾病的死亡人数。目前,美国人一生中罹患癌症的风险是 50%。主要的癌症部位有前列腺、肺脏、结肠以及直肠(American Cancer Society,n. d.)。大约有 1/3 的美国女性一生中将罹患癌症。当身体一部分细胞失去控制的生长并侵犯其他组织时,癌症就开始了。癌症有很多种类,但它们都开始于细胞的异常增生和转移。当细胞过度分裂或没有正常凋亡时就形成了不正常的组织团块,即肿瘤。肿瘤可能是良性的(不是癌)或者是恶性的(癌)。当患者被确诊为癌症时,明确分期通常是制订治疗方案的第一步。癌症分期是根据原发肿瘤的范围和癌细胞在身体扩散的程度确定的,用于描述癌症的范围或严重程度。常见的分期要素包括:肿瘤的最初部位、大小和数量、是否扩散到淋巴结、细胞的类型和与正常组织的近似程度以及是否已发生转移。癌症的治疗方法包括化疗、放疗、手术,或是这些方法的联合。

26. 癌症患者的术前注意事项有哪些?

癌症患者的很多注意事项都归因于癌症的治疗方案。慢性疼痛、营养不良、电解质失衡、免疫抑制以及皮肤脆弱都是化疗的不良反应。需要进行全面的身体评估,包括化学和血液的实验室检查以及患者目前的疼痛管理方案,依此确定其基线值。对预期术后疼痛的患者建立和实施疼痛管理方案也是很好的做法。

27. 癌症患者的术后管理应关注哪些事项?

因为存在慢性疼痛,所以癌症患者的疼痛管理通常十分有挑战性。针对术后的急慢性疼痛,术前应开始并适当增加镇痛治疗。术后仔细摆放体位和观察皮肤对防止皮肤破损和撕裂十分重要。因为许多化疗药物具有免疫抑制的不良反应,患者的皮肤往往比较脆弱,伤口延迟愈合也是一个令人担心的问题。

28. 什么是肾功能不全?

第三次全国范围内的健康和营养检查调查(NHANES Ⅲ)估计,美国成人慢性肾脏疾病的发生率为 11%(1 920 万人)。在美国,肾衰竭也被称为终末期肾病(ESRD),其两个主要的病因分别是糖尿病(也称为 2 型或成年后发生的糖尿病)和高血压(National Kidney Foundation,2015)。

当肾脏的过滤功能变慢并逐渐被毁坏时,可定义为慢性肾功能不全(CRI)。它有时也被称为进行性肾脏功能不全、慢性肾脏疾病或慢性肾功能衰竭(CRF)。这种损害目前尚无法修复,因此,它是不可逆转的。在需要进行透析或肾移植之前,患者可能已经患有多年甚至几十年的 CRF。CRI 本身并不意味着肾脏功能完全丧失,CRI 患者可能仍然会正常排尿,可能仍有足够的肾功能来维持身体的正常机能。不能凭尿液量来判断肾脏功能。有些肾功能不全的晚期患者,甚至是透析的患者,仍然会产生一定的尿液,但这并不意味着肾脏能有效地过滤废物或调节血中的电解质水平。随着 CRI 的进展,最终可能发展为 ESRD。肾脏疾病的一个重要特点是当肾脏的损害达到一定程度时,即使潜在的肾脏疾病可以或可能治愈,肾脏损害仍会继续恶化。这通常称为不可逆的临界点。当 CRI 继续恶化,肾小球继续瘢痕形成,肾功能逐渐降低。当血清肌酐达到 2.0 mg/dl 时(Chronic Renal Insufficiency,n. d.),通常认为已到达肾脏功能损害的不可逆临界点。长期肾功能不全的结局包括贫血、高磷血症和低钙血症导致的骨营养不良、电解质酸碱紊乱、营养和蛋白质代谢改变以及终末期肾病。患 CRI 的婴儿和儿童可能会有营养不良、生长发育迟缓以及神经功能障碍。

29. 肾功能不全患者的术前注意事项有哪些?

未进行透析治疗的慢性肾脏病患者在接受某些手术时会增加发生急性肾功能衰竭的风险,比如需要使用造影剂的影像手术。术前或术后静脉注射 N-乙酰半胱氨酸和碳酸氢钠能预防疾病和保护肾功能。

30. 肾功能不全或慢性肾衰竭对患者术后管理的影响有哪些?

慢性肾脏疾病与凝血功能受损有关;因此,术后出血的风险比较高,必须密切监测患者的病情变化。很多药物如甲氧氯普胺和头孢唑林等通过肾脏代谢和清除,药剂师在术后应复审这些药物,以便调整这些药物的用量。此外,还应该注意避免这些患者发生容量超负荷。

31. 什么是病态肥胖?

据估计,在美国 20 岁及以上的成年人中,有 33%体重超标,34%肥胖,6%极度肥胖。病态肥胖的人体重通常超过理想体重(IBW)45 kg 或更多,超过 IBW 100%,或体重指数(BMI)超过 40 kg/m^2。病态肥胖是高血压(HTN)、冠状动脉疾病(CAD)、卒中、慢性阻塞性肺病(COPD)、糖尿病、哮喘、阻塞性睡眠呼吸暂停、肾脏疾病和关节炎的危险因素。此外,这些患者有发生食道裂孔疝和胃食道反流的倾向,气管插管和拔管时存在较高的误吸风险。因为对合并疾病的发生有明显的影响,所以肥胖不仅被视为一种慢性医疗状况,也被视为一种疾病状态(Fencl,Walsh & Vocke,2015)。

32. 肥胖症患者的术前注意事项有哪些?

应该考虑到病态肥胖患者可能存在的所有合并疾病。通过适当的实验室诊断进行全面的术前评估。也需要预防这些患者形成深静脉血栓。

33. 病态肥胖对患者术后管理的影响有哪些?

肥胖可以明显改变呼吸道的解剖,导致气管插管困难(Noble,2009)。因为腹内脂肪过多引起肺容量压缩,所以肥胖症患者麻醉后的呼吸并发症增加。患者术后长时间的仰卧位可导致皮肤破裂和发生压力性溃疡的风险,需要勤于皮肤护理和使用如大床或轮床等专用设备。

在围术期使用的许多镇痛药物都可储存在病态肥胖患者的脂肪组织中,这增加了与药物相关的呼吸抑制风险。然而,如果不控制疼痛,病态肥胖患者可能会出现呼吸困难的情况;因此,需要进行护理评估、持续监测和谨慎使用止痛剂。

(娄　凡　李亚军)

参考文献

American Cancer Society. (n. d.). Retrieved from http://www.cancer.org.

American College of Cardiology/American Heart Association，2014，August. 2014 ACC/AHA guideline on perioperative cardiovascularevaluation and management of patients and undergoing noncardiacsurgery: A report of the American College of Cardiology/American Heart Association Task Force on Practice Guidelines. Circulation，130，e278 - e333. doi: 10. 1161/CIR. 0000000000000106.

American Sleep Apnea Association，2008. Sleep apnea and samedaysurgery. Retrieved from http://www. sleepapnea. org/resources/pubs/sameday. html.

Caplan L R，2014. Etiology, classification, and epidemiology ofstroke. Retrieved from http://www. uptodate. com/contents/etiology-classificationand-epidemiology-of-stroke?source=machineLearning & search=stroke+incidence & selectedTitle = 1％ 7E150&.sectionRank = 1&.anchor = H7719405 ♯ H7719405.

Centers for Disease Control，2016. Arthritis. Retrieved from http://www. cdc. gov/arthritis/data _ statistics/index. htm.

Centers for Disease Control，2015. Diabetes Home. Retrieved from http://www. cdc. gov/.

Chronic renal insufficiency. (n. d.). Retrieved from http://www. mcw. edu/FileLibrary/Groups/MedicineNephrology/ChronicRenalInsufficiency. pdf.

Chummun H，2011. The management of hypertension: The impact ofnurse-led clinics. Nurse Prescribing，9（2），68 - 74.

Devereaux P J & Cohn S L，2015. Management of cardiac risk fornoncardiac surgery. Retrieved from http://www. uptodate. com/contents/management-of-cardiacrisk-for-noncardiac-surgery?source=machineLearning & search=beta + blocker + protocol + preoperative&.selectedTitle = 3～150&.sectionRank=1&.anchor=H41♯H41.

Fencl J L，Walsh A & Vocke D，2015，August. The bariatric patient: An overview of perioperative care，AORN Journal，102（2），116 - 131.

Khan N A，Ghali W A & Cagliero E，2015. Perioperative management of blood glucose in adults with diabetes mellitus. Retrieved from http://www. uptodate. com/contents/perioperativemanagement-of-blood-glucose-in-adults-with-diabetesmellitus?source=machineLearning & search = perioperative + management + of + diabetes + mellitus&.selectedTitle = 1 ～ 150&.sectionRank = 1&.anchor=H20♯H15.

Mathias J M，2007. Setting up a beta blocker protocol. OR Manager Supplement，23（3），20 - 22.

National Kidney Foundation，2015. Kidney diseases: Causes. Retrieved from https://www. kidney. org/atoz/content/kidneydiscauses.

Noble K A，2009. The obesity epidemic: The impact of obesity on the perianesthesia patient. Journal of PeriAnesthesia Nursing，23（6），418 - 425.

Partnership to Fight Chronic Disease（PFCD），2013. Almanac of chronic disease. Retrieved from https://www. fightchronicdisease. org/.

World Health Organization，2016. Chronic respiratory diseases，COPD definition. Retrieved from http://www. who. int/respiratory/copd/definition/en/index. html.

第 14 章 危重症患者

Hildy Schell-Chaple, RN, PhD, CCNS, FAAN

本章将对普通的危重护理主题进行基于循证医学的概述,这些主题涵盖了诊断和手术过程,是各种场所内危重患者护理的基本知识。

1. 什么是重症监护?

弗洛伦斯·南丁格尔提倡对特殊患者给予独立区域的护理,特别是术后患者。20 世纪早期,由于医疗新技术的发明(如机械通气)和善于思考的医师,重症监护病房(ICU)开始在美国出现。1958年,第一个拥有 24 h 医师值班的多学科 ICU 在巴尔的摩城市医院开业,这所医院现在被称为约翰·霍普金斯医院。到 2009 年,美国已有 77 000 多张监护病床(Wallace et al., 2015)。重症监护专业经过这么多年的发展,已达到满足救治危及患者生命的疾病或创伤和/或那些需要接受专业培训的医师才能为其提供专业监护或复杂干预患者的需求。

2. 麻醉后复苏的患者何时转为危重患者?

患者接受护理的场所(如 ICU 或 PACU)和/或特殊的临床标准不能定义或区分危重护理。在 PACU 处于 I 期复苏阶段的患者如果存在气道不稳定或者血流动力学受损就是危重患者。另一种情况下,当医疗流程因麻醉延迟恢复和/或临床症状改变需要持续监护和/或危重干预而发生改变时,手术后患者就转为危重患者;还有一种情况,在有些医院,对于已经预留 ICU 床位的危重患者来说,常规先去 PACU 进行初步稳定。最后,还有部分 PACU 常规在 ICU 有床位之前护理和收留危重患者。因此,本章主要围绕重症监护概述在 ICU 或 PACU 会发生的一系列预警监护和积极有效的实践措施。

麻醉苏醒后的患者需要重症监护的常见原因包括因高危手术和/或相关合并疾病风险导致可能出现的潜在并发症。例如,合并有严重冠状动脉疾病的肾移植患者,术后可能需要超过麻醉恢复时间的心肌缺血监测。

3. 危重患者的常见感染是什么?

最近对 75 个国家 1 265 家 ICU 的调查研究显示,ICU 患者感染率为 51%(Vincent et al., 2009)。最常见的感染部位是肺部(肺炎),革兰阴性的生物体是最常见的病原体。危重患者常见的感染部位和来源为中心静脉导管、手术部位、鼻窦以及腹腔内。感染的 ICU 患者在 ICU 和医院内的死亡率远比那些没有感染的 ICU 患者高。预防医院内感染是一项非常重要的护理工作。护士可以通过以下措施预防感染:规范手卫生,对一些特殊护理严格执行无菌原则,以及遵照循证医学方法进行常规和复杂的护理,如口腔护理、吸痰、中心静脉导管护理、尿管护理、各种管道护理以及侵入性设备的护理。通常由护士重点关注的感染控制问题,已成为公众和联邦政府关注的一个患者安全问题。2008 年,美国卫生和人类服务机构设立了预防医疗相关感染(HAI)的联邦指导委员会,其目的是消除 HAI,如导管相关尿路感染、呼吸机相关肺炎,手术部位感染及中心静脉导管相关血流感染。

4. 早期发现危重患者感染的评估要点是什么?

通过对患者全面的体格检查和对危险因素、体征及症状的评估可及早发现感染,通过早期适当的干预,可改善患者的预后。

危险因素包括以下内容:

- 免疫抑制药物(皮质类固醇、化疗药物、移植抗排斥药物以及自身免疫性疾病的免疫疗法)

- 免疫抑制疗法(血浆置换疗法、放疗)
- 慢性疾病(糖尿病、终末期肾脏疾病、终末期肝脏疾病)
- 侵入性装置、伤口及手术部位
- 极端年龄
- 营养不良
- 抗生素治疗(增加了难辨梭状芽胞杆菌和白色念珠菌的继发性感染风险)

体征和症状包括以下内容:

- 发烧(≥38.3℃)或体温过低(<36℃)
- 白细胞计数增高(>12×10^{12} mol/L)或白细胞减少(<4×10^{12} mol/L)
- 新出现的腹泻和近期或目前应用抗生素治疗(增加了难辨梭状芽胞杆菌的继发性感染风险)
- 会阴、腋窝、皮肤褶皱、切口与伤口周围或设备敷盖部位的红色皮疹伴有小的脓包(如皮肤真菌感染)
- 鼻腔持续的引流和存在鼻腔引流管(如鼻窦炎)
- 肺部痰液增加,氧气需求量增加,胸部 X 片显示浸润(如呼吸机相关肺炎)
- 切口或伤口周围,设备插入部位或关节表面出现红肿、硬结、压痛(如蜂窝炎或脓肿)
- 口唇和/或会阴病变,可能是病毒感染复发(如单纯疱疹),往往被误认为是气管导管或固定患者在床上引起的压力性溃疡
- 眼部红肿及持续的脓性分泌物(即结膜炎)

5. 危重症患者的发热如何管理?

发热是危重患者的体温升高到至少 38.3℃。温度监测方法应以对患者的损伤最小、最准确、最可靠为基础。血管内(肺动脉导管)、食管、膀胱、前额零热流(zero-heat-flux)、直肠以及口腔测温是成人体温诊断最准确的方法。ICU 成年患者不推荐采用腋下、颞动脉以及化学点状法测温。将术后发热与感染或非感染性发热区分开来具有一定的挑战性,因此需要进行全面评估。在术后 72 h 以内,开始诊断性检查之前,必须综合体格检查、病史及实验室检查的结果来评估风险和其他潜在的发热病因。没有证据支持对危重患者的发热进行常规抑制

(O'Grady et al.,2008)。在决定给予解热药物或物理降温措施时,应考虑发热对患者的呼吸、血流动力学、神经、代谢及舒适反应进行评估。

6. 如何预防中心静脉导管相关的血流感染?

据估计,美国每年有 25 万例院内导管或中心静脉导管相关的血流感染患者(CLABSI)。CLABSI 与并发症的发生率、死亡率以及经济负担的增加有关。死亡率是 4%～20%。在接触中心静脉导管(CVC)或与其相连的管路部分之前进行手卫生始终是预防血流性感染的第一步。

对于 CVC 护理,预防感染策略分为四部分:

- CVC 插入技术:全面防护措施,包括无菌单、口罩及帽子;用含葡萄糖酸氯己定(CHG)的消毒液进行皮肤消毒擦洗。
- CVC 日常留置评估标准:每天根据既定的 CVC 留置标准,如压力监测、快速液体输注、需要通过中央通路的药物或治疗以及无法获得替代静脉通路,来审查是否需要保留 CVC。
- CVC 穿刺部位评估和护理:评估穿刺部位是否有感染迹象,并确保敷料干燥和完好;用 CHG 对穿刺部位进行消毒擦洗和应用含有 CHG 的敷料覆盖,除非禁忌使用 CHG。
- 管路维护:在接触管路之前,用含有酒精或 CHG 消毒液擦洗管路的给药接口,清除从穿刺部位到旋塞阀壁内的血迹和碎屑,确保管路保持闭合,尽可能减少通过管路给药和抽血,至少每 96 h 更换一次输液管。

7. 什么是脓毒症,严重的脓毒症与脓毒症休克有何不同?

作为拯救脓毒症运动(SSC)的一部分,国际专家共识小组已将脓毒症的定义和诊断进行了标准化(Dellinger et al.,2013)。该全球运动旨在通过提供基于改善脓毒症的早期识别、诊断及管理研究的指南,降低脓毒症导致的死亡率。脓毒症是人体对感染的全身性炎症反应,可以是尿路或是伤口部位等任何部位的感染。脓毒症的诊断标准是由表 14-1 中的两个或两个以上标准引起的全身感染体征的疑似或已知感染。严重脓毒症是除了脓毒症

外,还有相关器官功能障碍和/或组织灌注不足。脓毒症休克是除了脓毒症外,还有难以用液体复苏的低血压。

表 14-1　脓毒症的体征和症状

一般指标和生命体征
- 核心温度高于 38.3℃ 或低于 36℃
- 心率超过 90 次/min
- 呼吸频率大于 20 次/min
- 精神状态改变(嗜睡或意识错乱)
- 明显的水肿形成或液体正平衡(>20 ml/kg,24 h)
- 血糖升高[血糖>8.4 mmol(非糖尿病)]

炎症指标
- 白细胞计数增高(>12×10⁹/L)或白细胞减少(<4×10⁹/L)
- 白细胞计数正常,未成熟嗜中性粒细胞大于 10%
- 血浆 C-反应蛋白水平大于正常实验室检查值的两个标准偏差
- 血浆降钙素原水平大于正常实验室检查值的两个标准偏差

血流动力学指标
- 低血压(收缩压<90 mmHg,平均动脉压<70 mmHg;或收缩压较基础水平下降>40 mmHg)

器官功能障碍指标
- 低氧血症(PaO₂<60 mmHg,SpO₂<90%)
- 尽管有充足的液体复苏,但尿量低于 0.5 ml/(kg·h)
- 血浆肌酐水平增加 150%
- 凝血异常(INR>1.5 和/或 PTT>60 s)
- 血小板减少症(血小板计数<100 000)
- 高胆红素血症(总胆红素>68.4 μmol/L)

组织灌注指标
- 血清乳酸水平升高超过正常实验室检查值的上限
- 毛细血管充盈时间减少或出现斑点(四肢、膝盖、腹部、躯干)

8. 有关严重脓毒症的优先复苏措施有哪些?

拯救脓毒症运动(SSC)(Dellinger et al., 2013)认可了很多需要早完成的脓毒症复苏护理干预措施和在怀疑存在脓毒症的 6 h 内采取干预措施,以确定感染源。

- 作为组织氧含量是否充分的代谢监测指标,测量血清乳酸水平有助于监测无氧代谢的严重程度。
- 抗生素使用前进行血培养。
- 疑似严重脓毒症的住院患者应在 1 h 内使用广谱抗生素。

- 确保患者有足够的静脉通路进行液体复苏和药物静脉输注。
- 如果血清乳酸水平大于 4.0 mmol/L 或患者出现低血压,可以通过以下干预措施改善组织和器官的氧运输:
  - 在 30 min 内静脉给予 30 ml/kg 的晶体液,直到中心静脉压(CVP)达到 8~12 mmHg 和/或中心静脉血氧饱和度(ScvO₂)大于 70% 的目标值。也可考虑采用心脏超声心动图和被动腿抬高试验来作为液体状态的评估措施。
  - 如果初始液体输注后平均动脉压仍小于 65 mmHg,则开始给予血管加压药治疗。平均动脉压的目标是 65 mmHg 或更高。
  - 如果 ScvO₂ 低于 70% 或者在液体输注和使用血管加压药治疗后低血压仍然存在,则开始使用多巴酚丁胺静脉输注;如果血红蛋白低于 70 g/L,则考虑输血。
- 如果乳酸水平一开始就比较高,则需重新测量。重点对患者进行生命体征、呼吸音、皮肤颜色、毛细血管充盈以及外周脉搏搏动进行评估。

9. 复苏后的严重脓毒症患者的管理重点是什么?

脓毒症的处理是基于一系列循证医学证据的支持疗法。

- 监测抗生素治疗过程中的高敏和毒性反应征象;监测继发性感染迹象(真菌和胃肠道感染)以及对病原体治疗的效果(开始治疗 48~72 h 后)。
- 监测血糖(BG)水平,当血糖水平大于 10.1 mmol/L 时开始应用胰岛素治疗。维持胰岛素治疗的目标在 8.4 mmol/L 左右。密切监测患者的低血糖体征和症状,当有低血糖症状时给予葡萄糖治疗。
- 监测各系统功能在 24~48 h 恢复或进行性下降的情况。
- 小潮气量通气策略治疗脓毒症相关的急性肺损伤或急性呼吸窘迫综合征,保持吸气平台压低于 30 cmH₂O。

10. 什么是丙泊酚输注综合征?

丙泊酚输注综合征是在重症监护和围术期过程中输注常用的麻醉/镇静药物引起的一种潜在的致命性不良反应。临床上表现为心力衰竭(心律失常和/或低血压)、严重的代谢性酸中毒(低 pH、低碳酸盐以及碱缺乏)、急性肾损伤(尿量减少和肌酐水平升高)以及横纹肌溶解症(因为肌肉溶解出现肌酸激酶、肌钙蛋白以及肌红蛋白水平升高)。其相关危险因素与危重症患者的应激反应有关,增加糖皮质激素分泌和儿茶酚胺的释放。当危重患者接受血管活性药物(如去甲肾上腺素和其他血管加压药)、糖皮质激素以及高剂量的丙泊酚输注时[> 65 μg/(kg · min),输注>48 h],存在发生这种潜在的致死性不良反应的风险。丙泊酚和危险因素的结合使得细胞代谢活动所需原料的来源受损,导致心脏和骨骼肌功能障碍。细胞功能障碍导致利用游离脂肪酸产生能量的作用受损,表现为血中的甘油三酯升高。缺乏人体代谢所需的能量供给导致分解代谢增加(心脏和骨骼肌缺血性分解)和乳酸、肌酸激酶、肌红蛋白以及肌钙蛋白水平升高(Zaccheo & Bucher,2008)。

丙泊酚输注综合征的临床症状包括:

- 代谢性酸中毒
- 血清乳酸水平升高
- 低血压
- 血清甘油三酯水平升高
- 心律失常(突发性心动过缓)
- 急性肾损伤
- 横纹肌溶解症(血清肌红蛋白和肌酸激酶升高)
- 肝大

11. 如何预防和治疗丙泊酚输注综合征?

护士了解丙泊酚输注综合征患者的临床症状及危险因素可有助于早期发现该综合征。通过对患者危险因素的评估、按产品说明书推荐剂量使用以及如果是高危患者可考虑替代镇静剂(如果患者处于危险中)可预防丙泊酚输注综合征的发生。将患者较慢的心率、轻度的代谢性酸中毒趋势以及治疗低血压时的血管加压药物剂量逐渐增加看作是潜在的丙泊酚输注综合征以及与护理团队进行讨论评估,是护士早期发现该综合征的关键。

对疑似或确诊丙泊酚输注综合征患者的治疗不仅仅是停用丙泊酚,还要对功能障碍的器官和相关的组织损伤给予支持治疗。对于难治性的心动过缓,可以考虑心脏起搏。应用输液、血管加压药物以及正性变力药物可通过增加心输出量来支持氧运输。为预防横纹肌溶解诱导的肾损伤,可使用连续性肾替代疗法(CRRT),清除肌红蛋白和/或治疗代谢性酸中毒和急性肾损伤后遗症。

12. 对于减肥手术的危重症患者需要关注哪些临床事项?

减肥手术患者有发生与肥胖相关的合并疾病(例如肺高血压、糖尿病、OSA、静脉淤滞)的并发症风险,还有常规药物与治疗干预的不同影响。在诊断或治疗过程(如 CT 扫描或中心静脉穿刺)和常规护理(如床上移动)期间需要摆放一定的体位时,可能有发生呼吸道阻塞和/或低氧血症的风险。接受镇静剂或神经肌肉阻滞剂的减肥手术患者存在极其危险的呼吸系统依从性降低的风险,这可能与对上呼吸道肌肉组织的影响以及腹内压增加导致低肺容量相关的通气-灌注不匹配相关。将减肥手术患者的床头抬高至 30°以上,或应用反向 Trendelenberg 体位以及应用持续正压通气(CPAP)可预防伴有或不伴有 OSA 的减肥手术患者的这些并发症。由于存在呼吸系统的风险,建议谨慎使用苯二氮䓬类药物和阿片类药物,并在使用过程中密切监测。包括减肥手术患者在内的绝大多数危重病患者都存在肺栓塞的风险。静脉血液淤滞、OSA 以及 BMI>60 与高肺栓塞风险有关,所以推荐该人群放置下腔静脉滤器(Kaw et al.,2008)。

13. 什么是减肥手术患者的压力诱发的横纹肌溶解?

减肥手术患者术后罕见的并发症是压力诱发的横纹肌溶解。长时间静躺在手术室台可造成压力性缺血,导致组织发生肌肉损伤和坏死。相关的危险因素包括病态肥胖、长时间手术以及糖尿病。受影响的肌肉区域是下肢、臀部及腰部区域。术后高危患者需要监测的临床体征包括：肌肉分解（肌红蛋白）导致的深色或褐色尿，尿血红蛋白试纸检测阳性，尿分析红细胞阴性，高血清肌酸磷酸激酶（CPK），受损区域的肌肉疼痛或麻木，和/或由于缺血导致受损肌肉周围的皮肤上存在大疱或紫斑。早期干预可以减轻横纹肌溶解期间释放的毒性肌红蛋白引起的急性肾损伤程度。治疗措施包括给予静脉输液、碳酸氢钠碱化尿液、利尿剂及连续性肾替代疗法（CRRT）去除肌红蛋白（Pieracci，Barie & Pomp，2006）。

14. 什么是急性肺损伤和急性呼吸窘迫综合征？

急性肺损伤（ALI）和急性呼吸窘迫综合征（ARDS）是最严重的急性呼吸衰竭类型。间接或直接肺损伤或感染后会发生严重的肺部炎症。最新的ARDS 定义共识又称为 ARDS 柏林定义，取代了ALI 的概念，并增加了 ARDS 的严重程度分级。ARDS 柏林定义包括以下诊断标准：① 急性发作：在伤害或损伤发生一周之内出现呼吸系统症状；② 胸部 X 线显示双肺模糊；③ 与液体超负荷或心力衰竭无关的肺水肿；④ 氧合张力指数 PaO_2/FiO_2 比率（P/F）和呼气末正压（PEEP）可以帮助确定 ARDS 严重程度（轻度：200 mmHg＜P/F 比值≤300 mmHg 伴 PEEP≥5 cmH_2O；中度：100 mmHg＜P/F≤200 mmHg 伴 PEEP≥5 cmH_2O；重度：P/F≤100 mmHg 伴 PEEP≥5 cmH_2O）。

P/F 比值是氧张力指数，反映肺内分流相关的低氧血症的严重程度（静脉血流经塌陷的或充满液体的肺泡到动脉循环）。较低的 P/F 比值反映了更加严重的低氧血症和更高的肺内分流值。美国每年大约有新发 ALI 和 ARDS 患者 190 000 例，每年死亡患者超过 74 000 例（Matthay，2008）。

15. 导致急性呼吸窘迫综合征的原因是什么？

在 ARDS 患者中，肺脏可受到误吸或胸部创伤的直接损伤，或受到脓毒症或输血反应的间接损害。许多临床情况与 ARDS 相关，如脓毒症或全身炎症反应综合征（SIRS）、多次或单次输血、急性胰腺炎、胃内容物误吸、创伤以及有毒气体的吸入。

16. 对急性呼吸窘迫综合征患者的护理干预有哪些优先措施？

评估包括以下内容：

- 患者的一般情况：评估患者是否存在呼吸困难和应用辅助呼吸肌进行呼吸，是否与机械通气同步，皮肤颜色以及出汗情况。
- 气道：评估人工气道的类型、通畅和固定以及是否有分泌物的存在。
- 氧合情况：评估与 FiO_2 和呼气末正压（PEEP）水平相关的 PaO_2 和 SpO_2，PaO_2/FiO_2 比值。
- 通气：评估呼吸频率、潮气量、每分通气量以及 $PaCO_2$ 与每分通气量的关系。
- 气压伤风险和检测：通过触诊颈部和胸部，评估皮下气肿的情况（气压伤的早期征象）、评估吸气平台压力（目标为 30 cmH_2O），呼吸音、新出现的高吸气压峰值。
- 胸腔引流管的评估（当存在时）：插管部位评估，有无皮下气肿、出血及感染迹象；评估胸腔引流管系统以确保完好无损，是否连接完好以及吸引装置是否如预先设定；评估胸腔引流系统是否随呼吸而运动和密封瓶中是否存在漏气（冒泡）；评估引流量及性质。

干预措施包括以下内容：

- 达到适当的镇静水平，有助于促进与机械通气同步。
- 评估肺部体位，优化通气-灌注（VQ）匹配，改善肺部气体交换。
- 通过使用环路内设备和/或带 PEEP 阀的手动复苏器（Ambu bag；采用无菌操作程序防止感染）降低每次吸痰后的呼气末肺压力丢失。

预期规划包括以下内容：

- 确保紧急气胸治疗的急救用品：导管插入托盘和胸腔引流装置或带旋转阀的大口径导管针和 60 ml 注射器。
- 预期会通过胸部 X 线检查来确认诊断和评估干预后的肺复胀情况。

17. 什么样的管理策略可以降低 ARDS 患者机械通气的时间和死亡率？

ARDS 患者的死亡率在 20 世纪 90 年代高达

60%,随着过去 10 多年小潮气量通气策略的实施和 ICU 支持技术的进步,死亡率下降了 20%。ARDS 网是美国国家心、肺、血液研究所支持的美国多中心合作研究项目,对 ARDS 的科学研究和临床实践发展做出了贡献,改善了 ARDS 患者的医疗与护理。第一个对降低 ALI 和 ARDS 死亡率有明显影响的干预研究是使用小潮气量(潮气量为 6 ml/kg 预测体重)和平台压力限定为 30 cmH$_2$O 以下。接受小潮气量通气的患者,带呼吸机通气的时间较少和肺部以外的器官功能障碍减少。由于存在高 PEEP 和类固醇激素治疗顽固性 ARDS 不能改善存活或减少带呼吸机通气时间的证据,所以不建议采取。有研究表明,与开放性的液体管理策略("液体超负荷")相比,ALI 和 ARDS 患者采用保守性的液体管理目标策略("使其保持正常容量")可以减少带呼吸机通气的时间(Matthay,2008)。

18. 为什么呼吸机相关性肺炎是 ICU 患者的首要关注问题?

呼吸机相关性肺炎(VAP)是最常见的 ICU 相关感染。每 100 例 ICU 患者大约有 6~52 例 VAP。气管插管时间超过 24 h 的患者发生 VAP 的可能性高达 21 倍。机械通气每额外增加一天,VAP 的风险就会增加,归因于 VAP 的死亡率占 20%~41%。在推广实施 VAP 预防护理组套计划的 ICU,已明显降低了与 VAP 相关的致残率、死亡率及费用。消除医院内感染(HAI)和 VAP 是重症监护的首要任务。

19. 哪一类人群存在 VAP 的风险?

机械通气或带气管插管的患者发生 VAP 的风险增加。由于气管导管是直接通向下呼吸道的路径,会干扰咳嗽反射,刺激黏液产生以及促使口干。菌斑是细菌生长的培养基。唾液中含有免疫因子并促进斑块分解。发生 VAP 的其他危险因素包括意识水平降低、床头(HOB)位置平坦、胃胀气、肠内管道、肠内营养、COPD 或创伤。气管导管和呼吸机回路的定植菌和/或污染以及胃和/或口腔分泌物的误吸导致 VAP 的发生(Munro et al.,2009)。

20. 如何预防 VAP?

- 防止定植菌和污染
  - 在进行吸痰、口腔护理和/或呼吸机回路调整等相关操作时,使用手套前后要洗手。
  - 使用消毒液(例如,每 12 h 至少用 0.12%氯己定)冲洗口腔。使用牙刷或棉签清洁口腔是可以接受的 VAP 预防措施。清洁后滋润口腔黏膜和嘴唇有利于唾液的生成,防止干裂形成以及促进舒适。
  - 在进行吸痰和管理呼吸机管路或环路产品时,要保持清洁技术原则和封闭体系;不建议根据使用时间而定期更换呼吸机回路。
  - 对于存在多重耐药菌的患者,使用适当的抗生素;同时隔离患者,避免交叉感染。
- 预防误吸
  - 应保持患者的床头抬高大于 30°,除非存在禁忌。如果患者的体位与实际的 HOB 角度不符,应使用床上的计量器或测量设备来评估床头抬高角度,同时与护士通过目测的方法比较。
  - 监测气管导管套囊的压力,保证套囊内有足够的容量,同时又要避免压力过高,特别是在重新调整气管导管的位置和/或运送患者之后。
  - 再次考察经鼻气管插管或鼻胃管的适应证,一旦有可能,移除或转换到口腔。因为较高的呼吸道和鼻窦感染率与鼻腔导管相关。
  - 尽可能使用具有持续声门下吸引功能的气管导管装置,有助于从气管导管套囊的上方去除含有微生物的分泌物。
  - 通过连续或间歇性胃肠减压和避免导致胃充气的操作,避免胃过度胀气。
  - 使用呼吸机撤离技术和拔出气管导管。
  - 提供呼吸治疗和护士驱动的呼吸机撤离方案,以确保适时和及时的撤离呼吸机。
  - 定期评估患者拔出气管导管的指征(例如每日自主呼吸试验)。
  - 定期停止长期镇静患者的镇静药物,以评估适当的镇静需求(例如,实施每日镇静唤醒方案)。

21. 血流动力学监测的目是什么？

对血流动力学数据,还有病史、诊断、体格检查以及干预措施优化的批判性分析的最终目标是优化氧输送和器官系统的功能。血流动力学监测包括测量或计算心血管系统中的压力、阻力以及血流量的生理性指标,包括心率(HR)和节律、血压(BP)、CVP、肺动脉闭塞压(PAOP)、肺动脉压(PAP)、心输出量/心脏指数(CO/CI)、每搏输出量(SV)以及全身和肺血管阻力(SVR 和 PVR)。监测血流动力学参数的目的是为获得有关鉴别诊断(例如心源性与脓毒症性休克)的数据,监测可能导致采取早期干预的临床状况改变,以及评估对治疗的反应(例如血管活性药物、液体复苏、心肺支持装置)。

22. 怎样确保血流动力学监测的准确性？

- 测量前确保患者处于正确的体位。
  - CVP:仰卧位(不是侧卧),床头高度 0～60°
  - PAP:仰卧位,床头高度 0～60°
  - CO:仰卧位,床头高度 0～45°
- 将换能器与静脉静力学轴放置于同一水平上,然后通过方波测试(动态响应测试)来证实传感器监测系统的准确性。
- 通过图形打印心电图节律和 CVP/PAOP 的波形图像,来确定波形的平均值以及呼气末值。
- 确保 CO 系统组件得到验证并遵循以下程序。
  - 验证 PAC 尖端在 PA 的位置
  - 根据以下内容验证输入的计算常数是否准确:
    - PAC 型号(导管的长度和直径很重要)
    - 注射液体的温度范围(冰或室温范围)
    - 注射液体的容量(5 ml 或 10 ml)
  - 不间断的快速注射液体(不超过 4 s),评估 CO 曲线是否平滑
  - 至少进行 3 次 CO 测量,确保所得中位数值相差在 10% 以内。重复 3 次测量来达到这一目标
  - 根据患者体表面积确定心脏指数(CI)

23. 用什么工具来评估 ICU 患者的镇静程度？

对于 ICU 患者来说,有几种常用的镇静评估工具。较新的工具有更为具体的评估程序,增强了护士之间评估的可靠性。由于 Richmond 躁动镇静量表(Richmond agitation sedation scale, RASS)在临床实践中的可靠性和实用性比较高,一般推荐使用 RASS。运动活动评定量表(motor activity assessment scale, MAAS)、镇静躁动量表(sedation agitation scale, SAS)以及 Ramsay 量表(Ramsay scale)也是可利用的有效可靠评估工具。使用这些镇静评估工具可以改善镇静药物的用量,达到镇静目的,同时最大限度地减少与过度镇静相关的不良反应。这些量表还可以提供一个更加一致的测量患者镇静程度的指标,有助于早期发现神经系统的改变。

24. 如何将 ICU 患者的镇静风险降到最低？

持续输注镇静药物治疗的 ICU 患者存在机械通气时间延长、ICU 住院时间增加、谵妄以及危重疾病的其他不良反应等风险(O'Connor, Bucknall & Manias, 2009)。使用适量的镇静药物达到预期的镇静效果,同时又避免过量导致不利结果是 ICU 镇静所要达到的目标。有助于达到该目标的有效干预措施包括:① 使用可以通过可靠有效镇静评估工具评估的目标镇静水平;② 应用具有特定适应证标准的间断镇静方案,包括至少在停止镇静输注后每日评估患者;③ 应用护士驱动的镇静方案。由于担心停止镇静可能导致管道移位、负面的生理和心理应激、患者不适以及护士担心无法安全管理潜在的严重躁动风险,所以包括应用间歇镇静方案在内的医疗行为改变在 ICU 中发展缓慢。虽然很有必要在这方面进行深入研究,但确定每位患者的镇静目标以及对与目标相关的镇静效果再评估是最佳做法。

25. 什么是谵妄？

谵妄是一种意识和认知水平波动的急性综合征,根据患者的临床表现可分为活动过多型、活动过少型和混合型(活动过多型和活动过少型的混合体征)。谵妄在 ICU 中很常见,如果不使用有效的筛

上篇 中篇 下篇

查工具或不了解诊断标准,很可能无法识别。与没有发生谵妄的患者相比,谵妄患者与 ICU 住院时间延长、死亡风险增加以及出 ICU 后的生活质量较低有关(Van Rompaey et al., 2009)。有许多诱导和促使谵妄发生的风险因素:药物(苯二氮䓬类、阿片类药物以及影响精神活动的药物)、感染或脓毒症、代谢紊乱、脑灌注不足、脱水以及戒酒。谵妄的临床体征和症状包括以下内容:

- 活动过多型谵妄的临床表现:
  - 躁动
  - 攻击性行为
  - 缺乏对环境的认识
  - 精神错乱
  - 记忆力减退
  - 定向障碍
- 活动过少型谵妄的临床表现:
  - 表情淡漠
  - 精神错乱
  - 注意力不集中(不能连续遵从指令)
  - 记忆力减退
  - 定向障碍

26. 在 ICU 中如何筛查谵妄患者?

有几个有效的工具可以用于 ICU 患者的谵妄筛查。ICU 患者的精神错乱评估方法(confusion assessment method for the ICU, CAM - ICU)具有较高的可靠性,常用于科学研究和临床实践。它评估四个关键指标:精神状态变化、注意力不集中、思维紊乱、意识水平改变。其他筛查工具包括 ICU 谵妄筛查清单(ICU delirium screening checklist, IDSC)、护理谵妄筛查量表(nursing delirium screening scale)和谵妄检测分数(delirium detection score)。所有 ICU 的谵妄筛查工具都受限于接受镇静药物和无自我报告能力的患者。

27. 什么样的干预措施可以帮助预防和治疗 ICU 患者的谵妄?

谵妄的预防策略为通过查阅病史、诊断以及治疗措施(尤其是药物回顾)将风险因素降到最低。非药物干预包括经常重新定向,提供刺激认知功能的

活动,改善睡眠以及安静时间将过度刺激最小化,在 ICU 进行早期运动和锻炼,以及确保患者有自己的眼镜和助听器。尽管除了早期活动外还没有针对谵妄的循证医学治疗方法,常用药物干预是喹硫平和氟哌啶醇。其他抗精神病药物和精神安定药物(例如利培酮、奥氮平、齐拉西酮)也可以使用。

28. ICU 患者的目标血糖水平是多少?

不管是否患有糖尿病,高血糖症在危重疾病的患者中都很常见。基于有改善结局的证据,在过去的 10 年中,ICU 患者接受胰岛素注射严格控制血糖(血糖目标为 4.5～6.1 mmol/L)的治疗方法非常普遍。最近的研究将血糖目标值上限提高到 10.1 mmol/L,发现同样有效并且降低了低血糖的发生率(Fahy, Sheehy & Coursin, 2009)。目前的建议是监测血糖水平,应用胰岛素治疗,将血糖目标控制在 8.4 mmol/L 以内或最高不超过 10.1 mmol/L,并对低血糖进行仔细监测。矛盾的证据并不令人惊讶,因为所用的研究方法和胰岛素治疗方案有明显的差异。随着对 ICU 患者控制血糖益处的持续研究,未来关于血糖控制的目标建议可能会发生改变。确保您所在机构使用的胰岛素治疗方案具有安全的低血糖监测和治疗程序(BG 目标<2.2 mmol/L)非常重要。

29. 急性肾损伤的风险和征兆是什么?

急性肾损伤(AKI)是指肾功能突然和持续的停止,这在危重患者中十分常见,死亡率可高达 80%。ICU 患者发生 AKI 危险因素与合并疾病、灌注状态改变、与危重疾病相关的代谢需求状态增加以及诊断和治疗干预过程中的毒副作用有关。AKI 的诊断是基于共识诊断标准(RIFLE 标准概述基于危险因素、损伤、衰竭、功能丧失以及终末期疾病的三级肾损伤程度)诊断,包括血清肌酐水平变化、尿量变化和肌酐清除率变化(Dennen, Douglas & Anderson, 2010)。

发生 AKI 的危险因素包括以下几点:

- 低灌注状态(血容量不足、肾脏血流受阻以及心输出量降低)
- 脓毒症(炎症、肾内细胞缺血、低灌注)

- 横纹肌溶解（肾内细胞损伤）
- 腹腔间隔综合征（灌注、水肿相关的缺血）
- 毒性［IV 造影剂、药物（抗微生物药物）］

评估和预防 AKI 的措施包括以下内容：

- 查阅患者病史和诊断，寻找风险因素
- 查阅基础肌酐、血压及尿量水平
- 审查药物和治疗措施是否存在毒性风险
- 监测尿量和摄入量与排出量的比值
- 监测血清肌酐水平
- 通过尿液和血清分析排钠（FeNa）分数，协助 AKI 分类（肾前和肾内损伤）
- 进行 24 h 尿液中肌酐清除率分析
- 如果存在慢性肾功能不全或高 AKI 风险，进行静脉造影手术时，考虑术前和术后补液和给予碳酸氢钠是必需的

AKI 的处理措施包括以下内容：

- 识别和治疗 AKI 的原因（容量补充、心脏支持、解除狭窄或阻塞；如果可以的话，可改变药物选择或剂量）
- 肾脏替代疗法［间歇性血液透析（IHD）或连续性肾脏替代治疗（CRRT），CRRT 治疗是基于对尿毒症的症状、电解质紊乱、液体超负荷症状、酸碱状态以及对 IHD 血流动力学和神经学耐受性的评估而确定的］

（范　娜　郑玉婷）

参考文献

Dellinger R P, Levy M M, Rhodes A, et al., 2013. Surviving sepsis campaign: International guidelines for management of severe sepsis and septic shock: 2012. Critical Care Medicine, 41(2), 580 - 637.

Dennen P, Douglas I S & Anderson R, 2010. Acute kidney injury in the intensive care unit: An update and primer for the intensivist. Critical Care Medicine, 38(1), 261 - 275.

Fahy B G, Sheehy A M & Coursin D B, 2009. Glucose control in the intensive care unit. Critical Care Medicine, 37(5), 1769 - 1776.

ICU Delirium and Cognitive Impairment Study Group. (n. d.). Retrieved from http://www. icudelirium. org/patients. html.

Kaw R, Aboussouan L, Auckley D, et al., 2008. Challenges in pulmonary risk assessment and perioperative management in bariatric surgery patients. Obesity Surgery, 18(1), 134 - 138.

Matthay M A, 2008. Treatment of acute lung injury: Clinical and experimental studies. Proceedings of the American ThoracicSociety, 5(3), 297 - 299.

Munro C L, Grap M J, Jones D J, et al., 2009. Chlorhexidine, tooth brushing, and preventing ventilator associated pneumonia in critically ill adults. American Journal of Critical Care, 18(5), 428 - 437.

O'Connor M, Bucknall T & Manias E, 2009. A critical review of daily sedation interruption in the intensive care unit. Journal of Clinical Nursing, 18(9), 1239 - 1249.

O'Grady N P, Barie P S, Bartlett J G, et al., 2008. Guidelines for evaluation of new fever in critically ill adult patients: 2008 update from the American College of Critical Care Medicine and the Infectious Diseases Society of America. Critical Care Medicine, 36(4), 1330 - 1349.

Pieracci F M, Barie P S & Pomp A, 2006. Critical care of the bariatric patient. Critical Care Medicine, 34 (6), 1796 - 1804.

Surviving Sepsis Campaign. (n. d.). Retrieved from http://www. survivingsepsis. org/Pages/default. aspx.

Van Rompaey B, Schuurmans M J, Shortridge-Baggett L M, et al., 2009. Long-term outcome after delirium in the intensive care unit. Journal of Clinical Nursing, 18(23), 3349 - 3357.

Vincent J L, Rello J, Marshall J, et al., 2009. International study of the prevalence and outcomes of infection in the intensive care unit. Journal of the American Medical Association, 302(21), 2323 - 2329.

Wallace D J, Angus D C, Seymour C Q, et al., 2015. Critical care bed growth in the United States: A comparison of regional and national trends. American Journal of Respiratory and Critical Care Medicine, 19(4), 410 - 416.

Zaccheo M M & Bucher D H, 2008. Propofol infusion syndrome: A rare complication with potentially fatal results. Critical Care Nurse, 28(3), 18 - 26.

第 15 章　延长护理/观察性护理患者

Lois Schick, MN, MBA, RN, CPAN, CAPA

延长护理(extended care)是指患者在Ⅰ期和Ⅱ期麻醉恢复后还需要进一步护理和干预的时期。许多患者在被转运到住院护理床位或离开医疗机构之前需要进一步观察和更多的时间,可能在等待交通工具、在家中没有看护人员、需要进一步观察潜在的并发症或等待住院病床。本章将介绍一些与延长护理相关的规定和实践注意事项。延长护理和观察性护理(observation care)在本章中可以交换使用。

1. 什么是观察性护理?

美国医疗保险和医疗补助服务中心(CMS)将门诊患者的观察性护理明确定义为一系列特别合适的服务,包括正在进行的短期治疗、评估以及在做出患者需要住院继续治疗或可以离院决定之前的再评估(Bassett,2013;Dias,2016)。

接受观察性服务的患者可能因病情改善而出院或住院治疗。观察护理的级别包括使用适当的监测、诊断性检查、治疗以及评估患者的症状、体征、实验室检查及对治疗的反应,以确定患者是否需要进一步治疗。根据美国医疗保险计划(Medicare)门诊观察医师指南[American College of Emergency Physicians(ACEP),2015],观察属于门诊诊断治疗类别,是一种计费状态而不是一个地点。观察可以让医师有时间去做出决定,然后将患者快速转移至最合适的场所。观察室不是等候区。当 ACEP 认为需要进入观察单元护理时,他们阐述了成功的观察单元要素应包括明确的准入标准、精心策划的政策和程序、明确的指挥系统、适当的人员配备、足够的空间、适当的设备,以及认真制订的质量保证和应用计划(ACEP,2015;Brillman et al.,1994)。在观察护理期间,患者必须由医师或非医师开业者

诊治。这种护理必须记录在医疗记录中,包括留观医嘱、入院记录、病程记录以及出院记录,所有这些都要由医师及时记录并签字。

2. 使用 PACU 进行观察护理的标准是什么?

患者不能预先收入为观察状态。如果患者在正常的 PACU 时间内(通常4~6 h)出现并发症,就有必要收入观察状态。观察是计划外多停留几个小时,因为患者需要更密切地观察。如果患者已经住院,那么通常不能转换为观察状态。需要收入门诊观察的一些术后并发症包括持续性术后恶心呕吐(PONV)、难以控制的疼痛、术后大量或难以控制的出血、意识水平不稳定、水电解质紊乱、心律失常以及运动或协调运动缺陷(ASPAN,2014;Meyerson,2013)。

3. 23 h 的短期停留观察相当于延长护理吗?

短期停留单元可以让患者停留长达72 h,在有些医疗机构,也称为临床决策单元。短期停留单元的主要功能是提供观察、让专家们进行评估和诊断以及为患者提供短期、高水平的处理方案。有些医疗机构将围术期床位确定为短期停留床位,但大多数都属于急诊科。在短期停留单元的患者必须具有基本的自我照顾能力和合理的疼痛控制能力。手术观察单元是专门用于接受术后和操作检查术后的患者,停留时间为1~24 h。虽然混合单元不是常态,但在全国范围内呈上升趋势。大约30%的医院观察单元属于这种混合单元。有数据表明,专业单元可缩短观察患者的停留时间,腾空其他地方的床位。但"合适的"模式取决于每家医疗机构的患者数量、能力和文化(Dias,2016)。

4. 对归类为延长护理的患者应当有时间的限制吗？

根据 CMS 规定,如果考虑到患者报销费用,那么患者的观察状态可以为 24 h 以内,超过 24 h 以上的费用将包含在综合门诊支付组(ambulatory payment group, APG)中支付。患者可能处于观察类别长达 48 h(ACEP, 2015; Brillman et al., 1994; CMS, 2015)。

5. 在创建观察类别时将依据哪些 CMS 规则和条例？

根据美国医疗保险计划门诊观察医师指南(ACEP, 2015),留观是一种积极的治疗方法,以确定患者是否需要住院治疗或者病情已缓解可以出院回家。CMS 已经更新了门诊预期支付系统(outpatient prospective payment system, OPPS),这样门诊手术后的普通观察服务将不会被承认为留观服务。这种服务已被作为另一种 B 部分服务的一部分(译者注:美国 Medicare 的医保有 A 部分和 B 部分,二者在保的医疗服务项目上有所不同),例如在标准的恢复期(4~6 h)内的术后监测服务已记在 PACU 的账单上,不应对已包括在操作费内的诊断或治疗服务另收观察服务费(如结肠镜检查)。CMS 确认观察结束的时间是所有与观察相关的必需的医疗服务完成的时间。如果患者正在等待交通回家,这段时间不是观察时间的一部分,即使患者仍处在护士的看护下。

美国医疗保险计划和私人保险公司每年都为住院治疗建立更严格的标准。如患者处于观察状态,但美国医疗保险计划可能不会支付超过 24 h 的留观费用。医院不能向美国医疗保险计划开账单,因为当医疗机构开具没有被覆盖的住院账单或观察超过 24 h 时将有被指控欺诈的风险。接下来,患者会被收取差额。因此一定要提醒患者,当其处于观察类别的时候可能会产生费用,这一点很重要。尽管私人保险公司的支付条款各有不同,但大多数只允许支付 23 h 的观察费用(Illinois Hospital Association, 2016)。观察的机构费用支付包括五类物品或服务(ACEP, 2015):

- 作为耗材用于下列情形的药品、生物制品以

及放射性药物:
  ○ 诊断测试或操作
  ○ 外科手术
  ○ 某些诊断性的实验室检查
  ○ 被描述为"附加"代码的手术
  ○ 设备取出手术

2013 年 8 月,CMS 最初为医师建立了一个两个午夜的标准检查程序,让医师用于在住院预期支付系统下决定患者是属于住院治疗还是门诊治疗。CMS 规定,当医师预计患者需要通过两个午夜的治疗,那么该患者应收住入院,适当的收费标准是住院患者。在急诊科的观察时间或其他门诊状态的时间不能算为住院状态的时间,以达到跨越两个午夜的住院门槛(ACEP, 2015),并且不由 Medicare A 部分支付。观察性护理不能计入住院天数以达到 Medicare 规定的"三个连续住院天数"条件,以便将患者安置到有技能的护理机构。如果患者状态从观察状态转变为住院患者,住院三天原则从患者被指定为住院患者开始,不包括出院当天(CMS, 2015)。

6. 哪些不属于门诊观察服务？

Medicare 门诊观察医师指南确定以下服务不属于门诊观察服务:

- 不合理或不必要的诊断或治疗服务
- 为了患者、患者家属或医师的方便而提供的服务
- 部分 A 计划涵盖的服务(例如,适合住院医疗的服务)
- 门诊手术后的常规观察服务
- 在医院门诊部接受诊断检查的患者

当主动监测是操作的一部分时,如化疗或结肠镜检查,观察费和治疗服务费不能同时收取。此外,CMS 指出,门诊观察不适用于以下情况(Meyerson, 2013):

- 作为收住院治疗的替代方式
- 为了连续监测
- 对于需要进行诊断测试的病情稳定患者
- 对于需要进行治疗性手术的患者,如输血、化疗或常规在门诊提供服务的透析术
- 对于等待长期护理机构安置的患者

- 为了方便患者、家属或医师在诊断或手术服务之前或之后进行常规准备或恢复
- 急诊室和住院患者之间的例行停留

7. 延长护理患者的护理标准是什么？

在护理处于观察类别的患者时，必须考虑美国围麻醉期护理学会有关围麻醉期护理实践的标准（ASPAN，2014）。必须支持患者的权利，必须保证患者的自主性、机密性、隐私、尊严和自我价值。提供观察护理的环境必须安全、舒适以及具有治疗性，必须有适当的人员配备，应该实施质量改进活动（包括利用多学科的方法进行监测和评估护理质量）。评估、计划、实施以及评价护理过程是最基本的，应该针对每个观察患者进行个体化管理（ASPAN，2014）。

8. 延长护理患者是否有某些特定的准入标准？

患者不应按预约成为延长护理患者。然而，应当根据患者的评估情况来决定是否需要进入延长护理。接受延长护理治疗的患者应预计在 24 h 内病情稳定，可以离院。需要延长护理患者是那些在门诊手术后发生并发症的患者；然而，处于观察状态的患者也只能是那些在手术或手术后发生需要进一步护理的并发症且超过正常恢复期（例如 4～6 h）的患者。值得注意的是，"4～6 h"是一个标准恢复期的例子，这个时间框架没有设定允许恢复时间的上限（Meyerson，2013）。

没有常规的观察护理医嘱。在常规的 4～6 h 恢复后，应告知医师患者回家不安全，这样可以更新医嘱，将患者归入延长恢复或观察护理的类别里。需要医师的医嘱才能将患者放置在最合适的场所。

9. 对管理延长护理的工作人员有何要求？

服务需求的强度应该受到限制，应与单元的人员配置模式相一致。对于不需要监护的延长护理病床，护士与病床的比例应与医院病房的比例相似，根据患者对护理的需求情况，最好规定护士与患者的比例为 1∶5。对需要监护的延长护理病床，根据患者对护理的需求情况，护士与患者的比例应与医院内需要监护的病床相似，最好为 1 名护士护理 4 名患者（California Nurses Association，2004）。一些

州已经强制规定了合适的人员配备比例。同时必须遵守各机构的协议。

10. 对延长护理是否有具体的护士与患者比例要求？

护士与患者的比例应该与 ASPAN 标准中提出的相一致。根据患者的类型和对护理的需求，观察护理可能由 1 名护士护理 3～5 名患者。危重患者与护士的比例应该与重症监护室（ICU）的比例相同，即 1 名护士护理 2 名患者，除非患者有特殊需要。这些标准反映需要有 2 名合格的人员，其中一人是具有适合患者人群和在同一房间/单元接受延长护理等患者能力的注册护士。是否需要额外的护士和辅助人员取决于患者对护理的需求、患者人数以及物质设施（ASPAN，2014）。

11. 需要哪些类型的护理人员？

根据 ASPAN 标准（2014，p. 23），"依照患者的护理需求、患者人数以及物质设施，应当具有适当数量的合格注册护理人员来满足患者和家属在各级围术期麻醉护理中的个人需求。"ASPAN 标准（2014，p. 37）的实践建议第 1 条，延长护理水平的护理包括在同一个接受延长护理水平护理的房间/单元有 2 名合格的人员，其中一人是胜任适合患者人群能力的 RN。是否需要额外的护士和辅助人员取决于患者的护理需求、患者人数以及物质设施。

建议由 1 名护士护理 3～5 名患者（ASPAN，2014）。分配的患者人数应根据患者的护理需求和单元内患者的人数确定。如果观察的患者在不需要监护的床位上，那么人员配备比例可能与在医院病房或单元里不需要监护的患者的护理比例相同。如果观察患者需要在监护的床位上，那么人员配备比应该与需要监护的床位护士与患者比例相匹配。还必须考虑用于观察单元的实际物理构成。

如果 ICU 患者住在这个观察单元，那么根据人员配备文件和 ASPAN 标准，人员配备比例为 1 名护士护理 2 名患者。根据患者的护理需求，患者与护士的比例应为 2∶1（ASPAN，2014；California Nurses Association，2004）。护理 PACU 观察患者的护士对 PACU 其他患者的责任应该有所限制，并

且应该尽力将 PACU 患者与观察患者分开。PACU 的支持人员和协助人员均应接受 PACU 的政策、程序以及设置构成的岗前培训。请求任何人来协助或协助其他人员是不合适的,会影响所提供的护理质量。不鼓励使用流动人员,除非经过足够的培训。

12. 观察护理患者的监测要求是什么?

如果单元内有监测设备,则可用于监测观察患者。如果将 PACU 用作观察区,寄宿区或延长护理区,则大多数 PACU 都有合适的设备可利用。用于观察患者的基本 PACU 设备包括呼吸道管理用品、负压吸引装置、供氧设备、监测血压和温度的手段、心电监护仪、脉搏氧饱和度监测仪、葡萄糖监测设备、实验室抽血用品、应急设备、温度调节设备、呼吸治疗辅助设备(包括呼吸机的可用性)以及常规患者护理所需的所有库存用品(ASPAN,2014)。

如果为观察患者设置了特别单元,那么基本设备应包括气道管理用品、负压吸引装置,供氧装置以及血压、温度和脉搏氧饱和度监测仪。在医院的任何单元,急诊设备和用品应始终可以随时利用。

13. 在等待 ICU 床位安置时,ICU 患者可以在这一类别中进行管理吗?

合适的人员可以在 PACU 进行 ICU 患者的监测,但在这种情况下,CMS 不会为这种作为观察患者的情况而向医疗机构支付费用。PACU 中的超员患者通常被称为"寄宿者""延期等待者"或"ICU 超员"(Odom-Forren,2013)。

在 PACU 调配 ICU 超员患者的护理人员具有挑战性。如果患者病情稳定,可能会再分配另外一名患者让护士护理。根据 2014 年 ASPAN 标准和加利福尼亚州 ICU 人员比例的建议,PACU 护士在任何时候都不应护理超过两名患者(ASPAN,2014;California Nurse Association,2004)。

14. 需要什么样的书面要求?

应该测量生命体征,包括脉搏、血压、呼吸、血氧饱和度以及体温,还应考虑疼痛评估。患者宣教,包括出院后的自我护理措施,应纳入患者宣教内容。

在出院说明中应加强后续护理,包括何时与医师联系以及在紧急情况下如何处理。

15. 多久需要监测一次生命体征?

生命体征的监测频率取决于患者的状况和医院规定。大多数处于观察类别的患者已经接受了 I 期恢复的护理,因此,他们的病情已经稳定,可根据患者的护理需求和目前的情况,将 1~4 h 一次的生命体征监测推进至每 4~6 h 一次。生命体征的监测至少包括体温、血压、脉搏、呼吸、血氧饱和度监测以及疼痛评估。

16. 谁将负责患者的最终管理?

医院和门诊手术中心的政策和程序应该确定谁是最终负责管理患者的团队。如果出现问题、争议或疑虑,每个机构应有特定的岗位作为医师和护士的资源,以便患者和其他人员联系。麻醉科应与观察患者管理相关的外科医师协同合作。如果是教学医院,可以指派实习生或住院医师来处理问题。如果有院内医师,则可以分配他们负责管理该部门。医师最终负责撰写观察和管理患者的医嘱。

17. 延长观察类别是否有时间限制?

根据 CMS,观察患者的时间应该在 48 h 以内,除非是一个罕见的例外情况(Bassett,2013)。到那时,可以对患者的治疗反应做出评估和决定是否将患者收为住院患者或出院。

18. 延长观察是 PACU II 期护理的延续吗?

麻醉复苏 II 期水平的护理和延长观察是两个独立的服务。麻醉复苏 II 期水平的护理特点是护士专注于准备患者在家中的护理,延长观察或延长护理环境。观察护理或延长护理则被定义为预计患者病情将迅速改善或需要治疗或进一步评估的时期,只能在 24~48 h 内提供。如果预计患者的病情不会迅速改善,那么应将患者收住院作为住院患者。观察期可以允许有时间确定是否有必要将患者收住入院。

19. 出院的标准是什么?

应当根据以下评估参数与医师协商制订出院标

准,这些参数包括生命体征(如血压、脉搏、呼吸、氧饱和度、体温、意识水平);舒适水平(如评估疼痛、恶心以及口服镇痛药物);手术部位的护理和保养,补液和营养供给以及活动水平(即活动能力);术后指导;负责任的成年人的支持;适当的时候需要排尿(ASPAN,2014;Burden et al.,2000;Schick & Windle,2016)。

20. 观察后的患者会出院或转运到什么地方?

根据是否符合延长观察标准,患者可能会从观察护理转入住院治疗或出院回家。如果患者出院回家,那么出院医嘱就足够了。如果将患者转送到ICU或急诊病房,则需要开住院单。如果患者需要去一个专门的护理机构,则需要出院单和专门机构的入院单,并且患者作为住院患者必须连续住院至少3天才有资格获得专门的护理机构准入(CMS,2014)。作为住院患者必须连续住院三天,出院当天不算住院时间。

21. 将患者从独立的机构转移到更高水平的护理机构是否需要转运政策和程序?

大多数独立机构都与医院或延长护理机构有书面的转运安排,这样在患者达不到从观察状态离开的情况下,独立机构仍可以接纳患者。这不是护理转移,而是从独立机构收住到医院或延长护理机构。将患者从独立机构转移到医院或延长机构的原因可能包括意外医疗紧急情况(如心脏或呼吸系统问题),需要更大的手术和/或出现手术并发症的情况(如出血或伤口开裂)(Burden et al.,2000;Odom-Forren,2013;Schick & Windle,2016)。

22. 何时给出院宣教?

在整个延长观察护理期间,可以让患者和负责任的成年人或家属一起接受出院宣教。

23. 患者是否需要一名"负责任的成年人"陪伴出院,或者因为他们已经从延长护理中康复了而不需陪伴?

当患者从延长观察中出院时,患者应该与"负责任的成年人"一起转运。患者出院时受到"负责任的

成年人"的看护,可进一步加强患者和家属的自我保健指导,包括在紧急情况下可及时联系(ASPAN,2014;Schick & Windle,2016)。

24. 手术后/出院后回访电话是否必要?

监管机构不需要出院后的电话随访,但建议按照机构确定的时间间隔对所有患者进行重新评估。手术后或出院后的电话随访强化了员工对患者和家人的关怀理念。随访电话也给患者机会来发泄积极和消极的感受,以及提供机构改善或改善观察过程的建议。手术后或出院后回访电话是识别患者是否对任何药物有延迟反应或任何其他不良反应的极好工具。如果患者有任何疑问或担心,将会被转诊到他们的初级保健医师那里(ASPAN,2014;Schick & Windle,2016)。

25. 家庭成员是否有机会探望和协助在观察单元的患者护理?

在观察期间,允许家庭成员密切参与患者的术后护理是合适的。像PACU等开放性单元,由于经典的环境布局,不能对患者的隐私提供很好的保护,护理地点本身成为一种担忧。PACU通常是开放式的房间,床头周围的窗帘不利于隐私。只要有可能,将处于观察状态的患者安置在远离其他患者的地方,这样可以允许更亲密的家庭成员参与延长观察患者的护理和恢复。

26. 归类为延长护理的患者需要提供何种水平的护理?

当将患者置于观察水平的护理以提供他们最好的安全护理质量,可能包括舒适的床或轮床,使他们舒适的恢复,这是一个比较理想的情况。开具常规术后医嘱。如果计划让患者进行更为明确的测试[例如,开始物理治疗(PT)或职业治疗(OT)],则CMS不支付医疗机构在患者测试期间离开观察单元的费用。

27. 对处于延长护理或观察护理的患者,是否有执行医嘱类型的限制?

延长观察期的目的是稳定和治疗患者。观察护

理是一种积极的治疗方法,用于确定患者的病情是否需要住院,或者如果病情自行缓解后便可出院。医嘱的类型包括适当的监测(包括生命体征的测量)、静脉输液、药物治疗、活动、诊断检查(包括实验室和放射学)以及对准备出院的患者进行宣教。如果进行诊断性检查(例如结肠镜检查或化疗)、收费和报销将不会反映在观察费用内,而是作为手术费的一部分。当患者处于观察期时,医师的医嘱必须是特定的。医疗保健的未来是提供更好更有效的护理,从而改善患者的治疗效果。观察护理鼓励医院在现实的报销框架内为患者提供更为及时的护理。

(张　林　李亚军)

参考文献

American College of Emergency Physicians,2015. Observation care payments to hospitals FAQ. Retrieved from https://www. acep. org/Clinical-Practice-Management/Observation-Care-Payments-to-Hospitals-FAQ/.

American Society of PeriAnesthesia Nurses,2014. 2015 - 2017 Perianesthesia Nursing Standards, Practice Recommendations and Interpretive Statements. Cherry Hill, NJ.

Bassett M, 2013. Observation services: Many shades of gray. For the Record, 25(5), 14.

Brillman J, Mathers-Dunbar L, Graff L, et al. , 1994. Management of observation units. Retrieved from www. acep. org/practres. aspx? LinkIdentifier = ifier = id & id = 29872# & fid=2630 & Mo=No.

Burden N, Quinn D, O'Brien D, et al. , 2000. Ambulatory surgical nursing (2nd ed.). Philadelphia: Saunders.

California Nurses Association, 2004. RN ratio alert. Retrieved from www. calnurse. org/assets/pdf/ratios/ratios_basics_unit_0704. pdf.

Centers for Medicare and Medicaid Services,2014. Are you a Hospital inpatient or outpatient?Retrieved from https://www. medicare. gov/Pubs/pdf/11435. pdf.

Centers for Medicare and Medicaid Services,2015. Fact sheet: Two-midnight rule. Retrieved from https://www. cms. gov/Newsroom/MediaReleaseDatabase/Factsheets/2015 - Fact-sheets-items/2015 - 07 - 01 - 2. html.

Dias A, 2016. Watch and learn: Designing for observation care. Retrieved from http://www. healthcaredesignmagazine. com/print/article/watchand-designing-observation-care.

Illinois Hospital Association,2016. A Patient's Guide to Observation Care. Retrieved from http://www. ihatoday. org/uploadDocs/1/observationstayguidelines. pdf.

Meyerson S, 2013. Observing the rules for observation after Outpatient surgery. Retrieved from http://www. racmonitor. com/news/27 - rac-enews/1362 - observing-the-rules-for-observation-after-outpatient-surgery.

Odom-Forren J, 2013. Drain's perianesthesia nursing: A critical careapproach (6th ed.). Saint Louis, MO: Elsevier. Saunders.

Schick L & Windle P, 2016. PeriAnesthesia nursing corecurriculum: Preprocedure, phase I and phase II PACU nursing (3rd ed.). Saint Louis, MO: Elsevier Saunders.

Dick R, 2013. What is observation care? Clearing upcommon misperceptions. Retrieved from http://www. kevinmd. com/blog/2013/02/observation-careclearing-common-misperceptions. html.

Health Policy Briefs, 2015. The two-midnight rule. Retrieved from http://www. healthaffairs. org/healthpolicybriefs/brief. php?brief_id - 133.

上篇

中篇

下篇

第16章 老年患者

Melissa Lee, MS, RN, CNS-BC & Carla Graf, PhD, RN, GCNS

对老年手术患者的护理要比对年轻手术患者的护理复杂得多。医护人员必须理解并考虑衰老所导致的躯体系统的正常改变和一些其他可能导致术后并发症和死亡的因素（如伴有常见的慢性疾病、抽烟、酒精滥用、多重用药、肥胖、久坐不动的生活方式以及营养失调等）。衰老与否不仅要看时间年龄，而且还要看生理或生物学年龄。因为老年人群是一个个体差异巨大的群体，其系统性改变不可能是一致的。比如说，同习惯久坐不动的年轻人相比，那些保持运动和健康生活方式的老年人可能更少发生术后并发症。

1. 人口老龄化意味着什么？

随着婴儿潮一代的人口年龄到达65岁，老年人群将会持续显著增加。老年人通常是指那些年龄在65岁及以上的人们，这一标准最初由社会保障总署（Social Security Administration）建立。目前，人口老龄化学者将老年人分为：年轻的老年人（年龄65～74岁），中年的老年人（年龄75～84岁），老的老年人（85岁及以上）（Mauk，2006）。美国人口正变得越来越民族多元化；据预测，到2030年，少数族裔的人口将增加到全部老年人群的28.5%。现今已经达到65岁的老年人，其平均预期寿命值将增加19.3年（女性增加20.5年；男性17.9年）。目前，有14.1%的美国人的年龄达到65岁及以上（每7个人里面有1个老年人）。到2060年，这一数字预计将达到9800万之多。此外，年龄在85岁及以上的老的老年人，预计将在2040年增加到1460万[Administration on Aging（AOA），2014]。

在过去的几十年里，年龄在64岁及以下人群的住院率已经呈下降趋势；然而，那些年龄在65岁及以上，特别是75岁及以上的人群住院率仍在持续增加（DeFrances et al.，2008）。65岁及以上年龄人群的住院时间也是最长的（DeFrances et al.，2008）。

2. 老年人最常见的外科手术是什么？

当代护理技术的发展已经降低了外科手术的风险，因此，改变风险-受益比将有利于伴随更加复杂情况的老年人接受手术治疗（Christmas & Pompei，2010）。老年人占全部手术患者的40%以上（National Center for Health Statistics，2010）。此外，术后异常高的并发症和死亡发生率，部分可以归因于生理性储备随年龄增长而下降。

常见的外科手术包括（Schick，2004）：
- 眼科（白内障和玻璃体切割术）
- 骨科（切开复位和内固定，关节置换术）
- 心血管（放置起搏器，颈动脉内膜剥脱术）
- 泌尿生殖系统（膀胱镜检查，经尿道前列腺切除）
- 普外科（疝修补术）

3. 老年人的手术转归如何？

衡量手术转归的标准包括在特定时间内的死亡和并发症的发生率，常常是30天。尽管术后30天的死亡率在不同手术之间存在明显差异，但80岁以上的患者更高。根据来自退伍军人管理局全国外科手术质量改进项目（NSQIP）的数据（年龄在80岁及以上，中位数为82岁的患者样本数 $n=26\,648$ 例；年龄小于80岁，中位数年龄为62岁的患者样本数 $n=568\,263$）（Hamel et al.，2005）报道：疝气修补术、椎间盘手术、膝关节置换术、经尿道前列腺切除术、颈动脉内膜剥脱术、喉头切除术的死亡率可低至2%或者更低。然而，并发症的发生率和并发症的影响,特别是对功能的康复,随年龄增长而增加。1/5 的 80 岁以上老年人中至少有一种并发症;并发症的存在将死亡率从 4% 提高到了 26%。常见并发症是与呼吸系统和泌尿系统有关的并发症。

4. 为什么老年人的术前评估非常重要?

因为器官系统随着年龄的增加而发生改变,常合并其他疾病,老年人在围术期的并发症发生率和病死率的风险比较高。因此,应对老年人进行全面的术前评估。术前评估包括药物、认知、功能以及社交与周围环境等。本章没有涉及的额外评估包括营养状况、吸烟状况、酒精和药物史、体重、牙列、谵妄风险、平衡与步态、跌倒史和风险、起居与金融状况以及预先医疗指示(Silverstein,2007)。

美国老年学学会和美国外科医师学院建议评估老年人是否存在脆弱综合征(Chow et al.,2012)。广义的脆弱综合征是指一类生理储备逐渐下降和导致包括住院和手术等应激能力下降的综合征(Fried,Ferrucci,Darer,Williamson & Anderson,2004)。脆弱可能会导致不良结局,增加术后并发症(Makary et al.,2010),比如增加住院时间和需要住院治疗。

美国麻醉医师学会已经发现了一些用于术前筛选老年人术后发生肺部和心血管系统并发症的风险因素。这些风险因素包括急诊手术、肾功能衰竭、轻到重度的全身性疾病、不稳定型心绞痛、近期心肌梗死或心力衰竭、慢性阻塞性肺病(COPD)、营养不良、贫血、日常活动依赖、谵妄以及长时间的手术(Rueben et al.,2015)。

5. 为什么老年人的术中评估非常重要?

器官功能的改变表现为机体的储备范围已经降低。尽管老年人可以维持机体的内稳态,但在受到创伤、疾病或药物的影响时,则会变得难以恢复。

6. 老年人的麻醉注意事项有哪些?

年龄相关的躯体组成改变对麻醉管理和监测可能有明显的影响。总的说来,常可以见到肌肉、瘦体重以及血容量的减少。当给予麻醉药物时,处于收缩状态的血管系统可能会产生较高的初始血浆药物浓度。随着脂溶性麻醉药物的增加,脂肪组织内的

药物量也可能增加。由于药物必须从储存部位清除,所以药物的清除时间延长,可能发生低血压。

老年人的肺脏和心脏的储备功能下降,对儿茶酚胺反应的兴奋性也下降。因此,在护理接受了麻醉药物的老年人时,药物的半衰期和对药物的高敏感性是十分重要的注意事项。随着肝脏和肾脏功能的下降,老年人的药物代谢率和清除率常常下降。所需的最低麻醉药物浓度随年龄的增加而降低(Alvis & Hughes,2015;Oster & Oster,2015;Schlitzkus et al.,2015)。

7. 什么是苏醒期谵妄?

苏醒期谵妄(ED)是从睡眠状态到完全清醒状态的转换。尽管 ED 并不常见(仅占手术患者的 10%),但某些特殊患者群体属于高风险群体(Burns,2003)。老年人被认为是高风险群体,此类风险可能与某些药物或存在基础认知障碍有关。在外科手术期间或检查操作过程中可能导致 ED 的药物包括:

- 氯胺酮
- 氟哌利多
- 苯二氮䓬类药物
- 甲氧氯普胺
- 阿托品
- 东莨菪碱

导致 ED 发生的生理性因素包括低氧血症、高碳酸血症、低血糖、低钠血症、脓毒症、低体温、膀胱充盈以及酒精戒断等。

ED 患者在 PACU 的症状和体征包括兴奋、交替兴奋、嗜睡以及定向障碍。患者的行为可能会极端暴力,可能包括如猛踹、殴打、尖叫以及拔除各种管道和套管等,并存在伤害患者和工作人员的风险(Burns,2003)。

8. 老年人的体温调节有哪些改变?

由于手术室的温度比较低和麻醉药物的作用,所有患者均存在低体温的风险。因为与年龄相关的变化(如皮肤的皮下组织减少和基础代谢率的下降),老年人发生低体温的风险增加。寒战增加耗氧量,可导致低氧血症和酸中毒,可剥夺心脏和大脑所

需要的氧供。巡回护士和麻醉师可以在患者身体完全覆盖之前升高房间温度、使用加温的静脉液体和冲洗液、术中患者保温(如使用空气加温装置,循环水毯)以及实施气道加湿加温等措施,共同防范低体温的发生(Association of Anaesthetists of Great Britain and Ireland,2014;Garcia et al.,2015)。

9. 老年人术后体温调节的变化有哪些?

年龄被认为是发生围术期低体温的易感因素,可能增加了对心血管系统的需求。老年人发生低体温的风险比较高,因为老年人基础代谢率下降,导致低体温和皮下组织减少。在术后早期,轻度的低体温可以增加血中去甲肾上腺素的浓度,增加周围血管的收缩和动脉血压,这可能导致心血管系统的缺血和心律失常(Association of Anaesthetists of Great Britain and Ireland,2014;Garcia et al.,2015)。低体温的其他不良作用还包括:药物作用时间延长、氧供需不平衡、免疫功能障碍以及随后的伤口感染发生率增加。寒战可增加4倍的耗氧量。采用特别的护理措施来维持正常体温可以使老年人术后的低体温发生率降到最小。参考患者的基础体温可以让PACU的护士来比较任何温度的变化,有利于防止低体温和评估感染情况。

10. 常见的年龄相关的心血管系统改变有哪些?

心血管系统的疾病是导致65岁以上老年人死亡的最常见原因。在通常情况下,心血管系统的病理改变比正常的老龄化改变更加明显。老龄化相关的结构性改变包括(Plahuta & Hamrick-King,2006;Schick,2004;Sloane,2002):

- 总体心肌细胞的数量下降,主动脉的扩张性下降,血管张力下降,导致血液淤积在外周,从而增加了深静脉血栓形成的风险
- 心肌的重量、左心房的大小、左心室的室壁厚度以及动脉的僵硬度均增加
- 弹性蛋白和胶原蛋白水平增加
- 窦房结的起搏细胞数量减少,导致老年人容易发生心房过缓和心房颤动

衰老导致的功能性变化包括(Plahuta & Hamrick-King,2006;Schick,2004;Sloane,2002):

- 收缩压增加
- 舒张期充盈下降,对β肾上腺素能刺激的反应性下降;对容量状态改变的耐受性下降,导致体位性低血压
- 心输出量轻度降低和循环时间减慢,导致药物的起效时间及清除时间延长
- 心脏储备功能下降

在正常的衰老过程中,心脏的射血分数、每搏输出量或总的收缩功能没有变化。外周的变化包括(Schick,2004):

- 循环受损,胶原蛋白老化带来的静脉穿刺困难(静脉滚动)
- 因为血管弹性下降,静脉穿刺部位容易发生出血和瘀斑

11. 老年人的心血管系统改变对围术期管理有何影响?

老年人更加依赖于心室的充盈和每搏输出量来维持足够的心输出量,对低血容量的耐受性下降;需要密切监测其血流动力学的改变。应当防止血压的极端变化。因为老年人的血液循环变慢,这些患者需要降低药物剂量,同时给予足够的时间,确保在再次给药前达到全部的药物效果。老年人发生心动过速、心房颤动以及心律失常比较常见,必须进行监护和处理。体位性低血压也比较常见,需要缓慢改变体位,特别是转换成坐位或站立位时。

就血管而言,静脉穿刺要轻柔,如果可能,尽量不用止血带。确保在穿刺部位或移走套管时给予足够的压力压迫(Schick,2004)。鼓励术后早期下床活动,预防深静脉血栓形成。推荐在围术期使用β受体阻断剂、他汀类药物、抗血小板类药物(阿司匹林、氯吡格雷)、抗凝血药物、胺碘酮以及皮质醇类药物来降低某些高危患者术后的心血管系统并发症。某些特殊类型的心脏病患者在进行牙齿、呼吸道、皮肤感染或骨骼肌肉手术时,可用抗生素来预防感染性心内膜炎的发生(Rueben et al.,2015)。

12. 常见衰老相关的呼吸系统改变有哪些?

衰老引起的呼吸系统改变包括以下几个方面(Plahuta & Hamrick-King,2006;Schick,2004;

Sloane，2002）：

- 肺泡表面积下降
- 肺泡变平和变浅
- 肺弹性下降，导致深吸气量下降，但总的肺容量相对正常
- 肺弹性下降可能对氧的运输产生不利的影响，最终导致流经肺底部的气流减慢，氧运输效率下降
- 作为维持正常气体交换的代偿机制，老年人需要吸入更多空气
- 在 30～70 岁这个年龄段，肺活量下降了 17%
- 由于衰老导致连接肋骨和胸骨之间的软骨钙化，所以老年人的呼吸主要依靠膈肌来进行胸腔的收缩和扩展；由于这些改变和全身肌肉质量的减少，呼吸作用受到某种程度上的限制
- 纤毛活动下降，对低氧和高二氧化碳的反应减弱
- 咳嗽和吞咽的效率可能下降，导致误吸的风险增加

当老年人缺牙（无牙）和/或颈椎关节炎限制了颈部的屈伸活动时，气管插管可能非常困难（Silverstein，2007；Stoelting & Miller，2000）。在老年人中，常见两类主要的呼吸病理性疾病，即 COPD 和肺炎，可能造成比较严重的后果（Plahuta & Hamrick-King，2006）。此外，诸如抽烟、肥胖以及胸腹部手术等风险因素也容易导致术后并发症的发生。

13. 呼吸系统的改变对围术期管理有何影响？

为了预防误吸，如有可能，应尽量密切监护老年人和将他们置于头部抬高体位。术后应用诱发性肺活量测量仪进行锻炼、咳嗽和深呼吸、吸痰以及下床活动都是预防肺部并发症的干预措施。部分患者可能需要肺部理疗、间歇正压呼吸和/或持续气道正压，还需积极的药物治疗 COPD。建议术前戒烟6～8 周（Rueben et al.，2015）。应密切观察老年人是否存在低氧血症，如果需要，给予吸氧支持。有效的疼痛管理和反复的液体负荷评估，同时维持足够的液体量是必要的。

14. 老年人的气道管理应注意哪些事项？

术后应用脉搏氧饱和度仪监测可提示患者是否需要吸氧或机械通气。老年人因衰老相关的生理性改变可能导致麻醉药物和镇痛药物的体内清除缓慢。由于气道反射功能下降，老年人容易发生误吸。如有可能，尽量将床头抬高 30°以上。

15. 衰老相关的常见神经系统改变有哪些？

衰老相关的常见神经系统改变包括：与神经密度降低相关的中枢神经系统（CNS）的整体活动下降、脑氧代谢下降、脑血流量下降、神经递质的数量和功能下降。神经元减少可能导致反应时间相对较慢。随着年龄的增长，痴呆和抑郁也较为常见，可导致手术预后不良。痴呆患者发生谵妄的风险增高，而谵妄患者发生医源性事件的风险较高，如误吸、跌倒以及功能下降（Plahuta & Hamrick-King，2006；Schick，2004；Sloane，2002）。

16. 什么是术后谵妄？

谵妄是急性精神状态改变，表现为注意力和意识水平的改变，通常有 10%～50% 的患者在术后48 h 内发生谵妄。如果患者术后需要住进 ICU，那么谵妄的发生率可能会更高。对于那些术后患者，导致谵妄发生的常见因素包括：应用中枢神经系统作用的药物，手术应激以及陌生的环境。其他的风险因素包括：老年人（年龄≥70 岁），存在基础的认知或行为障碍，如痴呆、抑郁、酒精或药物滥用、功能障碍和制动、代谢异常、感染以及贫血（Clegg & Young，2011；Marcantonio et al.，2001；Marcantonio et al.，1998；McGory et al.，2009；Woolger，2008）。

术后谵妄的并发症包括：压力性溃疡、误吸、跌倒、肺栓塞、脱水、心理性应激、死亡、功能下降以及长期的认知损害。

17. 衰老相关的神经系统改变对围术期管理有何影响？

谵妄导致患者预后不良，如死亡、长期认知障碍和护理之家的安置、增加护理费用、增加停留时间以及增加卫生系统费用。痴呆是导致谵妄的重要危险因素，是术前筛查的适应证。Mini - Cog（Borson et al.，2000)是一个简单的痴呆筛查工具，大约需要3 min完成。评估的结果应该作为医疗记录的一部分，并与PACU护士以及接受患者的护理单元进行沟通。

由于谵妄可能很难被发现，所以建议使用可靠有效的筛查工具。目前有多种筛查工具可用于术后患者。一种广泛使用的工具是精神错乱评估方法(CAM)(Wei et al.，2008)。一旦确定谵妄，必须与团队进行沟通，因为谵妄代表了一种医疗紧急情况。患者和家庭成员应接受有关精神错乱的宣教。精神错乱的症状包括妄想和幻觉，可能会持续数天到数月，并可能导致心理上的痛苦。

18. 谵妄可以预防吗？

最近的一项系统综述和荟萃分析探讨了围术期干预措施对减少非心脏手术患者术后谵妄的有效性，研究表明，在围术期对老年人进行咨询和实施浅麻醉与谵妄风险降低有关(Moyce，Rodseth ＆ Biccard，2014)。Inouye应用多种干预措施进行了一项随机研究(2006)，将老年人的谵妄发生率降低了1/3。同样的干预措施也可以用于手术后患者谵妄的预防。干预措施包括以下内容：

- 将导致谵妄的药物减至最少
- 使用非药物的方法促进睡眠
- 活动
- 预防脱水方案
- 定向力训练方案
- 充分的疼痛管理
- 提供感觉协助，比如听力放大器和放大镜或眼镜

预防或减少谵妄持续时间和严重程度的额外干预措施包括：家庭参与，在医疗允许的情况下尽早去除静脉和弗雷氏导尿管等连接设备，减少限制，评估和治疗代谢异常。治疗谵妄的重点应放在对诸如感染或缺氧等潜在原因的管理上。

19. 与衰老相关的常见皮被系统改变有哪些？

很多皮肤改变与衰老有关，如皮肤厚度、弹性以及强度的减少，这些改变可能会延缓愈合过程，增加皮肤损伤的风险。皮下脂肪减少会影响体温的控制。皮脂腺和汗腺活动减少也会影响温度调节和减少出汗。这些变化会导致皮肤变得更加脆弱，无法对冷或热的改变做出快速反应，而且容易发生压力损伤［Association of Perioperative Registered Nurses (AORN)，2015；Oster ＆ Oster，2015］。

20. 术中皮肤注意事项有哪些？

由于皮肤脆弱和皮下脂肪减少，在摆放老年人体位和衬垫时需要额外的护理和注意。摆放体位的总体目标是减少老年人在承压点的压力和张力。对患有关节炎或其他活动受限的老年人，应尽可能在麻醉诱导前使患者在手术台上处于一个舒适的体位。舒适的体位避免了韧带和关节的拉伤以及术后可能发生的疼痛。年龄较大的患者可患有脊柱后凸畸形，给予额外的衬垫支持可能获益。如果没有禁忌，在患者膝盖下放置枕头可以防止限制早期活动的术后僵硬。

21. 衰老相关的皮肤改变对围术期管理有哪些影响？

老年人发生压力性溃疡的风险非常高(American College of Surgeons National Surgical Quality Improvement and the American Geriatrics Society，2016；Flemister，2016)。对老年人的皮肤需要轻柔处理，因为与年龄相关的皮肤改变易导致其发生压力性损伤、瘀斑、皮肤撕裂、感染以及体温调节受损的风险增加。应用适当的体位和衬垫以及围术期全面的皮肤评估可以早期发现皮肤的改变，降低损伤的严重程度。鉴于老年人温度补偿调节效率降低，所以温度调节监测非常重要(Association of Anaesthetists of Great Britain and Ireland，2014；Garcia et al.，2015)。

22. 与衰老相关的胃肠道和消化器官改变有哪些？

在口和口腔，老年人的唾液产生量减少。唾液减少导致对牙齿的保护减少，可引起牙齿腐烂或脱落。失去牙齿可能会导致饮食习惯改变和增加营养不良的风险。咽反射敏感度降低增加了窒息和误吸的风险。此外，还有铁和叶酸的吸收减少，这可能会

导致贫血。胃内胃酸的产生减少,导致消化速度减慢,胃的蠕动也减慢,胃排空延迟。与衰老有关的结肠变化比较多,最令人棘手的是结肠肌层萎缩和力量减弱,导致肠蠕动减慢,可能引起便秘(Oster & Oster,2015)。胃炎和胃萎缩是老年人常见的胃肠道疾病,可增加胃肠道出血的风险(Schlitzkus et al.,2015)。

在肝脏,肝脏的大小和血流量都随着年龄的增长而减小。这些变化导致肝脏不能满足术后代谢、生物转化以及蛋白质合成增加的需求。肝血流负责将药物输送到肝脏,依赖肝脏代谢的药物在老年人中的作用时间延长。

肝脏代谢可分为两大类:氧化(I期)和结合(II期)。在老年人中,I期代谢受损最严重(Alvis & Hughes,2015;Garcia et al.,2015)。长效苯二氮䓬类药物是具有明显的I期代谢作用的药物。与年轻人相比,长效苯二氮䓬类药物的消除半衰期在老年人中已明显延长。此外,老年人可能会对苯二氮䓬类药物有不良反应(American Geriatrics Society 2015 Beers Criteria Update Expert Panel,2015;Poudel et al.,2015)。

23. 衰老相关的胃肠道变化对围术期管理有何影响?

由于胃肠道血流减少和运动改变,老年人对药物的吸收可能减少。监测药物的不良反应非常重要。如果老年人出现了胃肠道出血,那么血流动力学不稳定的风险就会增加,因为对血容量的变化缺乏储备。胃肠道蠕动减慢增加了术后发生麻痹性肠梗阻的风险。需要采取合理的预防误吸措施(床头抬高大于30°和反复口腔护理)。由于老年人牙齿脱落或颌骨质量下降,氧气面罩可能很难适合面部。

24. 与衰老相关的肌肉骨骼系统改变有哪些?

老年人有患骨质疏松症的风险,骨质疏松的特征是骨质量和骨密度减低,导致骨骼支撑功能受损。骨质疏松症常见于绝经后妇女,也见于老年男性。脊柱的退行性变会导致气管插管和椎管内麻醉困难。脊柱后凸可能会限制胸廓的正常扩张,从而降低肺活量。

骨关节炎(OA)是最常见的关节炎类型,随着年龄的增长发生率增加,对关节的磨损和撕裂加重。OA引起关节活动度降低、疼痛、行走困难以及关节灵活性下降,承重关节最常受到影响。同时,随着年龄的增长,瘦肌肉组织被脂肪组织取代,肌纤维的大小和数量也在减少(Plahuta & Hamrick-King,2006;Schick,2004;Sloane,2002)。

25. 与衰老相关的肌肉骨骼系统的改变对围术期管理有何影响?

由于灵活性降低,在围术期摆放体位时可能会受到一定的影响。背部应该得到支持,并保持身体适当对齐,对突出的骨性部位进行保护。移动患者时应轻柔(Schick,2004)。OA或其他类型关节炎的慢性疼痛需要和急性术后疼痛一起进行治疗。患者在术后即刻可能需要辅助或使用辅助工具,如助行架。因为肌肉骨骼系统的改变,再加上麻醉、抗焦虑药物以及镇痛药物的使用可能会导致步态和平衡问题,所以对于所有围术期和非住院手术领域来讲,建立预防跌倒方案都是非常必要的。密切监测药物的作用和电解质的变化十分重要,因为老年人瘦体重质量减少,身体含水量减少,导致补偿体液变化的能力受损。骨骼肌肉系统的功能下降,意味着老年人可能会失去独立进行日常活动的能力,可能发生在入院初期;因此,必须为患者建立离开病床活动或行走的方案。

26. 与衰老相关的内分泌系统改变有哪些?

胰腺功能随着年龄增长而下降,由于代谢葡萄糖的能力受损,老年人患糖尿病比较普遍,导致老年人在围术期血糖控制不良的风险明显增高(Alvis & Hughes,2015)。糖尿病也使老年人存在发生心血管和感染并发症的风险。心血管并发症很常见,因为糖尿病是动脉粥样硬化的危险因素之一,心脏储备减少。在所有接受手术的糖尿病患者中,在术前、术中、术后反复监测血糖水平非常重要。

如果甲状腺疾病没有被发现,可能导致围术期并发症。甲状腺功能减退导致药物代谢减慢,对有中枢神经系统抑制作用的药物敏感性增加,可导致呼吸功能不全。

27. 衰老相关的内分泌系统改变对围术期管理有何影响?

糖尿病患者的术前评估应该包括:糖尿病的类型、目前的治疗和管理方案、血糖控制趋势以及术前并发症。围术期管理的目标是避免酮症和维持血糖水平。除监测血糖水平外,监测糖尿病手术患者的感染和伤口愈合情况也非常重要。老年人的心肌缺血可能没有症状,也可能在术后心电图(ECG)的监护过程中意外发现。查阅目前的甲状腺实验室检查,可以发现导致围术期并发症的功能异常。

28. 与衰老相关的免疫系统改变有哪些?

由于 T 淋巴细胞功能的下降,机体的免疫力随着年龄增长而降低。胸腺的质量和产量也有所下降。因此,机体对外界刺激的反应受到抑制。因为老年人的免疫系统效率降低,导致老年人感染的风险增加(Larbi et al., 2013)。

29. 衰老相关的免疫系统改变对围术期管理有何影响?

免疫抑制导致老年人识别和抗击感染的能力下降。由于反应延迟,老年人可能要等到感染产生急性反应时才能发现感染的存在。此外,老年人可能有非典型的感染症状。例如,意识混乱可能是泌尿道感染(UTI)的首要症状,在评估和监测过程中要提高警惕,以便在老年人的基础水平上发现一些细微的变化。

30. 老年人的感染风险有哪些?

术后感染是老年人发生并发症和死亡的重要原因。衰老过程中的内环境稳态储备减少导致医源性风险增加(即院内获得的、意外的、可预防的疾病或并发症)。由于免疫系统的改变,老年人更容易发生术后感染。术后感染最常见的部位是尿路、手术部位以及肺部(例如肺炎)。老年人的感染症状可能是非典型的,很容易被忽略。除任何年龄组都具有的典型症状外,还包括意识混乱、嗜睡以及厌食。对所有患者采取的预防措施同样可以在老年人中应用,包括:

- 提供良好的营养和补液
- 监测生命体征和精神状态
- 确保咳嗽和深呼吸,并使用诱发性肺量计进行训练
- 保持皮肤完整,避免不运动

早期活动,拔除各种线路和导管(如留置导尿管和限制移动的设备)有助于降低感染风险和不能行动的后遗症。保持活动将有助于减少皮肤破裂、肌肉萎缩、关节僵硬以及深静脉血栓形成的风险。早期和充分的活动可增加老年人恢复以前生活状态的可能性。

31. 与衰老相关的感觉系统改变有哪些?

随着年龄的增长,视觉和听觉改变比较常见。瞳孔对光线反射减少,角膜扁平导致光线散射和对光闪烁敏感。总体而言,视力、外周视野以及调节都有所下降。白内障和青光眼的发病率增加。由于晶状体中黄色色素沉着增加,辨色能力受损。房水产生减少,导致眼睛变得更加干燥,增加眼睛感染的风险。卒中后可能出现视野缺损或偏盲(Plahuta & Hamrick-King, 2006; Schick, 2004; Sloane, 2002)。

鼓膜变得越来越薄,弹性越来越差,导致听觉功能受损。听骨链可能钙化,导致对高音调的敏感度下降,对声音难以定位,还会产生平衡问题。

触觉改变包括感觉和疼痛反应降低。由于舌萎缩和唾液分泌减少或者使用上颌义齿会使味觉减弱(Plahuta & Hamrick-King, 2006; Schick, 2004; Sloane, 2002)。

32. 衰老相关的感觉系统改变对围术期管理有何影响?

感觉器官损伤是导致谵妄的影响因素之一;术前允许尽可能长的时间使用像眼镜和助听器等感觉辅助装置,在 PACU 中要尽早换掉。任何书面的宣教材料都应为适应老年人的眼睛而设计,比如在无闪光纸上使用四号字体。如果要提供与药物有关的信息,不要通过颜色来区分。另外,在所有的围术期区域都应有听力放大器和放大镜,这些对老年人都非常有帮助。最后请特别注意,许多老年人服用药物治疗慢性疾病时可能会影响感觉器官,比如说,呋

塞米会导致耳鸣、听力下降以及口腔干燥（Schick，2004）。

33. 与衰老相关的肾脏系统改变有哪些？

肾脏功能随着年龄的增长而下降。肾脏质量的减少主要发生在皮质，导致肾小球减少。滤过面积减少与肾血流量下降有关。这些因素导致肾小球滤过率（GFR）下降，降低了对尿液的浓缩能力。肾单位减少和药物清除障碍使老年人面临血容量和电解质异常的风险。肾脏和肾小球的血流量随着年龄的增长而降低，但血清肌酐没有相应的增加。这是因为随着肾功能的减退，肌肉质量也下降，肌酐是肌肉代谢的副产物。GFR 改变的个体差异比较大；一些老年人随着时间的推移几乎没有变化，而另一些则有明显下降。因此，血清肌酐水平可能不是精确衡量 GFR 的指标。基于 GRF 的肌酐清除率可能是一个更准确的指标（Alvis & Hughes，2015；Floroff，Stattum & Brophy，2015；Garcia et al.，2015；Oster & Oster，2015；Schlitzkus et al.，2015）。

34. 衰老相关的肾脏功能改变对围术期管理有何影响？

肾脏在体液和电解质的平衡中起着非常重要的作用。口渴反应的改变和尿液浓缩能力的下降可能会导致钠和血容量丢失。尿量作为老年人肾脏灌注替代指标的可靠性较低。肾脏在低血容量或脱水状态下仍然会排出尿液。在老年人群中维持体液平衡比较困难。血压波动（尤其是在体位变化时）和新出现的认知变化可能提示血容量不足。

肌酐清除率提供了一种估计肾功能的方法。由于肾脏维持水钠平衡的能力受损，所以必须密切监测静脉液体量和摄入/排出量。老年人对于血容量变化的反应能力下降。老年人术前肾功能和肾储备功能受损是术后肾衰竭的原因。

35. 老年人为什么会发生脱水的危险？

脱水在老年人中很常见，因为肌肉质量减少导致肌肉组织中细胞外液的自由水减少。此外，随着年龄增长，口渴反应变迟钝，可能导致液体摄入量不足。肾脏浓缩尿液的能力也受损，这可能导致进一步脱水（Schlitzkus et al.，2015）。

36. 导致水和电解质失衡的风险有哪些？

老年人维持体液和电解质平衡的能力下降，导致体液在过少和过多之间的范围比较窄。衰老引起的肾功能下降影响了体液、电解质以及酸碱平衡。手术应激、疼痛、麻醉药物以及术前药物会增加患者血清钠和体液潴留激素的水平。过多的电解质和激素以及心血管系统扩张能力的降低，导致老年人容易出现低血容量。由于肾脏不再能够重吸收或排出电解质，那么电解质失衡就可能发生。随着肾脏失去排泄氨能力，可能会发生酸碱平衡失调。通过加强监测和认真对待摄入量和排出量，可以最大限度地减少血容量降低、电解质和酸碱平衡失调的发生。

37. 与衰老相关的常见实验室检查结果改变有哪些？

对实验室检查数值的准确解释非常有挑战性，因为这些正常范围可能随着年龄的增长而改变。如果护理人员意识到衰老的影响，就能更好地对实验室结果正常与否做出适当的判断。多重混杂因素导致对实验室检查结果的解读十分具有挑战性，包括与年龄有关的不同程度改变、存在慢性病、体液和营养状况改变以及药物。一些在青壮年中不正常的实验室检查指标却在老年人的正常参考范围内。年龄对实验室指标正常范围的影响没有趋势可循；可存在低于、高于以及与年轻患者相同的正常指标范围的情况。

受年龄影响的实验室指标举例：

- 血糖水平可能升高或降低，肌肉对胰岛素的敏感度下降和/或胰岛素抵抗降低可能可以解释血糖水平升高的原因。营养状况不佳或体重减少可能导致血糖水平降低。
- 尽管肌酐清除率随着年龄的增长而下降，但血清肌酐可能会因为肌肉质量的减少而保持不变。因此，血清肌酐往往高估了肾脏功能。应该使用肌酐清除率来评估肾功能，可以按 Cockcroft - Gault 公式计算。
- 健康老年人的血清白蛋白也可能降低，通常是饮食的原因。然而，血清白蛋白降低，特别是伴随着营养不良时,很可能提示患有疾病。

● 老年人动脉血气(ABG)范围可能与年轻人不同。年轻人的低氧状态在老年人可能是正常的。衰老相关的肺功能变化,如肺部硬化、肺泡减少以及膈肌和肋间肌力量下降,导致动脉血氧分压(PaO_2)下降(Alvis & Hughes,2015;Schlitzkus et al.,2015)。

38. 衰老相关的实验室检查结果改变对围术期管理有何影响?

解读老年人的实验室检查结果是一项非常复杂的任务。在预测范围以外的小变化也可能会导致不利的结果,因为老年人的急性疾病可能会导致储备能力丧失。用基础值做比较可以帮助护理人员对可能导致老年人发生并发症风险的改变做出应对。

39. 随着年龄增长而发生的药代动力学变化有哪些?

年龄相关的生理性改变会影响许多术前、术中以及术后使用药物的药代动力学和药效学。美国老年病学学会已经为在老年人中可能发生潜在的不当用药编制了比尔斯(Beers)标准,以指导临床医师提高为老年人开处方药的安全性(American Geriatrics Society,2015;Beers Criteria Update Expert Panel,2015)。

药代动力学指药物在体内作用位点的浓度或机体对药物的作用。药代动力学包括药物的吸收、分布、代谢以及排泄。吸收通常是完全的,但在老年人中可能会变慢。对于给定的药物剂量,血浆浓度和药物的分布容积呈负相关。身体成分的变化(体重减轻、全身水分的流失以及脂肪组织的增加)可能影响药物在老年人的体内分布。随着肾功能和肝功能的降低,清除和排泄药物需要更长的时间。监测血清蛋白和白蛋白水平以及肾脏和肝功能,可以帮助老年人避免产生毒性反应或治疗不足(Floroff,Stattum & Brophy,2015;Garcia et al.,2015;Schlitzkus et al.,2015)。

40. 衰老对水溶性药物会产生什么样的影响?

体内总的水分随年龄增长而减少(利尿剂的使用加剧了这种变化)。由于可利用的体液较少,水溶性药物(如阿司匹林或锂)的分布容积较小,将达到比较高的血浆药物浓度。这将产生更强的药理作用,并且可能更快地达到毒性浓度水平(Floroff,Stattum & Brophy,2015)。

41. 衰老对脂溶性药物会产生什么样的影响?

随着体内脂肪含量的增加,脂溶性药物的分布容积增加,可能导致药物作用时间延长。脂溶性药物(如安定、咪达唑仑及维拉帕米)因脂肪组织的摄取增加,到达作用部位的浓度较低,需要较长时间才能达到药物的治疗浓度水平。由于需要清除的药物容量增加,所以药物的清除时间延长(Floroff,Stattum & Brophy,2015;Garcia et al.,2015)。

42. 蛋白质对药物的可利用率方面有何作用?

除此之外,还有结合蛋白的改变,可以改变游离药物的可利用率。蛋白质营养不良在体重不足和肥胖的老年人中都很常见。这意味着与蛋白质结合的药物结合位点较少,从而增加了可用的(游离、未结合)药物的循环量。游离药物是有活性的,这增加了药理作用。高蛋白结合药物(如利多卡因、普萘洛尔、依托咪酯、硫喷妥钠、丙泊酚、芬太尼)可能会因为含量较高的未结合或游离的药物产生明显夸大的临床作用(Floroff,Stattum & Brophy,2015)。

43. 衰老相关的药效学改变包括哪些?

药效学的定义是药物对人体的作用或机体对药物的反应。它是由药物产生的一系列药理作用——有希望的作用和不希望的作用。随着年龄的增长,药效变化(即终末器官效应)比药动学的变化更加难以定义。一般来说,老年人会对药物敏感,因为药代动力学的改变会导致给定的剂量药物血浆浓度增高,或者因为药效变化(即对药物敏感性增加),或者两者都有。由于老年人对药物的反应具有明显的个体差异,没有基于年龄的用药规则适用于所有老年人。应根据药代动力学预测,对药物剂量进行修改,而且还应根据药物的实际反应来调整所需要的剂量(Floroff,Stattum & Brophy,2015;Garcia et al.,2015;Oster & Oster,2015)。

44. 对老年人进行有效疼痛管理的障碍有哪些?

影响老年人疼痛控制的常见因素包括:关于麻醉性镇痛药物使用和效果的误解、认知损害、沟通障碍以及影响药物代谢的生理性衰老性改变。

对老年人群疼痛管理的误解可导致疼痛控制不足。一种误解是老年人比年轻患者有更高的疼痛阈值,疼痛感觉会随着年龄的增长而降低。大多数老年人在大手术后的某个时刻描述了中度到重度的疼痛。即使老年人报告的疼痛与年轻人相似,但对老年人在术后疼痛方面的治疗仍然不足(Schofield, 2014)。其他潜在的障碍是担心药物的不良反应和对镇痛药物的成瘾。包括有关药物滥用问题的评估可以帮助临床医师识别有高度药物依赖风险的患者。围术期护士可以通过对低依赖风险患者进行关于阿片类药物耐受性的宣教,协助患者最大限度地减少对药物依赖性的担心。药物不良反应宣教和主动管理是降低并发症的关键策略,并可能增加患者对疼痛管理方案的依从性(Malec & Shega, 2015; Tracy & Morrison, 2013)。疼痛管理应考虑同时治疗先前存在的慢性疼痛问题,使用包含阿片类药物、非阿片类药物以及非药物干预等方法。例如患有骨关节炎的老年人,关节炎是老年人常见的疼痛原因。非药物预防措施,例如手术期间和手术后的体位摆放,可以帮助减轻关节炎的疼痛。

45. 老年人的无效疼痛管理并发症有哪些?

未经治疗或未得到充分治疗的术后疼痛可能会对老年人的术后恢复产生明显不利的影响(McKeown, 2015)。疼痛可引起心动过速,增加心肌耗氧量,导致心肌缺血。老年人常通过减少活动来减少疼痛,这可能导致不活动的不良后果,包括皮肤破损可能、血栓栓塞性问题以及与体能失调和功能下降相关衰退。预期疼痛可能会导致吸气用力不足和胸腔固定,随后发生肺不张和肺炎的风险增加。

46. 老年人疼痛评估的基本原则是什么?

疼痛评估应该基于患者对疼痛的感知。患者自我报告是最可靠的疼痛指标。在认知功能正常的老年人中,在年轻人群中使用的疼痛评估工具同样适合于他们。一些老年人用不同的词语来描述疼痛,

如伤痛、疼痛、酸痛和/或不舒服。在最初的疼痛评估中,应要求老年人用自己的语言来描述疼痛。在随后的疼痛评估和重新评估中,使用患者首选的疼痛术语。除了在评估过程中使用一致的术语外,疼痛强度应该是使用一致的尺度来测量。疼痛测量计、语言描述量表以及面部疼痛量表已经在老年人中应用。术后运动期间的疼痛评估较休息期间的疼痛评估更准确。

认知障碍的老年人通常会报告他们的疼痛和疼痛强度,这与认知功能完整的老年人相似。对那些不能准确地表达疼痛感受的人群应该使用诸如面部表情等行为指标来评估(如扮鬼脸),言语信号(如呻吟、哭喊),或肢体语言(如保护受伤区域或抵抗护理)。很多工具可以帮助进行非语言疼痛评估。家庭成员和看护人员可以帮助判断可能是疼痛表现的行为。术前要求家庭成员和看护人员识别出与疼痛相关的行为改变可以帮助围术期护士对认知能力受损的老年人进行疼痛管理。当不能对患者的疼痛进行充分评估时,假定经历疼痛性手术的患者现在是疼痛的,并预先进行了疼痛治疗。

47. 老年人的阿片类药物剂量指南是什么?

一般来说,为了适应与衰老相关的改变,老年人的阿片类药物剂量应该低于成人推荐剂量的25%～50%,剂量逐渐增加,每次递增25%～50%,直到疼痛缓解为止(Malec & Shega, 2015; Tracy & Morrison, 2013)。老年人的阿片类药物不良反应较年轻人更为常见。常见的不良反应包括便秘、尿潴留、瘙痒、谵妄、恶心和呕吐、镇静、呼吸缓慢以及低血压。便秘在麻醉期间可能不被认为是一个问题,但以后可能引发问题。预防便秘的发生应从术后开始,并且应该对肠道功能进行监测。如果出现恶心和呕吐,使用甲氧氯普胺可以避免许多抗吐药物的抗胆碱不良反应。所有应用阿片类药物的治疗目标,包括老年人,是提供所需的能够减轻疼痛到可接受范围内同时不良反应可管理和可耐受的剂量水平。

48. 老年人可以使用患者自控镇痛或患者自控硬膜外镇痛疗法吗?

为了改善疼痛管理,老年人可能会应用患者自

控镇痛(PCA)或患者自控硬膜外镇痛(PCEA)治疗。应该调整镇痛药物的剂量,以适应老年人的肝脏功能下降和肾小球滤过率降低的改变。PCA 和 PCEA 提供了一个比较稳定的镇痛水平,最大程度的减少与 PRN 镇痛相关的波峰和波谷改变。PCA 和 PCEA 还可以让老年人采用更小的剂量和反复给药的疼痛治疗方案,患者镇静程度轻和满意度高。老年人必须能够理解镇痛泵的使用说明,而且在疼痛变得过于强烈,无法维持有效的疼痛控制水平之前使用这个按钮。如果老年人应用 PCA 或 PCEA 治疗,但无法理解镇痛泵的使用说明和/或适当地按下按钮,将面临疼痛治疗不足的危险。

49. 非药物性疼痛干预的作用是什么?

当药物和非药物干预一起使用时,镇痛药物的剂量需求可能降低,这可能导致较少的不良反应发生。非药物干预的例子包括冷、热、放松、引导想象、分散注意力和按摩疗法(Makris et al., 2014; Schofield, 2014)。

50. 需要哪些因素来确保患者的选择在伦理和法律上具有约束力?

要让患者的选择在伦理上和法律上具有约束力,需要以下三个要素(Goldstein, 2002):

- 是否是有能力的决策者? 有些有特定决定的能力;例如,痴呆患者可能有能力同意输血,但没有能力决定进行心脏移植。如果损害比较严重的,就需要一个代理决策者。
- 患者自愿参与决策过程。
- 对以下几个方面必须充分知情:诊断;干预的费用、风险以及益处;替代疗法包括风险、益处及费用;不接受治疗的可能结果以及成功的可能性。

51. 患者的决策能力是如何确定的?

决策能力(Rueben et al., 2015)可以通过以下问题进行探讨:

- 患者能够判定个人的喜好程度吗?
- 患者能理解风险和受益吗?
- 患者是否理解其中的含义?

- 患者能识别选择其他替代疗法的原因吗?
- 这些原因是合理的吗?

52. 什么是胜任?

胜任是一个法律术语,指的是法院法官对个人能否做出决定以及理解法律文书的意义和重要性的能力裁定。胜任也可能是针对具体情况的,如一个人可以胜任立遗嘱,但不能经营一家企业。如果一个人被认为是不能胜任,那么需要其他人来承担起决策的角色,可能是作为监护人的家庭成员或不相关的人被任命为管理员(Goldstein, 2002)(译者注:在美国,均由患者本人来签知情同意书。如果患者被裁定为不能胜任,则由家属或法律认可的委托代理人来签字)。

53. 什么是有效的沟通策略?

建议在手术前对患者进行咨询的原因有以下几点:① 核实有预先医疗指示或医疗代理/代理人;② 讨论治疗目标、患者喜好、预期结果以及潜在并发症;③ 在出院时建立患者的社会支持系统和预期的需求(Chow et al., 2012)。

由于存在感觉丧失以及痴呆、抑郁、卒中或谵妄等疾病,老年人的交流可能会比较困难。记录病史或进行入院评估可能需要更多的时间,可能需要在不止一个疗程内完成,特别是当患者感到疼痛或疲劳时。老年人群的个体差异非常大,切记不要刻板或傲慢对待。居高临下的沟通方式包括:使用大声或缓慢的语调来说简单的词汇,使用儿童用语,使用诸如"宝贝"或"亲爱的"等亲昵用语,或者像"好女孩"或"可爱的小男人"这样孩子般的用语(Ryan, Hummert & Boich, 1995)。

对于有视力和听力损失的患者来说,找出最喜欢的交流方式非常重要,而不应大声说话或使用短句。对于听力丧失的患者,可以通过书写、录像、数字化或者使用辅助装置等方式进行交流。与患者交谈时,站着或面对面坐着,使用较低的音调,不可大喊大叫。对于视力丧失的患者,要让患者知道你是谁,你在哪里,你在做什么。当你离开的时候,也要让患者知道。

一般来说,要尊重患者,如果时间允许的话,倾听患者的病史陈述,并在认识到代际差异后尽可能建立信任和有意义的关系。

54. 采取什么样的重新定位措施来帮助老年人?

应尽可能早的将助听器、眼镜等增加感觉知觉的辅助设备归还给老年人,并尽快让家庭成员和患者团聚。当患者从麻醉中醒来时,重新介绍工作人员,使患者重新适应周围环境。

55. 为什么要评估老年人是否受到侮辱或虐待?

发生侮辱或虐待老人的真实情况不甚清楚。最近几项关于社区居住老年人的研究发现,在接受调查的人中,有 7.6%～10% 的老年人受到侮辱和虐待。这很可能是一个低估了的发生率,因为自我报告依赖于能够参与病情认知功能完整的老年人(Acierno et al., 2010; Burnes et al., 2015; Lachs & Pillemer, 2015; Peterson et al., 2014)。

更多老年女性受到虐待,一般为 80 岁或以上,身体虚弱,长期患病以及日常活动依赖于他人帮助的 ADL 患者。大多数受虐待的老人住在家里;然而,虐待也会发生在护理机构(如养老院或辅助生活住所)。施虐者最可能是家庭成员,通常是作为看护者的配偶或成年子女。虐待老人现象发生在所有文化和社会经济阶层(Lachs & Pillemer, 2015; Pillemer et al., 2015)。

56. 为什么虐待老人很隐蔽?

虐待老人现象很隐蔽的原因有很多。一是缺乏统一的定义,各州对法律中所包括虐待类型(有些不包括遗弃和自我忽视)有所不同,对老年人的定义也各不相同。年龄歧视也会导致报告低下。医护人员也可能会认为行为是由痴呆、精神错乱或妄想引起的,可能减少了老人受虐待报告的数量。认知障碍可能会扭曲回忆事件的能力,增加了报告和数据收集的难度。老年人可能会因为谈论他们所经历的虐待而感到羞愧或尴尬。社交孤立会阻碍对虐待的发现。当老年人因虐待而受伤时,可能会被归咎于慢性疾病(例如,髋部骨折被认为是骨质疏松症,而不是调查被推伤的可能性)。最后,老年人可能不愿举报虐待行为,因为害怕受到虐待者的报复(Lachs & Pillemer, 2015; Pillemer et al., 2015)。

57. 评估老年人受虐待的要素是什么?

在筛查老年人是否受虐待时,应以一种不带偏见和不具威胁性的方式询问直接和简单的问题。例如,如果老年人有需要额外评估的躯体伤害时,一个可能的问题是,"像这样的伤害通常不是意外事故引起的,有其他人参与吗?"先从一般的问题开始,如果老年人的反应表明有可能受到虐待时,那么就需要逐步过渡到更加具体的问题。安排时间对患者和看护人员进行单独和一起面谈;这不仅能检查出虐待行为,而且还能让人察觉到事情的不一致和/或评估看护者的压力。看护人员可能不愿意在依赖他们照顾的人在场的情况下讨论个人问题。

58. 有哪些迹象和症状需要进一步调查?

尽管没有一套固定虐待标记,但有很多临床情况暗示虐待,需要进一步评估。老年人可能受到虐待的线索包括:

- 看护人员不愿意让患者与医护人员单独相处,或者老年人过度依赖看护人员来回答问题。
- 在受伤和寻求治疗之间有延迟。
- 观察到伤害和解释不一致。
- 缺乏合适的衣服或卫生照料。
- 有"问诊多个医师来获取处方药物"的历史。

阳性证据并不一定意味着虐待已经发生。相反,应将这些发现视为需要进一步评估的征兆。

59. 如果怀疑老人受虐待怎么办?

如果怀疑老人受到虐待,应按照该机构的政策或程序来报告虐待行为。所有 50 个州的法律均保护老年受害者,大多数州要求医护人员向成人保护服务中心报告实际或疑似虐待的事件。然而,各州之间的具体要求和处罚差别很大。在记录虐待老人的可疑事件时,恰当的记录非常重要。准确记录发现至关重要,因为医疗记录可能成为法律记录的一部分。如果可能的话,逐字描述记录事件,并绘制或拍摄具体的发现(Dong, 2015; Jirik & Sanders, 2014; Lachs & Pillemer, 2015; Pillemer et al., 2015)。

60. 老年人从门诊手术中心出院时的常见问题有哪些?

老年患者占所有门诊手术的 1/3 以上,可能需要比年轻的成年人多达 48 h 才能恢复至不需要照顾的状态。一项爱尔兰的研究发现,在预约的门诊手术患者中,几乎 12% 的老年人不遵从禁食指导,尽管已告知不要服用药物,仍有 37% 的老年人服用了药物,13% 的老年人计划手术后自己开车回家,7% 的老年人在术后当晚无人陪伴(Lafferty et al.,1998)。

61. 有哪些建议可以改善老年患者进行门诊手术的护理质量?

随着老年患者的数量持续增加,包括在门诊环境中进行手术的需求也会增加。门诊手术对这一人群有潜在的益处,表现为一周后术后认知功能障碍、院内感染、呼吸系统并发症以及功能减退更为少见(Canet et al.,2003)。

门诊护理人员需要向老年人提供循证医学的护理。这包括开发系统来评估和规划他们的特殊需求。有一项针对老年门诊手术患者的调查研究,用于确定需要进行哪些类型的术前评估、患者宣教以及出院计划。

Tappen、Muzic 和 Kennedy(2001)的这项研究建议:

- 建立一个独立的术前评估和评价程序
- 对老年人进行多种筛选
- 改善医务人员之间的沟通
- 改善实验室和 X 线检查之间的合作
- 避免没有开出院处方就让患者出院
- 针对老年手术患者的特殊需求培训医护人员

另外的建议包括随访电话评估疼痛、对食物和液体的耐受性、活动状态、精神状态以及理解出院注意事项和用药的能力(McGory et al.,2009)。

62. 老年人需要预防的最重要并发症有哪些?

为所有术后患者提供护理的目标是减少与手术和麻醉相关的并发症和死亡的发生率。对老年人来说,至少恢复到术前水平的功能和生活质量可能比单纯的生存更重要。当出现并发症时,老年人有较

少的功能储备来克服并发症而不伴有整体衰退。例如,年龄老化和麻醉药残留导致对低氧和高二氧化碳的反应迟钝。在术后,老年人可能缺乏所需要的储备能力来满足麻醉药残余对通气功能的影响。因此,老年人可能易于发生低氧血症和呼吸衰竭。老年人最常见的并发症包括呼吸系统问题、充血性心力衰竭(CHF)、谵妄以及血栓栓塞。因此,对老年人的术后干预应集中在维持适当的心肺功能、液体管理、疼痛管理、舒适以及活动方面。

(张 林 李亚军)

参考文献

Acierno R, Hernandez M A, Amstadter A B, et al., 2010. Prevalence and correlates of emotional, physical, sexual, and financial abuse and potential neglect in the United States: The National Elder Mistreatment Study. American Journal of Public Health, 100(2), 292-297.

Administration on Aging, 2014. A profile of older Americans. Retrieved from http://www.aoa.gov? AoARoot/Aging_Statistics/index.aspx.

Alvis B D & Hughes C G, 2015. Physiology considerations in geriatric patients. Anesthesiology Clinics, 33(3), 447-456.

American College of Surgeons National Surgical Quality Improvement & American Geriatrics Society, 2016. Optimal perioperative assessment of the geriatric patient: Best practices guideline from the American College of Surgeons National Surgical Quality Improvement Program and the American Geriatrics Society. Retrieved from https://www.facs.org/quality-programs/acsnsqip/geriatric-periop-guideline.

American Geriatrics Society 2015 Beers Criteria Update Expert Panel, 2015. American Geriatrics Society 2015 updated Beers Criteria for potentially inappropriate medication use in older adults. Journal of the American Geriatrics Society, 63(11), 2227-2246.

Association of Anaesthetists of Great Britain and Ireland, 2014. Guidelines: Perioperative care of the elderly 2014. Anaesthesia, 69(supplement 1), 81-98.

Association of Perioperative Registered Nurses, 2015. AORN position statement on care of the older adult in perioperative settings. AORN Journal, 101(4), 460-463.

Borson S, Scanlon J, Brush M, et al., 2000. The mini-cog: A cognitive "vital signs" measure for dementia screening in multi-lingual elderly. International Journal of Geriatric Psychiatry, 15(11), 1021-1027.

Burns S M, 2003. Delirium during emergence from anesthesia: A case study. Critical Care Nurse, 23(1),

66 - 69.

Burnes D, Pillemer K, Caccamise P L, et al., 2015. Prevalence of and risk factors for elder abuse and neglect in the community: A population-based study. Journal of the American Geriatrics Society, 63(9), 1906 - 1912.

Canet J, Raeder J, Rasmussen L S, et al., 2003, November. Cognitive dysfunction after minor surgery in the elderly. Acta Anaesthesiologica Scandinavica, 47(10), 1204 - 1210.

Chow W B, Rosenthal R A, Merkow R P, et al., 2012. Optimal preoperative assessment of the geriatric surgical patient: A best practices guideline from the American College of Surgeons National Surgical Quality Improvement and the American Geriatrics Society. Journal of the American College of Surgeons, 215(4), 453 - 466.

Christmas C & Pompei P, 2010. AGS geriatric review syllabus: Acore curriculum in geriatric medicine-perioperative care. Retrieved from http://www. frycomm. com/ags/teachingslides.

Clegg A & Young J B, 2011. Which medications to avoid in people at risk for delirium: A systematic review. Age Ageing, 40, 23 - 29.

DeFrances C J, Lucas C A, Buie V C, et al., 2008. 2006 national hospital discharge survey. National Health Statistic Report, 30(5), 1 - 20.

Dong X Q, 2015. Elder abuse: Systematic review and implications for practice. Journal of the American Geriatrics Society, 63(6), 1214 - 1238.

Flemister B, 2016. Skin and wound care for the geriatric population. //D Doughty & L McNichol (Eds.), Wound, ostomy and continencenurse's society core curriculum: Wound management (pp. 220 - 241). Philadelphia, PA: Wolters Kluwer.

Floroff C K, Stattum P W & Brophy G M, 2015. Critical illness and the aging population: Clinical implications and pharmacotherapy challenges. Journal of Neurological Disorders, 3(1).

Fried L P, Ferrucci L, Darer J, et al., 2004. Untangling the concepts of disability, frailty, and comorbidity: Implications for improved targeting and care. Journal of Gerontology: Biological Sciences and Medical Sciences, 59(3), 255 - 263.

Garcia P S, Duggan E W, McCullough I L, et al., 2015. Postanesthesia care for the elderly patient. Clinical Therapeutics, 37(12), 2651 - 2665.

Goldstein M K, 2002. Ethics. //R J Ham, P D Sloane & G A Warshaw (Eds.), Primary care geriatrics: A case-based approach (4th ed., pp. 165 - 182). St. Louis, MO: Mosby.

Hamel M B, Henderson W G, Khuri S F, et al., 2005. Surgical outcomes for patients aged 80 and older: Morbidity and mortality from major noncardiac surgery. Journal of the American Geriatrics Society, 53, 424 - 429.

Inouye S K, 2006. Delirium in older persons. New England Journal of Medicine, 354(11), 1157 - 1165.

Jirik S & Sanders S, 2014. Analysis of elder abuse statutes across the United States, 2011 - 2012. Journal of Gerontological Social Work, 57(5), 478 - 497.

Lachs M S & Pillemer K A, 2015. Elder abuse. The New England Journal of Medicine, 373(20), 1947 - 1956.

Lafferty J, Carroll M, Donnelly N, et al., 1998. Instructions for ambulatory surgery-patient comprehension and compliance. Irish Journal of Medical Science, 167(3), 160 - 163.

Larbi A, Rymkiewicz P, Vasudev A, et al., 2013. The immune system in the elderly: A fair fight against disease? Aging Health, 9(1), 35 - 47.

Makary M A, Segev D L, Pronovost P J, et al., 2010. Frailty as a predictor of surgical outcomes in older patients. Journal of the American College ofSurgeons, 210 (6), 904 - 908.

Makris U E, Abrams R C, Gurland B, et al., 2014. Management of persistent pain in the older patient a clinical review. Journal of the American Medical Association, 312(8), 825 - 836.

Malec M & Shega J W, 2015. Pain management in the elderly. Medical Clinics of North America, 99(2), 337 - 350.

Marcantonio E R, Flacker J M, Wright R J, et al., 2001. Reducing delirium after hip fracture: A randomized trial. Journal of the American Geriatrics Society, 49 (5), 516 - 522.

Marcantonio E R, Goldman L, Orav E J, et al., 1998. The association of intraoperative factors with the development of postoperative delirium. American Journal of Medicine, 105(5), 380 - 384.

Mauk K L, 2006. Introduction to gerontological nursing. // K L Mauk (Ed.), Gerontological nursing competencies for care (p. 7). Boston: Jones and Bartlett.

McGory M L, Kao K K, Shekelle P G, et al., 2009. Developing quality indicators for elderly surgical patients. Annals of Surgery, 250(2), 338 - 347.

McKeown J L, 2015. Pain management issues for the geriatric surgical patient. Anesthesiology Clinics, 33(3), 563 - 576.

Moyce Z, Rodseth N & Biccard B M, 2014. The efficacy of perioperative interventions to decrease postoperative delirium in noncardiac surgery: A systematic review and meta-analysis. Anaesthesia, 69, 259 - 269.

National Center for Health Statistics, 2010. National Hospital Discharge Survey. Hyattsville, MD: Public Health Service.

Oster K A & Oster C A, 2015. Special needs population: Care of the geriatric patient population in the perioperative setting. AORN Journal, 101(4), 443 - 458.

Peterson J C, Burnes D P, Caccamise P L, et al., 2014. Financial exploitation of older adults: A population-based prevalence study. Journal of General Internal Medicine, 29

(12)，1615 - 1623.

Pillemer K，Connolly M，Breckman R，et al.，2015. Elder mistreatment: Priorities for consideration by the White House Conference on Aging. The Gerontologist，55(2)，320 - 327.

Plahuta J M & Hamrick-King J，2006. Review of the aging of physiological systems. //K L Mauk (Ed.)，Gerontological nursingcompetencies for care (pp. 143 - 264). Boston: Jones and Bartlett.

Poudel A，Ballokova A，Hubbard R E，et al.，2015. Algorithm of medication review in frail older people: Focus on minimizing the use of high-risk medications. Geriatrics and Gerontology International. doi: 10. 1111/ggi. 12589.

Rueben D B，Herr K H，Pacala J T，et al.，2015. Geriatrics at your fingertips (17th ed.). New York: American Geriatrics Society.

Ryan E B，Hummert M L & Boich L H，1995. Communication predicaments of aging: Patronizing behavior toward older adults. Journal of Language and Social Psychology，14(1 - 2)，144 - 166.

Schick L，2004. The elderly patient. //D M DeFazio Quinn & L Schick (Eds.)，PeriAnesthesia nursing core curriculum: Preoperative，phase Ⅰ and phase Ⅱ PACU nursing (pp. 209 - 225). St. Louis，MO: Saunders.

Schlitzkus L L，Melin A A，Johanning P J，et al.，2015. Perioperative management of elderly patients. Surgical Clinics of North America，95(2)，391 - 415.

Schofield P A，2014. The assessment and management of perioperative pain in older adults. Anaesthesia，69 (supplement 1)，54 - 60.

Silverstein J H，2007. The practice of geriatric anesthesia. //J H Silverstein，G A Rooke，J G Reeves，et al. (Eds.)，Geriatric anesthesiology (2nd ed.，pp. 3 - 14). New York: Springer.

Sloane P D，2002. Normal aging. In R J Ham，P D Sloane & G A Warshaw (Eds.)，Primary care geriatrics: A case-based approach (4th ed.，pp. 15 - 28). St. Louis，MO: Mosby.

Stoelting R N & Miller R D，2000. Basics of anesthesia (4th ed.，pp. 15　28). New York: Churchill Livingstone.

Tappen R M，Muzic J & Kennedy P，2001. Preoperative assessment and discharge planning for older adults undergoing ambulatory surgery. AORN Journal，73(2)，464 - 474.

Tracy B & Morrison R S，2013. Pain management in older adults. Clinical Therapeutics，35(11)，1659 - 1668.

Wei L，Fearing M，Sternberg E，et al.，2008. The confusion assessment method: A systematic review of current usage. Journal of the American Geriatrics Society，56(5)，823 - 830.

Woolger J M，2008. Preoperative testing and medication management. Clinical Geriatric Medicine，24，573 - 583.

第17章 创伤患者

Elizabeth Card, MSN, APRN, FNP - BC, CPAN,
CCRP & Nancy L. Wells, DNSc, RN, FAAN

创伤患者是指因事故而遭受严重损伤或危及生命的人。这包括所有年龄和社会经济群体。有多种损伤机制,包括机动车辆事故(MVA)或机动车碰撞(MVC)、烧伤、跌倒以及枪伤。对这些患者的治疗开始于受伤现场,并持续至整个住院期间。创伤死亡可分为:① 即刻死亡(由心脏、大血管或神经系统损伤引起的);② 损伤后数分钟至数小时的早期死亡(由出血和/或心血管系统虚脱或通气/呼吸/氧合衰竭或大量中枢神经系统损害引起的);③ 损伤后数天至数周的晚期死亡(多脏器衰竭或脓毒血症)(Copes, et al., 1990)。

1. 什么是损伤严重程度评分?

有几种常用的评分方法用于对 MVA/MVCS(乘员或行人)损伤后的严重程度进行评估。在1969 年,首先引入了简明损伤等级(AIS)评分方案,这是一种解剖评分系统。这一评估方法已根据生存数据进行了修改和更新,为目前评估损伤的严重程度提供了一个相当准确的方法(表 17 - 1)。1990 年出版发布了 AIS 的最新版本,该工具由交通医学发展协会 (Association for the Advancement of Automotive Medicine,AAAM) 定期更新/修订(Baker et al.,1974)。

表 17 - 1 AIS 评分系统

AIS 评分	损伤严重程度
1	轻度损伤
2	中度损伤
3	重度损伤
4	严重损伤

续 表

AIS 评分	损伤严重程度
5	危重损伤
6	不可存活的损伤

转载自 MacKenzie E J, 1984. Injury severity scales: Overview and directions for future research. American Journal of Emergency Medicine,2, 537 - 548.

损伤等级分为 1~6 级。轻度损伤为 1,危重损伤为 5,不可存活的损害为 6。所得分数代表"与损伤相关的生命威胁",而非综合衡量严重程度(Baker et al.,1974)。

1974 年,将 AIS 评分分别用于以下 6 个损伤部位:头部、面部、胸部、腹部、四肢(包括骨盆)以及体表,创建了损伤严重程度计分法(ISS)。每个损伤部位取其 AIS 的最高评分,然后对损伤最重的三个部位的评分进行平方,其平方之和即为 ISS 分值(Baker et al.,1974)。表 17 - 2 是计算 ISS 的实例。

表 17 - 2 ISS 计算实例

部位	损伤情况	AIS	前三个最高 AIS 评分的平方
头颈部	大脑挫伤	3	9
面部	唇部撕裂	1	
胸部	连枷胸	4	16
腹部	轻微的肝挫伤 复杂性的脾破裂	2 5	25
四肢	肱骨骨折	2	
体表	擦伤和撕裂	1	
			损伤严重度评分 50

ISS 得分为 0~75 分。当患者任何一个损伤部

位的 AIS 分值为 6 分时,ISS 得分自动确定为 75 分。ISS 评分与死亡率、并发症发生率、住院时间以及其他严重程度评估方法呈线性相关(Baker & O'Neill,1976; Baker et al.,1974)。

2. 什么是多发性创伤患者的分期治疗?

对存在至少两处身体部位严重受伤或一个体腔合并长骨骨折(多发性创伤)的患者,需要进行分阶段治疗。

- 第 1 阶段:确保气道通畅并确保充分的氧合
- 第 2 阶段:立即手术治疗内部脏器损伤/控制出血和外固定支架固定开放性骨折
- 第 3 阶段:稳定生命体征并进一步完成诊断评估(此阶段从损伤后几小时持续到 2 天)
- 第 4 阶段:完成骨折内固定和其他非急诊手术

因此,多发性创伤患者会经常回到围麻醉区域,随着病情的好转,进一步完成损伤程度较轻的手术。

3. 损伤的机制是什么?

为了评估其他潜在的还没有明确诊断的损伤,在治疗创伤时了解其受伤机制是非常重要,钝器伤极有可能存在与损伤机制有关的损伤;具体情况参见表 17-3。

表 17-3 损伤机制

损伤机制	其他考虑事项	潜在的相关损伤
机动车碰撞		
正面碰撞		颜面外伤 下肢损伤 主动脉损伤
追尾碰撞		颈椎过伸性损伤 颈椎骨折 中央管综合征
横向碰撞(T 骨)		胸部损伤 腹部损伤:脾、肝 骨盆损伤 锁骨、肱骨、肋骨骨折
翻车	更大的弹射机会 放大的损伤机制	挤压伤 脊柱压缩性骨折

续 表

损伤机制	其他考虑事项	潜在的相关损伤
车辆弹射	可能没系安全带 死亡率非常高	脊柱损伤
挡风玻璃伤害	可能没系安全带	闭合性颅脑损伤,冲击伤对冲伤 颜面骨折 颅骨骨折 颈椎骨折
方向盘伤害	可能没系安全带	胸部损伤,如: ● 胸骨和肋骨骨折,连枷胸 ● 心脏挫伤 ● 主动脉损伤 ● 血胸/气胸
仪表板参与/损伤		骨盆和髋臼损伤 髋关节脱位
约束/安全带使用		
适当的三点约束	发生率降低	胸骨肋骨骨折,肺挫伤
仅系安全腰带		腹部外伤,头面部损伤/骨折
仅系肩带		颈椎损伤/骨折,"潜艇"脱离约束装置(可能弹射)
安全气囊展开	前端碰撞 不太严重的头/上躯干损伤 对侧方损伤效果不佳,对儿童伤害更严重(不恰当的将儿童放在前排座位)	上肢、软组织损伤/骨折,面部 骨折/撕裂伤,眼部损伤,下肢损伤/骨折
行人与机动车		
低速(制动中的机动车)		胫腓骨骨折,膝关节损伤
高速机动车		Waddle 三联征(胫/腓骨或股骨骨折),躯干损伤,颅颌面损伤被撞飞的行人有多系统受损伤的风险
自行车相关		
机动车相关		闭合性颅脑损伤 "车把"损伤 脾/肝撕裂伤 其他腹腔内脏伤 考虑存在穿透性损伤

损伤机制	其他考虑事项	潜在的相关损伤
非机动车相关的		肢体损伤 "车把"损伤
坠落：11～18 m		
垂向冲击		跟骨和下肢骨折 骨盆骨折 闭合头部损伤 颈椎骨折 肾和肾血管损伤
水平冲击		颅面骨折 手和手腕骨折 腹部和胸部内脏损伤 主动脉损伤

转载自 Gross E & Martel M, 2010. Multiple trauma. //J A Marx, R S Hockberger & R M Walls, et al. (Eds.), Rosen's emergency medicine: Concepts and clinical practice (7th ed.). Philadelphia, PA: Mosby Elsevier

4. 什么是休克？

休克就是组织灌注不足，临床表现取决于血流动力学紊乱和器官功能障碍。休克的血流动力学表现包括：精神状态改变、心动过速、低血压、四肢湿冷、毛细血管再充盈时间延长（2 s）、外周脉搏微弱以及脉压差变窄（＜25 mmHg）。休克患者的初始治疗主要是恢复血容量、维持足够的氧气输送、控制持续的失血以及保持器官功能。

在细胞水平上，休克是由缺氧和氧合不足引起的。出血导致的循环血容量丢失是创伤患者最常见的休克原因（Britt et al.，1996）。休克的其他原因或影响因素包括：机械性梗阻（心脏压塞、张力性气胸）、氧合不足、神经功能障碍（高位脊髓损伤）以及心功能不全（Britt et al.，1996）。在创伤导致的死亡原因中，休克仅次于脑外伤，创伤患者发生休克的最常见原因是出血。幸运的是，休克患者通常对治疗有反应（Britt et al.，1996）。在血压变化之前，大约有30%的循环血容量丢失（American College of Surgeons Committee on Trauma，2012）。对单次或多次液体推注有短暂的反应提示患者存在进行性出血和处在持续的休克状态。休克的初始治疗需要输注2 L的生理盐水（NS）。应该注意，大量的生理盐水输注可能导致代谢性酸中毒。平均动脉压（MAP）的目标是维持在65～90 mmHg [MAP＝（收缩压＋2×舒张压）/3]（Alam & Rhee，2007）。然而，在钝性创伤或创伤性脑损伤患者中，MAP高于105 mmHg是可接受的（Alam & Rhee，2007）。使用胶体溶液可以增加血管内容量和维持血浆渗透压。不幸的是，一篇有关临床试验的系统综述表明，同生理盐水相比，胶体溶液在液体复苏过程中并没有明显改善创伤患者的死亡率或并发症的发生率（Perel，Roberts & Ker，2012）。测量中心静脉压（CVP）有助于鉴别休克的原因（Perel，Roberts & Ker，2012）。参见表17-4。

表 17-4 CVP 与休克状态的鉴别

低中心静脉压	高中心静脉压
低血容量 ● 出血 外部（压缩） ● 撕裂伤 ● 挫伤 ● 骨折 内部的（不可压缩的） ● 胸腔内的 ● 腹腔内 ● 腹膜后（部分可压缩） 骨折（部分压缩性） 第三间隙（烧伤） 神经源性（高位颈髓损伤）	● 心包填塞 ● 张力性气胸 ● 心肌梗死 ● 膈疝破裂伴疝出 脂肪或空气栓塞

数据来自 Perel P, Roberts I, Ker K, 2013. Colloids versus crystalloids for fluid resuscitation in critically illpatients. The Cochrane Database of Systematic Reviews, 6 Art. No.: CD000567. doi: 10.1002/14651858.CD000567.pub6

5. 什么是钝性腹部创伤？

钝性腹部创伤可能存在于MVA（乘客和行人）、跌倒、打击以及家庭暴力中，来急诊室就诊的腹部外伤患者中，MVA占80%（Ferrera et al.，1998）。当钝力施加于前腹壁时，内脏被压迫到脊柱或后胸廓，导致组织和/或器官的挤压。实体器官（如肝脏、脾脏）常因这种损伤机制被撕裂或破裂。也有延迟脾破裂的报道（Ferrera et al.，1998）。突然减速（如受约束乘员的MVA）产生的剪切力，这可能导致实质器官和空腔脏器的撕裂伤（Ferrera et al.，1998；Stassen et al.，2012）。脾损伤通常与左侧腹部、侧面和胸部损伤/钝力损伤有关。超声检查/超声波发现腹腔游离液体(Ferrera et al.，1998；Stassen et al.，2012)提示可能存在脾脏损伤。美国创伤外科协会基于 CT 表现，为脾损伤撕裂和血肿制订了一个分级标准，具体情况见表 17 - 5 (Tinkoff et al.，2008)。

表 17 - 5　美国创伤外科协会的器官损伤分级

I 级	血肿：被膜下，<10%脾表面积 撕裂伤：被膜撕裂，脾脏实质撕裂深度<1 cm
II 级	血肿：被膜下，10%~50%脾表面积 撕裂伤：被膜撕裂，脾脏实质撕裂深度 1~3 cm，未伤及叶间血管
III 级	血肿：被膜下，>50%脾表面积或正在发展，破裂的被膜下或实质内血肿；实质血肿>5 cm 或正在发展 撕裂伤：脾脏实质撕裂深度>3 cm 或伤及叶间血管
IV 级	节段性或脾门血管撕裂伴主要血管离断(>25%脾脏)
V 级	血肿：脾脏完全破碎 撕裂伤：脾门血管离断

转载自 Tinkoff G，Esposito T J，Reed J，et al.，2008. American Association for the Surgery of Trauma Organ Injury Scale I: spleen，liver，and kidney，validation based onthe National Trauma Data Bank. Journal of the American College of Surgeons，207(5)，646 - 655

手术切除受伤脾脏的指征包括以下任何一项：

- 患者血流动力学不稳定
- >III 级脾损伤
- 创伤性脑损伤(无法合作进行影像学研究来评估内脏出血)
- 急性腹膜炎
- 门静脉高压症
- 拒绝接受血液制品
- 任何需要手术治疗的腹部损伤(Berg et al.，2014；Lo，Matheson & Adams，2004)

如果患者不符合上述标准，可进行非手术治疗，可能需要观察和/或血管栓塞等方法治疗(Wahl et al.，2004)。

6. 什么是内出血？

对于严重的持续性出血患者，在需要大量液体置换的情况下，建议红细胞(PRBC)、新鲜冷冻血浆

(FFP)和血小板按照 1∶1∶1 的比例输注。大量输血是指 1 h 内输注 PRBC≥4 个单位或 12~24 h 输注 PRBC≥10 个单位(Neal et al.，2012)。对于严重出血的创伤患者，过度输入晶体液(晶体液∶PRBC>1.5∶1)的患者预后比较差，应当避免过度输注晶体液(Neal et al.，2012)。尽管输注已确定血型的和交叉匹配的 PRBC 是最好的，但需要时间准备。对需紧急输血的患者说，可以立即输 O 型血(对 Rh 阴性的女孩和育龄妇女)，直到血型确定和交叉配血完成并且有合适类型的血液可利用 (Erber & Perry，2006)。许多医院都有大量输血的方案。鉴于静脉应用晶体液和红细胞进行液体复苏，可导致凝血因子和血小板的稀释以及低体温。因此，在复苏过程中，早期输注血浆或血小板是明智的，同时还需要密切监测体温(Erber & Perry，2006)。如果没有大量活动性出血，根据实验室的检查来指导输血是合理的方法(Faringer et al.，1993)。请注意，老年人应用抗凝药物治疗十分常见；鉴于外伤和随后的出血，抗凝药物的作用也可能被逆转，需要提高对神经功能评估和心脏监护的警惕性(Erber & Perry，2006；Faringer et al.，1993)。

表 17 - 6　推荐的血液替代治疗方案

实验室检查	输血成分
血小板<100×10⁹/L	1 个单位单采血小板或 6 个单位随机供体血小板
血红蛋白 <80 g/L，无急性心脏综合征发作风险患者(ACS) <100 g/L，ACS 风险患者	2 个单位 PRBC(浓缩红细胞)
纤维蛋白原<100	10 单位冷沉淀
国际标准化比值(INR)>2	2 个单位 FFP(新鲜冷冻血浆)

7. 什么是骨盆骨折？

骨盆骨折通常是高速冲击伤的结果，常伴有高 ISS 评分。ISS 高评分与骨盆骨折的严重程度和高死亡率之间存在相关性(Gross & Martel，2010)。围麻醉期护士应警惕与骨盆骨折相关的损伤，包括直肠、阴道、膀胱、尿道、脊柱或血管的

损伤(Giannoudis et al.，2007)。骨盆环损伤合并两块或两块以上的骨折在力学上是不稳定的，如果腹膜后出血导致血流动力学不稳定，则可以通过外固定器和输血来治疗。还可通过血管造影和血管栓塞来控制出血(Giannoudis et al.，2007；Lunsjo et al.，2007)。此外，腹腔间室综合征可发生在腹膜后出血的创伤患者(尤其是严重骨盆骨折)中(Lunsjo et al.，2007)。最后，深静脉血栓形成(DVT)可能发生在带有外固定器的骨盆骨折患者，因为存在多种危险因素(存在多发性骨盆和下肢骨折，导致瘫痪或不活动肢体的血流降低)(Pizanis et al.，2013)。这增加了肺栓塞的风险，通常发生在住院早期。除非存在禁忌证，无论是应用机械性的措施(TED 长筒袜，SCD)，还是药物(低分子量肝素)来预防性治疗 DVT，均应在手术后开始应用；如果存在禁忌证，可放置腔静脉滤器(Pizanis et al.，2013)。

8. 脊柱损伤患者需要注意哪些问题?

颈椎损伤是钝性创伤患者中最常见的脊柱损伤(如 MVA、高空坠落、运动相关损伤或攻击)(Brimacombe et al.，2000)。建议要像治疗颈椎外伤患者一样治疗这些患者，直到证明他们没有颈椎损伤为止。与此相反，不伴有钝性创伤的穿透伤患者，如果神经功能无损伤，那么很少发生脊柱不稳定(Brimacombe et al.，2000；Donaldson et al.，1997)。因此，第一责任人应将疑似颈椎损伤的患者放置在脊柱板或戴上颈托。长时间使用固定装置(脊柱板或颈托)可导致压力性溃疡的形成。因此，建议在气管插管和气道管理期间暂时移除固定装置(颈托的前部)，同时手动保持轴向稳定(Walls & Murphy，2008)。

9. 什么是脂肪栓塞?

脂肪栓塞通常发生在创伤后 12～72 h(很少到 2 周)，最常见于长骨骨折(股骨、肱骨)或骨盆骨折。然而，它也可能与组织创伤(胸部挫伤合并肋骨骨折)、骨科手术后或烧伤有关。脂肪栓塞的经典表现为三联征表现，按出现的先后顺序表现为：缺氧、神经功能改变(神志改变、意识混乱、惊厥)和皮肤瘀斑。随着脂肪栓塞的分解，脂肪栓塞的症状也就消失(Carr & Hansen，1990；King & Harmon，1994)。对于那些脂肪栓塞高风险的患者，预防性的应用皮质类固醇和早期固定可能是有益的；治疗措施是支持治疗，通常反应很好(Jacobson，Terrence & Reinmuth，1986)。

10. 什么是挤压伤?

挤压伤可导致急性间隔室综合征(ACS)，最常与长骨骨折相关。ACS 是由内部组织挤压周围筋膜造成的，当间隔室内的压力超过 8.0 mmHg，会阻碍血管和神经传导(Sheridan & Matsen，1976)。当组织压力接近舒张压时可发生组织坏死(Riede，Schmid & Romero，2007)。当 ACS 发生时，如果上面有敷料、夹板或石膏的话，那么治疗措施包括松开或拆除敷料、夹板、石膏；开始给予氧气吸入，提供镇痛处理，并保持四肢的高度与躯干水平(不抬高)相一致。应评估患者是否需要进行筋膜切开和高压氧治疗的可能性(Riede，Schmid & Romero，2007；Strauss et al.，1986)。对挤压伤患者进行肾脏损伤评估非常重要，因为急性肾小管坏死可继发于低血容量和肌红蛋白水平增高(由受损肌肉的横纹肌溶解引起)(Bartal et al.，2011)。因此，出入量的测定(I & O)非常重要。挤压伤的患者也经常发生高钾血症，这是由损伤的组织和肌肉释放出细胞内的钾离子引起的。应当避免静脉输注含钾的液体(乳酸林格液)(Bartal et al.，2011)。

11. 什么是 DIC?

弥散性血管内凝血(DIC)是由凝血因子和血小板的生成与消耗之间的失衡造成的。DIC 发生在创伤、脓毒血症、恶性肿瘤的患者以及很少的复杂产科病例(Levi et al.，2009)。治疗措施包括：去除或治疗病因(创伤、脓毒血症)；如果患者血小板$<10\times10^9$/L，正在失血或需要侵入性手术时采用输血治疗；使用抗凝剂；对于暴发性紫癜患者(也称作坏疽性紫癜)给予蛋白 C 浓缩物(Gando et al.，2008；Levi et al.，2009)。DIC 患者的实验室检查异常见表 17-7(Gando et al.，2008；Levi et al.，2009)。

上 篇
中 篇
下 篇

表 17 - 7　DIC 和实验室检查

实 验 室 检 查	急性 DIC 患者
血小板计数	降低
凝血酶原时间(PT)	延长
活化部分凝血活酶时间(APTT)	延长
凝血酶时间	延长
血浆因子V	降低
血浆因子Ⅷ	降低
血浆纤维蛋白原	降低
D-二聚体	增加
纤维蛋白降解产物	增加

12. 什么是烧伤患者?

烧伤可能由以下六种机制引起:

- 化学性烧伤,通过腐蚀性反应引起的损伤;这包括细胞 pH 的改变或细胞膜结构的破坏。化学性物质的性质和接触时间决定了烧伤的严重程度。酸性物质的烧伤通常导致组织凝固,碱性物质的烧伤通常导致液化性坏死(也称为液化坏死)(Baxter,1993)。

- 寒冷或冰冻造成的损伤,因为细胞内冰晶的形成破坏了细胞壁,导致高渗组织形成和血管内血栓的形成,最后造成组织缺氧(Baxter,1993)。

- 电烧伤,是电流通过细胞导致细胞膜结构与功能破坏时的热损伤。损伤的严重程度取决于电流的路径、电阻大小、通电时间及电流的强度(电压)(Baxter,1993)。

- 吸入性烧伤,是由火焰伤害气道引起的。这可能是因为暴露在蒸汽、火灾或热烟中造成的。除了导致周围组织水肿外,生成的一氧化碳还损害了细胞的功能(Baxter,1993)。

- 辐射性烧伤,是由无线电频率或电离辐射或光子辐射的能量引起的组织损伤。由于辐射可引起细胞 DNA 的改变,所以辐射烧伤与癌症有关。晒伤是最常见的一种辐射烧伤(Wolbarst et al.,2010)。

- 热烧伤,是由高温造成的。大多数热烧伤涉及表皮和真皮。最常见的热烧伤原因包括火焰、热的固体、热的液体以及蒸汽。根据烧伤深度决定是否需要手术修复(Orgill,2009)。见表 17 - 8。

表 17 - 8　烧伤

深 度	外 观	疼痛	愈合时间
浅表层	皮肤干燥,发红按压后苍白	疼痛	3~6 天
浅表层部分全层	发红、水疱、基底潮湿、按压会发白	温度和空气流动导致疼痛	1~3 周
深层部分全层	水疱(容易破裂)、湿的或蜡状或干的、颜色可变(呈红白相间的片状)。按压不会改变颜色	只有压力感知觉	>3 周,通常需要外科治疗干预
全层	蜡白色到皮革灰色到烧焦色和黑色、干燥无弹性,按压不变色	只有深部的压力知觉	不手术很少能痊愈(皮肤移植)
四度	延伸到筋膜和/或肌肉	深的压力知觉	除非手术治疗,否则难以治愈

13. 如何进行烧伤分类?

根据美国烧伤协会的烧伤严重程度分级系统(Edlich et al.,1978),严重的烧伤定义如下:

- 烧伤面积(不包括浅表烧伤,如晒伤)占体表总面积(TBSA)的 25% 或更大,年龄 10~40 岁

- 10 岁以下儿童的烧伤面积占 TBSA 的 20% 以上;超过 40 岁的成年人,皮肤全层烧伤(不包括浅表烧伤)面积超过 TBSA 的 10%

- 所有涉及眼睛、耳朵、脸部、手部、脚或会阴的烧伤都可能导致美观或功能损害

烧伤患者可能会感到极度的疼痛,需要用多种药物治疗(阿片类药物、非甾体抗炎药、抗焦虑药物)和非药物性治疗(分心、引导意象技术、催眠、放松技术);这种疼痛可能持续数年(Patterson et al.,2004)。烧伤患者发生脓毒症的风险增加,在痊愈的过程中,可能需要营养评估与支持(Kreymann et al., 2006）。

（杨岚淞　李亚军）

参考文献

Alam H B & Rhee P, 2007. New developments in fluid resuscitation. Surgical Clinics of North America, 87, 55 – 72.

American College of Surgeons Committee on Trauma, 2012. Advanced trauma life support (ATLS) student course manual (9th ed.). Chicago: American College of Surgeons.

Baker S & O'Neill B, 1976. The injury severity score: An update. Journal of Trauma — Injury, Infection & Critical Care, 16(11), 882 – 885.

Baker S, O'Neill B, Haddon W, et al., 1974. The injury severity score: A method for describing patients with multiple injuries and evaluating emergency care. Journal of Trauma — Injury, Infection & Critical Care, 14(3), 187 – 196.

Bartal C, Zeller L, Miskin I, et al., 2011. Crush syndrome: Saving more lives in disasters: Lessons learned from the early-response phase in Haiti. Archives ofInternal Medicine, 171(7), 694 – 696.

Baxter C R, 1993. Management of burn wounds. Dermatologic Clinics, 11(4), 709 – 714.

Berg R J, Inaba K, Okoye O, et al., 2014. The contemporary management of penetrating splenic injury. Injury, 45(9), 1394 – 1400.

Brimacombe J, Keller C, Künzel K H, et al., 2000. Cervical spine motion during airway management: A cinefluoroscopic study of the posteriorly destabilized third cervical vertebrae in human cadavers. Anesthesia and Analgesia, 91(5), 1274 – 1278.

Britt L D, Weireter L J, Riblet J L, et al., 1996. Priorities in the management of profound shock. Surgical Clinics of North America, 76(4), 645 – 660.

Carr J B & Hansen S T, 1990. Fulminant fat embolism. Orthopedics, 13(2), 258 – 261.

Copes W S, Sacco W J, Champion H R, et al., 1990. Progress in characterizing anatomic injury. In Proceedings of the 33rd Annual Meeting of the Association for the Advancement of Automotive Medicine. Baltimore, MA.

Donaldson W F, Heil B V, Donaldson V P, et al., 1997. The effect of airway maneuvers on the unstable C1 – C2 segment. A cadaver study. Spine, 22(11), 1215 – 1218.

Edlich R, Larkham N, O'Hanlan T, et al., 1978. Modification of the American Burn Association injury severity grading system. Journal of the American College of Emergency Physicians, 7(6), 226 – 228

Erber W N & Perry D J, 2006. Plasma and plasma products in the treatment of massive haemorrhage. Best Practice & Research Clinical Haematology, 19(1), 97 – 112.

Faringer P D, Mullins R J, Johnson R L, et al., 1993. Blood component supplementation during massive transfusion of AS-1 red cells in trauma patients. Journal of Trauma — Injury, Infection and Critical Care, 34(4), 481 – 485.

Ferrera P C, Verdile V P, Bartfield J M, et al., 1998. Injuries distracting from intraabdominal injuries after blunt trauma. American Journal of Emergency Medicine, 16(2), 145 – 149.

Gando S, Saitoh D, Ogura H, et al., 2008. Natural history of disseminated intravascular coagulation diagnosed based on the newly established diagnostic criteria for critically ill patients: Results of a multicenter, prospective survey. Critical Care Medicine, 36(1), 145 – 150.

Giannoudis P V, Grotz M R, Tzioupis C, et al., 2007. Prevalence of pelvic fractures, associated injuries, and mortality: The United Kingdom perspective. Journal of Trauma — Injury, Infection and Critical Care, 63(4), 875 – 883.

Gross E & Martel M, 2010. Multiple trauma. //J A Marx, R S Hockberger & R M Walls, et al. (Eds.), Rosen's emergency medicine: Concepts and clinical practice (7th ed., pp. 243 – 251). Philadelphia: Mosby Elsevier.

Jacobson D M, Terrence C F & Reinmuth O M, 1986. The neurologic manifestations of fat embolism. Neurology, 36(6), 847 – 851.

King M B & Harmon K R, 1994. Unusual forms of pulmonary embolism. Clinics in Chest Medicine, 15(3), 561 – 580.

Kreymann K G, Berger M M, Deutz N E, et al., 2006. ESPEN guidelines on enteral nutrition: Intensive care. Clinical Nutrition, 25(2), 210 – 223.

Levi M, Toh C H, Thachil J, et al., 2009. Guidelines for the diagnosis and management of disseminated intravascular coagulation. British Committee for Standards in Haematology. British Journal of Haematology, 145(1), 24 – 33.

Lo A, Matheson A M & Adams D, 2004. Impact of concomitant trauma in the management of blunt splenic injuries. New Zealand Medical Journal, 117(1201), U1052.

Lunsjo K, Tadros A, Hauggaard A, et al., 2007. Associated injuries and not fracture instability predict mortality in pelvic fractures: A prospective study of 100patients. Journal of Trauma — Injury, Infection and Critical Care, 62(3), 687 – 691.

Neal M D, Hoffman M K, Cuschieri J, et al., 2012. Crystalloid to packed red blood cell transfusion ratio in the massively transfused patient: When a little goes a long way. The Journal of Trauma and Acute Care Surgery, 72(4), 892 – 898.

Orgill D P, 2009. Excision and skin grafting of thermal burns. New England Journal of Medicine, 360, 893.

Patterson D R, Hofland H W, Espey K, et al., 2004. Pain

management. Burns, 30(8), A10 - A15.

Perel P, Roberts I, Ker K, 2013. Colloids versus crystalloids for fluid resuscitation in critically ill patients. The Cochrane Database of Systematic Reviews, 6, Art. No. : CD000567. doi: 10. 1002/14651858. CD000567. pub6.

Pizanis A, Pohlemann T, Burkhardt M, et al. , 2013. Emergency stabilization of the pelvic ring: Clinical comparison between three different techniques. Injury, 44 (12),1760 - 1764.

Riede U, Schmid M R & Romero J, 2007. Conservative treatment of an acute compartment syndrome of the thigh. Archives of Orthopaedic and Trauma Surgery, 127 (4), 269 - 275.

Sheridan G W & Matsen F A, 1976. Fasciotomy in the treatment of the acute compartment syndrome. Journal of Bone and Joint Surgery. American Volume, 58, 112 - 115.

Stassen N A, Bhullar I, Cheng J D, et al. , 2012. Nonoperative management of blunt hepatic injury: An eastern association for the surgery of trauma practice management guideline. The Journal of Trauma and Acute Care Surgery, 73, S288 - S293.

Strauss M B, Hargens A R, Gershuni D H, et al. , 1986. Delayed use of hyperbaric oxygen for treatment of a model anterior compartment syndrome. Journal of Orthopaedic Research, 4(1), 108.

Tinkoff G, Esposito T J, Reed J, et al. , 2008. American Association for the Surgery of Trauma Organ Injury Scale I: spleen, liver, and kidney, validation based on the National Trauma Data Bank. Journal of the American College of Surgeons, 207(5), 646 - 655.

Wahl W L, Ahrns K S, Chen S, et al. , 2004. Blunt splenic injury: Operation versus angiographic embolization. Surgery, 136(4), 891 - 899.

Walls R M & Murphy M M, 2008. Manual of emergency airway management (3rd ed. , pp. 218 - 219). Philadelphia: Lippincott Williams & Wilkins.

Wolbarst A B, Wiley A L, Nemhauser J B, et al. , 2010. Medical response to a major radiologic emergency: A primer for medical and public health practitioners. Radiology, 254(3), 660 - 677.

第 18 章　精神疾病患者的考虑

Joni M. Brady, DNP, RN, CAPA

根据美国国家精神卫生研究所的报道(NIMH,2015),约 18% 的 18 岁以上人群经诊断存在精神问题。与行为和精神失常相关的疾病负担占美国总人口的 13.6%。最明显的疾病负担来自抑郁障碍,占美国人口的 3.7%(NIMH,2015)。在围麻醉期通常遇到的一些精神异常包括:焦虑障碍、情绪障碍、精神分裂症、自闭症谱系障碍、注意力缺失过动症以及与阿尔茨海默病相关的痴呆。一些诊断可能伴随复杂的沟通需求。本章将简要介绍围麻醉期常见精神障碍相关的护理考虑,并为患者或者家庭为中心的护理提供一些帮助性策略。这些考虑旨在融入围麻醉期的日常护理实践。

全面的药物核查和诊断特异性的围麻醉期药物管理对患者的安全至关重要。尽管服用抗精神药物治疗的患者在进行操作镇静或手术麻醉时的并发症风险增加,但是目前相关的文献资料仍然十分有限。因此,建议在实践过程中主要根据专家观点或者共识水平的证据。术前,所有患者或者法定监护人需要列一张目前服用药物清单,包括服用药物的剂量、频率和时间。当有指征需要继续维持日常服用的药物或者因为麻醉禁忌需要停用药物时,应在麻醉前咨询精神科医师。术后,应及时恢复使用精神药物,让治疗具有更好的连贯性。

对于入院行手术或者有创操作的患者,失控的感觉十分强烈并且令人感到不安。而对于那些诊断有精神疾病的患者,这样的焦虑和恐惧则会被放大。围麻醉期的护士更需要躲避患者的一些具有攻击性的行为,具备和理解与疾病状态相关的知识,并尽可能满足精神问题患者的情感需求。通过将一些引人入胜的、建设性的人际交流方法贯穿于围麻醉期护理,护士能有效缓解患者的应激状态,逐渐培养患者的控制感。允许患者自己做决定,同时在护理单元

纳入其他重要的人员,以缓解患者和家属的焦虑。另外,使用一些替代治疗,分散注意力技术,以及营造安静的氛围已被证实是切实有效的。对于有复杂沟通需求的患者,发现并实施最有效的沟通方式是极其重要的。

伴随着循证实践建议不断完善,在围麻醉期护理单元实施安全护理已成为护理的焦点。鉴于在围麻醉期护理单元进行精神疾病患者护理的研究数量较少,尚需要更多的研究来指导护理的实施,为这类群体建立更好的实践指南。

1. 诊断为精神障碍的患者何时不具有签署手术知情同意书的法律行为能力?

知情同意书是一个交流的过程,体现对患者的尊重、理解和自我约束。法律文书应遵循各医疗机构的协议,是实施手术的临床医师、患者和其法定监护人对病情的讨论。对未成年人或有合法医疗代理的患者有特殊的考虑。如果发现患者对能否胜任签署知情同意有疑问时,医疗护理人员有责任大胆地讲出来。对于择期手术,应首先进行知情同意,让患者有所选择,允许患者提问并提供清楚的解答。诊断为精神疾病的患者,可能因为不能准确理解其签署的知情同意内容,无法表达自己的观点,不具有做出决定的能力以及无法认知治疗干预的需要,而无法签署知情同意。当必须要提供或者确认知情同意时,是否能授权签署知情同意应基于上述标准,并合理评估(Morris & Heinssen, 2014)。

2. 什么是焦虑障碍?

每个人面对应激情况都会表现出一定程度的焦虑,这是天生的生理反应。焦虑障碍的患者无法应对每天的应激源,焦虑逐渐发展成对每天常见的情

况表现出恐惧的病态焦虑。每年大约有 4 000 万 18 岁以上的美国人,大约占该人群的 18%,出现焦虑障碍。焦虑障碍一般在年轻时就开始出现,因为 75%的诊断明确焦虑相关性事件的初发年龄在 21 岁以前。焦虑障碍是影响美国人主要的精神问题。大多数人在表现为焦虑障碍的同时,还存在另外一种类型障碍,其诊断碰巧与药物滥用和抑郁障碍并存(NIMH,2015)。5 个主要的焦虑障碍的形式是:

- 惊恐障碍
- 强迫症
- 广泛性焦虑障碍
- 社交焦虑障碍(社交恐惧)
- 创伤后应激障碍

3. 什么是惊恐障碍?

惊恐障碍(panic disorder,PD)影响约 600 万的美国成年人,其中女性的数量是男性的 2 倍。虽然很多人会遇到惊恐发作,但是不会继续发展而成为惊恐障碍。惊恐发作通常发生在成年早期或青少年晚期,具有基因相关性。反复的大尺度的惊恐发作可能在任何时候都会发生,可导致患者虚弱,应尽可能避免惊恐发生的情形和地点。惊恐发作一般持续 10 min 左右,症状包括颤抖、僵直、肢体的刺痛感、虚弱、眩晕、恶心、胸痛、心脏怦怦直跳和窒息感。常常伴随有失控感以及觉得厄运降临。初级和次级医护人员通常不能诊断出惊恐障碍,而药物和其他措施联合治疗是有效的。早期的诊断可避免进一步发展成为广场恐怖症(NIMH,2015)。

4. 什么是强迫症?

强迫症(obsessive-compulsive disorder,OCD)患者影响 1%的美国人口,通常表现为无休止的令人烦恼的想法(如痴迷)和为控制这些想法相关的焦虑而举行的仪式(如难以抗拒的冲动)。最终,这些患者受制于不断重复的仪式,这虽然暂时缓解了焦虑症状,但是却明显影响了日常生活。强迫症通常在儿童、青年以及成年早期就开始,常因间歇性发作和伴有重度抑郁症和进食障碍而产生慢性的影响。尽管心理疗法促进脱敏和/或药物治疗有效,但关于神经外科手术和脑部刺激帮助那些对目前治疗措施

无效患者的研究正在进行当中(Greenberg et al.,2010;NIMH,2015)。

5. 什么是广泛性焦虑障碍?

广泛性焦虑障碍(generalized anxiety disorder,GAD)是缓慢发展而成的,可在任何一个年龄段发生。大约影响 3.1%的美国人,平均发病年龄为 31 岁。发病早起症状通常表现为对日常生活事件的过度担心和紧张,一般在症状持续出现 6 个月后得到诊断。女性发病率是男性的 2 倍,可能包含有遗传因素。广泛性焦虑障碍患者的焦虑通常是没有原因的,并且很难放松、入睡、集中注意力,以及很容易受到惊吓。身体症状包括肌张力增高、酸痛、易怒、出汗、潮热、颤抖、气短、头晕、吞咽困难。广泛性焦虑障碍通常伴随抑郁症、药物滥用和其他形式的焦虑障碍。治疗包括认知行为治疗,药物缓解症状,以及针对其他已经明确的伴随疾病进行针对性的治疗(NIMH,2015)。

6. 什么是社交恐惧症?

社交恐惧症(social phobia,SP)又称为社交焦虑障碍,影响约 1 500 万的美国成年人。疾病无明显的性别倾向,可能具有遗传倾向性。通常在儿童或青少年早期开始发病。社交恐惧症患者害怕某些情况,会担心很久以后出现的可能遭遇。他们经历了一种长期的、强烈的自我窘迫的恐惧,以及毫无根据地感觉到别人正在评判或者观察他们。社交恐惧症相关的害怕和窘迫、情景回避倾向阻碍了其交友、日常生活、上学和工作。社交恐惧症通常伴随有抑郁症。使用酒精和药物可以缓解焦虑相关性症状,这也导致出现药物滥用(NIMH,2015)。

7. 什么是创伤后应激障碍?

创伤后应激障碍(posttraumatic stress disorder,PTSD)是某些恐怖事件的结果,包括受到伤害的威胁,或者实际的物理伤害。受害者可能受到持续的直接伤害,或者亲眼见证了他人的恐怖事件。创伤后应激障碍可能和遗传相关,女性高发。PTSD 在任何时候都可以发生。其特点如下:警觉性增高,伤害性事件再体验,回避与事件相关的

刺激以及情感麻木。在没有危险和威胁存在的情况下,患者往往感觉恐惧或焦虑不安,当患者清醒或者睡眠做噩梦时会在脑海中重新经历恐怖性事件。它常伴发慢性焦虑不安、其他的焦虑障碍、抑郁以及药物滥用。联合心理与药物治疗可控制PTSD 的症状。

8. 治疗性药物干预治疗焦虑障碍的指征是什么?

在完成全面的医学检查以及基于临床症状的诊断决定后,焦虑障碍的治疗主要包括实施心理治疗与药物联合干预控制症状以及实施自我帮助策略(Stein et al.,2010)。认知行为治疗可以改变患者的害怕想法,应用实用技术对焦虑触发物进行脱敏(NIMH,2015)。选择性五羟色胺再摄取抑制剂(SSRI)有广谱的抗焦虑效果,是常用的一线用药。当 SSRI 无效和显示明显的不良反应时,可以使用三环类抗抑郁药和单胺氧化酶抑制剂(MAOI)作为替代治疗用药。苯二氮䓬类药物已经证明有效,但有棘手的镇静效应以及药物依赖性。可以开具普萘洛尔等 β 受体阻滞剂来治疗相关的躯体症状。表18-1 汇总了常用的抗焦虑处方药物。

表 18-1　治疗焦虑障碍的常用药物

状　态	常用处方药	评　价
惊恐障碍	阿普唑仑、西酞普兰、丙咪嗪、异卡波肼、劳拉西泮、苯乙肼、反苯环丙胺	• 苯二氮䓬类处方药最长可服用 1 年 • 停服苯二氮䓬类药物应逐渐减少剂量以防障碍恶化和戒断症状的发生
强迫症(OCD)	依他普兰、氯丙咪嗪、氟西汀、氟伏沙明、帕罗西汀、苯乙肼、舍曲林	• 除了氯丙咪嗪,三环类抗抑郁药很少能有效治疗 OCD
广泛性焦虑障碍(GAD)	阿普唑仑、阿扎哌隆、丁螺环酮、氯硝西泮、依他普兰、劳拉西泮、帕罗西汀、普瑞巴林、文拉法辛	• 因为可能的药物依赖性,苯二氮䓬类药物通常做短时间应用 • 丁螺环酮需服用 2 周才能达到需要的效果 • 使用文拉法辛需要评估基础血压和心电图,禁忌证包括高血压、心脏病以及电解质紊乱

续　表

状　态	常用处方药	评　价
社交恐惧症	西酞普兰、氯硝西泮、依他普仑、氟西汀、氟伏沙明、异卡波肼、苯乙肼、普萘洛尔、舍曲林、苯环丙胺、文拉法辛	• 丁螺环酮、丙咪嗪和阿替洛尔的治疗效果不确切
创伤后应激障碍(PTSD)	阿米替林、依他普仑、氟西汀、丙咪嗪、米氮平、苯乙肼、舍曲林、利培酮、文拉法辛、帕罗西汀	• 优化治疗策略的证据仍在调查中

数据来自 Stein D J, Baldwin S, Bandelow B, et al., 2010. A 2010 evidence-based algorithm for the pharmacotherapy of social anxiety disorder. Current Psychiatry Reports, 12, 471 - 477. doi: 10.1007/s11920 - 010 - 0140 - 8; Bandelow B, Sher L, Bunevicius R, et al., 2012. Guidelines for the pharmacological treatment of anxiety disorders, obsessive-compulsive disorder and posttraumatic stress disorder in primary care. International Journal of Psychiatry in Clinical Practice, 16, 77 - 84; National Institute of Mental Health, 2016. Mental health medications. retrieved from http://www. nimh. nih. gov/health/topics/mental-health-medications/index. shtml#part_149857

9. 当护理焦虑障碍的患者时,什么样的围麻醉期护理策略是有帮助的?

恐惧麻醉和担心麻醉后不能醒过来是患者(家庭成员)经历的最为害怕的事情。术前焦虑通常和以前经历的不愉快记忆、对未知事物的恐惧、对恶心的预期以及患者的基本人格有关。焦虑可以改变生命体征和患者的行为、思考以及感受方式。严重的术前焦虑常与术中麻醉药物的需求量增高、术后疼痛加重以及术后镇痛需求增加相关联(Sveinsdóttir,2010)。Sveinsdóttir 等报道,13%～33% 的住院手术患者有未诊断的焦虑和抑郁。入院接受手术和介入操作与患者感觉失去控制有关。因为焦虑障碍包括潜在的恐惧以及强烈的失控感。对于麻醉前护士而言,术前明确患者焦虑障碍的类型,评估和记录触发患者焦虑障碍的因素是十分重要的。这些信息应该包含在交接报告中,贯穿于整个围麻醉期。向患者解释将要发生的事件及事件涉及的时间应该定期整合到护理照顾中。护士通过主动的聆听和鼓励患者表达诉求从而建立起患者的控制感。当必须放弃控制权并交给手术医师或者介入操作团队,承认患者的感受能缓解他们的无助感和恐惧。患者应该获得参与护理计划制订的机会(Schick,2013),同时允许患者的配偶或伴侣在围麻醉期与患者在一起(包括 PACU 探视)。其他有用的减少焦虑的策略包括辅佐互补方法如放松呼吸、音乐疗法和使用薰衣草精油(Braden,Reichow & Halm,2009)。

10. 在 PTSD 患者的围麻醉期护理中,护士还需要考虑些什么?

PTSD 患者苏醒期谵妄的风险增加。麻醉苏醒期,麻醉后护士应该经常性的确认患者对时间和空间的定向力,使用柔软、平和的声音,同时观察患者是否存在躁动、突然的歇斯底里或者茫然的凝视。因为 PTSD 患者容易受到惊吓,所以周围的环境应该保持平静和安静。在极端的 PTSD 病例中,可能需要与麻醉医师合作,让患者再度镇静(Brady,2013)。在麻醉后的苏醒早期,家人在场对于安慰和鼓励患者可能是有益的(Mamaril,2013)。很久以来,一直认为 PTSD 和军队服役人员相关。最近,创伤后早期没有良好治疗的疼痛与军人的高 PTSD 发生率关联起来;因此,积极治疗手术和操作引起的疼痛非常重要。尽管有建议认为,在 PTSD 患者中使用咪达唑仑能改善对创伤性事件的记忆,但是一项对 PTSD 军人的研究并没有发现服用和不服用咪达唑仑对记忆强度存在任何差别(McGhee et al.,2009)。Wilson 和 Pokorny(2012)在治疗战争退伍军人的麻醉护士中进行了现象学研究,并确定了 5 个主题:① 苏醒期谵妄(ED)的发生率较普通人群更高;② 在怀疑存在创伤性脑损伤(TBI)的患者,不管伴有或不伴有 PTSD,麻醉苏醒是否平顺与术前针对性的谈话相关联;③ ED 在年轻的军人群体中更为普遍;④ 使用氯胺酮诱导能减少 ED 的发生率;⑤ 全凭静脉麻醉对于 PTSD 和/或 TBI 患者更有益。据报道,氯胺酮能减少 ED 的发生率,但仍需要对这一领域进行持续的研究。随着大量的来自伊拉克和阿富汗战争的退伍军人回国,可以预计护士在围术期单元将遇到更多战争相关的 PTSD(Brady,2013)。

11. 麻醉术中知晓史是否会导致 PTSD?

麻醉术中知晓,与明确的回忆相关,导致患者不适、不满意和长期的心理症状。非故意的麻醉知晓率不超过全身麻醉例数的 1%,每年大致有 20 000～40 000 人。经历麻醉知晓的患者会发展成不同程度的焦虑障碍,包括 PTSD(Kent et al.,2013)。Leslie 等人(2010)发现,PTSD 在明确有术中知晓史的患者中是十分常见和顽固的,能够产生不同程度的持续后果。在该研究中,一些患者出现了迟发的心理问题或者 PTSD,而其他人则没有出现持续的情绪问题。在术前访视过程中,应确定既往手术中是否有无意的术中知晓史。如果患者呈现阳性反应,应及时记录其信息,并报告给手术和麻醉护理团队的其他成员,包括全面交接报告(Kent et al.,2013)。团队成员应该尽一切可能利用之前讨论的焦虑相关治疗性策略来缓解患者的焦虑。

12. 什么是情感障碍?

情感障碍主要包括重度抑郁障碍、心境恶劣障碍(也称为慢性轻度抑郁)以及双相情感障碍。每年有接近 2 100 万的 18 岁以上美国人会经历情感障碍,约占到全国总人口的 9.5%。情感障碍的平均发病年龄为 30 岁。伴随有抑郁障碍的患者通常伴随有焦虑障碍和药物滥用。对于轻到中度的抑郁患者,比较合适的治疗方案是心理治疗。一般来讲,临床抑郁需要联合药物和心理治疗,这对减少青少年情感障碍的复发特别有效。双相情感障碍包括周期性的抑郁和躁狂。这类患者通常开始表现为抑郁,然后逐渐发展为不正常的高能量,激惹和/或自负的躁狂。有证据显示,当未识别的双相情感障碍患者接受抗抑郁治疗时,可表现出躁狂的症状(NIMH,2015)。紧张型精神分裂症,表现为做出某种姿势、缄默、古怪的言谈举止、猝倒(突然一过性的肌张力丧失)等,都和双相情感障碍相关。电休克治疗能比较有效的治疗紧张型精神分裂症(Zisselman & Jaffe,2010)。

13. 情感障碍患者的围麻醉期护理需要注意些什么?

对情感障碍患者进行全面的术前评估非常重要,因为潜在的药物相互作用,特别是 MAOI 类药物。常常需要与患者的精神科医师沟通,并协调围麻醉期精神药物的用药方案(表 18 - 2)。

表 18-2　精神类药物的麻醉注意事项

药　物	术前停药?	复发风险	相互作用/不良反应	直接作用	戒断症状	精神科咨询	整合病例管理
氯氮平	是	有	低血压;镇静可能	惊厥;粒细胞缺乏	有	是,尽可能早咨询,因为高复发率	是
第一代抗精神病药物	否;基础 ECG 监测,排查 QT 间期延长,评估伴发疾病	有	增强镇静;可能:抗酸剂;ACEI	可能:锥体外系症状,降低心传导,粒细胞减少,抗胆碱能效应	胆碱能反弹可能	是	当临床需要时
锂	是	有	非甾体抗炎药,ACEI,利尿剂	胃肠道症状,心传导,中枢神经系统	无	是	是
单胺氧化酶抑制剂(MAOI)	如果要停用该类药物,应与精神科医师共同讨论,以配合围术期护理计划	突然停药可能导致严重的停药综合征;严重的抑郁,自杀行为,偏执妄想和幻觉	去甲肾上腺素:血压升高;五羟色胺综合征	无	非选择性分类:高血压	是	是
选择性五羟色胺再摄取抑制剂(SSRI)	一般认为,在围术期继续服用是安全的	需要进一步调查	咪达唑仑:认知损害;钠通道阻滞抗心律失常药;抑制细胞色素酶 P450 可能;五羟色胺能的	可能:消化道出血;五羟色氨酸能症状	躁动,焦虑,眩晕,嗜睡,睡眠紊乱,心悸,消化道功能紊乱,全身乏力	当临床需要时	当临床需要时
三环类抗抑郁药	是;术前 2 周逐渐停药并检查基础心电图。术后尽快恢复服用	维持治疗患者的复发率是继续药物治疗患者的 2~4 倍	恩氟烷:惊厥;拟交感神经药物;心律失常,高血压,心动过速;细胞色素酶 P450 改变	抗胆碱能症状;心律失常;体位性低血压	消化道;逼真的梦/睡眠紊乱;全身乏力	是	当临床需要时

数据来源于 Golembiewski J, 2014. Antidepressant pharmacology and perioperative implications. Journal of PeriAnesthesia Nursing, 29 (4), 327-329; Attri J P, Bala N & Chatrath V, 2012. Psychiatric patient and anaesthesia. Indian Journal of Anaesthesia, 56(1), 8-13. doi:10.4103/0019-5049.93337

在术前评估时,应搞清楚并记录术后何时重新开始服用抗精神病药物。药物的使用和滥用可能是这一患者群体中的一个因素,应该进行评估。许多情感障碍患者自己用圣约翰麦汁(St. John's Wort)治疗,但有研究发现,这对治疗轻度和重度抑郁症无效。圣约翰麦汁可能导致不良的药物相互作用,这促使美国食品和药品管理局在 2010 年提出关于同时服用药物治疗抑郁症、特定的癌症、癫痫、心脏病和器官移植排斥反应的建议(NIMH, 2015)。配偶或伴侣和/或家庭成员的参与是很重要的,要教育他们关于可能出现的戒断和抑郁症恶化症状。在一些医疗机构中,ECT 在 PACU 执行。护士应确保此类患者的知情同意程序符合伦理、法律和规章制度,以及适当的紧急治疗仪器已准备就绪。

14. 什么是精神分裂症?

粗略估计每年有 1.1% 的 18 岁及以上美国人会被诊断为精神分裂症。尽管精神分裂症没有性别倾向,但精神分裂症常发生于 20~30 岁女性,而男性通常发生在十几岁到二十几岁。精神分裂症患者有幻听和偏执,进而产生恐惧和社交退缩。其他症状包括运动障碍、认知缺陷、情感淡漠、妄想和无序思维。疾病的原因仍然不确定,这一领域的研究仍在继续。目前的治疗主要集中在症状的药物控制(NIMH, 2015)。第一代抗精神分裂症药物已经能有效地减少和控制症状,但是会出现锥体外系的症状,如颤抖、慢性运动和肌肉僵硬。目前常用第二代抗精神分裂症药物(如氯氮平、齐拉西酮、利培酮、阿普拉唑),因为这些药物比氟哌啶醇导致的锥体外系症状明显减少;其控制症状的作用与低剂量的第一代抗精神分裂症药物相似(Joginder, Bala & Chatrath, 2012)。

15. 围麻醉期护理中,支持精神分裂症患者的最佳行为是什么?

有一篇文献综述提到,在这个领域很少有住院患者的研究,更没有与围麻醉期患者相关的研究。Kudoh(2005)报道了精神分裂症患者的管理,特别提到,改变生物应激反应可增加这类人群在围术期发生并发症的风险。这类人群患糖尿病、呼吸以及循环系统疾病的风险也增加。他们也可能存在内分泌、免疫、心血管系统的异常。此外,长期服用抗精神药物治疗的患者术后的死亡率更高,术后存在疼痛敏感性缺失。麻醉中遇到的不良反应包括低血压、心律失常、高热、麻醉状态或者昏迷时间延长、术后意识紊乱以及术后肠梗阻。与本章讨论的其他精神疾病一样,完整的麻醉前评估、精神科医师的评估,以及围麻醉期护理的配合是最基本的也是必要的。在护理的过程中可能会遇见交流困难,所以应该探索应对交流缺乏的策略和预案。护士应该确保知情同意的过程满足伦理、合法和规章标准。

我们知道,这些患者在维持社会关系上存在困难,如果需要,应该咨询社会服务部门。第二代抗精神病药物治疗精神分裂症仍处于相对较新的阶段,需要精神科的医师为围术期的药物管理提供明确的指导建议。这类药物的用量应逐渐减少,但绝不能突然中断。术前应建立和记录用药说明(Leucht et al., 2008)。如用于治疗幻听和精神症状的氯氮平可导致粒细胞缺乏症(表18-2)。在PACU中,应经常检查患者的定向力。因为疼痛敏感性的改变以及可能存在自我报告能力缺乏,护士可认为患者在术后早期存在疼痛,应当给予适当起始剂量的镇痛药物(Pasero, 2009)。患者可能存在躁动和谵妄,所以必须采取相应的保护性安全措施,以防患者和医务人员受伤。让患者的配偶或伴侣及早参与,有助于与患者交流和使患者保持冷静。

16. 目前有哪些关于精神药物和麻醉药物相互作用以及患者管理建议的证据?

尽管目前针对具体的抗精神病药物的证据在某种程度上是有限的,但已知MAOI能与安非他明、利血平、哌甲酯和麻黄碱或伪麻黄碱等药物合用产生严重的相互作用,导致高血压危象。除了在过去2周内应用MAOI和杜冷丁可引起低血压、呼吸抑制、五羟色胺综合征以及昏迷(Galemebewsky, 2014),MAOI快速停药可导致严重的戒断症状和抑郁症的恶化,包括自杀意念伴或不伴有自杀尝试和偏执妄想。当制订一个合作计划来停止术前应用MAOI时,服用剂量应逐渐减少,并在精神科医师的监督之下(Joginder, Bala & Chatrath, 2012)。麻醉前评估应重视围术期并发症的风险管理,潜在的生理戒断症状,短期/长期精神状况复发,并防止过晚取消手术(Catalani et al., 2014)。

17. 什么是注意力缺失过动症(ADHD)?

注意力缺失过动症主要发生在9%的学龄前或小学低年级儿童,发病的中位数年龄为7岁。ADHD是儿童和青少年中最常见的精神障碍之一,每年影响约4.1%的18~44岁的成年人。ADHD的原因包括产前接触酒精和尼古丁、创伤性脑损伤以及遗传易感性。症状群包括过度活动、任性冲动以及注意力缺失(NIMH, 2015)。

- 过度活动症状
  - 静坐困难/不停的活动
  - 喋喋不休的讲话
  - 难以进行安静的活动和任务
  - 扭动或坐立不安
  - 触摸可见和可够到的一切物品
- 任性冲动症状
  - 等待事情困难
  - 非常不耐烦
  - 经常打断别人
  - 不适当的评论
  - 奔放的情感
  - 采取行动而不考虑后果
- 注意力缺乏症状
  - 难以集中注意力于或完成一项任务、处理

信息或遵从指令困难

- 容易厌烦
- 频繁转换活动
- 容易分心
- 白日做梦,好像不在听
- 经常丢失东西

目前的 ADHD 治疗方案包括联合应用教育和行为调整技术,药物治疗改善功能和缓解症状以及心理治疗。中枢神经系统兴奋剂作为治疗的药物选择,被认为与增加脑内的多巴胺水平相关。中枢神经系统兴奋剂似乎能减少过度活动症状和任性冲动症状,增加对冲动的控制,改善注意力,增强做事计划性和遵从性。

18. 如何在围麻醉期更好的护理 ADHD 患者?

围绕 ADHD 儿童在围麻醉单元的文献数量有限。大约有 65% 的儿童在术前,尤其是麻醉诱导期有强烈的恐惧和焦虑。父母焦虑与儿童术前焦虑呈正相关。需要特别指出,术前经历痛苦、焦虑和恐惧的儿童在术后更容易发生术后困难行为和苏醒期谵妄(Sadhasivam et al.,2009)。另一个研究组比较患有 ADHD 和未患有 ADHD 儿童在麻醉诱导、苏醒以及术后的行为(Tait et al.,2010),结论是 ADHD 儿童在诱导过程中表现得更不合作,并且在术后有更多的不适应行为(如冲动、不安、不听话、易发脾气,沟通困难,做决定存在问题,食欲不振,术后注意力不集中)。因为以前不愉快的医院经历可影响随后医院就诊过程中的行为,需要医疗保健提供者意识到个体的反应,积极采取精心组织的护理干预,预防难缠行为的出现(Balakas, Gallaher & Tilley,2015)。显然,所有围麻醉期的护理行为都应服务于减轻父母和孩子的焦虑。舒适策略与家庭教育应纳入麻醉前评估以及一体化护理期过程中,应及早采取舒适策略与家庭教育。应根据所诊断的 ADHD 类型相关的症状制订护理计划。术前用药减少焦虑和过度活动可能是有益的。因为术后发生谵妄风险比较高,所以要重视麻醉苏醒期的安全评估。疼痛评估和满意的治疗非常重要。应该告知 ADHD 患儿的家长,患儿术后回到家会反复发生适应不良性行为(Tait et al.,2010),最有效

的处理方式是采用正面管教的方法。长期应用安非他明治疗的患儿对麻醉需求较低,可能与中枢神经系统(CNS)儿茶酚胺耗竭有关,对麻黄碱的升压反应下降。应当随时准备好去氧肾上腺素和肾上腺素治疗潜在的心动过缓或低血压。药物剂量应由精神科医师与麻醉团队共同商议决定,在麻醉前评估期间记录在案,然后与患者和/或家人充分沟通。

19. 什么是自闭症谱系障碍?

自闭症谱系障碍(ASD)包括普遍的发育障碍和阿斯伯格综合征,也包括一系列以行为、社交和交流障碍为特征的神经发育状态异常。尽管升高的原因尚不清楚,但 ASD 的发病率一直在不断升高。一项最近的研究估计,每 68 名 3~10 岁儿童中有 14 名会发生 ASD。尽管 ASD 更多地影响男性,但女性更容易出现明显的认知损害和更严重的症状(NIMH,2015)。典型 ASD 行为模式包括重复的躯体动作,对特别感兴趣的事或物品固执坚持以及严格遵守无效率的条例。由于缺乏非语言性交际和伙伴关系,所以社会关系受到影响。沟通障碍表现为言语发育迟缓或者缺乏,甚至无能力进行交谈。ASD 的联合治疗措施包括多种疗法(行为、言语/语言、物理、职业)和学校为基础的干预。处方药物用于症状控制,可包括三环类抗抑郁药、抗焦虑药、SSRI、抗精神病药和中枢神经系统兴奋剂(Gearner & Tielsch-Goddard,2014)。

20. 如何能为 ASD 患者提供更好的围麻醉期护理?

ASD 患者向医护人员提出了挑战,因为医护人员不熟悉 ASD 患者表达自己需求的方式以及平时的行为。纳入父母,亲密的家庭成员,或配偶/伴侣对 ASD 患者和护士都是非常有益的。Burke 等(2009)报告了很多研究,评估家人在场对手术或专业领域护理的影响。研究结果表明,家人的存在尽管并没有增加风险,但确实提高了家长的满意度。此外,该研究还发现,父母希望在护理过程中能提供是否可以陪伴在场的选择。缓解父母和 ASD 患者的焦虑是很重要的。Gearner 和 Tielsch-Goddard

(2014)发现了围术期自闭症患者两个主要的行为领域：恐惧和焦虑导致的行为，对安全、安慰以及舒适的需求。他们强调了临床医师提前掌握患者的典型行为和需求的重要性。麻醉前评估应包括与家长讨论孩子平时常用的和最有效的沟通方式；感觉、行为和社交技能；行为特长和缺陷。手术前需要核查和记录服用药物情况以及停用或继续服药和适当调整药物剂量的说明。这些策略有利于促进 ASD 患者的成功护理：

- 为父母准备好在护理中的角色
- 分散注意力，减少焦虑
- 为孩子建立一个被认可的模范行为
- 用视觉材料而不是语音来提供信息
- 鼓励家人带一个患者熟悉的、喜爱的玩具
- 通过唱歌将患者的注意力从手术操作中转移
- 避免患儿受到禁锢，必要时使用温和的固定

术前应用咪达唑仑可能导致迟发性的术后躁动。在迟发性躁动的患者中，回顾所用的药物显示，可能需要用氟马西尼来逆转咪达唑仑的苏醒期躁动。建议早期与父母团聚。在无语言交流和认知障碍的 ASD 患者中，焦虑和疼痛评估具有挑战性。父母反馈患者的躯体信息，护士基于行为或观察的评估，以及应用图片沟通交流，都是 PACU 最佳实践方法(Mesko et al.，2011)。出院宣教应包括可能出现的迟发性躁动。

21. 什么是阿尔茨海默病?

大约有 530 万美国人患有阿尔茨海默病(AD)。在美国，阿尔茨海默病是导致痴呆的最常见原因，也是导致死亡的第六大原因。年长的非裔美国人和拉美裔人患 AD 的风险更高。AD 的病因目前尚不清楚，正在进行研究以确定根源。在 AD 中，突触的信息传递开始失败，突触的数量出现下降，最终细胞死亡。晚期 AD 大脑显示由于细胞丢失和神经元死亡，大脑的容量急剧减少。年龄增长是 AD 最大的危险因素，主要症状包括对新的信息回忆能力的逐渐下降。目前还没有哪一种治疗方案能阻止 AD 患者脑细胞的恶化，很多实验性治疗仍在研究过程中(Alzheimer's Association，2015)。

22. AD 患者的围麻醉期护理有什么需要特别关注的?

AD 患者需要进行围麻醉期护理管理所面临的挑战有：知情同意、术前疾病进展和术后的支持治疗。随着老年外科手术患者数量的增加，合并症可能会对患者的体能和自主水平产生影响；因此，需要对老年患者进行全面的心理和体能评估。评估和确定患者是否具有医疗决策能力或者是否需要法定监护人或健康护理代理人在场非常重要。同样重要的是确定谁将参与术前护理并在手术或操作检查的当天在场。我们知道，麻醉药物会干扰大脑胆碱能神经元的功能，而且很多麻醉药物能产生神经毒性作用。AD 患者在麻醉后经常会遇到中枢神经系统的并发症，因为术后认知功能下降可能需要高级别的护理。在 AD 患者中，麻醉药相互作用同样需要予以认真考虑。例如，用于治疗老年痴呆症的加兰他敏，曾经用于拮抗筒箭毒碱类神经肌肉阻断剂的肌肉松弛作用。他克林，一种治疗阿尔茨海默病的抗胆碱酯酶药物，长期应用可能会影响非去极化神经肌肉阻断剂的药效。胆碱酯酶抑制剂多奈哌齐能拮抗阿曲库铵的作用(Fodale et al.，2006)。交流是护理这类患者群体的一项关键因素。AD 患者会经常对不同的问题给出相同的答案。为了从患者那里获得最准确的信息，建议询问开放性问题。询问家庭成员或固定的照顾者将有助于收集相关的信息和制订完整的护理计划(Williams，2009)。与以往一样，记录患者信息，并将这些信息包含在交接报告中对患者安全至关重要。为制订和实施全面的围麻醉期护理计划，麻醉护士必须熟悉阿尔茨海默病患者疾病发展的每个阶段，以及每个阶段的一般特征(表18-3)。

表 18-3 阿尔茨海默病的分期与症状

早期(轻度)
- 很难学习新的信息和回忆熟悉的文字
- 近期记忆丢失，但对别人却不明显
- 注意力集中时间短，组织想法和逻辑思考存在问题
- 保持安静以避免语言错误
- 重复提问
- 劳累或者沮丧时变得焦躁或者气愤；通常未意识到或不能顾及别人的感受
- 不愿意做决定

续 表

中期（中度）
- 不能遵循逻辑解释或者组织想法
- 卫生、外表、行为和睡眠习惯明显改变
- 混淆人的身份，熟悉的人辨认困难
- 判断力差导致的安全问题
- 重复语言、陈述、故事等
- 傍晚或者夜晚表现不安，重复活动
- 喊叫、诅咒、指责、威胁、扭动，以及出现身体上的攻击行为
- 完成任务，执行书面操作指南等存在困难
- 能闻到、看到、尝到或者听到不存在的东西
- 难以把自己的身体放到椅子或者坐便器里
- 表现出不合适的性行为，如在公共场合手淫或者光着身子

晚期（重度）
- 需要完全辅助才能完成日常生活行为
- 不再认识自己和配偶/伴侣
- 当被触碰时，可能大声呼喊或者表现出不舒服
- 理解存在困难，交流障碍，或者保持沉默
- 可能拒绝食物，忘记吞咽，或者噎住
- 体重下降，膀胱或肠道功能不全
- 皮肤变得脆弱，容易皲裂
- 有癫痫发作可能，常常摔倒
- 频繁感染
- 行走困难或者不能行走

来源于 Williams A S, 2009. Perianesthesia care of the Alzheimer's patient. Journal of PeriAnesthesia Nursing，24（6），343-347

23. 阿尔茨海默病患者术后护理应注意些什么？

护士应该反复评估患者对时间、情景和地点的定向力水平，如果需要，护士应提供宣教培训。家庭成员或平时的看护人参与可以增强医患沟通，同时解读患者的需求。麻醉药物可能会引起躁动和谵妄，伴随有缺氧或高碳酸血症。应采取安全措施以避免患者和工作人员受到伤害。以柔和的声音安抚以及保持平静和安静的 PACU 环境对安抚患者是有帮助的。疼痛评估以及对疼痛相关药物的需求则依赖于患者的沟通能力。通常而言，AD 患者对疼痛的耐受性较发病前低，同时对阿片类药物作用的敏感性增加。对于那些根本无法沟通的患者，如果通常认为手术本身就存在一定程度的疼痛时，护士就应该认为患者是存在疼痛的（PaseRo，2009）。基于常规的患者观察以及向家庭成员咨询相关言语暗示的线索，药物的起始剂量一般按照普通患者的低

剂量开始（Williams，2009）。一般来说，护士能够预期麻醉苏醒出现延迟和麻醉后恢复期延长。

24. 围麻醉期护士如何与具有复杂沟通需求的患者进行有效的交流？

具有复杂沟通需求的精神障碍患者需要创造性的护理策略来促使信息交流。患者和护士对于沟通不足都有深深的挫败感和担忧。当不可能使用言语交流时，增强的和替代交流方式有助于更加有效地与患者沟通。Finke、Light 和 Kitko（2008）分享了以下可以改善沟通的一些策略：

- 术前与言语或语言病理学家合作。
- 建立一个平静的环境保证沟通效果。
- 耐心等待患者表达想法。
- 直视患者来寻找语音线索。
- 与患者建立一个"是/否"的反应系统。

当无法用语言来交流时，用于描述故事或传达想法的图片是非常有用的。Ono 等（2008）进行了术后访谈，发现父母使用图画书可以在手术前让孩子熟悉住院治疗的过程，并提高孩子在手术当天的自律性。同样，使用图片交流板和整合的社交故事已在围麻醉期无语言交流的自闭症患者中取得成功（Mesko et al.，2011）。最后，当需要全新的策略来弥补沟通的鸿沟时，在麻醉前评估时护士应鼓励早期开展多学科合作，以便在麻醉当日为那些有着复杂沟通需求的患者提供优质护理服务。

（张 侃 李思远）

参考文献

Alzheimer's Association，2015. Alzheimer's disease facts and figures. Retrieved from http://www. alz. org/ alzheimers _ disease _ facts _ figures. asp? type5homepage ♯aa.

Attri J P，Bala N & Chatrath V，2012. Psychiatric patient and anaesthesia. Indian Journal of Anaesthesia，56（1），8-13. doi：10.4103/0019-5049.93337.

Balakas K，Gallaher C S & Tilley C，2015. Optimizing perioperative care for children and adolescents withchallenging behaviors. American Journal of Maternal Child Nursing，40（3），153-159. doi：10.1097/ NMC.0000000000000124.

Bandelow B，Sher L，Bunevicius R，et al.，2012. Guidelines for the pharmacological treatment of anxiety disorders， obsessive-compulsive disorder and posttraumatic stress disorder in primary care. International Journal of Psychiatry in Clinical Practice, 16, 77 - 84.

Braden R, Reichow S & Halm M A, 2009. The use of the essential oil lavandin to reduce preoperative anxiety in surgical patients. Journal of PeriAnesthesia Nursing, 24 (6), 348 - 355.

Brady J M, 2013. Post-traumatic stress disorder: A less visible sign of war. Journal of PeriAnesthesia Nursing, 28 (3), 159 - 162.

Burke C N, Voepel-Lewis T, Hadden S, et al., 2009. Parental presence on emergence: Effect on postanesthesia agitation and parent satisfaction. Journal of PeriAnesthesia Nursing, 24(4), 216 - 221.

Catalani B, Hamilton C S, Herron E W, et al., 2014. Psychiatric agents and implications for perioperative analgesia. Best Practice & Research Clinical Anaesthesiology, 28, 167 - 181.

Finke E H, Light J & Kitko L, 2008. A systematic review of the effectiveness of nurse communication with patients with complex communication needs with a focus on the use of augmentative and alternative communication. Journal of Clinical Nursing, 17(16), 2102 - 2115.

Fodale V, Quattrone D, Trecroci C, et al., 2006. Alzheimer's disease and anaesthesia: Implications for the central cholinergic system. British Journal of Anaesthesia, 97(4), 445 - 452.

Gearner T & Tielsch-Goddard A, 2014. Improving management of patients with autism spectrum disorder having scheduled surgery: Optimizing practice. Journal of Pediatric Health Care, 28(5), 395 - 403.

Golembiewski J, 2014. Antidepressant pharmacology and perioperative implications. Journal of PeriAnesthesia Nursing, 29(4), 327 - 329.

Greenberg B D, Gabriels L A, Malone D A, et al., 2010. Deep brain stimulation of the ventral internal capsule/ventral striatum for obsessive-compulsive disorder: Worldwide experience. Molecular Psychiatry, 15(1), 64 - 79.

Kent C D, Mashour G A, Metzger N A, et al., 2013. Psychological impact of unexpected explicit recall of events occurring during surgery performed under sedation, regional anaesthesia, and general anaesthesia: Data from the Anesthesia Awareness Registry. British Journal of Anaesthesia, 110 (3), 381 - 387. doi: 10. 1093/bja/aes386.

Kudoh A, 2005. Perioperative management for chronic schizophrenic patients. Anesthesia & Analgesia, 101(6), 1867 - 1872.

Leslie K, Chan M T, Myles P S, et al., 2010. Posttraumatic stress disorder in aware patients from the Baware trial. Anesthesia & Analgesia, 110 (3), 823 - 828.

Leucht S, Corves C, Arbter D, et al., 2008. Second-generation versus first-generation antipsychotic drugs for schizophrenia: A meta-analysis. Lancet, 373 (9657), 31 - 41.

Mamaril M E, 2013. Care of the shock trauma patient. //J Odom-Forren (Ed.), Perianesthesia nursing: A critical care approach (pp. 751 - 775). St. Louis, MO: Saunders.

McGhee L L, Maani C V, Garza T H, et al., 2009. The relationship of intravenous midazolam and posttraumatic stress disorder development in burned soldiers. The Journal of Trauma, 66(Suppl. 4), 186 - 190.

Mesko P J, Eliades A B, Libertin C C, et al., 2011. Use of picture communication aids to assess pain location in pediatric postoperative patients. Journal of PeriAnesthesia Nursing, 26(6), 395 - 404.

Morris S E & Heinssen R K, 2014. Informed consent in the psychosis prodrome: Ethical, procedural and cultural considerations. Philosophy, Ethics, and Humanities in Medicine: PEHM, 9, 19. doi: 10. 1186/1747 - 5341 - 9 - 19.

National Institute of Mental Health, 2015. Mental health information. Retrieved from http://www. nimh. nih. gov/health/topics/index. shtml.

National Institute of Mental Health, 2016. Mental health medications. Retrieved from http://www. nimh. nih. gov/health/topics/mentalhealth-medications/index. shtml # part_149857.

Ono S, Oikawa I, Hirabayashi Y, et al., 2008. Preparation of a picture book to support parents and autonomy in preschool children facing day surgery. Pediatric Nursing, 34(1), 82 - 83, 88.

Pasero C, 2009. Challenges in pain assessment. Journal of PeriAnesthesia Nursing, 24(1), 50 - 54.

Sadhasivam S, Cohen L L, Szabova A, et al., 2009. Real-time assessment of perioperative behaviors and prediction of perioperative outcomes. Anesthesia & Analgesia, 108(3), 822 - 826.

Schick L, 2013. Assessment and monitoring of the perianesthesia patient. //J Odom-Forren (Ed.), Perianesthesia nursing: A critical care approach (pp. 352 - 380). St. Louis, MO: Saunders.

Stein D J, Baldwin S, Bandelow B, et al., 2010. A 2010 evidence-based algorithm for the pharmacotherapy of social anxiety disorder. Current Psychiatry Reports, 12, 471 - 477. doi: 10. 1007/s11920 - 010 - 0140 - 8.

Sveinsdóttir J, 2010. Factors associated with psychological distress at home following elective surgery in a representative group of surgical patients: An explorative panel study. VardiNorden, 30(1), 34 - 39.

Tait A R, Voepel-Lewis T, Burke C, et al., 2010. Anesthesia induction, emergence, and postoperative behaviors in children with attention-deficit/hyperactivity disorders. Pediatric Anesthesia, 20(4), 323 - 329.

Williams A S, 2009. Perianesthesia care of the Alzheimer's patient. Journal of PeriAnesthesia Nursing, 24 (6),

343 - 347.

Wilson J T & Pokorny M E, 2012. Experiences of military CRNAs with service personnel who are emerging from general anesthesia. AANA Journal, 80(4), 260 - 265.

Zisselman M H & Jaffe R L, 2010. ECT in the treatment of a patient with catatonia: Consent and complications. The American Journal of Psychiatry, 167(2), 127 - 132.

第 19 章　围麻醉期患者的家庭成员

Daphne Stannard, PhD, RN‑BC, CNS & Adam S. Cooper, RN‑BC, MSN

对于患者及其家庭成员来说,围术期和围麻醉期场所是令人恐惧的地方。这意味着疼痛、与亲人分离以及很多的未知情况——可能是诊断(是良性还是恶性?)、病情发展(我是否能从手术中恢复过来?)甚至生命历程(我的小孩能否再次行走?)。此外,这些地方对时间的管理要求很高,因为需要进行手术的患者依赖于整个围术期一体化的有效运转。最后,这些地方还是一个高强度护理的区域,护理的范围从能下床,能坐起,能吃饼干的 II 期患者到缺乏稳定气道的 I 期重症患者。所有这些因素都使得围术期家庭成员问题难以一概而论。本章将重点介绍在围麻醉期领域的家庭照护内容。

1. 谁应该被视为家庭成员?

家庭成员有多种定义。法律上的定义是一群互相有血缘或婚姻关系的人[Family (Def 1), 2016]。这个定义包括配偶或卫生保健的法定代理人,从目的性上来说这个定义是狭义的,通常用于签署知情同意书和临终决定。然而,这个定义的限制性排除了许多类型的家庭和家庭成员,对于常规护理问题来说是不合适的,如在患者术前阶段和麻醉后监护室(PACU)床旁提供情感上的支持和一起倾听出院指导的人。当患者能够进行交流时,家庭成员的理想定义可由患者自行定义。联邦指南确保了患者可以指定访视者,所以医疗机构不能将访视仅局限为直系家属成员。当患者不能进行交流时,一个实用的家庭定义是指任何和患者共同拥有过去和未来的人(Stannard, 2006)。

2. 为什么要关注患者的家庭?

患者和他/她的家庭之间存在伴随一生的相互关系。例如,患者的疾病会对家庭成员产生很大的影响;同样的,"有病的"或不正常的家庭成员能明显影响患者。尊重这种相互关系的护士知道关照患者的家庭是另一种护理患者的简单方法。与患者及其家庭成员一起合作,麻醉护士可以在面对巨大压力的时候支持和加强这种有意义的关系(Stannard, 2006)。

3. 重症患者家庭成员的最大需求是什么?

许多研究者已经调查了重症患者的家庭成员需求。研究者在不同专业的重症监护和急诊护理单元中也研究了家庭成员在一生中的需求情况。这些研究提示,对亲人住院患者的家庭成员来说,他们的需求是可预知的。大多数家庭成员的需求可以分为三大类:得到保证、陪伴在患者的身边和获得信息(Davis et al., 2014;Leske, 1991)。满足这些需求可以提高家庭成员的满意度。

许多工具可以评估家庭成员在重症监护和急诊护理方面的需求。在全球范围内,很多重症监护单元使用重症护理家庭成员需求清单(Leske, 1991)对家庭成员的需求进行调查。所有这些研究均包括以下 5 个核心要素:

- 需要支持
- 舒适
- 信息
- 接近
- 保证

Foss 和 Tenholder(1993)使用了其他工具对急诊室中家庭成员的需求进行了研究,发现了家庭成员需求的一些其他要素:对在床边如何照顾患者提供更多的指导、一个可以安静地独处和互相支持鼓励的特定地方、对重大决定的知情权、访视时间的灵活性。

4. 对待儿科患者家庭成员和成人患者家庭成员的关照是否应有所不同?

社会上存在严重的偏见,即过分强调儿科患者和家庭成员在一起的重要性。在任何一家儿科医院,人们可以很容易地看到家庭成员是如何轻易地进入护士站和如何在护士站受到欢迎的。然而,家庭成员对成年患者也是非常重要的。人们经常错误地认为成年患者不需要家庭成员,除非在可预期和重要的转变时期如出生和死亡时才有可能需要。在这种理所当然的社会背景下,许多成年人甚至没有意识到这个假定,直至他们本人或直系亲属生病。事实上,一个最近的随机对照研究发现,与没有家庭成员访视的患者相比,家庭成员的访视可以显著减轻成年患者的焦虑感(Carter et al.,2012)。不管患者的年龄,都要尊重患者的意愿。只要可行以及患者和/或家庭成员愿意,应努力让家庭成员融入患者的护理中。

5. 如果家属在周围如何保护患者的隐私?

只要患者同意,依据健康保险流通与责任法案(HIPAA)的相关规定,医务人员可自行决定将相关的被保护的健康信息分享和提供给护理患者的人员(Department of Health and Human Services, Office for Civil Rights,2015)。在许多医疗机构,患者可签署纸质同意书,同意家属能够获取患者被保护的健康信息。如果你不能确定你所在的机构是否也遵循这样的流程,可以和隐私官或入院部联系。

HIPAA 的关注是一方面,但现实情况是在很多开放单元里保护患者的隐私非常困难,很多术前等候区域和 PACU 的设计是开放的。然而,重要的是要记住家庭成员最关心他们的亲人,如果一个护士和隔壁床位的患者进行安静的交谈,家庭成员一般不会关注其他患者的交谈,而会将注意力集中在与他们亲人的交谈中。有一些简单易行的护理措施可以帮助家庭成员保持隐私。将两个床位之间的窗帘拉上从视觉上暗示患者的隐私是重要的。允许家庭成员和亲人进行交谈和接触也是非常重要的。一些家庭成员对围麻醉期的环境感到不适,不知道如何和亲人在一起,需要有人指导他们在患者的床边如何做(Foss & Tenholder,1993)。最后,让家庭成员做一些简单的事情也可以使他们的注意力集中在亲人身上。让家属在患者的脉搏氧饱和度下降的时候提醒患者进行深呼吸,或者当患者开始进食的时候提供小糖果,这些都是一些让家庭成员参与护理患者以及将他们的注意力重新集中在亲人身上的简单方法。

6. "家庭成员在场"这个词用得越来越多,是什么意思?

"家庭成员在场"这个词通常与确保家庭成员在他们的亲人进行手术和抢救过程中可以与患者接触有关。然而,"家庭成员在场"这个词没有必要仅仅指在手术和抢救过程中可以与患者接触。"家庭成员在场"这个词也可以替代"访视",目前已较少用这个词语了,因为没有积极参与患者护理的意思。联合委员会强调家庭成员积极参与护理,它是以家庭为中心的护理的核心原则。

7. 什么是以家庭为中心的护理?

以家庭为中心的护理(FCC)可被定义为一种在整个医疗体系中实施护理的理念和照护患者及其家庭成员的方法,确保护理计划是围绕着整个家庭而不是个人制订的,包括患者在内的所有家成员均被认为是护理的对象(Shields,2007;Shields, Pratt & Hunter,2006)。FCC 常用于儿童患者,是基于家庭成员是患者(即他们的孩子)主要抚养和护理来源的假定(Gedaly-Duff et al.,2010)。FCC 也适用于成年患者,但在围麻醉期实施 FCC 的相关文献数量比较少。FCC 是一种计划和实施医疗保健的方法,患者、家庭成员以及医护人员之间的伙伴关系是FCC 的基石(Chorney & Kain,2010)。

护理理念的实施能走多远取决于护士和家庭成员的态度,因为家庭护理的性质和目的可能有所不同。对家庭的态度可以被定义为护士的习惯、实践、担心以及技巧(Stannard,1998)。受实际情况的影响,如患者-家庭护理环境和患者的临床状态,一些面向家庭的干预措施和活动可以实施,而其他的则可能受到禁止。例如,在一个很晚开始的繁忙PACU 的晚上,与同一个 PACU 的安静早晨相比,注意力和家庭护理的质量不可能达到相同的水平。

另外一个已明确的情况是,护理单元文化是影响护士提供家庭护理能力的一个重要因素。护理单元的节奏、氛围、气候以及文化可以实施某些护理措施,而不实施其他的护理措施。这些因素连同患者和单元工作人员对护士如何与患者及家庭成员进行互动产生影响。例如,"家庭友好"的单元文化是一个植根于社会家庭护理伦理的单元文化。这种单元文化明显影响了护士在形成和扩大家庭护理实践过程中的经验共享和互相学习的开放性(Benner, Hooper-Kyriakidis & Stannard, 2013)。反之亦然;不理想的家庭护理或护士与家庭成员间的关系破裂在"家庭-限制"文化的重症监护室很常见(Chesla & Stannard, 1997)。尽管在一个家庭限制的文化中执行FCC更困难,但通过不断的教育、支持以及医护人员的敏化干预还是可以实施的。

8. 为什么家庭成员在术前区域陪伴患者非常重要?

大多数医疗机构鼓励家庭成员在术前区陪伴患者,而很多也鼓励家庭成员在患者床旁提供情绪上的支持。家庭成员陪伴可能非常有价值,可以为工作人员提供以下益处:

- 家庭成员可以帮助患者进行一些基本护理(如更换病号服和/或上厕所)
- 当为患者进行手术或操作准备的时候,家庭成员可以为医护人员提供额外的重要信息
- 在等待的时候,家庭成员有助于分散患者注意力,缓解患者焦虑
- 如果在患者术前宣教的时候家庭成员在场,那么这将有助于术后宣教内容的更好实施(如疼痛管理)
- 家庭成员在场能够使医护人员除了对患者提供宣教和支持之外,还可对家庭成员提供宣教和情绪支持

从患者的角度来讲,家庭成员在术前区陪伴可以提供以下益处:

- 考虑到围术期的各种事件以及麻醉和手术或操作检查本身的不确定性引起的焦虑,对于许多患者而言,花时间和家庭成员在一起是极其重要的

- 患者可以佩戴眼镜、假牙、听力辅助器、重要的首饰(如幸运符)直到进入手术室的前一刻,此时,家庭成员可以取下这些东西并为患者进行保管。然而,这些只能在鼓励苏醒早期有家庭成员陪伴的医院中进行,患者也应该得到这些有助于定向力恢复的功能性物件
- 鼓励家庭成员在术前区增加了患者对于整个围术期经历的满意度

最后,从家庭成员的角度,家庭成员在术前区陪伴可以:

- 培养一种家庭成员是受到支持的感受
- 加强家庭成员对于围术期过程和各位医护人员的理解
- 有助于减少家庭成员的恐惧和焦虑
- 增加家庭对于整个围术期经历的满意度

对于任何与患者和家庭成员之间的协作,尊重家庭成员的作用非常重要;鼓励患者、家庭成员和医护人员之间的合作;尊重患者和家庭成员的差异、要求、文化及期望。例如,请求某些家庭成员帮助患者更换病号服可能是不合适的,这取决于与患者的关系、角色、宗教以及文化背景。临床判断、理解、接受以及患者、家庭成员及护士之间的明晰沟通是必要的。

9. 为什么麻醉诱导时让家庭成员在场非常重要?

麻醉诱导时父母在场是研究FCC在围术期应用最多的方面。美国多家医院允许或鼓励父母和家庭成员在场的政策,甚至一些缺乏正式政策的医疗机构中,医师也可能让父母在场。尽管诱导时允许父母在场可能存在一定的争议,但这种做法已被普遍接受,很多父母也期望这样。然而,有关这种做法的有效性的文献报道存在相互矛盾的结果,在某些情况下,术前用药能更有效地减少患儿焦虑,而在另外一些情况下,父母在场更有效(Kain et al., 1996; Kain et al., 2006)。有研究发现,在七氟烷麻醉诱导时,父母在场和术前给予咪达唑仑对于减少术后躁动的发生率来讲是同样有效的(Zand, Allahyary & Hamidi, 2011)。总体来说,麻醉诱导时父母在场有以下益处:

- 减少分离时的焦虑

- 减少术前药的需要量

- 增加父母的满意度（Chorney & Kain，2010）

然而，麻醉诱导时家庭成员在场的方案基本上只适用于儿童患者及其家庭成员。Mayne 和 Bagaoisan（2009）研究了在成年患者麻醉诱导阶段有人支持的情况，并没有发现成年患者及其支持人员非常愿意在麻醉诱导时有家庭成员在场，认为手术室中有人陪伴会扰乱手术团队。这是一项探索性的研究，随着 FCC 理念在围术期的实施，患者、家庭成员以及工作人员的态度有可能发生转变，如同在儿童患者及其家庭成员中一样，这种做法会成为成年患者的一种选择。

10. 为什么让家庭成员在 PACU 中陪伴患者非常重要？

有很多关于 ICU 和 PACU 中家庭成员访视的研究。因为一些患者在 I 期恢复的初始阶段被认为是重症患者（如气道不稳定或意识未恢复的 8 岁以下儿童）（ASPN，2014），考察 ICU 和 PACU 中关于访视的研究是合适的。

确保家庭成员可以和患者在一起是以家庭为中心护理的关键，因为家庭成员在场可以促进家庭的凝聚力和联系，促进患者健康，提高患者及家庭成员的满意度，为家庭成员提供相关信息。然而，既往许多急诊室和重症监护室严格限制家庭成员进入，所以限制了家庭成员和护士之间的互动，在某些情况下，也限制了护士的家庭护理实践的发展（Benner，Hooper-Kyriakidis & Stannard，2013）。事实上，研究发现非常一致，即 PACU 护士支持限制访视政策（DeLeskey，2009；Jackson，Marcell & Benedict，1997；Walls，2009）。在床旁支持方面，的确有些家庭成员做的比较好，而另外一些则做的比较差。例如，在床旁放声大哭的家庭成员会造成患者心烦意乱，并会影响护理。这种干扰护理的做法会造成工作人员对家庭成员访视的不满（Garrouste-Orgeas et al.，2008）。而另外的家庭成员却能很好地处理同样的情况并使患者得到安慰和感到舒适。同样地，一些患者对于家庭成员在场会有良好反应，而有些患者则宁愿独处。因此，麻醉护士应把家庭成员在场作为一项干预措施。例如，当滴定使用血管活

性药的时候，PACU 护士通常会监测患者的生理反应。同样地，麻醉护士应监测患者及家庭成员在访视时的反应，尤其是在进入任何护理单元的早期阶段。

考虑到大多数 PACU 护士首先关心患者的生理稳定性，访视研究应首先评估家庭成员访视对患者的影响。家庭成员在场对患者有以下影响：

- 不增加感染并发症（Fumagalli et al.，2006）

- 减少心血管并发症（Fuller & Foster，1982；Fumagalli et al.，2006；Kleman et al.，1993；Lazure & Baun，1995；Schulte et al.，1993；Simpson & Shaver，1990）

- 改善疼痛管理，减少焦虑，有利于术后应用积极的合作策略（Grondin，Bourgault & Bolduc，2014）

- 降低颅内压（Hepworth，Hendrickson & Lopez，1994；Prins，1989）

- 减少儿童负性行为，但是不能减少术后 2 周内的负性行为（Lardner，Dick & Crawford，2010）

- 不损害患者的隐私（Fiorentini，1993）

- 增加患者的满意度（Herd & Rieben，2014；Noonan et al.，1991；Tuller et al.，1997）

家庭成员在场对于家庭成员来说有以下效果：

- 减少家庭成员的焦虑（Blum & Burns，2013；Carter et al.，2012）

- 增加家庭成员的满意度（Blum & Burns，2013；Garrouste-Orgeas et al.，2008；Mitchell et al.，2009；Noonan et al.，1991；Tuller et al.，1997）

家庭成员在场对护理人员有以下影响：

- 使工作更容易（Fiorentini，1993）

- 增加护士满意度（Tuller et al.，1997）

从这些研究可以清楚地看到，患者和家庭成员在面对巨大压力的时候想要在一起（例如，从操作或手术中恢复）。而护士对家庭成员的访视持谨慎态度。床旁护士应该始终对情势的动态变化做出判断并决定家庭成员在场是否合适。然而，重要的是，要确保麻醉护士感觉到他们有适当的家庭宣教和可支配的资源，从而使得床旁护士可以做出知情判断。

上篇　中篇　下篇

11. 家庭成员经常在患者仍处于术后恢复早期时即想要进入 PACU,如何处理这种情况?

等待看望操作或手术后的亲人是令人难熬的,特别是等候时间很长时。一些关于等待的真相是:

- 空闲的时间感觉上比忙碌的时间更长
- 焦虑使人感觉等待时间变长
- 不确定的等待比确定的等待感觉时间更长
- 未经解释的等待比解释过的等待感觉时间更长
- 单独的等待比一起等待感觉上时间更长 (Maister,1985)

当麻醉护士正在积极而又熟练地护理患者时,家庭成员正在一边等待,不知道发生了什么。研究发现,家庭成员想知道针对他们亲人的信息,尤其当手术结束比预期晚的时候(Dexter & Epstein,2001)。另外,有研究发现,家庭成员的最大需求是想要看到患者,而 PACU 护士则认为家庭成员的最大需求是获得信息(Cormier,Pickett & Gallagher,1992)。这个结果通过理解可以部分地被解释为看到患者等于家庭成员获得了所有最重要的信息,即他们的亲人仍然和原来相似,状况良好。最后,未预料到的访视限制会造成痛苦、焦虑以及抱怨增加(Rogers,2004)。

如果围麻醉期单元有限制家庭成员在术后恢复访视患者的规定,那么应鼓励让家庭成员在操作或手术后快速的"看一看"。这一有力措施通过减少患者和家庭成员分离的时间减轻他们初始的焦虑,并为家属提供重要的、可视化的信息。

12. 当患者已从麻醉中苏醒,但仍然在 PACU,家庭护理应注意些什么?

如果 PACU 正被用作延长护理患者或寄宿者的区域,那么遵循为这类患者制订的护理标准是非常重要的。如果患者已符合离开 PACU 的标准,但正在等待 ICU 的床位,无论是对患者还是对患者的家庭成员,护理该患者的护士应遵循重症监护患者的护理标准,包括访视指南。对于滞留在 PACU 的外科患者而言也是如此;即使患者在 PACU,患者家属也同样应享有外科病房给予他们的访视权利。

13. 单元有成文的家庭护理指南是否重要?

指南优于政策和操作流程,因为指南在处理人和复杂的社会情况时具有更大的灵活性。张贴的、列举了家庭护理期望的单元指南对于患者、家庭成员以及医护人员而言是有帮助的。

14. 在手术和抢救时允许家庭成员在场吗?

按照惯例,在危急的情况下(例如手术和抢救),家庭成员和患者会被分开,很少有医师认为这是一种不人道的行为。然而,研究一再表明,家属希望与即将死去的亲人在一起,并希望在有创操作和抢救时拥有是否在场的选择权(Barratt & Wallis,1998;Duran et al.,2007;Eichhorn et al.,2001;Mangurten et al.,2006;Mazer,Cox & Capon,2006;Meyers,Eichhorn & Guzzetta,1998;Meyers et al.,2000;Powers & Rubenstein,1999)。

家庭成员的死亡(和出生)是一个家庭将经历的最重要的转变之一。因此,当他们的亲人正在经历抢救和有创操作时,家庭成员普遍希望拥有是否在场的选择权。这些情绪正慢慢地开始渗入大众媒体,这只会增加用户允许家庭成员在场的压力(Harder,2001)。这类似于 20 世纪 50 年代的社会压力,那时候产科医师通常不允许父亲进入产房,但由于公众舆论的变化而被迫改变。护士仍然需要与家庭成员进行交流沟通,确保他们的担忧和愿望得到尊重。不是所有的家庭成员都愿意承受目睹患者危重护理带来的压力,他们的愿望也应得到满足和给予合适的照护和信息。如果这不是家庭成员的愿望,不应不加判断或强迫其留在现场(Benner,Hooper-Kyriakidis & Stannard,2013)。

如果在围麻醉期或手术室区域选择在手术或复苏过程允许家庭成员现场,那么各级医护人员的参与是非常重要的(Balogh-Mitchell,2012)。此外,作为在手术和抢救过程允许患者家庭成员在场的倡议的一部分,应包括指派工作人员支持家庭成员、回答家庭成员的问题、解释细节以及必要时进行干预(Howlett,Alexander & Tsuchiya,2010)。最后,应向可能因家庭成员在场而承受更大情绪负担的医护人员提供汇报会议和支持性工作(Stannard,2006)。

15. 可以允许儿童进入术前准备或 PACU 区域吗?

除了儿科区域,很多围麻醉期的区域不允许儿童进入。这主要是因为担心兄弟姐妹或儿童访视会增加感染的风险以及需要更多的监管。然而,许多研究表明,兄弟姐妹或儿童访视不会增加感染风险(Meyer et al.,1996;Solheim & Spellacy,1988;Umphenour,1980;Wranesh,1982)。此外,兄弟姐妹访视可以减少其退行性行为(Faller & Ratcliffe,1993),而儿童访视可以降低其负性行为(Nicholson et al.,1993;Oehler & Vileisis,1990)。如果要在围麻醉期区域实施儿童访视,那么与医院内的感染控制专家和儿童生活专家合作是非常重要的。

16. 可以允许宠物进入术前准备或 PACU 区域吗?

有研究证实,动物可以从心理和生理上改善人类的健康(DiSalvo et al.,2006)。随着服务犬、治疗犬和探访宠物的出现,许多医疗机构已经有了大量相适应的政策和流程。如果管理者允许动物进入围麻醉期区域,那么考虑到潜在的不良事件比如过敏、人畜共患疾病的传播,必须与感染控制部门紧密合作。

17. 其他常见的家庭干预措施有什么?

确保家庭成员能与病重的亲人在一起是一项非常重要的护理干预措施。为患者的家庭成员提供相关信息和支持是另一项非常重要的护理干预措施。信息是应对家庭成员和使其满意的重要因素。以护士的护理行为和互动的方式表现出的对家庭成员支持,对塑造患者和家庭成员的护理经历具有巨大的影响。综上所述,这两项护理干预措施受到家庭成员的极高评价,在允许家庭成员陪伴的情况下也更有意义。

鼓励家庭成员参与护理活动是另一项重要的家庭护理干预措施,从小事(例如,请家庭成员递上酒精棉球)到大事(例如,邀请家庭成员协助患者的口腔护理)都可参与。长期以来,儿科和新生儿护士一直让家庭成员参与护理的活动,以帮助家庭成员做好孩子回家后照护的准备。虽然对于成年患者也应如此,但社会对于让父母护理患儿的期望和伦理要求比对成年患者要强烈得多。然而,熟悉的家庭成员面容和护理习惯也能使成年患者感觉到护理的连续性和舒适感。虽然家庭成员参与护理仍存在许多障碍(包括护士的犹豫、禁止家庭成员参与的单元政策、人员配备不足和时间缺乏),但研究表明,家庭既希望也重视参与对亲人的照顾。简单的帮助可以促进患者-家庭之间的联系和团结,促进患者恢复和舒适,减少家庭成员的无助和焦虑感,帮助家庭成员了解亲人的状况(Stannard,2006)。

(张月蓉　庄培钧)

参考文献

American Society of PeriAnesthesia Nurses,2014. Perianesthesia nursing standards,practice recommendations and interpretive statements:2015 - 2017. Cherry Hill,NJ:Author.

Balogh-Mitchell C,2012. Is it time for family presence during resuscitation in the OR? AORN Journal 96(1),14 - 25.

Barratt F & Wallis D N,1998. Relatives in the resuscitation room:Their point of view. Journal of Accident & Emergency Medicine,15(2),109 - 111.

Benner P,Hooper-Kyriakidis P & Stannard D,2013. Clinical wisdom andinterventions in acute and critical care:A thinking-in-action approach (2nd ed.). New York:Springer.

Blum E P & Burns S M,2013. Perioperative communication and family members' perceived level of anxiety and satisfaction. Operating Room Nurses Association of Canada Journal,31(3),14,16 - 19,34 - 36.

Bond B,2010. New rules require equal visitation rights for all patients. Retrieved from https://www.whitehouse.gov/blog/2010/11/17/new-rules-require-equal-visitation-rights-all-patients.

Carter A J,Deselms J,Ruyle S,et al.,2012. Postanesthesia care unit visitation decreases family member anxiety. Journal of PeriAnesthesia Nursing,27(1),3 - 9.

Chesla C A & Stannard D,1997. Breakdown in the nursing care of families in the ICU. American Journal of Critical Care,6(1),64 - 71.

Chorney J M & Kain Z N,2010. Family-centered pediatric perioperative care. Anesthesiology,112,751 - 755.

Cormier S,Pickett S J & Gallagher J,1992. Comparison of nurses' andfamily members' perceived needs during postanesthesia care unit visits. Journal of Postanesthesia Nursing,7(6),387 - 391.

Davis Y, Perham M, Hurd A M, et al. , 2014. Patient and family member needs during the perioperative period. Journal of PeriAnesthesia Nursing, 29(2), 119 – 128.

DeLeskey K, 2009. Family visitation in the PACU: The current state of practice in the United States. Journal of PeriAnesthesia Nursing, 24(2), 81 – 85.

Department of Health and Human Services, Office for Civil Rights, 2015. Sharing health information with family members and friends. Retrieved from http://www. hhs. gov/sites/default/files/ocr/privacy/hipaa/understanding/consumers/sharing-family-friends. pdf.

Dexter F & Epstein R H, 2001. Reducing family members' anxiety while waitingon the day of surgery: Systematic review of studies and implications of HIPAA health information privacy rules. Journal of Clinical Anesthesia, 13(7), 478 – 481.

DiSalvo H, Haiduven D, Johnson N, et al. , 2006. Who let the dogs out? Infection control did: Utility of dogs in health care settings and infection control aspects. American Journal of Infection Control, 34(5), 301 – 307.

Duran C R, Oman K S, Abel J J, et al. , 2007. Attitudes toward and beliefs about family presence: A survey of healthcare providers, patients' families, and patients. American Journal of Critical Care, 16(3), 270 – 282.

Eichhorn D J, Meyers T A, Guzzetta C E, et al. , 2001. Family presence during invasive procedures and resuscitation: Hearing the voice of the patient. American Journal of Nursing, 101 (5), 48 – 55.

Faller H S & Ratcliffe L, 1993. Sibling visitation: How far should the pendulumswing? Journal of Pediatric Nursing, 8(2), 92 – 99.

Family [Def 1], 2016. In Oxford English Dictionary Online, Retrieved from http://www. oxforddictionaries. com/us/definition/american_english/family.

Fiorentini S E, 1993. Evaluation of a new program: Pediatric parental visitation in the postanesthesia care unit. Journal of PostAnesthesia Nursing, 8 (4), 249 – 256.

Foss K R & Tenholder M F, 1993. Expectations and needs of persons with family members in an intensive care unit as opposed to a general ward. Southern Medical Journal, 86(4), 380 – 384.

Fuller B F & Foster G M, 1982. The effects of family/friend visits vs. staff interaction on stress/arousal of surgical intensive care patients. Heart & Lung, 11(5), 457 – 463.

Fumagalli S, Boniceinelli L, Lo Nostro A, et al. , 2006. Reduced cardiocirculatory complications with unrestrictive visiting policy in an intensive care unit: Results from a pilot, randomized trial. Circulation, 113(7), 946 – 952.

Garrouste-Orgeas M, Philippart F, Timsit J F, et al. , 2008. Perceptions of a 24-hour visiting policy in the intensive care unit. Critical Care Medicine, 36 (1), 30 – 35.

Grondin F, Bourgault P & Bolduc N, 2014. Intervention focused on the patient and family for better postoperative pain relief. Pain Management Nursing, 15(1), 76 – 86.

Harder B, 2001. Opening the curtain. U. S. News & World Reports, 131(9), 64.

Herd H A & Rieben M A, 2014. Establishing the surgical nurse liaison role to improve patient and family member communication. AORN Journal, 99(5), 594 – 599.

Hepworth J T, Hendrickson S G & Lopez J, 1994. Time series analysis of physiological response during ICU visitation. Western Journal of Nursing Research, 16(6), 704 – 717.

Howlett M S, Alexander G A & Tsuchiya B, 2010. Health care providers' attitudes regarding family presence during resuscitation of adults: An integrated review of the literature. Clinical Nurse Specialist, 24(3), 161 – 174.

Jackson L B, Marcell J & Benedict S, 1997. Nurses' attitudes toward parental visitation on the postanesthesia care unit. Journal of PeriAnesthesia Nursing, 12 (1), 2 – 6.

Kain Z N, Mayes L C, Caldwell-Andrews A A, et al. , 2006. Predicting which children benefit most from parental presence during induction of anesthesia. Pediatric Anaesthesia, 16(6), 627 – 634.

Kain Z N, Mayes L C, Caramico L A, et al. , 1996. Parental presence during induction of anesthesia: A randomized controlled trial. Anesthesiology, 84 (5), 1060 – 1070.

Kleman M, Bickert A, Karpinski A, et al. , 1993. Physiologic responses of coronary care patients to visiting. Journal of Cardiovascular Nursing, 7(3), 52 – 62.

Lardner D R, Dick B D & Crawford S, 2010. The effects of parental presence in the postanesthetic care unit on children's postoperative behavior: A prospective, randomized, controlled study. Anesthesia & Analgesia, 110(4), 1102 – 1108.

Lazure L L A & Baun M M, 1995. Increasing patient control of family visiting in the coronary care unit. American Journal of Critical Care, 4(2), 157 – 164.

Leske J S, 1991. Overview of family needs after critical illness: From assessment to intervention. AACN Clinical Issues, 2(2), 220 – 226.

Maister D, 1985. The psychology of waiting lines. //J Czepiel, M Solomon & C Supernant (Eds.), The service encounter (pp. 113 – 123). Lexington, MA: Lexington Books.

Mangurten J, Scott S H, Guzzetta C E, et al. , 2006. Effects of family presence during resuscitation and invasive procedures in a pediatric emergency department. Journal of Emergency Nursing, 32(3), 225 – 233.

Mayne I P & Bagaoisan C, 2009. Social support during anesthesia induction in an adult surgical population. AORN Journal, 89(2), 307 – 320.

Mazer M A, Cox L A & Capon J A, 2006. The public's

attitude and perception concerning witnessed cardiopulmonary resuscitation. Critical Care Medicine，34（12），2925 - 2928.

Meyer E C, Kennally K F, Zika-Beres E, et al.，1996. Attitudes about sibling visitation in the neonatal intensive care unit. Archives of Pediatric & Adolescent Medicine，150（10），1021 - 1026.

Meyers T A, Eichhorn D J & Guzzetta C E，1998. Do families want to be present during CPR? A retrospective study. Journal of Emergency Nursing，24（5），400 - 405.

Meyers T A, Eichhorn D J, Guzzetta C E, et al.，2000. Family presence during invasive procedures and resuscitation: The experience of family members, nurses, and physicians. American Journal of Nursing，100（2），32 - 43.

Mitchell M, Chaboyer W, Burmeister E, et al.，2009. Positive effects of a nursing intervention on family-centered care in adult critical care. American Journal of Critical Care，18（6），543 - 553.

Nicholson A C, Titler M, Montgomery L A, et al.，1993. Effects of child visitation in adult critical care units: A pilot study. Heart & Lung，22（1），36 - 45.

Noonan A T, Anderson P, Newlon P, et al.，1991. Family-centered nursing in the postanesthesia care unit: The evaluation of practice. Journal of PostAnesthesia Nursing，6（1），13 - 16.

Obama B，2010. Presidential memorandum: Hospital visitation. Retrieved from http://www. whitehouse. gov/the-press-office/presidential-memorandum-hospital-visitation.

Oehler J M & Vileisis R A，1990. Effect of early sibling visitation in an intensive care nursery. Journal of Developmental & Behavioral Pediatrics，11（1），7 - 12.

Powers K S & Rubenstein J S，1999. Family presence during invasive procedures in the pediatric intensive care unit: A prospective study. Archives of Pediatric Adolescent Medicine，153（9），955 - 958.

Prins M M，1989. The effect of family visits on intracranial pressure. Western Journal of Nursing Research，11（3），281 - 297.

Rogers S，2004. Why can't I visit? The ethics of visitation restrictions: Lessons learned from SARS. Critical Care，8（5），300 - 302.

Schulte D A, Burrell L O, Gueldner S H, et al.，1993. Pilot study of the relationship between heart rate and ectopy and unrestricted vs. restricted visiting hours in the coronary care unit. American Journal of Critical Care，2（2），134 - 136.

Shields L，2007. Family-centered care in the perioperative area: An international perspective. AORN Journal，85

（5），893 - 902.

Shields L, Pratt J & Hunter J，2006. Family-centered care: A review of qualitative studies. Journal of Clinical Nursing，15（10），1317 - 1323.

Simpson T & Shaver J，1990. Cardiovascular responses to family visits in coronary care patients. Heart & Lung，19（4），344 - 351.

Solheim K & Spellacy C，1988. Sibling visitation: Effects on newborn infection rates. Journal of Obstetric, Gynecologic & Neonatal Nursing，17（1），43 - 48.

Stannard D，1998. Reclaiming the house: An interpretive study of nurse-family interactions and activities in critical care. Dissertation Abstracts International，58（8），1 - 364.

Stannard D，2006. Family care. //H M Schell & K A Puntillo (Eds.)，Critical care nursing secrets (2nd ed.，pp. 767 - 772). St. Louis, MO: Mosby Elsevier.

Tuller S, McCabe L, Cronenwett L, et al.，1997. Patient, visitor, and nurse evaluations of visitation for adult postanesthesia care unit patients. Journal of PeriAnesthesia Nursing，12（6），402 - 412.

Umphenour J H，1980. Bacterial colonization in neonates with sibling visitation. Journal of Obstetric, Gynecologic & Neonatal Nursing，9（2），73 - 75.

Walls M，2009. Staff attitudes and beliefs regarding family visitation after implementation of a formal visitation policy in the PACU. Journal of PeriAnesthesia Nursing，24（4），229 - 232.

Wranesh B L，1982. The effect of sibling visitation on bacterial colonization rate in neonates. Journal of Obstetric, Gynecologic & Neonatal Nursing，11（4），211 - 213.

Zand F, Allahyary E & Hamidi A R，2011. Postoperative agitation in preschool children following emergence from sevoflurane or halothane anesthesia: A randomized study on the forestalling effect of midazolam premedication versus parental presence at induction of anesthesia. ActaAnaesthesiologicaTaiwanica，49（3），96 - 99.

参考书目

Hickey M，1990. What are the needs of families of critically ill patients? A review of the literature since 1976. Heart & Lung，17（6），670 - 676.

Maxwell K, Stuenkel D & Saylor C，2007. Needs of family members of critically ill patients: A comparison of nurse and family perceptions. Heart and Lung，36（5），357 - 376.

第 20 章 儿 科 患 者

Myrna E. Mamaril, MS, RN, CPAN, CAPA,
FAAN & Maureen Schnur, DNP, RN, CPAN

据估计,美国每年有 400 万以上的儿童接受手术。超过 45 万名 18 岁以下儿童是由于外科诊断收治住院的,其中 3 岁以下占 25%(Tzong et al.,2012)。美国儿科学会(2015)发布了题为"儿科围术期麻醉工作的关键因素"的政策声明,明确了优化婴儿和儿童围术期麻醉护理工作是不可或缺的组成部分。同时,通过降低不良事件的风险来提高这类易受伤害人群的安全性。最大的风险类别之一为 1 个月至 1 岁婴儿麻醉相关心搏骤停的风险几乎是 1~18 岁患儿的 4 倍。与此同时,1 个月以下婴儿心搏骤停的风险可增加 6 倍(Morray,2011)。此外,早产儿(受孕周龄<37 周)麻醉后术毕呼吸暂停的风险增加。根据美国儿科学会(2015)、Laituri 等(2012)以及 August 和 Everett(2014)的研究,受孕周龄达 55~60 周的早产儿和出生后不到 4 周的足月婴儿,由于麻醉后呼吸暂停风险大,因此接受麻醉后应该观察一整夜。最后,美国儿科学会的政策声明(2015)和美国围麻醉期护士学会(ASPAN)标准Ⅲ(2015)建议,在麻醉后监护室(PACU)工作的护士应取得儿科高级生命支持(pediatric advanced life support,PALS)认证,并在呼吸窘迫的识别、小儿呼吸道管理和心肺复苏方面接受培训。在儿科麻醉和手术中所面临的挑战提供了一系列优化护理安全的机会,并将提升患儿和家人的幸福与安宁。

对于患儿及其家庭来说,接受手术是一件重要的事情。为儿童提供围麻醉期护理的护士需要了解年龄相关的生理差异,发育和神经行为因素,并具有与患儿家人和整个医疗团队有效合作的能力,让患儿取得最佳疗效。护士应通过了解、认识和探寻有关患儿及其家庭需求的信息,并能够利用现有资源对这些需求做出有效回应。重要的是将患儿放到其独特的家庭背景下来诊治,各种各样的家庭特征包括家庭成员、文化差异、认知能力、气质、父母教养方式和学习风格等。

本章将讨论从麻醉前到麻醉后整个过程中不断变化的小儿专科护理的关键部分。在此将介绍有关儿科患者的基本信息,以及对于特殊人群需要考虑的因素,目的是拓展护士的基础知识,在患儿护理过程中培养更高的舒适化护理水平,提供有用的秘诀和小技巧,最终为护士在护理这一独特患者群体时提供围麻醉期快速专业化的参考。

1. 儿科患者的定义是什么?

儿科患者可根据年龄分为(Hesselgrave,2009):

- 婴儿期:新生儿期至 12 个月
  - 新生儿:出生后的最初 28 天
  - 婴儿:1~12 个月
  - 幼儿:1~3 岁
  - 学龄前儿童:3~6 岁
  - 学龄儿童:6~12 岁
  - 青春期:13~18 岁

2. 在护理儿科患者时,需要牢记哪些重要的解剖和生理差异?

- 新生儿
  - 头部占身长的 25% 和体重的 33%
  - 肋骨主要由软骨构成,从脊柱以直角发出(更接近圆形)
  - 被迫鼻呼吸
  - 糖原储备有限
  - 脑内呼吸中枢尚未发育成熟

- 肌肉组织少,且无法寒战,故容易发生低体温
- 副交感神经系统发育完善,而交感神经系统发育尚不完善
- 体表面积大
- 婴儿:在出生后头 12 个月中,生长发育迅速
  - 5 个月大的体重是出生时体重的 2 倍,12 个月大的体重是出生时体重的 3 倍
  - 被迫鼻呼吸
  - 声带更像软骨
  - 糖原储备有限
  - 脑内呼吸中枢发育尚未成熟
  - 肌肉组织少,且无法寒战,故容易发生低体温
  - 副交感神经系统发育完善,而交感神经系统发育尚不完善
  - 胸壁薄,胸廓柔软有韧性,呼吸主要靠膈肌运动来完成
  - 体表面积大
  - 循环血容量较大(75 ml/kg)
  - 颈部韧带发育不完善,同时颈部肌肉相对较弱(颈部很容易过伸)
- 幼儿
  - 气管短,气管插管进入右主支气管的可能性增加
  - 胸廓非常柔韧,胸壁薄,使得呼吸音传播到整个胸腔
  - 支气管树和肺泡/毛细血管气体交换单位发育不完全
  - 易受极端温度影响
  - 体表面积较大,吸入麻醉气体可使热损失增加
- 学龄前儿童
  - 氧耗量约为青少年或成年人的 2 倍(6~8 ml/kg 与 3~4 ml/kg)
  - 肋间肌发育不成熟,因此无法长时间维持较快的呼吸频率
  - 功能残气量较小,氧储备较少,更容易发生缺氧
  - 下腹部的肝脏和脾脏较少受到胸廓保护,

更容易受伤
  - 脑脊液量较少,蛛网膜下腔较小,使得婴儿脑部受到的保护较少。由于椎骨为软骨,脊髓损伤时可能不发生骨折
- 学龄儿童
  - 大约到 6 岁,当骨皮质增厚变得坚硬,骨骼开始失去弹性
  - 气管形状由漏斗状变成圆柱状
  - 8 岁时,肺容量增加到 200 ml
  - 与成人一样,支气管树达到 16 级
  - 10 岁时,气道大小和弹性与成人相当
- 青春期
  - 生长速度快于婴儿期外的任何阶段
  - 直到 29 岁,骨生长停止,骨骺闭合
  - 至 15 岁时,心输出量与成人相当
  - 至 15 岁时,机体对休克的反应与成人相似
  - 皮脂腺分泌增加
  - 9~13 岁,女性乳房组织发育

3. 麻醉前护理何时开始,为什么重要?

当外科医师通知家长,其孩子需要手术时,即可开始麻醉前护理。术前评估的目的在于:

- 评估和管理潜在的或实际存在的健康风险
- 提供术前宣教,并回顾手术和麻醉前指导,包括给药和禁饮禁食(NPO)状态
- 解释父母亲的疑虑和问题
- 决定手术或操作后是否需要家庭护理

这一阶段可以采用术前电话交谈的方式,或在入院前评估中心实施。在电话交谈过程中,护士询问问题,以完善病史和发现麻醉前需要解决的任何剩余问题。护士同父母一起决定患儿是否有值得特别考虑的个体化要求(例如,针头恐惧症或对噪声敏感)。护士可以指导家人访问能为患儿及其家长提供友好信息的机构网站。在面对面交流中,护士有机会介绍一些宣教物品,例如适合不同年龄的书籍,解剖模型以及能使父母和患儿熟悉围术期环境的视听和/或书面材料。在手术准备中,首要任务是与所有的相关医护人员交流患儿重要的健康信息,以完善和改进患儿从手术麻醉前直到离院的围麻醉期护理计划。这种多学科方法有助于实施同质化护理,

减轻父母和孩子的焦虑,并优化手术或操作前患儿状态。

4. 安排患儿手术时,哪些指导原则更有帮助?

比较理想的是将某些特殊患儿优先安排在当天第一台或较早进行手术。安排患儿较早开始手术有助于尽可能减少脱水、潜在的低血糖和烦躁的可能性。最好将糖尿病患儿安排在第一台进行手术,以便于调整胰岛素使用方案以适应手术需要,并尽可能缩短禁食时间。对于理解"等待"这一概念有困难的患儿,例如自闭症症候群患儿,建议尽早开始手术。有潜在恶性高热(malignant hyperthermia,MH)风险的患儿通常被安排在能获得最优洁净技术的第一台接受手术,从而避免其接触潜在的触发因素。那些来自只能讲有限的英语,且需要翻译的家庭的儿童,建议将其手术安排在能够提供翻译服务的时间段。由于手术室污染和感染控制要求终末清洁手术室,隔离患儿最好安排在当天的最后一台手术。其他考虑因素包括住院时间、是否住院或门诊患者以及合并症。

如果手术延迟,重要的是保持开放的沟通渠道,频繁告知家长最新情况。与麻醉医师一起决定,手术明显推迟的幼儿是否能够喝一些清饮料,并且考虑向其家人提供食物或停车券以弥补造成的不便。手术日程安排中的另一些重要因素包括如何最有效地安排计划外的急诊和创伤病例,并明确怎样以提高效率的方式,在设施有限的情况下(例如利用病房或重症监护室床位)执行手术日程安排,并确保安排有经验的护士能随时加入工作。

5. 适用于健康儿童的术前禁食指南是什么?

- 术前 2 h 禁止摄入清饮
- 术前 4 h 禁止摄入母乳
- 术前 6 h 禁止摄入婴儿配方乳、非人乳(牛乳等)和清淡饮食
- 术前 8 h 禁止摄入高脂食物(Hanna and Mason,2012)
- 禁食提示
  - 重要的是让能用语言表达的患儿描述其最后一次进食的时间。许多孩子可能在父母不知情的情况下喝过东西或吃过零食。询问儿童和青少年是否咀嚼过口香糖,并确认他们知道在等待手术期间不咀嚼口香糖是明智之举。
  - 对 2 岁以下儿童实施血糖监测极其重要,特别是当手术延迟和患儿长时间未进食。

6. 当护理儿科患者时,要了解的关键法律问题是什么?

由于孩子可以通过婚姻、怀孕、高中毕业、服役和/或独立生活而获得自主权,他们可能被视为成年人,并且根据各州法律可自行同意接受手术和创伤性操作。与患儿有关的医护人员术前必须确认父母或陪护者是法定监护人,并且文件记录中包括法定监护人签名同意手术或操作和麻醉,以及负责护送患者离院回家。如果父母或法定监护人不在孩子身边,在某些情况下,例如两名医护人员(如外科医师和护士)通过同时电话接听和告知患儿父母或法定监护人有关手术、风险和收益,并且其父母或法定监护人口头授权同意,则获得的知情同意视作有效。

7. 为什么精确的体重对于儿科患者尤其重要?

儿童是基于体重给药的。遵医嘱给药是一项高强度、高风险的护理工作。药物通常以毫克每千克体重计算。体重不准确可能导致药物剂量计算错误,以及给药剂量错误,直到发现错误。重要的是记住,父母提供给医护人员的患儿体重可能是以磅为单位;因此,需用一个准确的秤来精确称量和记录以千克为单位的体重。机敏的儿科护士具有在看到孩子身材大小与其体重不相符时产生怀疑的能力,并采取必要手段确保适当的跟进措施纠正体重,并与医疗团队确定是否存在任何需要干预的问题。

- 体重小技巧
  - 如果体重系估算,记录时应当标明估算体重。如果可能,尽快合理取得精确体重。
  - 为了帮助幼儿配合称量,可让父母与其一起称体重。首先,称量父母的体重。然后,让父母怀抱孩子称量两者的总重量,再减去父母的体重即可确定孩子的体重。
  - 如果坐轮椅的孩子需要称体重,则先让孩子

坐在轮椅上称量两者总重量。然后,将孩子转移到担架上,再单独称量轮椅重量,并从总重量中减去,从而获得孩子的体重。父母或看护者在轮椅上粘贴标明轮椅重量(以 kg 和/或 Ib 为单位)的贴纸可能会有所帮助。

8. 还有什么方法可以预防儿科用药错误?

药物管理通常属于护理工作范畴。这意味着护士是最后一道防线。对于从事儿科护理工作的护士来说,了解药物的不同浓度和适当剂量,以及能够根据体重准确计算剂量是很重要的(Gonzales,2010)。

- 药物小技巧
  - 使药品区域成为"无干扰"区。
  - 注意小数点和数字"0"的个数。
  - 严格遵守独立双重核对的机构实施方案(例如胰岛素、麻醉性镇痛药、地高辛)。
  - 急救车上放置基于体重的常用急救药物列表和/或在每个患儿床边放置相应的个体化急救药物表。

9. 如何计算小儿静脉液体输注的维持速率?

静脉液体的维持速率以每小时每千克体重的毫升数计算[ml/(kg·h)]。第一个 10 kg 体重,给予 4 ml/(kg·h),一般采用晶体液(例如乳酸林格氏液)。第二个 10 kg 体重,再给予 2 ml/(kg·h)液体。20 kg 以上的儿童,每小时再额外增加 1 ml/(kg·h)液体即为总的维持速率。总之,这种计算方法明确了每小时液体输注维持速率。这个首次发表于 1957 年的公式,一般称作"4-2-1"公式,广泛用于计算儿科患者输液的维持速率(Holliday & Segar,1957)。静脉维持输液计算实例见表 20-1。

表 20-1 静脉输液维持计算实例

体重/kg	计 算	静脉输液维持速率/h
8	8 kg×4 ml/h	32 ml/h
16	(10 kg×4 ml/h)+(6 kg×2 ml/h)=40+12=52 ml/h	52 ml/h
43	(10 kg×4 ml/h)+(10 kg×2 ml/h)+(23 kg×1 ml/h)=40+20+23=83 ml/h	83 ml/h

10. 为什么麻醉前尽可能减轻患儿焦虑很重要?

据估计,50%~70%的住院患儿在术前表现出明显焦虑(Fincher,Shaw & Ramelet,2012),麻醉诱导期是最为压抑的时刻(Fortier et al.,2010)。重要的是要了解术后可能会出现行为变化,包括食欲改变、梦魇、分离焦虑、遗尿和对医护人员的恐惧。这种变化被认为与围术期恶性应激有关(Davidson & McKenzie,2011)。此外,这些患儿将来焦虑预期增加的风险可能更高,这可能导致痛觉敏感性增加。

11. 什么方法能尽量减轻儿童的焦虑和恐惧,并让其配合完成必要的诊疗工作和操作?

重要的是要尽可能在整个围麻醉期包含并参与儿童的主要成人支持体系。有助于减轻患儿焦虑和恐惧的方法是要有耐心,并让患儿表明他或她已经准备好你所要求他们做的事情。此外,保持平静的声音和轻松的举止,以及想患儿或陪护者所想,将工作做到最好。当与孩子交谈时,护士应处于与患儿眼睛平视的位置,以营造平等的氛围。可以让陪护者、儿童生活专家、患儿的护理助理或其他助理共同参与,以帮助患儿应对。

让父母参与,并鼓励其握住患儿的手或让他或她处于舒适的位置。例如,坐在父母膝上。允许患儿拿着具有安抚作用的舒适物品,例如喜欢的毛毯或毛绒玩具,有助于使他或她感觉更安全。采用行为分心技术,例如吹泡泡、计数和互动书籍,如《视觉大发现》和《威利在哪里》。使用诸如"太棒了"和"我们就要成功了"等支持性短语鼓励患儿。当患儿来到术前等候区,骑行玩具能为其带来快乐并可分散注意力,包括较大婴幼儿可以乘坐的四轮马车,幼儿和学龄前儿童可乘坐和脚踏驾驶的玩具车。可利用的科技产品还包括电视机、影音机、电脑互动游戏、互动式平板电脑、手机、电子游戏以及投影在墙上或地板上的互动影音场景和 Ground-X 游戏投影仪。

- 减轻焦虑小技巧
  - 如果自动测量血压时,患儿表现出焦虑和/或难以及时获得读数,则考虑手动测量血压。
  - 术前使用抗焦虑药,例如口服咪达唑仑,可以很好地减轻患儿对术前焦虑的行为反应,并能预防对焦虑紧张的记忆。记住,药物可使患儿明显放松。对父母的宣教要点包括患儿不能独自站立和独坐,并可能很快出现步态不稳。其他可以考虑的药物包括可乐定和右美托咪啶;两者起效时间都长于咪达唑仑。在使用任何镇静药时,都必须采取预防跌倒的措施(Strom,2012)。

12. 对自闭症症候群患儿有什么特别考虑?

对于此类病例,重要的是在术前获取与患儿有关的特殊信息,以解释说明与行为、交流和功能有关的特别关注问题。了解这类患儿的喜好和讨厌的事情,对光亮或噪声潜在的敏感性,将有助于整个团队更好地准备。可能要求陪护者携带一些视觉辅助器具和患儿喜欢的小型舒适性玩具。术前参观医院可能有助于患儿脱敏。事先确定一个陪护团队是理想的选择。优先顺序如下:

- 限制与患儿接触的医务人员数量。
- 限制患儿与医务人员接触的次数。
- 尽量减少环境的变化和减少刺激;例如患儿在复苏室内的安静区域进行手术准备,术后也将返回同样区域。
- 制订一个等候计划,例如从家里准备一些能完全吸引患儿注意力的活动。
- 了解患儿是否能够口服药物,如果必须使用镇静药,应预先确定计划。
  - 请注意,将氯胺酮和咪达唑仑混于胡椒博士(Dr Pepper,一种焦糖碳酸饮料)被发现可以掩盖难以接受的味道。建议尽可能避免延迟服用(Taghizadeh et al.,2015;Thompson & Tielsch-Goddard,2013)。

13. 有关择期手术的 1 型和 2 型糖尿病患儿的管理,我们需要了解些什么?

在安排手术时,最好将糖尿病患儿安排在当天第一台接受手术,以尽量缩短禁食时间。此外,应在手术前对患儿进行麻醉前评估,最好咨询小儿内分泌专家。如果患儿的血糖控制不佳,可能需要延期手术。应当明确,当患儿在术前禁食和复苏时,血糖水平的目标范围通常接近正常。根据患儿目前的血糖管理、

个体需求、预期手术时间的长短、患儿的术后治疗过程以及患儿年龄(随着青春期的开始,胰岛素的敏感性发生变化),围术期的管理方式将有所不同。

手术当天给予胰岛素的具体决策,包括早晨剂量,术中持续泵注,使用皮下注射,以及静脉输注或推注,是基于多种因素做出的。这些因素包括机构方案和麻醉工作人员对糖尿病术中管理的熟悉程度。患儿的血糖水平总是从手术前就开始监测,术中每 0.5 h 或 1 h 测定一次,然后每隔 1~2 h 监测一次,直到患儿恢复进食并且可以重新开始糖尿病治疗方案。如果血糖水平>250 mg/dl,则采用由医疗团队决定的适当的"校正因子"进行调整,将血糖水平维持在确定的目标范围内。血糖水平未按预期恢复到基线的患儿,例如长时间恶心或经口摄入不足等,将需要施行额外的治疗计划。对于口服降糖药的 2 型糖尿病患儿,手术当天停用磺酰脲类或噻唑烷二酮类降糖药,以及在择期手术前 24 h 停用二甲双胍(Betts et al.,2009;Rhodes,Ferrari & Wolfsdorf,2005)。

14. 儿科患者围术期常规护理应使用哪些基本设施?

- 称量体重
  - 用于不同年龄人群(婴儿、幼儿、少儿、青少年和年轻人)的秤
  - 座椅秤
  - 轮椅秤
  - 患者升降秤
  - 必要时肥胖者可用地板秤
- 各机构常用的温度计
  - 腋下、鼓膜、口腔和颞动脉
- 各种大小型号的听诊器(可用于婴儿至成人的不同尺寸)
- 各种尺寸的无创血压计袖带(从早产儿到体型大的成人)
- 容易放置和移除的儿科心电图(ECG)电极片
- 脉搏血氧饱和度探头
- 呼气末二氧化碳监测(End-tidal carbon dioxide,$ETCO_2$)设备
- 随时备用的急救药物(表 20 - 2)

- 随时备用的儿科急救车(表 20 - 3)
- 手术周围区域随时备用的恶性高热(MH)急救车
  - 各医疗机构的丹曲林剂量表(表 20 - 4)
  - 各医疗机构的其他药物剂量表(表 20 - 5)
- 不同尺寸的儿科病员服
- 各种大小的尿布和称量尿布重量的磅秤
- 为预防隔离患儿提供的长袍、手套和口罩
  - 飞沫隔离口罩和标准防护装置
  - 考虑为预防隔离患儿提供一次性体温计和/或专用听诊器
- 分散患儿注意力的东西,例如电视机、玩具、书籍和游戏
- 摇椅、枕头和便于看护人员抱孩子的脚凳
- 家庭成员的安全座椅
- 为哺乳的母亲提供吸乳器及相关用品
- 可以使用的尿布台

表 20 - 2　儿科患者急救用药

- 腺苷
- 沙丁胺醇
- 胺碘酮
- 抗胆碱药
  - 阿托品
  - 格隆溴铵
- 阿替洛尔
- 氯化钙
- 葡萄糖酸钙
- 皮质类固醇
- 地塞米松
- 氢化可的松
- 甲泼尼松
- 葡萄糖(25%,50%)
- 盐酸苯海拉明
- 多巴酚丁胺
- 多巴胺
- 麻黄碱
- 肾上腺素(1∶1 000,1∶10 000)
- 肾上腺素(消旋体的)
- 艾司洛尔
- 依托咪酯
- 呋塞米
- 肼苯达嗪
- 胰岛素,常规
- 氯胺酮
- 拉贝洛尔
- 利多卡因
- 硫酸镁

续　表

- 甘露醇
- 甲泼尼龙
- 美索比妥
- 美托洛尔
- 咪达唑仑
- 碳酸氢钠
- 纳洛酮
- 新斯的明
- 硝普钠
- 去甲肾上腺素
- 肌肉松弛药
  - 琥珀酰胆碱
  - 维库溴铵
  - 罗库溴铵
- 去氧肾上腺素
- 苯妥英钠
- 普鲁卡因胺
- 丙泊酚

表 20 - 3　儿科急救车

- 心肺复苏垫板
- 手套,口罩/面罩,防护服
- 气管内插管设备
  - 咽喉镜镜柄和镜片
  - 马吉尔钳
  - 导管芯
  - 固定气管导管(endotracheal tube,ETT)的装置
    - 不含乳胶的胶带
    - 商用 ETT 固定装置
    - 各医疗机构固定 ETT 的其他方法
  - 安息香
- 各种规格的气道支持装置
  - 气管导管
  - 喉罩
  - 口咽通气道
  - 鼻咽通气道
  - 面罩
  - 面罩-活瓣-呼吸囊
- 无重复吸入氧气面罩
- 喷雾器(手持式,与 ETT 一起使用)
- 吸引管(6 F,8 F,10 F,12 F,14 F)
- 扬库尔吸引管
- 注射器、注射针和采血试管
- 引流:多种规格的鼻胃管、鼻饲管和导尿管
- 导管式接头注射器
- 静脉通路装置
  - 外周:导管、蝴蝶针、敷料
  - 中心
- 骨内穿刺输液装置
- 根据机构方案解决静脉问题
- 计算基于体重的药物剂量的计算器

续　表

- 手电筒和电池
- 考虑是否能监测 $ETCO_2$

除颤仪
- 成人和小儿除颤板
- 导电胶
- ECG 记录纸
- 可选择：毛巾，剃须刀

恶性高热急救车
- 置于手术区域周边
- 存放 36 瓶丹曲林

表 20-4　基于体重的丹曲林剂量表*

体重 (kg)	初始剂量(mg, 2.5 mg/kg 连续快速 静脉推注)	应有 4 次 剂量的丹 曲林备用	4 次剂量 所需的灭 菌注射用 水(ml)	每次剂量 给予的总 毫升数 (ml)
10	25	5	300	75
20	50	10	600	150
30	75	15	900	225
40	100	20	1 200	300
50	125	25	1 500	375
60	150	30	1 800	450
70	175	35	2 100	525

＊每瓶丹曲林为 20 mg，用 60 ml 不含防腐剂的灭菌注射用水稀释。每 20 mg 含 3 g 甘露醇。每 5 min 给药一次，最多可能需要 4 次剂量，总剂量 10 mg/kg，有时可高达 30 mg/kg

数据引自 Schnur M & Simon R J, Children's Hospital Boston, 2010

表 20-5　基于体重的胰岛素/葡萄糖滴注液和碳酸氢钠表*

体重 (kg)	胰岛素(胰岛素 0.1 unit/kg 与 50%葡萄糖 混合滴注液)	50%葡萄糖 (1 ml/kg 与 胰岛素混 合滴注液)	碳酸氢钠 (1~2 mmol/kg)
10	1 unit	10 ml	10~20 mmol
20	2 units	20 ml	20~40 mmol
30	3 units	30 ml	30~60 mmol
40	4 units	40 ml	40~80 mmol
50	5 units	50 ml	50~100 mmol
60	6 units	60 ml	60~120 mmol
70	7 units	70 ml	70~140 mmol

＊胰岛素/葡萄糖滴注液：用于高钾血症，遵医嘱定血钾水平。碳酸氢钠：用于代谢性酸中毒。未经血气检测情况下，给予 1~2 mmol/kg。氯化钙：10 mg/kg 或葡萄糖酸钙 10~50 mg/kg 用于威胁生命的高钾血症。数据引自 Schnur M & Simon R J, Children's Hospital Boston, 2010

15. 麻醉后护理的范畴是什么？

麻醉后护理可能包含多种儿科临床情况。护理范围包括患儿接受外科手术或有创操作时的镇静、镇痛或麻醉后恢复。PACU 护士可能在传统的 PACU，或者可能在远离手术室的区域，例如肿瘤放疗、电休克治疗(electroconvulsive therapy，ECT)或磁共振成像(magnetic resonance imaging，MRI)等其他专业环境下进行复苏工作。PACU 护士在儿科护理专业的基础上，还必须具备麻醉后护理技能。I期和Ⅱ期阶段 PACU 的最终目标不仅是患儿的围术期安全，而且是此次经历对患儿及其家庭有积极的结果。

16. 除了手术区域周围的基本设施以外，还有应用于患儿术后常规 PACU 监护的其他设备吗？

- 已批准用于保护手术部位、引流管及静脉通路的装置
- 多种规格的静脉导管、手臂夹板和医疗机构批准通过的保护装置
- 用于自我保护的手臂限制装置
- 测量用卷尺(例如，身高，受压变红区域，腹围)
- 各种带栏杆的婴幼儿床
- 侧挡板
- 婴儿奶瓶，葡萄糖水，各种配方乳和奶嘴
- 舒适的定位枕头

17. 在儿科患者的监护过程中，什么情况提示出现了重要的气道问题？

患儿的既往史，包括打鼾、哮吼发作、哮喘，以及目前或近期上呼吸道或下呼吸道感染，可能提示对气道的影响，在制订围术期管理方案的时候应予以考虑。被诊断为气道反应性疾病、哮喘、呼吸道合胞病毒(respiratory syncytial virus，RSV)感染、细支气管炎、慢性肺部疾病(chronic lung disease，CLD)、气管软化症或者下颌或先天性口腔畸形的患儿，都认为存在术后氧失代偿及相关并发症的风险。出生时早产可能会使幼儿的麻醉风险更高。早产儿可能罹患与肺过度膨胀、肺不张和间质增厚相关的慢性肺部疾病。如果存在阻塞性睡眠呼吸暂停(obstructive sleep apnea，OSA)，根据其严重程度，术后侧卧或俯卧位可能最有利于促进通气补偿。

气道评估和管理是儿科患者监护的首要任务。对于所有的儿科患者，PACU 护士在评估呼吸频率、呼吸深度和节律时必须保持警惕。随着年龄增长，儿童的平均呼吸频率会减慢。随着青春期的到来，呼吸频率可以从新生儿期的每分钟 45～60 次减慢至每分钟 20 次。由于呼吸中枢尚未发育成熟，婴儿的呼吸模式可能不规则。6 个月以下的婴儿呼吸暂停的风险增加。早产婴儿在受胎后周数达到 60 周以前，可能存在呼吸暂停的问题。例如，如果患儿 28 周早产，他或她将在出生后 32 周内存在呼吸暂停的风险。任何情况下，护士都应确认患儿处于最佳体位以保证足够的氧合和通气。

- 气道小技巧
  - 活动性或治疗中的上呼吸道感染的患儿气道反应性增加，并且容易发生肺不张、黏液堵塞气道和术后低氧血症。
  - 下呼吸道病毒感染的患儿，支气管反应性可持续 6～8 周。拟施择期手术的呼吸道感染患儿可能需要在考虑手术是否紧急并且仔细评估症状以后重新安排手术(Aker, 2013)。

18. 术后即刻护理的关键因素是什么？

除了气道，术后即刻护理的其他关键因素还包括持续观察和反复评估生命体征，包括体温，心率（HR）和心律，呼吸频率（RR）和深度，血压（BP），脉搏血氧饱和度（SpO_2），以及疼痛评估（表 20-6）。

表 20-6 儿科生命体征

	呼吸频率（次/min）	静息心率（次/min）	清醒时心率（次/min）	血压（mmHg）
新生儿	45～60	80～160	100～180	65/40
1 岁	40	70～120	80～160	95/65
3 岁	30	60～90	80～120	100/70
6 岁	25	60～90	70～115	90/60
12 岁	20	50～90	65～90	110/60

数据引自 Landriscina D, 2009. Care of the pediatric patient. // C B Drain & J Odom-Forren (Eds.), Perianesthesia nursing: A critical care approach (pp. 697-716). St. Louis, MO: Saunders

护士应对呼吸抑制和/或呼吸窘迫保持警惕，并根据需要进行干预以优化通气和氧合，例如调整患儿体位，提醒和/或刺激患儿深吸气，并充分供氧。此外，护士还需促进患儿恢复正常体温，以及液体和电解质平衡。

在测定 PACU 入室生命体征和与麻醉实施者交接班以后，护士应立即处理患儿的需求，例如控制疼痛、恶心和/或呕吐，并从头到脚进行评估。根据患儿和手术操作情况，护士应评估手术部位，注意敷料和/或引流情况。检查导尿管、胸引管、手术引流管、鼻胃管和其他管道的通畅度、数量、外观和引流液浓度。如发现问题，及时报告给外科医师。复核医师的医嘱以确定患儿护理的优先级，例如开始药物治疗，给予静脉输液和采集血液样本。

护士对患儿术后的疼痛和恶心进行评估，并实施舒适性优化计划。向患儿提供各种舒适性护理措施，例如提供头枕和保暖毯，手术区域敷冰袋，抬高患肢，提供棒冰、音乐和分散注意力。尽可能将家庭纳入各机构的护理方案中，以减轻患儿和家长的焦虑。许多情况下，父母重新见到患儿时可能都会拥抱。护士根据各机构方案和/或与麻醉实施者合作决定患儿何时达到离室标准，如气道稳定性、生命体征平稳、体温正常以及氧合充分。

- 生命体征小技巧
  - 婴儿和幼儿可能更加耐受下肢放置 BP 袖带和 SpO_2 探头。
  - 对于婴儿和幼儿，如果使用手动充气袖带，并触诊收缩压，得到的血压值可能较为准确。

19. PACU 内常见哪些生命体征变化？

当解释患儿变化的术后生命体征时，护士根据患儿的全身情况收集信息，并考虑当前及术前和术中的生命体征，以及与手术或操作有关的细节尤其重要。护士对患儿体征进行评估，并监测 HR、RR 和 BP（采用尺寸合适的袖带）、SpO_2、体温和尿量。通过面部表情（如做鬼脸或皱眉）和体态（例如强直体位）观察，患儿的整体外观可能提示其不舒服。解释生命体征的变化，需要综合考虑多方面的因素，包括施行的操作、可能的并发症、估计失血量、液体和电解质平衡、意识水平、既往史、合并症以及实验室检查结果。

儿科患者术后 RR 加快可能提示呼吸窘迫、体温升高、液体过量、疼痛或低体温。RR 减慢可能由于阿片类药物和麻醉药的作用(Brown,2012)。患儿疼痛时可能会肢体挛缩或自发减慢呼吸频率以限制造成不适的腹部和胸部活动(Pasero & McCaffery,2011)。

由于无法通过加快心率来代偿,婴儿心动过缓可能预示血容量不足。因此,婴幼儿心动过缓可能反映了低氧血症和即将发生心搏骤停。儿童在静息、睡眠或低体温状态下,也可能出现心动过缓(Landriscina,2009)。心动过缓还可见于新斯的明等药物引起的迷走刺激,以及颅内压增高的结果(Algren & Arnow,2012)。年轻运动员常常出现窦性心动过缓,这是因为身体锻炼导致每搏量增加的结果(Ralson et al.,2006)。

饥饿和/或疼痛,焦虑,烦躁和/或患儿麻醉时挣扎引起的不适,可能造成窦性心动过速。此外,体温升高、应激反应及阿托品或格隆溴铵等药物的不良反应也会导致窦性心动过速(Landriscina,2009)。窦性心动过速可能是血容量不足的代偿机制;然而,如前所述,婴儿的情况并非如此。原因不明的心动过速也可能是拔管后患儿发生 MH 的早期征兆。尤其当患儿咬肌强直造成气管插管困难时,PACU 护士应当高度怀疑 MH(Algren & Arnow,2012;Hommertzheim & Steinke,2006;Landriscina,2009)。

低血压可能由于全身或局部麻醉药,以及阿片类药物的血管扩张作用所致。低血压也可能是休克的晚期征象。疼痛,液体过量,寒战,膀胱过度充盈,颅内压升高,和/或二氧化碳潴留等原因可造成血压升高。药物如氯胺酮或肾上腺素(包括消旋肾上腺素)也可导致血压升高(Brown,2012;Landriscina,2009)。术后高血压还可能与合并症有关,如肾脏疾病和/或由于先前疾病的条件性静默造成高血压未被确诊。

- ECG 提示
  - 儿科患者常见窦性心律不齐,心率随呼吸而变化,这些通常是良性的。

20. 护士在儿科患者术后液体管理的护理中,应当了解些什么?

体液总量包含细胞内液和细胞外液,一般以体重百分比表示。细胞外液包括组织间液和血管内液。婴儿体液总量为体重的 80%,3 岁时降至体重的 65%,15 岁时为 60%,与成人相同。婴幼儿由于体内水分相对较多,体表面积相对较大,因此发生脱水和液体过负荷的风险更大(Muscari,2005)。

术后护理包括评估患儿的液体状态,确保静脉通路应用畅通(如果适用),遵医嘱给予维持液,并监测尿量。根据患儿体重给予一定量的液体维持。护士能够通过留置的中心静脉测压导管和/或动脉导管连续监测重症患儿的血流动力学状态。当考虑患儿液体状态时,关键是考虑患儿的医疗情况、手术操作,手术室内静脉输注的液体和血液制品,生命体征和尿量。是否需要给予额外的静脉液体或限制补液,根据医师的医嘱、病房或机构方案和/或与麻醉护理人员共同决定。

由于氧通过血液中的血红蛋白携带,因此在决定液体容量替代策略时,考虑患儿的术中估计失血量至关重要。确定每个儿童对失血的耐受力取决于他或她的医疗状况、手术过程以及呼吸和血流动力学状态。为了替代患儿的失血量,可以使用等渗的晶体液(例如 0.9%生理盐水)或胶体液。由于儿童血管内容量总计约占细胞外液的 1/3,因此输注 3 ml 晶体液可替代 1 ml 的估计失血量。如果用胶体液替代,失血量和胶体液量将为 1:1。术后住院期间,监测到的血管内容量不足的迹象包括心动过速、低血压、脉压变窄、尿量减少、脸色苍白、毛细血管充盈缓慢(Aker,2013)。小儿血容量平均值见表 20-7。

表 20-7　小儿血容量

	平均血容量(ml/kg)
新生儿	80~90
婴儿至 3 岁	75~80
6 岁以上儿童	65~70

21. 为什么监测和维持或恢复正常体温非常重要?

正常体温定义为核心体温介于 36~38℃。婴儿和儿童的体温往往高于成年人,并在整个青春期缓慢降至正常体温。婴幼儿体温调节系统发育尚不成熟,其体表面积与体重的比值更大。婴儿尚不具备寒战产热的能力。全身麻醉和区域麻醉使产热减少。婴儿和儿童低体温可能导致通气不足,并在极端情况下导致呼吸暂停和代谢性酸中毒。热量损失可能是由于术中体腔暴露,输注冷液体和吸入干冷气体,以及机体保持体温调节稳定的功能降低。据文献报道,即使是轻度的围术期低体温,也会增加手术部位感染,延缓伤口愈合,损害血小板功能和凝血级联反应,并可能使全身麻醉作用延长。

各种常规用于测量体温的方法中,在儿科患者中倾向应用损伤最小的温度计,例如用鼓膜、腋窝和颞动脉温度计来测量体温。必要时 PACU 护士可根据患儿体温,所采用的加温方法,以及机构或单位方案,在患儿到达及在 PACU 停留期间监测患儿体温。护士可以通过使用被动或主动加温措施促进患儿体温正常。适用于儿科患者的被动保温措施包括暖毯、袜子和帽子。对于年长儿童,可在其头部周围放置暖毯。应减少皮肤裸露。按照各机构或单位方案的指导,可使用主动加温措施,例如强制空气对流装置。

- 保暖小技巧
  - 在术前等候区预加温可提高舒适性,同时优化患儿进入手术室前的体温。

22. 哪些儿童发生恶性高热的风险较大?

恶性高热为罕见的常染色体显性遗传疾病,最常由于吸入挥发性卤代麻醉气体和使用琥珀酰胆碱激发,并与 $RyR1$ 基因突变有关(Barnes et al., 2015; Litman & Rosenberg, 2009; Salazar et al., 2014)。一部分有 MH 风险的儿童表现为:具有 MH 家族史,中央轴空病和多微轴空肌病,King-Denborough 综合征,线粒体疾病,肌营养不良和 Brody 肌病(Litman & Rosenberg, 2009; Salazar et al., 2014)。临床表现包括通气无反应的高碳酸血症、心动过速、肌肉强直和体温升高(Brislin & Theroux, 2013)。治疗措施包括给予丹曲林,一种降低肌肉代谢的非特异性退热药(Herlich, 2013)。此外,立即停用触发剂,给患儿降温,以及治疗并发症(Brislin & Theroux, 2013)。保持随时能够提供丹曲林,治疗 MH 的药物清单,以及按体重计算的药物剂量和数量,将在突发 MH 时为医护人员提供及时参考。MH 危机事件中常用药物见表 20-4 和表 20-5。

- MH 提示
  - 原因不明的心动过速可能是 MH 的早期征象。
  - 尽可能迅速地准备开始使用丹曲林治疗至关重要。
  - 插管时报告咬肌痉挛,应对 MH 保持高度警惕。
  - 体温升高是 MH 的后期征象。

23. 关于儿童麻醉后躁动的管理有什么建议?

麻醉后躁动(postanesthesia agitation, PAA)也被称为苏醒期谵妄、苏醒期躁动和麻醉后兴奋。与 PAA 相关的行为包括定向障碍,无目的活动,目光接触缺乏专注,语无伦次,无法安慰,不安和躁动。PAA 可能的原因包括生理性原因,如低氧血症或高碳酸血症。迄今为止的证据表明,PAA 与幼儿期使用七氟烷或地氟烷等全身麻醉药有关(Aker, 2013)。

患儿进入 PACU 并出现 PAA 后,医疗团队将评估其氧合与通气是否充分,保护患儿免受伤害,并决定是否需要进行干预。在排除可能的生理性原因后,护士对疼痛、恐惧和焦虑进行评估。由于躁动的患儿不能自我描述,因此疼痛的评估可基于患儿在接受镇痛和麻醉的情况下,与手术过程相关的疼痛可能性。尽管 PAA 可以持续长达 45 min,但通常具有自限性。然而,PAA 的不良后果包括手术部位出血或患儿受伤,静脉导管或引流管滑脱,疼痛加剧,以及对医护团队成员的潜在伤害。此外,还必须动用额外的 PACU 资源来管理 PAA 患者,以致影响单位的总体效率(Aker, 2013)。

24. PACU 护士应当随时准备应对的儿科患者术后最常见的紧急事件是什么?

婴儿和儿童拔管后可能出现喉痉挛。喉的正常功能是通过确保声门闭合以保护呼吸道,避免误吸,例如吞咽过程中声门闭合。当喉上神经受到诸如拔管后分泌物过多等有害刺激时,可使声门突然剧烈关闭,以及喉部肌肉痉挛(称为喉痉挛)。吸二手烟,目前或近期上呼吸道感染,胃食管反流,受鼻胃管或机械刺激(如口咽分泌物)的患儿,发生喉痉挛的风险较高(Aker,2013)。

在PACU中,如果婴儿或儿童表现出尖锐的啼鸣声和胸部吸凹,和/或反应迟钝的征象,请立即通知麻醉医师评估患儿,并且:

- 采用伸展头部,抬下巴和前推下颌等操作,轻轻地重新调整患儿头部和呼吸道位置。
- 提供高浓度高流量的氧气。
- 如果存在分泌物,考虑轻轻地吸引以避免引起恶心反射。

如果患儿持续喉痉挛,医疗团队应进一步采取更积极的措施,直到喉痉挛得到解决,包括应用轻度正压通气或给予短效药物,如去极化肌松药琥珀酰胆碱,使肌肉松弛,并迅速行气管内插管。

那些气管插管后的患儿,除了清凉的加湿气体之外,还可给予类固醇和/或消旋肾上腺素吸入。由于使用消旋肾上腺素后潜在的反跳效应,患儿应在PACU停留一段时间,或者可根据单位或机构方案入院。

25. 当对患儿进行术后疼痛评估时,需要牢记哪些重要的原则?

关于疼痛评估的最重要原则是遵循评估、干预和再评估的顺序。

- 询问患儿疼痛情况。
- 尊重其描述。
- 如果可行,根据他们缓解疼痛的目标进行干预,以减轻疼痛。
- 疼痛程度再评估(Pasero & McCaffery,2011)。

统一疼痛评估的方法至关重要,应使用与儿童发育相适应的有效、可靠且易于使用的疼痛评分量表。例如,常用的自我报告量表是Wong-Baker脸谱量表和数字评分量表(Jacob,2009)。理想情况下,将在术前向患儿介绍和解释量表,并使其有机会练习。如果可能,与患儿一起建立疼痛控制目标,例如0~10的疼痛数字等级,患儿从中选择一个他们认为在术后恢复期可以让自己感觉舒适的数字等级,并通过完成一些任务达到这个目标(Pasero & McCaffery,2011)。

一旦患儿清醒,为了不使患儿产生困惑应使用相同的评估量表,并每隔适当的时间间隔再评估来判断疼痛管理干预的有效性。评估的时间间隔经常

可以是每5~15 min一次,同时滴定药物以达到控制疼痛,随着患儿保持令人满意的疼痛控制状态,逐渐增加到每1~2 h或更长时间(Pasero & McCaffery,2011)。

对于不能自我描述的幼儿可使用FLACC量表,这是一种适用于2个月至7岁儿童的疼痛行为量表,可确定痛苦评分,并根据患儿的情况解释痛苦是否由于焦虑、饥饿、疼痛或其他原因造成(Jacob,2009)。对于不能用语言表达或认知障碍的儿童,选择父母代理通常更有帮助。可供使用的量表包括修订版FLACC,沟通障碍儿童疼痛核查表(Non-communicating Child's Pain Checklist,NCCPC)和个体化数字评分量表(Jacob,2009;Malviya et al.,2006;Solodiuk & Curley,2003)。这些量表考虑到一些衡量指标,包括面部表情、发声和身体活动,以及患儿陪护者的意见。

如果患儿接受手术,重要的是PACU护士应该考虑患儿所接受的手术和操作,缓解疼痛的干预措施,并根据已有信息预估疼痛情况。儿科PACU护士致力于定期进行疼痛评估,包括尽可能听取患儿和家长的意见,以及对容易被忽视的细节进行敏锐的护理观察(例如特别安静,不易察觉的鬼脸,过度自我保护,或否认手术过程中的疼痛),这些都至关重要。定期疼痛评估,并记录评估结果。如果不能进行疼痛评估,例如当患儿正在睡觉,则将"睡眠中"这一观察结果记录下来。

疼痛评估提示:睡眠中的患儿可能存在疼痛,因此不能认为其疼痛评分为"0"。相反,护士应将观察结果记录为"患儿睡眠中",而不是疼痛评分。一旦患儿清醒,再进行疼痛评估。

26. 对患儿进行术后或操作后疼痛管理时,应当记住的重要原则和优先考虑事项是什么?

在术后疼痛管理中,护士应考虑患儿所接受的手术和干预措施,例如阿片类药物,非阿片类药物,局部麻醉药,伤口滴注或组织浸润,神经阻滞,以及表面麻醉(Lovich-Sapola,Smith & Brandt,2015)。建议必要时采用多模式方法,除了阿片类药物,还包括非阿片类镇痛药和非药物镇痛方法,以优化安全有效的疼痛管理。

药物剂量计算基于体重,可以是总体重、理想体重或瘦体重。新生儿和婴儿还应考虑年龄,并且可能因为器官发育不成熟而需要减少给药剂量和延长给药间隔时间。初始剂量根据患儿对药物的反应进行滴定(Pasero & McCaffery,2011)。4 岁患儿的认知和体格发育可能使其有能力使用自控镇痛装置(Lovich-Sapola,Smith & Brandt,2015)。护士通常可以利用多种干预措施,包括家长陪伴、舒适化护理、补充疗法(例如灵气疗法)、行为分心技术、引导想象和药物选择等多模式方法尽可能减轻其疼痛。

有关疼痛的合理预期,使用镇痛药的风险,以及提示用药或需要继续用药的征象,或者需要观察的患儿状态(例如,镇静等)应事先对父母进行宣教。父母还应了解联合用药的药物组成,避免非阿片类药物如对乙酰氨基酚的毒性作用(Voepel-Lewis,2015)。

27. 有关患儿术后恶心呕吐(PONV)的关键因素是什么?

麻醉和手术后恶心呕吐常见于儿童,会给患儿带来痛苦,延迟进食,手术部位张力增加,以及潜在的再次入院或住院时间延长。可能发生与干呕和/或呕吐有关的伤口开裂(Sakellaris et al.,2008)。对于接受日间手术的患儿,这是导致再次入院的第四大原因。据报道,儿童术后呕吐(postoperative vomiting,POV)的总体发生率为 8.9%～42%(Kovac,2007)。

PONV 被认为与某些手术有关。例如,腺样体切除术后,患儿由于吞咽血液,可能更容易发生 PONV。PONV 还可能由于斜视矫治手术中眼外刺激有关。耳朵整形手术中,POV 可能由于迷路、耳部和前庭刺激所致。晕动症史患儿发生 PONV 的风险也比较高(Kovac,2007)。

儿童 PONV 的危险因素包括:
- 3 岁或以上
- 接受斜视手术
- 手术时间超过 3 h
- POV 或 PONV 病史
- 家族成员有晕动症病史
- 术后使用阿片类药物

PONV 相关的体征包括出汗,流涎和吞咽增加,脸色苍白,呼吸急促和心动过速(Kovac,2007)。

中至高风险的 POV 患儿,建议联合使用 2～3 种不同类别的止吐药。常用药物包括昂丹司琼、甲氧氯普胺、地塞米松和多拉司琼。麻醉医师可考虑选择局部或区域麻醉,或者使用具有止吐作用的丙泊酚来降低风险。一些机构会采用针刺和/或指压的方法(Kovac,2007)。

- PONV 提示
  - 确保饮水充分,如果患儿离院回家需特别小心。
  - 患儿离院前,应对既往 PONV 史患儿的家长进行详细宣教,并确保其回家途中准备一些用品应对呕吐发生(例如呕吐盆、纸巾)。

28. 与小儿生理发育阶段有关的认知和社会特点是什么?

埃里克森八阶段理论见表 20-8。
皮亚杰(Piaget's)认知发育阶段见表 20-9。
婴儿期的特点是生长发育迅速,见表 20-10。

表 20-8　埃里克森(Erikson)八阶段理论

信任 vs 不信任:出生到 1 岁
自主 vs 羞怯怀疑:1～3 岁
主动 vs 内疚:3～5 岁
勤勉 vs 自卑:5～10 岁
同一性 vs 角色混乱:青少年
亲密 vs 疏离:年轻人
精力充沛 vs 颓废迟滞:中年
自我完善 vs 绝望:老年

表 20-9　皮亚杰(Piaget's)认知发育阶段

感觉运动:出生至 2 岁;通过感官了解世界
前运算思维期:3～5 岁;通过经验了解世界,例如培养与日常膳食、小睡和游戏相关的时间感
具体运算思维期:5～10 岁或 5～12 岁;学习规则,并在思考中运用逻辑,例如理解他人的观点
形式运算思维期:青春期和成人;学习应用抽象思维,并且运用语言和电子手段增加交流

数据引自 Mullen J E & Pate M F D,2006. Caring for critically ill children and their families.//M C Slota(Ed.),Core curriculum for pediatric critical care nursing(2nd ed.).Philadelphia,PA:Saunders Elsevier

表 20 - 10 躯体、认知及社交发育阶段：婴儿期

躯体发育	认知发育	社交发育	常见的恐惧	护 理 启 示
出生时,婴儿肌肉和神经系统发育不成熟。直立位时,他们的颈部肌肉不足以支撑头部的重量。随着月龄增加,婴儿的肌肉逐渐强壮,神经系统发育成熟。婴儿可以控制头部,并且很快能够坐直。婴儿通过爬行,伸够,并最终站立移动。婴儿确实经历生长痛。	新生儿主要通过反射与外界交流,例如吸吮反射。出生第一年,婴儿对听觉和视觉的反应越来越强烈,表现出对摇铃等玩具的兴趣,并且逐渐能够区分陌生人。婴儿开始表现出对因果的理解,并且可以开始咿呀学语。	婴儿非常善于社交,经常喜欢发出咕咕的声音和尖叫,朝着对他们报以微笑的人微笑。婴儿还很好奇。6 个月或以上婴儿与父母分离时会感到焦虑,这可能持续到 30 个月大。婴儿的个性正在发展中。	害怕与父母或陪护者分离。遇到陌生人、陌生环境等会出现焦虑。	与婴儿接触之前,仔细观察他。微笑,并且柔声细语。观察饥饿的表现和征象,如哭泣。将婴儿置于父母或主要陪护者的膝上。轻柔但紧紧地抱着婴儿,总是支撑其头、颈部。首先施行伤害最小的有创操作。注意保暖。触摸婴儿之前,确保手/设备(例如听诊器)温暖。提供安抚措施,例如安抚奶嘴。使用各种手段(例如音乐,钥匙,玩具或手电筒)分散孩子的注意力。不停哭泣、烦躁不安、或安抚无效的婴儿可能意味着身体不适。

- 幼儿变得更加独立,主张自我个性,学会运用语言并且活动自如(表 20 - 11)。
- 学龄前儿童较为活跃,表现出主动性,并且充满好奇,忙于在生活中不断地问"为什么?"(表 20 - 12)。
- 学龄儿童变得更擅长运动和社交活动(表 20 - 13)。
  - 青少年处于躁动的青春期,表现为生理、心理和情感上的巨大变化(表 20 - 14)。
- 有关儿科护理的秘密和技巧见表 20 - 15。

表 20 - 11 躯体、认知及社交的阶段发育：幼儿期

躯体发育	认知发育	社交发育	情感反应	常见恐惧	护理启示
幼儿的粗大动作技能不断提升。学会行走,尝试奔跑、跳跃和攀登。幼儿非常好奇,缺乏对危险情况的理解。全家需要注意保护儿童。通过诸如涂色以及玩积木和玩偶等活动,可以发现幼儿良好的粗大动作技能。	幼儿正值学习说话和模仿词语,识别身体部位,识别颜色和理解简单指令的阶段。	幼儿的精力非常充沛,喜欢探索,简单的游戏和平行游戏。脾气可能越来越暴躁。这个年龄段的儿童认为世界围绕他们转。大声哭泣、咬、踢和打可能是他们感到沮丧的正常表现。	这个年龄段的儿童接受泌尿科操作的反应往往表现为愤怒,术后哭吵和身体拱起,这也许并不代表疼痛,而可能表示愤怒,这是他们对生殖器受到侵犯做出的反应。这在男孩中尤其明显。分散注意力以及关于回家的讨论往往有所帮助,术后尽快让他们穿上自己的衣服可作为转移注意力的有效手段。这个年龄的儿童会出现自己屏气,导致血氧饱和度突然降低。在 PACU 中屏气的患儿以往在生气和哭吵的时候常常有屏气的病史。术前询问相关问题以便术后做好准备至关重要。	害怕独处。害怕与父母分离。与陌生人交流。惯常的程序中断。害怕失去掌控。受伤/害怕受伤。害怕有创操作。害怕上厕所。害怕被下水道冲走。害怕黑暗。	取得儿童及其父母/陪护者的信任。护士整个身体处于儿童眼睛平视水平能使其不那么害怕。如果可能,避免将儿童与其父母/陪护者分离。称呼儿童的姓名。微笑,并以平和安静的语气说话。鼓励儿童参与护理。尊重谦虚。在患儿压抑的时候,鼓励其抱住熟悉/过渡客体。诚实;避免可能引起恐惧的单词和短语,例如"失去知觉"或"给你打针"。设定表达负面情绪的安全极限。预计并接受退缩行为。提供选择以提升他们的控制感。在手术或操作之前即刻准备。

表 20‑12　躯体、认知及社交发育阶段：学龄前期

躯体发育	心理发育	社交发育	情感反应	常见恐惧	护理启示
学龄前儿童的粗大动作技能和眼手协调能力进一步提高。 他们精力旺盛，喜欢活动、奔跑、跳跃以及跟随音乐跳舞。	学龄前儿童正值主动性培养期，喜欢假装和模仿他人。 他们喜欢把颜色"涂在线内"，玩"假装"游戏，并且侃侃而谈。 他们喜欢讲故事，有段时间可能不能区分现实和虚构。 皮亚杰称之为具体前思考。 他们刚刚开始理解时间。 学龄前儿童可能在压力下退回幼儿阶段。	学龄前儿童可能大声说话，因为他们仍在学习使用合适的音量讲话。 他们可能认为自己拥有超人的力量。 学龄前儿童喜欢学习和热衷于玩游戏和大型拼图。 学龄前儿童开始按规则思考。	这个年龄段的儿童有些理解什么是"将要发生"。 术前参观往往是有帮助的，也能让家长为手术当天预料发生的事情做好准备。 鼓励这个年龄段的儿童自己选择也相当重要。 脉搏血氧计的光能成为一个迷人的玩具，而不是一个可怕的夹子。 护士和麻醉护理人员讲述的故事可以大大分散儿童的注意力。	害怕未知和黑暗。 害怕独处。 害怕被丢失和遗弃。 害怕与父母或陪护者分离。 害怕受伤、疼痛、被肢解、丧失功能。 害怕将疼痛作为惩罚。 害怕失去掌控。 害怕看起来或行为"卑鄙"的成年人。	用简单明了的话语轻声说话；避免使用婴儿语言；避免可怕的术语，例如"切""注射""细菌""失去知觉"。 护士的整个身体处于儿童平视水平，以减少患儿的恐惧。 鼓励儿童拥抱过渡客体，例如喜欢的玩具。 鼓励亲身体验设备。 提供分散注意力的措施，例如导引图。 为儿童提供治疗选择。尊重儿童的谦虚。 为儿童保暖。 为接受不舒服操作的儿童做好准备并制订分散注意力的计划，舒适的体位、喜欢的玩具或其他干预措施将减轻患儿焦虑。 优化父母访谈。

表 20‑13　躯体、认知及社交发育阶段：学龄期

生理发育	心理发育	认知发育	社交发育	情感反应	常见恐惧
学龄儿童的大肌群和精细动作技能继续发育。 他们表现勤劳，并且参加体操、舞蹈和团体运动，反映了他们的肌肉和神经系统的不断生长和发育。 他们绘画和演奏乐器。	这个年龄段的儿童普遍对生活感到高兴和兴奋。 学龄儿童需要培养成就感和胜任感，例如参加运动、童子军或教会活动等团体活动。 他们通常渴望，热切，并且希望合作。 掌握技能，以及培养自尊和自信对儿童来说非常重要。	这个时期的儿童通过具体思维操作来学习。 儿童不断地学习新概念，例如字母、颜色、单词和数字。 他们获取知识，并能够作抽象的联想。	儿童喜欢相同性别的同龄群体。 他们喜欢游戏、派对和团体运动等活动。 此期间，儿童发展了亲密的友谊和最好的朋友。 儿童明白哪些行为在公共场合可被接受。 学龄儿童能够分清是非。	学龄儿童可能会与兄弟姐妹或朋友分享手术经历的故事。 先入为主的想法可能影响他们的情绪，造成恐惧。 术前参观对这组人群有益。 提问可能会促进更好地理解他们的担忧和顾虑。	害怕未知。 害怕与父母或者陪护者分离。 害怕失去掌控。 害怕疼痛，丧失身体功能。 害怕身体受伤，被肢解。 害怕被同龄人排斥。 害怕辜负他人的期望。对依赖别人感到愤怒。 害怕身体残疾，毁容，或不能参加体育运动。 害怕涉及生殖器的手术。 感到生病有罪。

表 20‑14　躯体、认知及社交发育阶段：青少年期

躯体发育	心理发育	认知发育	社交发育	情感反应	常见恐惧
青少年进一步发育，大肌群力量和协调性增强，精细运动仍在发育。 性发育过程大约需要 4 年。青少年适应其不断变化的身体。 身高和体重随肌肉质量增加而增加。	青春期是当青少年在寻找其个人同一性时，为独立而进行情感斗争的时期。 青少年有一种战无不胜的感觉。 情绪不稳定，可能会波动。	青少年能够综合信息，得出结论。 他们继续掌握各门学科，参与和抽象地思考。	青少年正迅速成长为成年人。 友谊继续发展，他们可能开始约会。 同龄群体非常重要，并可能出现相互交往。这个年龄段，许多人进入劳动力市场。	青少年经常熬夜，术后可能表现出麻醉后唤醒延迟，这是由于其手术前一晚睡眠不足的缘故。 由于青少年还喜欢掌控的感觉，尊重其日益增长的独立性，并与他们共同讨论确定父母术后出现在床边陪伴的最佳时间。 青少年人群成熟程度不同，导致这个群体的需求和反应广泛。	害怕被排斥，或被社会孤立。 害怕遗传父母的问题（例如酗酒，精神疾病）。 害怕感染。 害怕失去掌控。 害怕暴露隐私。 害怕体形改变，毁容。 害怕与同龄人群分开。 害怕疼痛。

表 20‑15　儿科护理的秘密和技巧

监护提示	护　理　行　为
游戏治疗	● 尽可能鼓励儿童参与对自己的护理。 ● 鼓励儿童给毛绒玩具戴上身份识别手环,然后让其选择将 ID 手环戴在自身任意一侧肢体。 ● 使用印有动画玩偶的儿童绷带,或者在定制的普通绷带上用水笔/记号笔绘制笑脸或粘贴小贴纸。 ● 向患儿介绍医疗设备,并将其变成冒险或有趣的游戏,例如: 　　a. 向患儿展示充满高流量氧气的氧气面罩,并且让他们倾听面罩里气体流动的声音,告诉他们似乎听到了贝壳的声音。当氧气自由流动时,弯曲输氧管并倾听由此发出的哨声,把它当作宇航员的面罩。 　　b. 在患儿手指上放置脉搏血氧计,并让他或她深呼吸,使脉搏血氧饱和度达到 100%。把它当作一个特殊的手电筒。 　　c. 向患儿展示听诊器,并鼓励他们触摸和感受它。让他们听到你的心跳,他们父母的心跳,或他们自己的心跳。 　　d. 向患儿展示温度计,并鼓励他们触摸和感受它。让他们测量你的体温,他们父母的体温,或他们自己的体温。 　　e. 向患儿展示麻醉面罩。让他们选择喜欢的香味,并在面罩里涂上这种味道的香精。 　　f. 当医护人员听诊肠鸣音时,让他们听肚子里的隆隆声。 ● 准备一本简单的填色书,其中讲述了他们在医院经历中所期待的故事,并让其在书中涂色。 ● 分发大型彩色动画人物贴纸。 ● 设计有医院或日间护理中心徽标或者护理信息的勇气徽章,医院证书,或孩子的个性化照片,以便在患儿离院时送给他。
沟通秘籍	● 诚实面对患儿,使其对医疗体系保持信任。 ● 无论做什么之前,始终告诉患儿你将要做什么,用简单的话语让他知道将会发生什么。 ● 用患儿熟悉的称呼来称呼他,态度平和地与之交谈。 ● 询问父母关于患儿对所提供护理反应的看法,尤其是在疼痛治疗时。 ● 确保陪护者理解离院指导,以及如果发生问题或出现紧急情况时可以电话寻求帮助的时间和部门。
设备	● 对于纽扣式 ECG 电极片,首先仔细将 ECG 导联连接到电极片,再将其放置在患儿胸壁。 ● 要知道对于许多儿童来说,除去 ECG 电极片令人痛苦。揭除电极片时轻轻掀起一小角,用酒精片在皮肤和黏合剂之间慢慢来回擦拭,这将减少患儿皮肤扯动。 ● 整齐缠绕过长的血氧饱和度探头导线,有助于减少导线被拔出的机会。
谦虚和隐私	● 在所有的操作前都应耐心解释。 ● 及时更换衣服。 ● 称患儿体重时,注意保护隐私。 ● 如果患儿将有身体暴露,应始终拉上隐私拉帘(例如转过身去)。 ● 保证医院长袍的尺寸合适,适当时提供睡衣裤或另一件医院长袍作为浴袍。 ● 避免遮盖患儿的脸部。
集成护理	● 综合护理干预措施,尽量减少对患儿的干扰。 ● 尽量预防和最小化操作中的压力,包括使用针头时避免发生针头恐惧症。
转运	● 鼓励年长婴儿和幼儿的父母携带婴儿车。 ● 提供配有安全带的四轮推车,在适当的时候转运幼儿至手术室和/或离院。 ● 机构轮椅上保证装有安全带。 ● 对于手术当天回家的患儿,在术前评估中确认陪护者已经安排好患儿回家的转运,一旦患儿苏醒就可及时离院。
术后营养	● 提供各种口味的棒冰、意大利冰或果冻。 ● 有贴纸的定制杯子。 ● 回家后提示:制作不同口味的冰霜卷筒或碎冰饮料(姜汁汽水、柠檬水)。
特殊手术提示	
鼓膜切开和置管术	● 耳朵使用湿热面巾,可能有助于缓解耳部不适。 ● 教会父母在儿童使用止痛药物 30 min 后,定时给予滴耳剂。如果可能,将滴耳剂置于裤兜或温水(不是微波炉)中温暖,先滴入病情较轻的耳朵,然后滴入病情较重的一侧。

续　表

监护提示	护 理 行 为
腹部手术	● 在患儿的膝关节下放置枕头，以减轻切口张力，并提升舒适度。如果患儿想要侧卧，则将枕头放置在两侧膝关节之间。 ● 教会患儿翻滚到一边，并通过自己的手臂支撑坐起来下床，而不是试图从仰卧位直接坐起来，以减轻切口张力。
包皮环切术/疝气手术	● 教会陪护者在抱起患儿的时候避免其双下肢下垂，例如不能以将双手放在患儿腋下的方式抱起他，而是应该鼓励他们在抱起患儿的时候，让患儿的腿部有所支撑。 ● 教育父母以避免让孩子使用骑乘玩具。
扁桃体切除术	● 颈部放置冰袋可能会使患儿感到舒服。 ● 确保患儿完全没有可能被冰袋上的绳子勒住。
膝关节手术	● 回家以后，如果使用一些不易被压缩的物品，例如纸巾卷或沙发垫（在家中通常容易获得）作为基质垫在下肢下面，这样抬高患肢可能更有效。最上面垫上枕头会舒服些。
疼痛管理	● 日间手术患儿应尽可能口服给药。 ● 优化非阿片类药物和非药物技术。 ● 对于口服药物犹豫不决但能够合作的儿童，允许他们自己聚在一起，并选择最适合他们的方案（例如，立即全部服用，并佐以他们选择的解除药物苦味的一种"饮料"，如苹果汁或冰棒），或者一次少量服用（可能在每次服药后都饮用解除苦味的"饮料"）。 ● 对于正在回家的儿童以及预计手术会更加痛苦的儿童（例如扁桃体切除术，整形外科手术），教育父母在夜间保持疼痛管理的重要性，尤其是第一天晚上在家避免孩子疼痛升级。
坠落预防	● 确保防滑拖鞋或袜子底部有足够的防滑涂层（一些脚底和脚背都有防滑涂层，以防止袜子穿戴不正时跌倒）。 ● 提醒父母应在自己孩子的近旁，并采取预防措施，如确保床边护栏已升高，如果离开床旁则通知护士帮助看护，以及不允许孩子在走廊和患者护理区等工作区域自由行走或奔跑。

作者要感谢波士顿儿童医院（Children's Hospital Boston）和约翰霍普金斯儿童中心（Johns Hopkins Children's Center）儿科 PACU 护士分享他们在开发该表格方面的专业知识

29. 为什么在为患儿提供术后护理的时候，考虑其家人也很重要？

当家人或陪护者将患儿托付给医疗团队的时候，医疗团队有责任尊重这种信任，并通过家长告知的患儿习惯，结合团队的技能，为患儿提供安全和个体化护理。尽管医疗团队成员是健康护理方面的专家，但是家庭成员和陪护者更加了解自己的孩子。家庭成员能够提供有价值和个体化的信息，有助于优化患儿护理。

离院后，家长将负责护理患儿。如果患儿是接受日间手术，离院前护士应向家长宣教，评估家长的护理能力，以及家长对患儿护理宣教的理解程度，同时尊重和解决家庭的隐私和特殊要求。重要的是要告诉家长，患儿术后复发、易怒和/或需要术后处理、食欲改变或短期内做噩梦并非罕见。

30. 与患儿家庭沟通的有效方法是什么？

最重要的交流技巧是成为一个积极的倾听者，

并能接受每一个家庭的独特性。重要的是尊重传统和非传统的家庭。患儿家庭组成人员广泛，有着不同的应对技能和支持体系，并且将会有不同的需求。首先向患儿家人介绍自己，并明确你的角色。区分每一个来院家庭成员的角色和全名，包括法定监护人。如果需要，邀请受雇于本机构的翻译。除非另有规定，否则请使用尊称，例如"先生"和"夫人"。将患儿母亲和父亲称为"妈妈"和"爸爸"是不恰当的。低声交谈，以尽可能保护隐私。应家长的要求，可在更私密的区域或咨询室交谈。

31. 为儿科患者及其家长提供什么额外的服务会有所帮助？

● 带领患儿及其家长参观
　○ 现场
　○ 虚拟场景
● 儿童生活专家
● 当患儿接受手术时，外科联络护士向家长更

新患儿手术情况

- 社会服务
- 翻译
- 金融咨询师
- 理疗师
- 专门的病例管理人,例如骨科和移植手术
- 人文宗教服务
- 伦理委员会
- 无线网络服务
- 家属等候区的自动售货机
- 洗衣房

32. 在出院指导中,应当讨论哪些术后护理要点?

术后护理是儿童围术期管理最重要的组成部分之一。当护士向家长进行有关离院指导的宣教时,重要的是确保陪护者能够理解,并且重复演示以保证在家中能够遵循指导护理患儿。优化术后宣教的时机,使陪护者能够集中注意力,并且不会因为患儿哭吵或烦躁而分散注意力。回家途中,建议一个成人坐在后座患儿的身边。如果患儿发生呕吐,或开始哭泣,一个成人能够立即照顾,另一位则可以继续驾驶。必须强调患儿不应该躺在车里。教育陪护者认识到开车回家途中使用汽车安全座椅和/或安全带的重要性。

提供有关麻醉和药物的影响,疼痛评估和管理的策略,跌倒风险,手术部位护理(例如敷料、石膏绷带、支架),饮食恢复,以及应对恶心和/或呕吐的指导。对于青少年,应强调约束身体活动和限制驾驶的重要性,尤其是应用镇痛药的时候。

当讨论患儿术后离院回家后的护理时,重要的是强调以下几点:

- 密切观察监测患儿,包括与患儿在同一房间过夜。
- 让患儿安静地躺在沙发或床上。
- 不要让患儿参加与他人有身体接触的运动或骑自行车。
- 在家中为患儿提供安全的环境,以防伤及手术部位。
- 根据患儿的耐受性和医嘱,讨论有序地推进饮食,从液体开始,然后尝试易消化的软食。

- 指导父母有关感染的症状和体征,以及怎样保持手术部位敷料干洁。
- 对于四肢手术,要求父母评估肢体远端循环,并且当手指脚趾出现灌注恶化征象时怎样寻求帮助。确保他们理解抬高患肢对于预防和/或缓解手术侧肢缺血的重要性。
- 重要的是确保父母知道在紧急情况下或者担心孩子的恢复时,应该什么时间打电话到哪里,向谁寻求帮助。
- 离院指导提示
  ○ 对于年幼患儿,如果可能,趁其熟睡时,最好与家人一起再强化离院宣教。一旦他或她醒来,家人需要专注于患儿,并且当患儿醒来后专心聆听指导,对他们来说更具挑战性。
  ○ 对于青少年,请等待至患儿能够专心听讲,再给予指导。如果适用,请强调一些限制,例如驾驶。

(黄　悦　张马忠)

参考文献

Aker J G, 2013. Pediatric anesthesia. //J J Nagelhout & K L Plaus (Eds.), Nurse anesthesia (5th ed., pp. 1199 - 1210). St. Louis, MO: Saunders Elsevier.

Algren C L & Arnow D, 2012. The child who is hospitalized: Pediatric variations of nursing interventions. //M J Hockenberry & D Wilson (Eds.), Wong's nursing care of infants and children (9th ed., pp. 612 - 706). St. Louis, MO: Mosby Elsevier.

American Academy of Pediatrics, 2015. Policy statement: Critical elements for the pediatric perioperative anesthesia environment. Pediatrics, 136(6), 1 - 13.

American Society of PeriAnesthesia Nurses, 2015. 2015 - 2017 Perianesthesia nursing standards, practice recommendations and interpretive statements. Cherry Hill, NJ: ASPAN.

August D A & Everett L L, 2014. Pediatric ambulatory anesthesia. Anesthesiology Clinics of North America, 32, 411 - 429.

Barnes C, Stowell K M, Bulger T, et al., 2015. Safe duration of postoperative monitoring for malignant hyperthermia patients administered non-triggering anaesthesia: An update. Anesthesia Intensive Care, 43 (1), 98 - 104.

Betts P, Brink S, Silink M, et al., 2009. Management of children and adolescents with diabetes requiring surgery. Pediatric Diabetes 2009, 10, Suppl. 12, 169 - 174.

Brislin R P & Theroux M C, 2013. Core myopathies and malignant hyperthermia susceptibility: A review. Pediatric Anesthesia, 23, 834 – 841.

Brown T L, 2012. Pediatric variations of nursing interventions. //M J Hockenberry & D Wilson (Eds.), Wong's essentials of pediatric nursing (9th ed., pp. 694 – 698). St. Louis, MO: Mosby Elsevier.

Davidson A & McKenzie I, 2011. Distress at induction: Prevention and consequences. Current Opinion in Anesthesiology 24, 301 – 306.

Fincher W, Shaw J & Ramelet A S, 2012. The effectiveness of a standardized preoperative preparation in reducing child and parent anxiety: A single blind randomized control trial. Journal of Community Nursing, 21, 946 – 955.

Fortier M A, Del Rosario A M, Martin S R, et al., 2010. Perioperative anxiety in children. Pediatric Anesthesia, 20, 318 – 322.

Gonzales K, 2010. Medication administration errors and the pediatric population: A systematic search of the literature. Journal of Pediatric Nursing, 25, 555 – 565.

Hanna A H & Mason L, 2012. Challenges in paediatric ambulatory anesthesia. Current Opinion in Anesthesiology, 25, 315 – 320.

Herlich A, 2013. Perioperative temperature elevation: Not all hyperthermia is malignant hyperthermia. Pediatric Anesthesia, 23, 842 – 850.

Hesselgrave J, 2009. Developmental influences on child health promotions. //M J Hockenberry & D Wilson (Eds.), Wong's essentials of pediatric nursing (8th ed., p. 73). St. Louis, MO: Mosby Elsevier.

Holliday M A & Segar W E, 1957. The maintenance need for water in parenteral fluid therapy. Pediatrics, 19(5), 823 – 832.

Hommertzheim R & Steinke E E, 2006. Malignant hyperthermia: The perioperative nurse's role. American Operating Room Nurses Journal, 83(1), 151 – 166.

Jacob E, 2009. Pain assessment and management in children. //M J Hockenberry & D Wilson (Eds.), Wong's essentials of pediatric nursing (8th ed., pp. 158 – 192). St. Louis, MO: Mosby Elsevier.

Kovac A L, 2007. Management of postoperative nausea and vomiting in children. Paediatric Drugs, 9(1), 47 – 69.

Laituri C A, Garey C L, Pieters B J, et al., 2012. Overnight observation in former premature infants undergoing inguinal hernia repair. Journal of Pediatric Surgery, 47, 217 – 220.

Landriscina D, 2009. Care of the pediatric patient. //C B Drain & J Odom-Forren (Eds.), Perianesthesia nursing: A critical care approach (pp. 697 – 716). St. Louis, MO: Saunders.

Litman R S & Rosenberg H, 2009. Malignant hyperthermia-associated diseases: State of the art uncertainty. Anesthesia and Analgesia, 109(4), 1004 – 1005.

Lovich-Sapola J, Smith C E & Brandt C P, 2015. Postoperative pain control. Surgical Clinics of North America, 95(2), 301 – 318.

Malviya S, Voepel-Lewis R, Burke C, et al., 2006. The revised FLACC observational pain tool: Improved reliability and validity for pain assessment in children with cognitive impairment. Paediatric Anaesthesia, 16, 258 – 265.

Morray J P, 2011. Cardiac arrest in anesthetized children: Recent advances and challenges for the future. Paediatric Anaesthesia, 21(7), 722 – 729.

Mullen J E & Pate M F D, 2006. Caring for critically ill children and their families. //M C Slota (Ed.), Core curriculum for pediatric critical care nursing (2nd ed.). Philadelphia, PA: Saunders Elsevier.

Muscari M E, 2005. Pediatric nursing (4th ed.). Philadelphia, PA: Lippincott Williams and Wilkins.

Pasero C & McCaffery M, 2011. Pain Management and Pharmacologic Management. St. Louis, MO: Mosby Elsevier.

Ralson M, Hazinski M F, Zaritsky A L, et al., 2006. PALS provider manual. Dallas, TX: American Heart Association.

Rhodes E T, Ferrari L R & Wolfsdorf I, 2005. Perioperative management of pediatric surgical patients with diabetes mellitus. Anesthesia and Analgesia, 101, 986 – 999.

Sakellaris G, Georgogianaki P, Astyrakaki E, et al., 2008. Prevention of postoperative nausea and vomiting in children: A prospective randomized double-blind study. Acta Paediatrica, 97, 801 – 804.

Salazar J H, Yang J, Shen L, et al., 2014. Pediatric malignant hyperthermia: Risk factors, morbidity, and mortality identified from the National Inpatient Sample and Kids' Inpatient Database. Paediatric Anaesthesia, 24, 1212 – 1216.

Solodiuk J & Curley M A Q, 2003. Pain assessment in nonverbal children with severe cognitive impairments: The Individualized Numeric Rating Scale (INRS). Journal of Pediatric Nursing, 18, 295 – 299.

Strom S, 2012. Preoperative evaluation, premedication, and induction of anesthesia in infants and children. Current Opinion in Anesthesiology, 25, 321 – 325.

Taghizadeh N, Davidson A, Williams K, et al., 2015. Autism spectrum disorder (ASD) and its perioperative management. Pediatric Anesthesia, 25(11), 1076 – 1084.

Thompson D G & Tielsch-Goddard A, 2013. Improving management of patients with autism spectrum disorder having scheduled surgery: Optimizing practice. Journal of Pediatric Health Care, 28, 394 – 403.

Tzong K Y, Han S, Roh A, et al., 2012. Epidemiology of pediatric surgical admissions in US children: Data from the HCUP kids inpatient database. Journal of Neurosurgical Anesthesiology, 24(4), 391 – 395.

Voepel-Lewis T, 2015. What they don't know can hurt

them: Risky analgesic use in children. Journal of PeriAnesthesia Nursing, 30(4), 363 - 367.

参考书目

Bertorini T E, 2004. Perisurgical management of patients with neuromuscular disorders. Neurology Clinics of North America, 22, 293 - 313.

Chorney J M & Kain Z N, 2010. Family-centered pediatric perioperative care. Anesthesiology, 112, 751 - 755.

Christensen R, Voepel - Lewis T, Ramachandran S T, et al. , 2013. Pediatric Anesthesia, 23, 517 - 522.

Collins C E & Everett L L, 2010. Challenges in pediatric ambulatory anesthesia: Kids are different. Anesthesiology Clinics of North America, 28, 315 - 328.

D'Angio C T & Maniscalco W M, 2004. Bronchopulmonary dysplasia in preterm infants: Pathophysiology and management strategies. Paediatric Drugs, 6 (5), 303 - 330.

Hicks R W, Becker S C & Cousins D D, 2006. MEDMARX data report: A chartbook ofmedication error findings from the perioperative settings from 1998 - 2005. Rockville, MD: USP Center for the Advancement of Patient Safety.

Malignant Hyperthermia Association of the United States, 2008. Emergency therapy for malignant hypothermia. Retrieved from http://medical. mhaus. org.

Tridgell D M, Tridgell A N & Hirsch I B, 2010. Inpatient management of adults and children with type 1 diabetes. Endocrinology & Metabolism Clinics of North America, 39, 595 - 560.

第 21 章　妊　娠　患　者

Molly M. Killion, RNC－OB, MS, CNS－BC

妊娠在育龄期妇女中很常见,但妊娠会有相关风险。一些风险是由妊娠生理、分娩过程引起的,一些是合并潜在疾病的恶化引起的。在妊娠期间或产后即刻进行外科手术的患者也必须考虑相关风险因素。在妊娠期间,医疗团队要对两位患者负责(或者更多,如双胞胎或多胞胎),但在婴儿出生前我们只能看到一位患者。这使得对母亲治疗的同时要考虑到未出生的胎儿,在两者间寻求一个精致的平衡。外科、麻醉科、儿科/新生儿科以及产科/母-胎医学之间的治疗协作对为孕妇与胎儿提供安全而又知情的护理至关重要[American College of Obstetricians and Gyneoologists (ACOG), 2011]。考虑胎儿安全同时,孕妇的安危需要优先诊治。请注意,本章中有关妊娠的内容,只是常规产前和产后护理的补充,而不是取代它。

1. 与妊娠有关的正常生理改变有哪些?

在妊娠期间,女性的循环血容量增加 30%～45%,在孕 28～34 周时达到高峰,比妊娠前增加 1 200～1 600 ml(Abbas, Lester & Connolly, 2005; Harris, 2011)。心输出量增加 30%～40%,到孕 8 周时增加 20%,在孕 20～28 周时达到高峰。每搏输出量增加 30%,心率每分钟增加 10～15 次。早在孕 6 周时便可出现外周血管阻力下降和血浆容量增加(Harris, 2011),平均动脉压会有轻微的下降。妊娠期间耗氧量升高,总耗氧量增加接近 20%,同时对二氧化碳的敏感性增加。一般认为妊娠为高凝状态,凝血因子Ⅶ、Ⅷ、Ⅹ和纤维蛋白原都增加(Abbas, Lester & Connolly, 2005)。使用预防措施降低深静脉血栓(VTE)的风险至关重要。肾小球滤过率增加(Abbas, Lester & Connolly, 2005; Creasy Resnik, 2013)。其他器官系统也有很多变化,因此,妊娠妇女和非妊娠状态的实验室检查数值(包括动脉血气)有所不同(Troiano, Harvey & Chez, 2013)。

2. 妊娠对子宫产生什么影响?

随着女性子宫的增大,孕妇呼吸做功也增加,许多正常妊娠妇女也会出现呼吸困难。孕妇潮气量增加 40%,过度通气引起孕妇低碳酸血症(Hacker, Gambone & Hobel, 2009)。随着子宫的增大和膈肌的抬高,功能残气量下降可高达 20%(Jeejeebhoy et al., 2015),鼓励外科手术后的妊娠妇女咳嗽和深呼吸护理非常重要。在妊娠期间,轻微的呼吸性碱中毒是正常的血气状态(Jeejeebhoy et al., 2015)。整个子宫压迫下肢血管、主动脉、髂静脉以及下腔静脉时,孕妇会出现体位性水肿。避免孕妇仰卧可以减少子宫对主动脉-腔静脉的压迫,有助于血流量最大化。孕妇侧卧或侧倾可以使子宫离开中线,缓解子宫对孕妇大血管的压力,虽然常规推荐左侧卧位,但是研究结果显示侧倾位是偏向左侧还是右侧并不重要(Blackburn, 2012; Creasy Resnik, 2013)。

3. 妊娠妇女进行非急诊手术的理想时间是何时?

孕妇进行手术的最佳时间是妊娠中期(ACOG, 2011)。在妊娠早期,由于胎儿器官正在发育形成,对致畸物质或自然流产更敏感。在妊娠末期,子宫已经变大,很可能出现宫缩。妊娠妇女可能需要进行如其他非妊娠妇女一样的任何外科手术(Creasy Resnik, 2013)。如果有可能,孕妇择期手术应推迟到产后,胎儿手术除外(ACOG, 2011)。当存在手术指征时,不管处于哪一妊娠时期,任何一名孕妇都不应该因妊娠而延迟手术(ACOG, 2011),但妊娠期间的手术需要注意一些特殊风险。

4. 什么情况下有胎儿手术的指征?

当胎儿还在子宫内时,如果对存在疾患的胎儿进行手术将有利于胎儿发育,就是胎儿手术的指征。这是一个专业化程度非常高的领域,目前只有有限的几个医疗中心可以开展这些手术。胎儿手术包括畸胎瘤切除、引起双胎输血综合征的子宫血管激光消融、羊膜带粘连松解和脊髓脊膜膨出修补等其他情况。

5. 妊娠期妇女的术前护理有何不同?

当孕妇准备进行非剖宫产手术时,术前诊断检查和术前访视的要求与其他进行相同手术的患者一样。除了常规准备工作外,还有一些特殊要求(ACOG,2011):

- 对于所有孕妇,要进行产科/母-胎医学、儿科/新生儿科以及麻醉科的咨询,保证患者理解手术对孕妇和胎儿的风险和益处以及由于手术导致早产对新生儿的风险。
- 如果胎儿娩出后可以存活(孕23周左右),要考虑到手术中如果出现胎儿宫内窘迫,孕妇是否希望终止妊娠(急诊剖宫产手术或放弃治疗)。
  ○ 如果孕妇希望进行新生儿复苏,那么手术应该在能保证安全分娩同时又能够根据孕龄大小提供合适的新生儿护理(现场产科和新生儿护理)的医疗中心进行(ACOG,2011)。
  ○ 接受过胎儿监测培训的工作人员可以参与术前、术中及术后的胎儿监测。
  ○ 患者进入手术室时,需要备有进行急诊剖宫产手术的仪器和物品,在麻醉后监护室(PACU)或恢复区的床旁也应备有急诊剖宫产手术所需的仪器与物品。

6. 什么时候需要进行胎儿监测?

- 对于胎儿尚不能独立存活的孕周(孕23周左右和/或母亲渴望急诊手术取出窘迫胎儿之前),应该在术前和术后用多普勒监测胎儿心率(ACOG,2011)。也可以用超声来确定胎儿的心脏功能。
- 对于胎儿可以独立存活的孕周,应该在术前和术后同步监测胎儿心率和子宫收缩情况,以便评估胎儿状态和是否存在子宫收缩(需要接受过电子胎儿心率监测培训和解读的执业医师进行解释说明)(ACOG,2011)。
- 在一些合适的情况下,也可以进行术中胎儿心率监测(ACOG,2011)。

7. 在孕期使用哪些药物是安全的?

- 当FDA的孕期用药物目录(从A至D以及X)上清楚说明该药物无风险(目录A和一些B)时,这些药物可以安全用于孕妇。然而,有些药物虽然存在风险,在没有其他风险较低的药物选择时,可以用于治疗孕妇(Briggs Freeman,2014)。应用一些专门针对孕期和哺乳期药物使用的药理学资料,可以提供更全面的用药信息协助这一群体用药。
  ○ 术前推荐使用枸橼酸钠或其他抗酸剂。随着孕周的增加,孕妇更容易发生反流和误吸。尽管现在还不清楚在妊娠的什么时期会出现这种情况,但可能与妊娠子宫导致胃内压增大以及引起反流的食管括约肌张力下降有关(Suresh et al.,2012)。
- 妊娠期间使用麻醉性镇痛药物是安全的,如果需要应用,就不应拒绝使用。

8. 孕妇术后的重要护理干预措施包括哪些?

- 由于肺不张的风险增加,所以咳嗽、深呼吸和其他呼吸训练非常重要。
- 子宫向左侧或右侧倾斜对于最大程度的增加子宫和胎儿的血供非常重要,这样能够优化胎儿氧合。
- 需要进行胎儿监测和合适工作人员的配置,以便对胎儿的情况及时做出解释和处理。
  ○ 如果出现子宫收缩,医疗团队决定在出现胎儿宫内窘迫的情况下采取干预措施取出胎儿终止妊娠,需要由受过训练的医护人员持续监测胎心率,同时监测子宫的收缩张力(Blackburn,2012;Suresh et al.,2012)。也可能需要使用保胎和/或神经保护药物。

9. 何为早产? 如何治疗?

早产定义为在孕 37 周前出现子宫收缩并引起宫颈变化。早产宫缩是孕 37 周前出现子宫收缩但未引起宫颈变化。应激、脱水、某些药物和宫内操作都可以引起子宫收缩。如果一名女性正在经历早产宫缩,那么可能会进展为无法阻止的早产,并分娩一名早产儿。因此,很难区分早产宫缩和早产,在较早的孕周(大约孕 34 周前),许多临床医师在孕妇出现宫颈变化前谨慎地使用子宫弛缓剂进行治疗 (Blackburn, 2012; Creasy Resnik, 2013),以便有足够的时间完成以下治疗方案和/或转移产妇前往合适的医疗中心。

- 如果孕妇在胎儿可独立存活孕周与孕 34 周之前出现早产宫缩,考虑到早产的可能性,应该给予激素类药物促进胎儿肺部表面活性物质的生成,例如倍他米松,同时可以评估考虑转移至产科中心。对于孕 34 周至孕 36 + 6 周单胎妊娠产妇,如果在未来的 7 天内(孕 37 周前)面临较高的早产风险,目前的建议是这些产妇也应接受一个疗程的倍他米松治疗 [Society for Maternal - Fetal Medicine (SMFM), 2016]。激素治疗可以促进胎儿产生肺部表面活性物质,以期降低出生后的呼吸问题 (Brownfoot, Crowther & Middleton, 2008)。通常给予 12 mg 的倍他米松肌注治疗,肌注 2 次,间隔 24 h(SMFM, 2016)。
- 对于怀疑有早早产可能的孕妇(在大约孕 32 周前),建议静脉输注硫酸镁。已有研究表明,硫酸镁可以减少早产儿脑性瘫痪的风险 (ACOG, 2010)。如果开始使用该药物,应该在产科团队的专业指导下进行 (ACOG, 2010),因为这是一项高风险药物,如果使用不当,高剂量的硫酸镁可能会对孕妇产生伤害。

如果需要将产妇转移至其他中心时,应开始给予首剂倍他米松。在转运之前,不管什么时候出现指征,为了安全以及其他各种可能,应开始静脉输注硫酸镁(剂量根据产科指南或各医院政策)进行胎儿神经保护。

10. 常用的子宫弛缓药有哪些? 围麻醉期护士对安全用药需要知道哪些内容 (Briggs Freeman, 2014)?

- 特布他林(Terbutaline)可以引起孕妇和胎儿的心动过速。在胎儿或孕妇存在心动过速的情况下谨慎应用。
- 吲哚美辛可以通过直肠或口服给药。通常只用于短期用药,因为它可以引起胎儿动脉导管未闭(所有非甾体消炎药都可以引起)。
- 对于硫酸镁减少宫缩的有效性存在争议,但是临床中仍然使用它。治疗方案一般是先使用单次负荷剂量,然后持续输注维持。这种药物只能在微量泵上泵注,反复监测生命体征非常重要(包括氧饱和度和呼吸频率)。镁中毒的症状和体征包括呼吸功能受损。镁离子通过肾脏排泄,所以需要进行严格的尿量监测。葡萄糖酸钙是拮抗剂,在进行硫酸镁治疗时必须准备葡萄糖酸钙备用。
- 硝苯地平通常先给予负荷剂量,然后以维持剂量泵注 4~6 h。考虑设立一个中断给药的血压参数,以防止发生低血压。
- 硝酸甘油可以通过舌下或静脉给药产生短暂的子宫松弛。当在紧急状态下需要松弛子宫时,通常给予"急救剂量"硝酸甘油。使用时要小心孕妇发生低血压的风险。

11. 孕妇出血的诊断依据有何不同? 在管理方面需要注意哪些事项?

妊娠状态通常被认为是一种高血流量、低循环阻力的状态。在妊娠晚期,血容量和心输出量会增加 50% 左右,而外周血管阻力则下降。如果孕妇在妊娠晚期或产后早期出血,丢失高达 35% 的循环血容量才会出现休克症状。失血的早期表现为心动过速,而低血压则会延迟出现(Troiano, Harvey & Chez, 2013)。

在孕 12 周末,胎盘的血流量大约为 50 ml/min,而妊娠晚期则可以达到 500~600 ml/min。供应胎盘血流的动脉几乎达到最大程度的扩张,以提供如此巨大的血流量。孕妇的血压波动可能会影响胎盘血流量,而升压药物对供应胎盘血流的动脉作用较差(Suresh et al.，2012)。可以通过输注液体、羧甲淀粉和血制品来补充循环血容量。缩血管药物(例如肾上腺素)能降低子宫血流量,在治疗低血压时应避免应用。麻黄碱常作为治疗区域阻滞麻醉引起的低血压的一线用药(Troiano，Harvey & Chez，2013)。没有证据表明麻黄碱和去氧肾上腺素会降低子宫血流量,因此可以安全使用(Suresh et al.，2012)。然而,即使没有推荐的药物可利用,也不应延迟或避免治疗低血压(恢复孕妇和胎盘足够的血流量)(Walton Melachuri，2006)。

12. 对妊娠期间的高血压需要特别关注哪些事项?

妊娠期间出现的高血压分为四类:子痫前期-子痫、慢性高血压、慢性高血压合并子痫前期和妊娠期高血压(ACOG，2013)。妊娠期高血压是指妊娠期间新发生的高血压,没有合并蛋白尿或水肿。子痫前期是指新发生的高血压合并蛋白尿和/或血小板减少症、肾功能不全、肝功能损害、肺水肿和头痛/视力症状(ACOG，2013)。子痫前期可以进一步描述为合并或不合并严重症状(ACOG，2013)。子痫是子痫前期出现癫痫发作症状,也可以称作惊厥发作(ACOG，2013；Troiano，Harvey & Chez，2013)。

有许多并发症与子痫前期和子痫有关,例如极其严重的高血压导致器官功能损害、肾脏血流灌注减少导致肾小球滤过率下降、肝脏出血以及癫痫及其导致的其他相关并发症(Blackburn，2012)。当收缩压大于 160 mmHg 或舒张压大于 110 mmHg时,应当及时治疗高血压,使用非选择性 α 和 β 肾上腺能受体阻滞剂治疗高血压(ACOG，2013),例如拉贝洛尔或血管舒张药物肼屈嗪。治疗的目标是保持舒张压在 90～95 mmHg。将孕妇血压降至"正常"范围可能出现相对于胎盘灌注和循环的低血压,影响胎儿的血供和氧合。如果怀疑或诊断为子痫前期或子痫,应当有产科团队的加入或将患者转移给专业的产科团队,因为严重子痫前期或子痫最好的治疗方法是娩出胎儿和胎盘。产科医师团队使用硫酸镁用于预防子痫发作,并且建议进行连续胎心监测。需要注意的是子痫前期最常发生在分娩前,但是也可以发生在分娩过程中或分娩后(Troiano，Harvey & Chez，2013)。

13. 当产妇出现心脏停搏时需要特别注意哪些事项?

孕妇在妊娠过程中出现心脏停搏,对于基础生命支持(BLS)和高级心脏生命支持(ACLS)应有一些特殊的考虑。孕 20 周之前,子宫较小不会引起额外问题,因此标准的 BLS/ACLS 是合理的。在孕 20 周之后(或可以触诊到了宫或子宫到达脐以上),对于孕妇进行 ACLS 时,子宫可能会压迫腹主动脉和下腔静脉,从而影响血流量以及心输出量(Jeejeebhoy et al.，2015)。孕妇完全左倾位会阻碍有效的心外按压,因此不推荐。标准心脏除颤能量适用于孕妇,心律失常特异 ACLS 用药也适用于孕妇(Jeejeebhoy et al.，2015)。关于其他 ACLS 药物,尽管尚没有在孕妇中使用不同升压药物的比较研究,但已有研究表明,血管加压素能引起子宫收缩。如果有可能,在妊娠期间优先使用肾上腺素而不是血管加压素(Jeejeebhoy et al.，2015)。如果在心脏停搏 4 min 内母体没有恢复自主循环(ROSC),而子宫已达脐孔(孕 20 周左右),应该在心脏停搏现场清空子宫,最大限度地增加孕妇心肺复苏抢救效果,因为转移至手术室或分娩场所可能会降低心外按压的有效性和延迟分娩(Jeejeebhoy et al.，2015)。在小于新生儿可以存活的孕周时,这样做只能抢救母亲,而极有可能引起新生儿死亡。在新生儿可以存活的孕周之后,新生儿分娩或许可以保护其生命安全以及神经系统的健康(Jeejeebhoy et al.，2015)。妊娠超过 20 周的孕妇在手术室、PACU 或 ICU 都应该准备好随时可以进行床旁急诊剖宫产手术的器械和物品。对于胎儿已到达可存活的孕周,应当通知院内儿科团队,做好随时进行新生儿急救的准备。

14. 产后常见的即刻并发症有哪些?

最常见的产后即刻并发症是子宫收缩乏力导致的产后出血,可以通过按摩子宫底部(宫底按摩或通过在腹部触诊按压来增加子宫张力,促进宫内血液或血块排出)以及促进子宫收缩的药物(通过加强宫缩来增强子宫张力）进行治疗。大约将近 90％的产后出血引起的死亡是可以预防的，早期和适当的治疗及复苏是至关重要的（Troiano，Harvey & Chez，2013）。

15. 常用的子宫收缩药物（增强子宫张力，减少子宫出血）有哪些？关于安全用药，围麻醉期护士需要知道哪些事项？

促进子宫收缩药物只能用于产后阶段。孕妇出现长时间的子宫收缩会引起严重的并发症，包括胎儿和孕妇的死亡（Briggs Freeman，2014；Troiano，Harvey & Chez，2013）。

- 缩宫素（催产素）是预防和治疗产后出血的一线用药。它可以通过肌内注射，但是最常见通过静脉给药。禁止未稀释给药，可以通过 500～1 000 ml 液体维持滴注，例如乳酸林格液。
- 甲基麦角新碱可以引起反跳性高血压；对于患有高血压（包括子痫前期）或已存在心脏缺血性疾病的患者，使用时要十分小心。肌内注射是常规给药方式。
- 米索前列醇（赛特泰克）通常由直肠给药快速起效，但也可以通过颊黏膜或口服给药。
- 卡前列腺素氨丁三醇（欣母沛）对于近期有心脏、肺脏、肾脏或肝脏功能障碍的患者禁忌使用；对于患有哮喘或心脏疾病的产妇谨慎使用。可以通过肌注给药。
- 地诺前列酮通常由直肠给药。对于患有高血压或低血压、心血管疾病、肝脏疾病、肾功能损害、糖尿病或癫痫的患者应谨慎使用。

请注意，缩宫素、地诺前列酮和米索前列醇都可以小剂量给药，促进宫颈成熟或者增强产程，但是只能由产科医师开具处方，由专门的医护人员进行给药，这些医护人员需要经过缩宫素用药、电子胎心率解读和宫缩监测的培训。

（沈　婷　徐子锋）

参考文献

Abbas A E, Lester S J & Connolly H, 2005. Pregnancy and the cardiovascular system. International Journal of Cardiology, 98, 179 - 189.

American College of Obstetricians and Gynecologists, 2010. Magnesium sulfate before anticipated preterm birth for neuroprotection: ACOG committee opinion number 455. American College of Obstetricians and Gynecologists, 115 (3), 669 - 671.

American College of Obstetricians and Gynecologists, 2011. Nonobstetric surgery during pregnancy: ACOG committee opinion number 474. American College of Obstetricians and Gynecologists, 117(2, part 1), 420 - 421.

American College of Obstetricians and Gynecologists, 2013. Hypertension in pregnancy. Obstetrics and Gynecology, 122(5), 1122 - 1131.

American College of Obstetricians and Gynecologists [ACOG], 2011. Nonobstetric surgery during pregnancy: ACOG committee opinion number 474. American College of Obstetricians and Gynecologists, 117(2, part 1), 420 - 421.

American College of Obstetricians and Gynecologists [ACOG], 2010. Magnesium sulfate before anticipated preterm birth for neuroprotection: ACOG committee opinion number 455. American College of Obstetricians and Gynecologists, 115(3), 669 - 671.

Blackburn S T, 2012. Maternal, fetal & neonatal physiology: A clinical perspective (4th ed.). St. Louis, MO: Saunders Elsevier.

Briggs G G & Freeman R K, 2014. Drugs in pregnancy and lactation (10th ed.). Philadelphia: Lippincott Williams and Wilkins.

Brownfoot F C, Crowther C A & Middleton P, 2008. Different corticosteroids and regimens for accelerating fetal lung maturation for women at risk of preterm birth. Cochrane Database of Systematic Reviews, 4. doi: 10.1002/14651858. CD006764. pub2.

Creasy R K & Resnik R, 2013. Maternal-fetal medicine: Principles and practice (7th ed.). Philadelphia: Saunders Elsevier.

Hacker N F, Gambone J C & Hobel C J, 2009. Essentials of obstetrics and gynecology (5th ed.). Philadelphia: Elsevier Saunders.

Harris I S, 2011. Management of pregnancy in patients with congenital heart disease. Progress in Cardiovascular Diseases, 53, 305 - 311.

Jeejeebhoy F M, Zelop C M, Lipman S, et al., 2015. Cardiac arrest in pregnancy: A scientific statement from the American Heart Association. Circulation, 132(18), 1747 - 1773.

Society for Maternal-Fetal Medicine, 2016. Implementation of the use of antenatal corticosteroids in the late preterm birth period in women at risk for preterm delivery. American Journal of Obstetrics and Gynecology. doi: 10.1016/j. ajog. 2016. 03. 013.

Suresh M S, Segal B S, Preston R L, et al., 2012. Shnider and Levinson's anesthesia for obstetrics (5th ed.).

Philadelphia: Lippincott Williams and Wilkins.

Troiano N H, Harvey C J & Chez B F, 2013. AWHONN high-risk and critical care obstetrics (3rd ed.). Philadelphia: Lippincott.

Walton N K D & Melachuri V K, 2006. Anesthesia for non-obstetric surgery during pregnancy. Continuing Education in Anesthesia, Critical Care & Pain, 6(2), 83 – 85.

下　篇

特殊外科手术

第 22 章　腹部外科手术

Linda Wilson, PhD, RN, CPAN, CAPA, BC, CNE, CHSE, CHSE - A, ANEF, FAAN
H. Lynn Kane, MSN, MBA, RN, CCRN, & Linda J. Webb, MSN, RN, CPAN

本章将概述与腹部手术相关的问题。主要有胃肠道、胃和小肠的手术；术后护理注意事项以及各种引流装置。也将介绍消化性溃疡、胃食管反流病、克罗恩病和憩室病等特殊的疾病。对麻醉技术、患者转归、出院指导以及腹部外科的其他重要方面进行探讨。

1. 胃肠道的五个主要组成部分是什么？

胃肠道由食管、胃、小肠、大肠、直肠下端和肛门五个主要部分组成。由于许多器官（胰腺、肝脏、胆囊）和外科手术涉及胃肠道切除，所以了解其功能非常重要（Schick & Windle，2016）。

2. 哪些手术涉及胃肠道的最开始部分（食管）？

食管手术包括食管裂孔疝和各种形式的气管食管瘘的修补术、食管憩室切除术、食管下端狭窄的治疗、食管肌层切开术、食管切除术和贲门肌层切开术（Schick & Windle，2016）。

3. 食管手术的术后护理注意事项有哪些？

食管术后的护理取决于暴露手术部位的切口类型：腹部或胸部。食管手术常采用胸部切口，通常是在全身麻醉下完成的。气管切开术较为常见。患者到达 I 期麻醉后监护室（PACU）后，即可优先进行气道管理和保障患者安全。如果患者到达 PACU 时床头处于放平状态，除非存在头部抬高禁忌，PACU 注册护士通常会逐渐抬高床头，以协助患者的麻醉苏醒。一旦患者气道通畅得到了持续保证，即可使术后患者处于半坐卧位（semi - Fowler's position），以减轻缝线张力，并促进引流。半坐卧位可能有助于胸腔中血液的引流，防止缝合线处张力

的形成。该类手术的切口通常比较长，疼痛剧烈，必须给予足够剂量的镇痛药，以促进患者的休息和保证充足的通气。通常会置入硬膜外导管进行术后镇痛，也可以使用患者自控镇痛。经皮神经电刺激（TENS）也可减轻切口部位的疼痛。通常会给患者放置鼻胃管，应正确的监测鼻胃管的情况，不推荐由护士进行相关操作。应妥善管理胸腔引流管。胸腔引流管处应覆盖较大的无菌敷料，并经常检查引流情况，必要时增加引流强度。PACU 注册护士可能会标记引流袋中引流液的轮廓，以说明接收患者时的引流液水平（例如，日期、时间或到达 PACU 的时间），这样可以对额外引流进行直观和定量的判断。血液引流过多时，应报告给外科医师（Schick & Windle，2016）。

4. 哪些手术涉及胃肠道的第二部分（胃）？

腹部手术包括溃疡治疗（胃窦切除和迷走神经离断术、胃部分切除术、胃切除术）、恶性肿瘤导致胃部部分切除术以及多种疾病导致的胃肠道改道手术（Schick & Windle，2016）。

5. 涉及胃部手术的术后护理需要注意哪些方面？

患者的术后护理基本相同。麻醉方法可能是全身麻醉。对于一些特殊患者，可以选择区域麻醉。区域麻醉通过麻木患者的手术区域提供镇痛作用，同时避免了全身麻醉的潜在不良反应。患者到达 PACU 后，即可优先进行气道管理和保障患者安全。如果患者以床头放平状态到达 PACU，除非存在头部抬高禁忌，PACU 注册护士通常会逐渐抬高床头，以协助患者从麻醉中苏醒。一旦患者气道通畅得到持续的保证，可使术后患者处于半坐卧位，以

减轻缝线张力,促进引流。腹部切口位置相当高、长度比较长,而且比较痛,尤其要注意肺部清洁。同其他手术类型的患者相比,必须更加频繁地鼓励这类患者进行肺部扩张和咳嗽,并且通常必须在协助下改变体位。用手固定伤口或使伤口靠在较硬的枕头上是患者最容易接受的协助方式。这些操作通常会造成严重的术后疼痛,应该充分合理地使用镇痛药。患者自控镇痛或硬膜外镇痛可有效治疗上腹部切口和内脏疼痛(Schick & Windle,2016)。

6. 胃部术后需要关注哪些事项?

失血和尿潴留是胃部手术后患者需要关注的主要问题。患者会被放置鼻胃管,应密切监测鼻胃管的情况。在最初的 2~3 h 内,可以从鼻胃管的引流液中观察到少量的新鲜血液,因为这些手术的吻合口处出血并不少见。然而,过了这段时间后,新鲜的出血没有减少或明显增加(超过 75 ml/h),应立即报告给外科医师。护士需要密切观察鼻胃管及其引流情况,因为血液容易形成血凝块并堵塞引流管;如果引流管停止引流或被血凝块堵塞,应立即通知外科医师。因为这类患者可能失血比较多,所以必须仔细监测心血管状态。经常监测患者的生命体征,可以预计存在一定程度的低血压和心动过速。如果患者的低血压和心动过速持续存在或呈现下降趋势,应通知外科医师。患者也可能需要输血。应定期评估患者的血红蛋白和血细胞比容水平(如术后每 4~6 h),并通知外科医师具体减少的量。切口处通常只有少许渗液或没有渗液,除非存在引流管。如果出现渗液,应增加敷料,并通知外科医师。术后最初考虑使用外科敷料,因此需要外科医师更换。PACU 注册护士负责加固有渗液的外科敷料,并记录用于渗液区域的无菌敷料的数量和类型。可能需要与其他临床因素和潜在并发症相结合,对患者的外科敷料进行评估。引流量较大时,可能需要增加引流装置,以保护患者的皮肤和精确测量引流量(Schick & Windle,2016)。

7. 球形和 Hemovac 负压引流装置起什么作用?

球形或 Hemovac 负压引流装置可用于确保术后即刻和术后第 1 天(或在术后需要时使用直到引流量减至最少)的患者引流。球形引流装置和 Hemovac 负压引流装置为手术部位提供连续的、温和的吸引。无菌敷料吸收来自手术切口的渗液。邻近或下层组织的残余出血组织可在手术切口下或附近堆积。因此,球形或 Hemovac 负压引流装置通过插入的引流管为渗液提供了机械出口,从而排空渗液。

尿潴留是一个普遍的问题。外科医师喜欢在手术室为患者插入 Foley 球囊导尿管。应当确保可以精确测量尿量。如果没有留置导尿管,应经常检查患者膀胱是否扩张,扩张表示膀胱过度充盈和尿潴留。在 I 期 PACU 阶段,患者可能会或可能不会自主排尿,特别是当患者刚经历了麻醉和手术应激的影响。

PACU 注册护士记录患者离开 PACU 时的情况,可能会额外记录患者何时排尿。如果患者不能排尿,通常使用膀胱扫描仪来评估尿潴留的具体量。留置导尿管通常需要负责医师的医嘱(Schick & Windle,2016)。患者可能需要留置导尿管,其使用可能是合理的。外科医师通常支持尽快拔除所有的导管使患者恢复到术前水平。近年来,导管相关尿路感染(CAUTI)是所有急症护理中心关注的主要焦点。全国护理质量指标数据库(NDNQI)把 CAUTI 作为护理敏感指标(Montalvo,2010)的一部分。最近一些临床医师在对待导尿管的态度上发生了改变,他们通常在术后尽快拔除 Foley 球囊导尿管。留置导尿管在临床上可能是合理的;在许多急症护理中心,通常每天记录留置导尿管的情况。

8. 哪些手术涉及胃肠道的第三部分(小肠)?

小肠手术包括剖腹探查术、粘连松解术和小肠切除术(Schick & Windle,2016)。

9. 小肠手术的术后护理注意事项有哪些?

小肠手术的术后护理与胃肠道其他部分的术后护理基本相同。患者可能被放置一根长的胃肠管,需要被密切护理和监测。除非放置了引流管,否则切口处不应该有过多的渗液。必须仔细监测液体和电解质的平衡。请记住,钠和碳酸氢根离子的丢失会很多,导致水电解质失衡;尽管手术期间的液体丢失可能非常显著,但必须避免液体过量(Schick & Windle,2016)。

10. 回肠造瘘手术的术后护理需要注意哪些事项?

回肠造瘘术后的患者到达 PACU 时,会有一个袋子覆盖在造瘘口上,肠内容物可能随时会流出,需要做好记录。需要特别关注这个造瘘口、引流及收集装置;不允许造瘘口的引流液泄漏到皮肤上,因为这会导致严重的皮肤损伤。在收集装置的下方,利用基于果胶和树胶的水溶液或糊剂作为皮肤屏障来保护造瘘口周围的皮肤(Schick & Windle,2016)。

11. 在胃肠道的第四部分即大肠的外科手术有哪些?

大肠手术包括阑尾切除术,结肠造口术(肠梗阻),乙状结肠切除术,疝修补术,肿瘤切除或畸形矫正,全直肠切除术伴回肠肛门吻合术,腹会阴直肠切除术(Schick & Windle,2016)。

12. 大肠手术的术后护理注意要点是什么?

疝修补术通常在椎管内麻醉辅以适当镇静下完成。其他外科手术通常在全身麻醉下完成。当患者回到 PACU 后,通常保持平卧位和侧卧位直到反射恢复。之后除非手术有要求,患者一般可以选择舒适的体位。其余的术后护理与小肠手术基本相同(Schick & Windle,2016)。

13. 结肠造瘘术后的术后护理注意事项有哪些?

结肠造瘘术后的患者需要一些特别护理。在结肠造瘘术后会放置引流袋或收集装置。如果存在引流,应当使用合适的皮肤屏障来保护造瘘口周围的皮肤。护士需要检查造瘘口的颜色(应是鲜红的和湿润的)并将其记录在护理记录中(Schick & Windle,2016)。

14. 在胃肠道的第五部分,即直肠下端和肛门的外科手术有哪些?

直肠下段和肛门的手术包括藏毛囊肿、直肠裂、瘘管、直肠脓肿、肿瘤和痔疮切除术(Schick & Windle,2016)。

15. 直肠下端和肛门手术的术后护理注意事项有哪些?

麻醉后的护理与其他接受麻醉后的患者相同,不管是局麻、区域阻滞还是全麻。因为存在大量的有污染的物质要引流,所以需要经常检查敷料辅助伤口愈合。因为膀胱和手术部位接近,可能会出现排尿困难,甚至尿潴留。尽管手术可造成术后剧烈的疼痛,但患者常因手术部位的位置感到尴尬,而不要求镇痛。护士应留意疼痛和不适的症状和体征,按需使用多模式疼痛治疗和干预以减轻疼痛(Schick & Windle,2016)。

16. 一位患者正在接受结肠切除手术。术中可能发生的主要情况有哪些?

优先保持患者血流动力学和热力学的稳定。此外,必须始终注意保持皮肤的完整性。确保患者不会因为体位而导致神经血管损伤,避免患者感染也同样重要(Schick & Windle,2016)。

17. 哪些患者需要接受胃肠道手术?

接受这些手术的患者包括已知或可疑癌症(胰腺、肝、胆囊、胃)的患者、有发展为 Barrett's 食管或结肠息肉风险的患者以及胃食管反流患者。此外,这些患者可能有其他合并症(糖尿病、冠状动脉疾病、卒中、肾脏疾病、肝炎、妊娠),需要在麻醉术前评估中考虑。另一部分成人胃肠病患者由肝移植患者组成(Cole & Schlunt,2004,p. 392)。

18. 选择哪些药物用于胃肠道手术麻醉?

芬太尼和咪达唑仑是胃肠道手术中常用的药物组合;氟哌利多、哌替啶等也可用于胃肠道手术。在美国胃肠内镜协会发布的消化道内镜检查程序中使用深度镇静和镇痛的指南中包括氟哌利多的用药指南。据报道,氟哌利多可引起患者的尖端扭转型心律失常,其在麻醉过程中的使用率已经明显下降(Cole & Schlunt,2004,p. 392)。

19. 胃肠道手术中是否建议使用吸入麻醉药?

丙泊酚和吸入麻醉药,包括氧化亚氮,已用于内镜手术。丙泊酚与其他药物联合用于上消化道内镜和结肠镜检查,但与其他药物方案相比并无明显的优势。然而,在内镜逆行胰胆管造影(ERCP)和超声引导胃十二指肠镜检查和活检(EUS)中,丙泊酚可以缩短复苏时间,允许患者独立转运,并允许更快地恢复进食和术前活动水平。具有高级气道管理技术的其他医师和护士已经使用丙泊酚用于内镜检查镇静,甚至通过患者自控镇静用于内镜检查(Cole & Schlunt,2004,p.393)。

20. 如何根据患者的既往病史评估是否进行适当的镇静?

在病史中出现以下任何一种情况,通常需要咨询麻醉医师:明显的/已知的困难气道、既往胃肠科团队镇静失败、既往与麻醉相关的问题、病态肥胖、喘鸣、打鼾、睡眠呼吸暂停、胃食管反流/误吸风险和俯卧位手术。如果患者长期应用苯二氮䓬类药物、麻醉性镇痛药物、酒精或其他药物,可能会对镇静药物产生耐受。神经系统疾病患者可能更易受镇静药物的影响,并可能出现低通气。精神疾病患者或极度焦虑患者在手术过程中可能不合作。既往镇静不满意的患者再次进行这类操作检查时可能会要求全身麻醉。已知困难气道或具有困难气道/困难面罩特征的患者(张口度小;头颈部癌症患者,尤其是放疗后;颈部融合患者和颈部活动受限的患者),通常需要从一开始就安排麻醉医师进行麻醉(Cole & Schlunt,2004,p.393)。

21. 在选择麻醉方法(全身麻醉、局部麻醉或区域麻醉)时应考虑哪些因素?

麻醉方法的选择基于患者的手术类型、患者的病史和安全考虑。麻醉方法是由患者和麻醉医师协商共同决定的。

22. 在胃肠镜检查中如何选择自主呼吸或控制气道的镇静?

患者的大小和气道状况是选择合适镇静技术的关键。根据麻醉医师的意见,如果患者是好的保留自主呼吸候选者(身材矮小,气道好),那么可以在俯卧位下进行手术。另一方面,如果患者并不是好的保留自主呼吸候选者(肥胖,困难气道,胃食管反流),气管插管镇静是首选(Cole & Schlunt,2004)。

23. 胃肠道手术后会发生哪些麻醉后并发症?

一般而言,大部分麻醉后并发症发生在胃肠道手术后的头几天内。它们威胁生命,需要立即干预。食管检查后的食管穿孔是一个很好的例子,需要指导患者向外科医师报告术后的任何疼痛和发热,因为它们可能是食管穿孔的症状和体征。一旦出现上述情况,需要立即进行食管钡餐造影检查,以排除任何危及生命的并发症。手术是首选治疗方法。另一种麻醉后并发症是手术部位或内部失血。密切监测患者发生这种严重并发症的生命体征和症状(如低血压、心动过速)(Schick & Windle,2015)。

24. 治疗消化道溃疡的手术方式有哪些?

幽门成形术是可选择的外科治疗方式,包括在胃的幽门前区和十二指肠的第一或第二部分之间形成较大的通道,并切除消化性溃疡。该技术还用于去除幽门环中的瘢痕带,以缓解痉挛并使胃快速排空(Rothrock,2014)。

25. 胃食管反流病患者的手术治疗方式是什么?

腹腔镜 Nissen 胃底折叠术通常是对既往药物治疗无效的患者实施的。这是一个相当少见的手术,因为只有小部分胃食管反流病(GERD)患者需要手术治疗。GERD 通常可以通过抑酸剂和特定饮食的基本疗法来控制或治疗(Ignatavicius & Workman,2015)。

26. 幽门狭窄术后的婴儿需要给予哪些特殊麻醉护理?

最重要的是体位。婴儿应放置并保持右侧卧位或俯卧位,直到呕吐和误吸的风险消失。接下来建议直立姿势。尿液或粪便污染伤口是一个需要关注的问题,正确放置尿布至关重要。放置小儿尿液收集器有助于避免伤口污染和准确计算手术后的尿量。除非有其他特定的外科医师医嘱，否则可在术后 4～6 h 恢复进食（Schick & Windle，2016）。

27. 什么手术被称为 Whipple 手术？

Whipple 手术也称为根治性胰十二指肠切除术。Whipple 手术包括切除胰头、十二指肠、一部分空肠、胃远端的 1/3、胆总管的下半部分和胰管的一部分（Ignatavicius & Workman，2015）。

28. 克罗恩病患者的手术治疗方式有哪些？

一旦所有非手术方法治疗克罗恩病失败，只能选择手术治疗将病变部位部分或全部切除。手术可以通过腹腔镜微创手术（MIS）完成，这样可以减少患者的恐慌，更容易控制术后疼痛。小肠切除术和回盲部切除术均可使用此方法完成（Ignatavicius & Workman，2015）。

29. 憩室病患者的手术治疗方式有哪些？

憩室炎症可使患者面临腹膜炎、盆腔脓肿、肠梗阻、瘘管、持续发热和疼痛，或出血不可控制的风险。如果发生破裂，必须行急诊手术。治疗破裂憩室最常见的手术是结肠切除术，伴有或不伴有结肠造瘘。术后护理与其他接受腹部手术的患者相同（Ignatavicius & Workman，2015）。

30. 痔疮切除手术后应关注哪些问题？

由于直肠痉挛和肛门直肠压痛，尿潴留是痔疮切除术患者的主要关注点。为防止膀胱扩张，护士应详细记录尿量。如果怀疑尿潴留，应准备好插入 Foley 球囊导尿管。另一种罕见且可能的并发症是出血，可能是发生在体内的不可见出血，需要仔细监测患者的生命体征（Ignatavicius & Workman，2015）。

31. 胃肠道手术患者的一般出院指导是什么？

由于胃肠道内的肿胀，患者可能感觉到腹胀，一般在 6～8 周内消散。办理出院的护士应建议患者避免饮用碳酸饮料 3～4 周，以减轻腹胀。固体食品应逐步添加到日常饮食中，并强调细嚼慢咽的重要性。为了预防和避免感染，需要正确的指导患者学

会保持切口区域的清洁和干燥。出现以下症状和体征（持续发热、出血、疼痛加重、持续恶心呕吐、寒战、持续咳嗽或气促）必须立即向医师报告（Rothrock，2014）。

32. 胆石症患者手术治疗的方法有哪些？

胆石症是慢性胆囊疾病的常见病症。过去，胆囊切除术是手术的首选，但目前，外科医师可根据患者情况选择胆道碎石术。胆道碎石术有很多优点，包括没有手术切口，疼痛少，术后恢复时间短，降低患者的费用。此外，患者术后肺部并发症可减少 50%。胆道碎石患者可在局麻镇静或全身麻醉下将胆结石破碎成小碎片（Schick & Windle，2016）。

33. 胆道碎石过程中的可能并发症是什么？

胆道碎石术的并发症与麻醉类型及其本身的并发症有关，也与手术过程中使用的冲击波疗法有关。最常见的问题包括恶心、呕吐、腹痛、咯血和腹泻。胆道碎石术患者的麻醉后护理与上腹部手术患者相同（Schick & Windle，2016）。

34. 什么手术可用于治疗胰腺癌患者？

合适的手术方式基于疾病的分期。Whipple 手术通常用于治疗胰头癌。Whipple 手术包括胃切除术、胰空肠吻合术、胆总管空肠吻合术和胃空肠吻合术（Ignatavicius & Workman，2015）。

35. Whipple 手术应关注哪些术后问题？

由于胰十二指肠切除术中需要大量的手术治疗，因此，患者术后通常被送到外科重症监护病房恢复。需要采取相应预防措施来避免发生胰腺炎、肝衰竭、感染、瘘管（胰腺、胃和胆道）、肾衰竭、ARDS、肺栓塞、血栓性静脉炎或心力衰竭等并发症。到达 PACU 或 ICU 时，患者被放置在半坐卧位，以减少缝线和吻合部位的张力。这个位置也允许肺部扩张，以避免肺部并发症。由于手术的持续时间很长，所以充分补液和维持电解质平衡是最基本的。此外，应经常监测血糖水平，以防止由于胰腺的应激和手术操作而引起的低/高血糖（Ignatavicius &

Workman,2015)。

36. 在治疗阑尾炎时,腹腔镜手术与开腹手术的区别是什么?

目前,大多数阑尾切除手术是通过腹腔镜完成的,这是一个微创手术(MIS),在肚脐附近通过几个小切口放置内镜。接受微创手术的患者通常会在手术当天出院并迅速康复。如果是非典型阑尾炎或腹膜炎(急诊),建议剖腹手术。剖腹手术患者由于腹部切口较大,住院时间和恢复时间长(Ignatavicius & Workman,2015)。

37. 目前是否有关于腹部手术术后快速康复(ERAS)的指南?

有很多腹部手术术后快速康复(ERAS)的指南。目前的指南包括:① 择期直肠/盆腔手术的围术期护理;② 胰十二指肠切除术的围术期护理;③ 择期结肠手术的围术期护理;④ 胃切除术后快速康复的共识指南;⑤ 胃肠外科麻醉操作的共识声明;⑥ 胃肠外科的病理生理学考虑(ERAS,2015)。

(胡智勇)

参考文献

Cole D J & Schlunt M, 2004. Adult perioperative anesthesia: Therequisites in anesthesiology. Philadelphia, PA: Elsevier Mosby.

Enhanced Recovery After Surgery Society, 2015. ERAS Society Guidelines. Retrieved from http://erassociety.org/index. php/erasguidelines.

Ignatavicius D D & Workman M L, 2015. Medical-surgical nursing: Patient-centered collaborative care (8th ed.). St. Louis, MO: Saunders.

Montalvo I, 2010. The national database of nursing quality indicators[NDNQI]: Future plans and goals for NDNQI. Retrieved from http://www. medscape. com/viewarticle/569395_5.

Rothrock J C, 2014. Alexander's Care of the patient in surgery (15th ed.). St. Louis, Missouri: Mosby, Inc.

Schick L & Windle P, 2016. Perianesthesia Nursing Core Curriculum: Preprocedure, Phase I and Phase II PACU Nursing(3nd ed.). Philadelphia, PA: Saunders.

第 23 章　心脏外科手术

Gail Gustafson, MSN, RN, CRNP

心脏外科被定义为这样一个手术领域,以心血管疾病为治疗目标,通过手术干预及术后管理来实现。而在过去,心脏外科就是指对心脏结构或血管进行切开操作。随着研究不断更新,更多的无创、微创性操作得以开展,心脏外科的标准定义变得模糊了。

1. 心脏手术的适应证是什么?

冠状动脉疾病、瓣膜功能障碍、先天性心脏缺损、动脉瘤、心血管肿块、心律失常和心肌病的患者都可能接受心脏手术。

2. 心脏手术术前评估的重要性是什么?

全面的术前评估极其重要。许多接受心脏手术的患者有严重的合并症。术前评估有助于识别术中、术后并发症的高危患者,促进个性化管理计划的制订,使风险最小化。

3. 术前准备工作包括哪些内容?

术前评估包括详细的既往史和现病史,如主诉、现病史、既往史、以往的心脏干预措施、既往手术史、家族史、社会史、系统回顾、过敏史、曾用药物、全面体检、当前用药和术前实验室检查结果。制订一个标准化的术前评估系统来确保涵盖上述所有主题是十分重要的。外科医师应该意识到手术前的任何异常都有可能增加手术的风险,有时会改变已拟定的手术方案。

4. 心脏手术发生并发症的高危因素是什么?

手术的风险因素包括:年龄、性别、种族、BMI、内科疾病和手术史。可增加心脏手术并发症风险的内科疾病包括:糖尿病(风险的增加取决于口服药物控制,还是胰岛素注射控制)、血红蛋白 A1c(较高水平表示糖尿病控制不佳和手术风险增加)、肾功能不全和血液透析、急性感染、高血压、慢性肺疾病、免疫抑制治疗、周围血管疾病、脑血管疾病或脑血管意外、心肌梗死、充血性心力衰竭、诸如房颤或房扑等心律失常、冠脉病变血管的数量和/或左主干病变大于 50%、射血分数以及瓣膜功能障碍。手术史包括先前的心脏介入、先前的放射治疗及其他的外科操作。此外,手术时患者的状况包括:存在心源性休克或复苏、存在像心绞痛等急性心脏症状、已使用主动脉球囊反搏或心脏辅助装置等辅助设备、正在使用正性肌力药物、近期有心梗或支架等冠脉操作。这些状况均增加手术并发症的风险。

5. 如何估算风险?

很多模型都可用于心脏手术患者的风险估算,举例如下:美国胸外科医师学会(STS)风险估算模型,Parsonnet 附加风险分级模型,以及欧洲心脏手术评估系统(euroScore)的附加风险分级模型。

6. 风险估算是如何影响手术计划的?

评分系统通常作为一种风险分级的工具,不仅可以用于辅助围术期计划的制订和知情同意的签署,而且还可以作为一种审核工具。新的、微创心脏手术技术,如经导管主动脉瓣置换术(TAVR)已经开展,其适应证即基于手术风险分级。对于有适应证的患者,拟定手术方案应基于手术风险和收益的评估及患者自身的合并症综合考量。对于考虑进行 TAVR 或高风险的主动脉瓣置换术(AVR)的患者,一个多学科的心脏瓣膜团队(包括心脏病专家、介入医师、心血管外科医师、麻醉医师、执业护士、医师助理和护士)应共同合作以优化治疗(Svensson et al., 2013)。

7. 什么是冠状动脉旁路移植术(CABG)术?

CABG(发音如"卷心菜")是在冠状动脉阻塞或狭窄、血流受阻的情况下进行的。外科医师可能会选择沿胸壁的内乳动脉(IMA)、手臂上的桡动脉或腿上的大隐静脉(SV)作为旁路管道。IMA移植保持原位血流流入,桡动脉或大隐静脉作为一种游离血管嫁接,意味着流入血流并非原位血流。外科医师将移植血管(SV或桡动脉)一端连接到梗阻动脉梗阻部位的下游,另一端连接于主动脉,这就搭建了一条旁路或一条新的高速通道提供心肌血液循环。

8. 什么是瓣膜手术?

瓣膜手术可包括瓣膜置换和修复。当瓣膜功能障碍时,无论狭窄或反流,血流都不能够持续前向运动,瓣膜狭窄时,瓣膜口变得过小,血液不能前行。瓣膜反流时,瓣膜不能完全关闭,前向血流漏失并反流,因而遏制了足够的前向血流。

9. 如何进行术前心脏分级以实现手术个性化?

任何一种治疗都不能保证对所有患者都有效。不同治疗方案的选择均基于个人的合并症和风险分级。因此,让每一个患者都了解这些信息并与各医疗保健专业人员交流,最后做出明智的抉择,这对每个患者来说十分重要。

10. 什么是先天性心脏病手术?

先天性心脏病手术可能涉及心脏结构的任何部分。手术可能是孔的关闭,如房间隔缺损或室间隔缺损。先心手术也可能变得非常复杂,涉及多条心脏血管的去除和重置。先心手术的目的就是架构通道,使未氧合血得以运输至肺,并从肺运输氧合血至心肌及身体其他部位。

11. 什么是动脉瘤修复手术?

升主动脉瘤修复手术通常用一个Dacron装置来完成,其形状如管道,有各种型号。这是一个胸骨切口的直视手术,而降主动脉瘤和腹腔动脉瘤的治疗通常选择微创血管腔内手术。手术风险取决于需要修复的范围和患者的一般健康状况。存在动脉瘤撕裂时,手术风险增加。这可能仅仅涉及升主动脉、

胸降主动脉、腹主动脉,也可能是整个主动脉。死亡风险取决于撕裂的范围。对于那些涉及升主动脉的动脉瘤来说风险是最高的。

12. 还有哪些其他心脏手术?

心脏手术还可能包括左心室起搏器放置术、房颤消融术(迷宫)、肥厚性心肌病(HOCM)肌切除术、心脏肿块的活检和切除、心室辅助装置或心脏移植。新的手术、微创技术及新的心脏手术技术每天都在诞生。

13. 在心脏手术中会经历什么?

心脏手术要打开胸腔,这可以通过胸骨切开完成,也可以通过胸廓切开或微创孔径进入胸腔。可以在常温(37℃)或低温(4℃)下进行心脏麻痹,使心跳减缓或停止。低温心脏麻痹,心脏停止跳动,氧需要更少。而常温心脏麻痹,心脏仍在跳动,这对外科医师来说手术难度更高。在心脏手术中,患者可能需要使用体外循环。

14. 什么是体外循环,什么时候使用?

体外循环称之为心肺机,因为其可在术中通过推动血液替代心脏的功能和氧合血液替代肺脏的作用。心肺机维持人体其他器官和组织的灌注,满足外科医师在无血的术野下工作。右房、下腔或股静脉置入大号的塑胶管(插管),血液进入心肺机进行过滤,并且通过机器对血液进行加热、冷却和氧合。然后通过另一管道,血液被回输入主动脉或股动脉。在体外循环过程中,患者的血液还需要肝素化,并达到激活凝血时间(ACT)450以上,以防止血液在心肺机运行中凝固。

15. 什么是机器人心脏手术?

机器人心脏手术是由外科医师操作机器人设备,通过非常小的胸腔切口进行手术。用这种方法,外科医师能够做很多种类型的心脏手术,而且创伤非常小。

16. 什么是微创心脏手术?

这个术语通常指通过一个很小的切口进行的手

术,但是也可用于无心肺转流的心脏搭桥手术。

17. 心脏手术中有什么特殊的术中管理?

术中管理影响术后康复。对患者的管理贯穿着与手术相关的整个人体变化过程,从手术床上患者正确的体位开始,到麻醉诱导,以及手术路径。胸廓切开术与胸骨切开术相比,手术时间、止血时间更短,胸管引流更少。心脏手术可以在也可以不在心肺旁路支持下进行。如果手术在心肺旁路支持下进行,心肺旁路的时间越短,并发症概率就越低。

18. 围术期如何进行心脏评估?

外科医师将通过射血分数、心室壁运动,以及心输出量的测量来评估术前、术中和术后的心肌收缩力。这可以通过直接的视觉观察、经食管超声心动图(TEE),或有创监测来实现。对血流动力学的监测而言,肺动脉(PA)导管是有益的,但这些并不总是在术中和重症监护室(ICU)中使用。所有患者都会进行动脉和中心静脉置管。

19. 术中经食管超声心动图检查有哪些功能?

术中经食管超声心动图检查可以提供信息以优化血流动力学,并可指导心肺旁路插管的放置。术后,TEE 可验证手术效果并确保血流动力学的稳定。

20. 心脏手术中使用的心脏辅助设备有哪些?

术中脱离心肺旁路困难的患者可能需要放置主动脉内气球泵(IABP)并维持至术后阶段,以改善冠状动脉灌注和心输出量。如果使用正性肌力支持和 IABP 并不能使患者脱离心肺旁路并维持良好的心输出量,就可能需要心室辅助。辅助装置可以是右心辅助、左心辅助或者双心室辅助,这取决于是哪个心室衰竭。

21. 哪些术中信息的交接对于术后管理的无缝衔接是十分重要的?

进入术后区域,手术麻醉成员将给出有关患者术前病史、手术过程和术中细节的交接报告,这对于患者的术后管理十分重要。术中报告可能包括所给的容量和血制品、失血量、尿量,以及术中用药。可能还包括超声心动图结果,以及能让患者获得最佳心输出量的血流动力学参数。获取最新的血液分析以便调整药物如胰岛素,调节呼吸机,并监测术后出血。对于非出血患者,转入术后区的实验室检查可能包括:动脉血气、血红蛋白、钾、葡萄糖和离子钙。对于出血患者,实验室检查还包括 aPTT、PT、CBC、纤维蛋白原,可能还有血栓弹力图,以便精准治疗凝血障碍。

22. 心脏手术患者的术后恢复时间估计多长?

有了新技术和更快的、无须心肺旁路的微创手术,冠脉旁路移植术的恢复时间可能快达 3～4 天,瓣膜手术 4～6 天。

23. 对于心脏手术患者,理想的术后恢复是什么样的?

患者将在手术室里(OR)拔管,或者在达到术后区域 6 h 内拔管。患者脱离心肺旁路时无须正性肌力支持,因而无须肺动脉导管。术中放置的胸腔引流管引流量少,将在术后 1 或 2 天内拔除。不需要使用起搏导线,所以无须放置。术后第一天,患者就已去除了所有有创管道,可以走动并开始启用术后药物。然后患者将准备出院。

24. 导致术后血流动力学不稳定的原因是什么?

原因包括低血容量(最常见且容易治疗)、出血、心源性休克和填塞。造成血流动力学不稳定性的因素并非相互排斥,更不幸的是常常同时发生。

25. 为什么术后低血容量的治疗很重要?

容量替代常用来治疗低血容量。当患者复温时,静脉系统扩张,需要进行持续容量替代,这对于预防低血容量很重要。容量治疗建议个性化,并在术中报告和当前血流动力学参数指导下进行。低血容量在左室肥厚(LVH)的患者中表现得更为显著。

26. 对于出血患者,什么信息是重要的?

早期发现和快速干预心脏手术后出血是最基本的。过量或大量出血的定义是在第一个 4 h 内,失血达到平均 100～200 ml/h,或在术后 24 h 内失血大于 2 L。出血可能导致低血容量、心源性休克或心包填塞,而出血常常和凝血障碍、药物治疗、术前药物、草药补品以及先前病史有关。重要的是要确定是内科性出血还是外科性出血,凝血实验室检查包括 CBC、PT、aPTT、纤维蛋白原,血栓弹力图可用来评估凝血功能。

27. 推荐的出血治疗方案是什么?

许多机构都有关于什么情况下告知手术医师的规定,通常是术后 2 h 胸管引流量超过 100 ml/h 时通知手术医师。对于大多数术后血红蛋白小于 7 g/dl 的患者,输血是合理的。但没有高水平的证据支持这一建议。预防性 PEEP 用于减少术后出血是无效的。凝血障碍应该通过血液检测来确定,并使用特定的血液制品针对性补充当前的不足。凝血因子的补充可以通过使用新鲜冷冻血浆(FFP)、冷沉淀或浓缩因子来实现。PTT 升高通常意味着Ⅷ因子的不足,需给予精氨酸加压素。PT/INR 升高需给予 FFP 治疗。纤维蛋白原水平降低的出血患者可给予冷沉淀治疗。当活动性出血伴血小板低于 50×10^9/L 或血小板功能异常导致出血时,应输注血小板。如果出血不能归因于凝血障碍、病史或药物时,就可能有手术止血的指征,这时外科医师将决定患者是否需要重返手术室。

28. 什么是休克?

休克是一种身体状态,此时机体无法获得足够的血流。

29. 如何确诊和治疗休克?

首先,需要明确休克类型以确定治疗方案。休克有许多类型,包括过敏性、心源性、低血容量性、神经源性以及感染性。心源性和低血容量性休克在心脏手术术后早期更为常见。心源性休克是心脏输出量不足所致,是由左或右心室泵衰竭引起的。治疗将基于特定的功能障碍。低血容量性休克治疗是去除引发容量丧失的病因和提供容量替代。过敏性休克在术后患者中并不常见,可能在新发皮疹时或在血制品及药物输注后显现。治疗包括针对过敏反应的肾上腺素和苯海拉明的特殊治疗,以及容量替代协同支持循环系统。感染性休克在术后早期并不常见,呼吸道感染,特别是肺部是最常见的感染部位,与最高死亡率相关。

30. 心脏输出量的重要性是什么?

心脏输出量可以通过有创监测如 PA 导管或临床检查来评估。为了维持足够的组织灌注,心脏功能评估是十分重要的。心脏输出量是每搏量和心率的乘积。心脏手术后的心率应为 80～100 次/min。如果心率较慢,可能会影响心输出量。在无创心脏输出量监测时,我们必须依赖于临床检查。皮肤温度、毛细血管再充盈、脉率、血压、尿量和意识水平,都是心脏输出量的可靠标志,而且很容易评估。

31. 评估每搏量时需要考虑哪些因素?

每搏量取决于三个重要因素:前负荷、后负荷和收缩力。心脏收缩时这些因素是相互关联的,了解这些因素是如何彼此影响,又是如何影响心输出量的,这点很重要。低心输出量的内科原因包括心率、血压过高或过低;容量过多或过少。进入恢复区立即静脉给予药物以改善这三个因素,从而改善每搏量和心输出量。如果这些尝试没能改善心输出量,应考虑手术并发症的存在,如冠状动脉梗阻、瓣膜功能障碍、填塞、出血或冠状动脉痉挛。

32. 什么是前负荷?

前负荷是扩张心室所承受的力。拉伸的越长(在一定的范围内)收缩力越大(被称为 Frank - Starling 曲线)。心脏就像有伸缩力的橡皮筋,前负荷的增加将导致心输出量增加。影响前负荷的因素包括:血容量、心率、体位、受呼吸影响的胸内压力、静脉回流、心房收缩和瓣膜反流。

33. 什么是后负荷?

后负荷是心室射血时所克服的力。这在很大程度上取决于血压和血管阻力,但也可能受心肌硬化、血管收缩和高血压的影响。后负荷增加时心肌耗氧量增加,并且可以使每搏量和心输出量降低。

34. 什么是收缩力？

收缩力是指不依赖于前、后负荷的心肌收缩能力，但它依赖于儿茶酚胺水平和心肌变力状态。正性肌力反应将增加收缩力。诸如去甲肾上腺素、肾上腺素之类的药物有正性肌力作用。刺激交感神经也可以增加循环内儿茶酚胺和心率。心肺旁路可能会导致患者产生大量的儿茶酚胺，但这只是暂时的。冠脉旁路手术后正性肌力支持的指征是，在足够的前负荷和可接受的低后负荷（平均 BP）条件下心输出量仍有不足。

35. 心脏手术后会发生哪些心律失常？

心律失常如室颤、室性心动过速、房颤和传导阻滞等在心脏手术后都可能发生。房颤是术后最常见的心律失常。术后新发房颤与风险校正的死亡率、住院费用和再入院率的增高相关（LaPar et al.，2014）。房颤使心房驱动力丧失，可导致心输出量减少高达 30%。常用胺碘酮作为术后房颤的预防。治疗心律失常的最好方案就是遵循下列重要原则：如果患者血流动力学不稳定，使用电击治疗（心脏复律或除颤）；如果患者血流动力学稳定，使用药物治疗，如胺碘酮。许多机构已制订预防房颤的预案，以降低房颤的发生。瓣膜手术后传导阻滞更常见，可以使用起搏器或药物治疗。手术结束时外科医师可能放置心外膜导线。

36. 为什么术后心电图（EKG）监测很重要？

在心脏手术患者转入术后区常规获取心电图，以便建立一个基准，用来监测冠脉缺血的早期征兆。术后，患者可能发生冠脉痉挛、斑块破裂，引起新的冠脉梗阻或新移植的旁路血管梗阻。肌钙蛋白水平用来评估新的缺血，但除非显著升高，很难区分是新的缺血还是与最近手术相关的组织损伤。伴有血流动力学不稳定的心电图改变是一种心脏急症的表现，患者应该立即做冠脉造影术。同样的原则也适用于新的心肌梗死：时间就是生命，重要的是尽快地获得冠脉血流。

37. 心脏手术中可能发生哪些神经系统并发症？

严重的神经系统并发症包括卒中、癫痫和脑损伤。神经系统并发症是仅次于心脏衰竭的导致心脏术后致残和死亡的致病因素（Gardner et al.，1985）。心脏直视手术期间的神经系统并发症是导致致残和死亡的主要原因。术中高达 60% 的颅脑事件是由栓子引起的。60 岁以上的患者和/或先前有的短暂性脑缺血（TIA）史、脑血管意外（CVA）史或有血管外科手术史的患者都将接受术前颈动脉超声检查。如果病变严重，患者将接受血管外科的术前会诊，如果合适的话，将在心脏手术之前先进行颈动脉手术。进行心肺旁路的患者神经并发症的风险更高。很多因素如术前神经系统异常、缺氧、低温、麻醉剂以及心脏操作和阻断形成的血栓，都可能导致术中神经系统的并发症。当脑供氧不能够满足氧耗时就可能发生脑缺血。心脏手术后的早期神经学检查特别重要，一旦获得，患者的任何变化都将受到严密监测。神经系统并发症可能发生在术后的任何阶段。

38. 心脏手术后的肺部并发症有哪些？

心脏手术后的肺部并发症很常见，可能包括胸腔积液、肺不张、低氧和 ARDS。ARDS 并不常见，但死亡率很高。导致这些并发症的因素包括胸骨切开、全身麻醉、机械通气、心肺旁路和全身炎性反应。术后肺部并发症很常见，但很严重的并发症并不常见。减少并发症需要采用预防感染和机械通气相关性肺损伤的策略，可以通过低潮气量和早期拔管来实现。拔管后无创通气可避免再插管，避免增加与之相关的并发症和死亡。而无创通气应该在严格的条件下进行，并遵循严格的标准。

39. 决定撤机和拔管的条件是什么？

首先患者的血流动力学必须稳定，包括胸管引流 <100 cc/h，血压稳定，心脏指数 ≥2，神经系统未受损，FiO_2≤50%，血气维持在一定的目标水平，即 pH 在 7.35~7.45、$PaCO_2$=35~45、PaO_2>65。撤机是一个转变过程，可以从完全通气支持到一段无通气支持的自主呼吸；也可以是通气支持的数量逐渐减少。许多机构都有拔管预案，所有患者都应尽早开始拔管，以减少呼吸机待机时间。拔管预案可以通过调整通气频率来撤机，即慢慢降低通气频率，直到患者可以在无辅助的情况下自主呼吸。也可用压力支持来撤机,即缓慢降低通气辅助的压力支持,直到患者可以在无辅助的情况下自主呼吸。当达到最低设置时,患者开启自主呼吸并保持血气和气道力学正常。

40. 什么是肺的机械力学?

肺的机械力学包括:用力肺活量(FVC),一种气体外向运动的测量;吸气负压(NIF),一种气体内向运动的测量;这两种测量与呼吸所需的动作所匹配。此外,还可获取快速浅呼吸指数(RSBI),RSBI的数值可以通过计算频率(RR)×潮气量获得,而RSBI<105被认为是成功拔管的预测指标。随着RSBI的下降,成功拔管的可预测性增加。患者已拔管并不意味着肺部潜在并发症的结束。

41. 呼吸衰竭的管理还需要注意哪些?

对呼吸功能障碍患者的最初管理是通过最小化的PEEP、最低氧气浓度和小潮气量来管理。严格掌控液体、避免血制品输注、适当的营养和早期的走动将改善患者恢复。这可能还包括通气患者的走动。如果低氧持续存在可能需要高频振荡通气和体外膜肺氧合(ECMO)。

42. 如何处理术后切口疼痛?

疼痛管理十分重要,它可以加速恢复,并且可以减少术后发生肺炎和血栓等并发症的风险。如果疼痛控制得很好,患者就能更好地完成走路和深呼吸等重要任务。

疼痛可以用口服麻醉性镇痛药物来治疗,如对乙酰氨基酚和羟考酮(如 Tylox 或 Percocet)。如果患者还不能接受口服药物,可以使用患者自控镇痛装置或输注泵静脉给麻醉性镇痛药物。其他疼痛缓解方法包括静脉注射对乙酰氨基酚、非甾体抗炎药、麻醉药物(麦卡因)或硬膜外止痛。

43. 心脏手术的肾脏并发症有哪些?

术前肾功能评估可用于评估和调整术中、术后管理,进一步减少手术不良反应。术前肾功能不全、糖尿病、高龄、左心功能减退、充血性心力衰竭、周围血管疾病和长时间心肺旁路患者更有可能发生术后肾脏并发症,以致需要临时甚至永久性透析。增加肾衰发生率的术后危险因素包括低心输出量、低血压、心肌缺血、出血或至少使用三种以上升压药。术前及术后尽可能减少这些危险因素,即便不能阻止,但至少可以减少长期肾功能障碍的发生。肾衰分为肾前性、肾性和肾后性肾衰竭三个类型。

44. 什么是肾前性肾衰竭?

对于肾前性肾衰竭,预防长期肾损伤和急性肾小管坏死(ATN)的关键是维持足够的心输出量和血压,使肾血流得到早期支持和改善。

45. 什么是肾性肾衰竭?

肾性肾衰竭可能是由缺血或毒素引起的,并需要在术后对肾毒性药物进行严格的管理。

46. 什么是肾后性肾衰竭?

肾后性肾衰竭通常是肾外梗阻所致。心脏术后的常见原因是 Foley 导尿管放置不当或扭结。突发性少尿应怀疑肾后性肾衰竭,导尿管重新定位和冲洗可以帮助诊断和治疗,血凝块也可能造成梗阻,持续血尿可能需要不断的膀胱冲洗和泌尿科会诊。

47. 导致胃肠道并发症的原因有哪些?

胃肠道并发症并不常见,但是一旦发生可能伴随着较高的并发症和死亡率。导致胃肠道并发症的主要原因与低灌注所致的内脏缺血有关。胃肠道并发症的危险因素包括高龄、消化性溃疡病史、低心输出量、低射血分数、长时间的心肺旁路、使用 IABP 以及需要机械通气支持的呼吸功能障碍。胃肠道并发症可能出现腹部疼痛、腹胀和/或代谢性酸中毒。早期的管理是保守治疗,可能包括腹部 X 线检查和 CT 扫描。如果肠道休息和改善心功能的保守治疗不能改善胃肠道症状,建议早期手术探查。其他胃肠道并发症包括胰腺炎、胃十二指肠溃疡和炎症、栓塞/血栓、胃肠道出血、胆囊炎和肝衰竭。

48. 导致心脏手术后感染性并发症的原因有哪些?

标准的术后经验性抗生素包括 24 h 疗程的头

孢唑林或万古霉素(如果患者对青霉素过敏)。心脏
术后最普遍的感染包括纵隔炎、导管相关性血源感
染、尿路感染(UTI)、菌血症、隐静脉部位感染,以及
机械通气相关性肺炎。使用内镜获取静脉时,感染
风险下降。

　　增加术后感染的风险因素包括年龄、肥胖、术前
住院天数、当前吸烟与否、糖尿病、低白蛋白,以及术
前鼻部存在耐甲氧西林金黄色葡萄球菌(MRSA)。
心脏手术患者的风险不仅仅与他们的切口有关。

(白　洁)

参考文献

Gardner T J, Horneffer P J, Manolio T A, et al., 1985. Stroke following coronary artery bypass grafting: a ten-year study, The Annals of Thoracic Surgery, 40(6), 574 - 581.

LaPar D J, Speir A M, Crosby I K, et al., 2014. Postoperative atrial fibrillation significantly increases mortality, hospital readmission, and hospital costs of thoracic surgery. The Annals of Thoracic Surgery, 98(2), 527 - 533.

Svensson L G, Tuzcu M, Kapadia S, et al., 2013. A comprehensive review of the PARTNER trial. Journal of Thoracic and Cardiovascular Surgery, 145(3 supplement), S11 - S16.

American Society of Anesthesiologists Committee on Standards and Practice Parameters, 2012. Task Force on Acute Pain Management: Practice guidelines for acute pain management in the preoperative setting: An updated report by the American Society of Anesthesiologists Task Force on Acute Pain Management. Anesthesiology, 116, 248 - 273.

Apostolakis E E, Koletsis E N, Baikoussis N G, et al., 2010. Strategies to prevent intraoperative lung injury during cardiopulmonary bypass. Journal of Cardiothoracic Surgery, 5(1), 1 - 9.

Dong G, Liu C, Xu B, et al., 2012. Postoperative abdominal complications after cardiopulmonary bypass. Journal of Cardiothoracic Surgery, 7, 108.

Fitch Z W, Debesa O, Ohkuma R, et al., 2014. A protocol-driven approach to early extubation after heart surgery. Journal of Thoracic and Cardiovascular Surgery, 147(4), 1344 - 1350.

Gaffney A M & Sladen R N, 2015. Acute kidney injury in cardiac surgery. Current Opinions in Anesthesiology, 28(1), 50 - 59.

International Consortium for Evidence-Based Perfusion, 2011. 2011 Update to the Society of Thoracic Surgeons and the Society of Cardiovascular Anesthesiologists Blood Conservation Clinical Practice Guidelines. The Annals of Thoracic Surgery, 91(3), 944 - 982.

Kim D C, Chee H K, Song M G, et al., 2012. Comparative analysis of thoracotomy and sternotomy approaches in cardiac reoperation. Korean Journal of Thoracic and Cardiovascular Surgery, 45(4), 225 - 229.

Maitra G, Ahmed A, Rudra A, et al., 2009. Renal dysfunction after off-pump coronary artery bypass surgery: Risk factors and preventive strategies. Indian Journal of Anaesthesia, 53(4), 401 - 407.

Mayr F N, Yende S & Angus D C, 2014. Epidemiology of severe sepsis. Virulence, 5(1), 4 - 11.

Mazzeffi M, Zivot J, Buchman T, et al., 2014. In-hospital mortality after cardiac surgery: Patient characteristics, timing, and association with postoperative length of intensive care unit and hospital stay. The Annals of Thoracic Surgery, 97(4),1220 - 1225.

Ornico S R, Lobo S M, Sanches H S, et al., 2013. Noninvasive ventilation immediately after extubation improves weaning outcome after acute respiratory failure: A randomized controlled trial. Critical Care, 17(2), R39.

Peretto G, Durante A, Limite L R, et al., 2014. Postoperative arrhythmias after cardiac surgery: Incidence, risk factors, and therapeutic management. Cardiology Research and Practice, Article ID 615987, 1 - 15.

Silvestry F E (n. d.). Retrieved from http://www. uptodate. com/contents/postoperativecomplications-among-patients-undergoing-cardiac-surgery.

Stephens R S, Shah A S & Whitman G J, 2013. Lung injury and acute respiratory distress syndrome after cardiac surgery. The Annals of Thoracic Surgery, 95(3), 1122 - 1129.

上篇　中篇　下篇

第 24 章 整形与重建外科手术

Ruth J. Lee, DNP, MS, MBA, RN

Dina A. Krenzischek, PhD, RN, MAS, CPAN, CFRE, FAAN

引言

整形一词源于希腊语 plastikos,意为塑造和成型(Plastic surgery,2015)。许多现代的整形外科技术是应对战争时期灾难性损伤的重建需求演变而来:英格兰的 Harold Gillies 爵士是现代整形外科的先驱之一,曾诊治那些在战壕战中面部、躯干和四肢遭受兼有功能性和美观性损伤的受害者(Gillies,1983)。

整形和重建手术正变得越来越普遍,并日益成为人们感兴趣的话题。整形外科手术一般分为美容和修复两类,两者间的界限却经常是模糊的。隆乳术似乎是为了美容,但对于一个发育畸形和显著不对称的少女,隆乳术的目的则是重建。同样,对一个减去大量体重的患者,由于严重皮肤过剩,腹部整形的目的不是美容那么简单。

虽然大部分整形手术是在医院进行的,但更多的手术正在转入门诊手术室,使恢复室成为周转率更高的区域。本章将对几种常见的整形外科手术以及整形手术患者对围麻醉期护理的需求进行概述。

重建整形外科手术

1. 医疗机构通常进行那些整形外科手术?

根据美国整形外科学会(ASPS)数据,2015 年美国共完成了 580 万例重建外科手术。前五位包括:肿瘤切除、撕裂伤修复、颌面外科、瘢痕修复以及手外科。其他重建手术还包括乳房再造、烧伤治疗、肿瘤或创伤修复颌面外科、狗咬伤修复、出生缺损重建以及肿瘤切除(ASPS,2015)。

2. 在这些常见手术中使用了哪些整形手术方法?

对于重建病例,整形外科医师在考虑如何处理病例时将遵循重建阶梯原则。最低的阶梯是一期闭合。接下来是植皮,用中厚或者全层皮肤。移植也包括同种异体移植,也就是使用他人皮肤暂时覆盖伤口以稳定创面,用于当自身可以供移植的皮肤有限,或创面不完全清洁移植物可能坏死时。植皮之上更为复杂的是皮瓣手术。局部皮瓣需要邻近组织的移位以重建缺损部位,例如将局部皮肤转移到因癌症缺损的面部进行重建,或者用腓肠肌或比目鱼肌移至创伤性下肢胫骨缺损部位。最高一级是游离皮瓣重建,移取附带血液供应的脂肪、筋膜、肌肉和/或皮肤到远端的接受部位,如横行腹直肌肌皮瓣(TRAM)或腹壁下动脉穿支皮瓣(DIEP)做乳房再造。真空辅助闭合(VAC)是一种传统的重建阶梯未包含的重建手术,它通过海绵敷料和附属装置在伤口的边缘和深部建立负压,有效促进开放伤口的愈合(Drain & Odom-Forren,2008;Burns & Blackwell,2007)。

3. 植皮过程中会发生什么情况?

皮肤移植可用于覆盖不能一期闭合,但拥有可为移植皮肤提供足够营养的伤口床。中厚植皮术(STSG)指切取表皮及其下面部分厚度的真皮以供移植,通常取自大腿。全厚皮片(FTSG)包括所有的表皮和底层真皮,适用于更持久的覆盖,且术后收缩程度最小,如烧伤后颈部挛缩的治疗(Drain & Odom-Forren,2008)。STSG 供体部位可以多种方式覆盖,包括半透膜敷料、油纱布或银制品,伤口的处理方式取决于覆盖的范围。FTSG 供体部位为一期缝合,通常包括腹股沟区域。异体移植或尸体皮肤,通常类似 STSG 用作伤口覆盖。同种异体移植只提供临时覆盖,因为患者最终会由于免疫差异而排斥移植皮肤(Dead & Odom Forren,2008)。

4. STSG 与 FTSG 之间的主要区别是什么?为什么它们在临床上很重要?

STSG 可以被网格化以扩大其尺寸;受体部位容易血管再生,但表面因为移植物厚度的不确定性而容易受到损伤。术后中厚皮肤移植伤口因为真皮成分少而趋于收缩。STSG 供区部位不需要一期缝合,可通过上皮再生而愈合(Drain & Odom-Forren,2008)。

全层皮肤包含表皮和真皮,与 STSG 相比,结构更加完整。由于真皮层的缺失,必须将供区创口的边缘做一期闭合。全层皮肤移植适用于在愈合过程中皮肤收缩(如见于用中厚植皮)会导致不利情况发生时。需要全层植皮的身体部位包括颈部和关节表面,比如腋窝(Drain & Odom-Forren,2008;Rothrock & McEwen,2006)。

5. 皮肤移植患者术后护理注意事项有哪些?

护理考虑可以简化为三个 P(压力 pressure、位置 position 和疼痛 pain)。首先避免过大的压力,这可能会破坏血液供应而导致继发性缺血。其次移植部位的位置很重要,抬高可降低肿胀并令移植物分离最小化。此外,移植部位应被固定以避免创伤并促进移植物的附着。疼痛管理,也就是最后一个 P,可能在 FTSG 更为明显,对于术后舒适和减少躁动很重要;给予疼痛治疗后仍出现过度和持续的疼痛则可能预示着组织缺血,应向手术团队报告。还应检查该部位皮肤有无进行性水肿、温度改变、发绀或发白,这可能提示血供障碍。皮肤移植的伤口不能耐受剪切力、血肿或血清肿,因此倾向于用厚的敷料并加压,关节附近的伤口需要制动(Drain & Odom-Forren,2008)。

6. 皮肤移植失败的原因有哪些?

皮肤移植的愈合取决于从创面到移植物的血管生长,所以任何妨碍移植物与伤口保持接触的因素都会损害愈合。移植失败的常见原因包括感染、血

肿或血清肿形成以及移植物的移动(Burns & Blackwell,2007)。

7. 什么是皮瓣?皮瓣手术的临床适应证是什么?

皮瓣是组织转移手术。带蒂皮瓣,是将一部分组织,无论是肌肉、筋膜和/或皮肤,从采集部位分离,但保留一部分基底或蒂,以保证良好的血液供应,在考虑四肢皮瓣时,近端邻近组织最为常用。与皮肤移植相比,皮瓣具有自身的血液供应,必须保证不受损害。人体中的大部分组织都具有良好的血液供应。皮瓣适用于大块组织缺损需要覆盖。这种情况的例子包括瘫痪、无法活动或营养不良的患者,且伴有骨骼暴露和感染的压疮;或者有暴露的坚硬部位或骨骼需要足够且具有自身血液供应的覆盖物;还可以提供抗感染能力,提高伤口愈合能力。有多种类型的带蒂皮瓣,取决于血供、皮瓣的组织类型和皮瓣转移的方法(Drain & Odom-Forren,2008;Burns & Blackwell,2007)。

如果伤口附近没有可供选择的组织用于覆盖,则必须将远端组织移入,并将移入组织与伤口做微血管吻合(Drain & Odom-Forren,2008;Burns & Blackwell,2007)。

8. 皮瓣手术后的护理注意事项是什么?

皮瓣手术后需要监测皮瓣颜色、温度以及外观。有时需要使用多普勒对血管状况进行检测。组织坏死是皮瓣手术的严重并发症,可在手术后数小时内发生。术后必须对血压进行精细管理,低血压可能会减少皮瓣的灌注,而高血压则可能损伤刚在显微镜下修复的脆弱血管,导致皮瓣出血。同样重要的是要密切观察皮瓣的外观。苍白冰凉的皮瓣可能提示动脉堵塞,而静脉阻塞的皮瓣表现为颜色加深、发紫和水肿。如果术后皮瓣发生变化,应立即通知外科医师,这甚至可能在手术后的几分钟内发生(Drain & Odom-Forren,2008;Rothrock & McEwen,2006;Burns & Blackwell,2007)。

美容整形外科手术

9. 五种最常见的外科美容手术是什么?

根据美国整形外科医师协会数据,2015 年最常

见的五种美容手术是隆乳、抽脂、鼻部整形、眼睑手术和腹壁整形术。其他美容整形手术还包括肿瘤切除、撕裂伤修复、颌面外科、瘢痕修复和手外科(ASPS，2015)。前五种微创手术为：面部美容-A型肉毒毒素(670万例次注射)、软组织填充(240万例次)、化学脱皮术(130万例次)、激光脱毛(110万例次)和微晶磨皮术(800 000例次)(ASPS，2015)。

10. 哪种美容手术最常见?

2015年共进行了279 000次以上的隆乳术。其中硅橡胶植入物手术占80%，内植盐水袋手术占20%(ASPS，2015)。

11. 隆乳的目的是什么?

隆乳的目的是增加天然乳房的尺寸和/或改善其形状，或纠正先天或发育异常以及肿瘤切除造成的缺陷。乳房植入物，无论是盐水袋，还是硅胶，都可以直接放置在乳房组织或胸大肌(胸肌)下方，也可以使用内镜放入植入物。乳房下、腋窝、乳晕周围切口或以前的瘢痕(如乳房切除术)切口都可以使用(Rothrock & McEwen，2006；Burns & Blackwell，2007)。

12. 硅胶植入物安全吗?

当然是安全的。20世纪90年代初，由于担心硅胶渗漏而引发自身免疫性疾病或结缔组织病，食品和药物管理局(FDA)取消了将硅胶植入物用于美容目的。随后的许多回顾性研究消除了这种担忧，也否认了其与癌症的因果联系。此外，目前使用的硅胶植入物具有更厚的外壳和更致密的凝胶，认为这样可以降低植入物破裂的可能性。所有对此知情同意的患者都登记在由乳房植入物制造商监控的临床试验中(Rothrock & McEwen，2006；FDA，2011)。

13. 乳房再造与隆乳术有什么不同?

乳房再造最常见于乳房切除术后，可使用各种皮瓣形式的天然组织或者植入物，或者两者的组合。可能需要多次的手术修正，包括使用组织扩张器等，以达到预期的结果。乳房再造必须替代皮肤和乳房，而对隆乳而言，天然乳房组织是存在的。根据2008年ASPS的统计数据报告，乳房再造术几乎和乳房缩减术相当(ASPS，2015；Nathan & Singh，2001)。

14. 隆乳术后会发生哪些并发症?

血肿形成、感染、植入物暴露、包膜挛缩(植入失败引起的致密瘢痕组织)、深静脉血栓形成和肺栓塞都可能发生，但并发症发生率低(Alderman et al.，2009；Gabriel et al.，1997)。

15. 围麻醉期护士在隆乳术中的作用是什么?

触诊胸肌上方，检查手术部位对称性，排除血肿形成。检查敷料以了解出血和血肿形成情况。由于腋窝进路或使用肋间神经阻滞存在气胸的风险，必须用脉搏氧饱和度仪监测氧合并听诊肺部以确定有无呼吸音不对称或减弱。为防治这种罕见的情况，胸管置入包和引流装置应该处于随时备用状态(Alderman et al.，2009；Doherty，2010)。

16. 什么是鼻部整形术?

鼻部整形术是一种重塑鼻部形态和开通气道的手术;这种手术可以在全身麻醉或辅以镇静的局部麻醉下进行(Doherty，2010；Drain & Odom-Forren，2008)。

17. 鼻部整形术后的患者需要注意什么?

患者头部应升高$30°\sim45°$，以减少肿胀和促进引流。术后可发生鼻咽部出血和分泌物增多，因此，应备有吸引和气道装置(Doherty，2010；Drain & Odom-Forren，2008)。在手术过程中，血液流到胃中可能会引发患者恶心和呕吐，需要止吐治疗。

18. 什么是抽脂术?

抽脂术是一种专门去除皮下脂肪以做外形修整的外科技术。它可以用于身体的多个部位，包括腹部、臀部、手臂和背部等。传统的技术称为抽吸辅助性脂肪切除术(SAL)，需要将含有利多卡因和肾上腺素的膨胀溶液注入脂肪组织中，然后插入套管或导管并连接到真空源进行抽吸。超声辅助抽脂

(AUR)或 VASER 抽脂是应用超声能量在吸引前分解脂肪。动力辅助抽脂(PAL)是在吸引的同时通过插入的套管往复运动机械地破坏脂肪(Drain & Odom-Forren, 2008; Logan & Broughton, 2008)。

19. 膨胀的含义是什么,它与抽脂有关吗?

膨胀的字面意思是肿胀。首先,在手术部位做小切口,用由乳酸林格氏液、利多卡因和肾上腺素组成的溶液进行浸润,使准备抽脂的手术区域肿胀,抽脂术用连接吸引器的导管进行抽吸来实现(Kucera et al., 2006; Rohrich et al., 2006)。

20. 膨胀技术的优点是什么?

这种技术的优点包括在溶液中加入肾上腺素减少失血,以及大容量低浓度的利多卡因减少了麻醉药用量,减轻了疼痛(Kucera et al., 2006)。

21. 利多卡因在抽脂术中起什么作用?

因为利多卡因的大容量浸润,关于局部麻醉药的影响引起了人们的关注,特别是在抽脂后发生死亡的案例报道之后。典型的膨胀液被稀释了 10～20 倍,同时肾上腺素引起的血管收缩限制了利多卡因吸收入循环。某些药物有可能对利多卡因的代谢有潜在的影响(Iverson & Pao, 2008; Rohrich et al., 2006; Burns & Blackwell, 2007)。

22. 抽脂术后会发生哪些并发症?

肺栓塞、脂肪栓塞、出血、隐蔽的内脏穿孔和感染均可发生。肺栓塞和脂肪栓塞是非常严重的,可能于术后短期内在恢复室内发生,表现为缺氧和心动过速,需要给氧、补液和紧急呼叫外科医师。内脏穿孔也很严重,比较典型的是发生在隐匿性疝区域,表现为心动过速、发热、腹痛和感染。很多因素可以影响并发症的发生率,如长时间手术和大容量的抽吸(总抽吸量大于 5 L),伴随体温过低均可增加并发症的风险。此外,一次实施一个以上的手术可能导致并发症发生率更高(Iverson & Pao, 2008; Lehnhardt et al., 2008; Logan & Broughton, 2008)。

23. 围麻醉期护士在抽脂术后患者护理中的作用是什么?

了解膨胀技术的类型、静脉输注量以及抽吸量对术后护理是有帮助的。监测患者有无因术中使用了利多卡因和肾上腺素而引起的心律失常。当溶液中使用肾上腺素时,血浆中利多卡因的浓度可在浸润后 10～12 h 达到峰值(Iverson & Pao, 2008)。应观察患者有无低血容量的迹象,并按情况补充液体。应监测疼痛和引流情况。任何缺氧的迹象都可能表明出严重的问题,如脂肪栓子。有些患者有留置尿管,这有助于更好地评估液体状态。

24. 抽脂术有禁忌证吗?

存在严重心血管疾病、凝血紊乱和妊娠期间的患者禁忌抽脂治疗。不允许在可能隐匿疝气的躯干瘢痕区域进行,或在增加内脏穿孔风险的放射区域中进行。脂肪抽吸不适用于治疗肥胖,而是用来治疗局部皮下脂肪沉积。男性脂肪通常分布在腹腔内脏器的周围,因此不是很好的抽脂术适用者(Logan & Broughton, 2008; Mysore, 2008)。

25. 期望抽脂术后的患者做些什么?

患者应该穿紧身服装和腹带来减少瘀伤、血肿和疼痛(Mysore, 2008)。早期,他们可能会遭受来自手术切口的血污引流。患者经常会发生脱水或可能有失血,需要补充液体。患者必须尽早走动,以防止深静脉血栓形成和肺栓塞的发生。

26. 什么是眼睑整形术?

眼睑整形术是眼睑的手术。该手术通常用于面部美容或去除遮挡视野的悬垂皮肤(Lelli & Lisman, 2010)。也可能是去除多余的皮肤和脂肪,调整肌肉和肌腱(上睑下垂手术)的手术。

27. 眼睑整形术后会发生哪些并发症?

急性并发症可能在恢复室中就表现出来,包括角膜擦伤和威胁视力的球后出血。这些并发症需要立即处理,可能需要眼科医师的协助。术后 1～6 周及以后发生的中晚期并发症包括:睑板错位、斜视、干眼症和角膜暴露;眼睑高度改变、瘢痕和水肿则是后期表现(Lelli & Lisman, 2010)。

28. 围麻醉期护士应如何护理眼睑整形术后的患者?

视力改变、过度疼痛、出血或肿胀是术后早期可能导致永久性失明并发症的重要临床线索。在这种情况下,必须及时通知整形外科医师。正常的术后处理包括头部抬高和应用冰块以减少肿胀和疼痛。可应用外科医师开具的眼科软膏来缓解眼睛干燥(Lelli & Lisman, 2010)。

29. 什么是腹部整形手术?

腹部整形术指的是针对腹部进行的整形手术,包括各种类型的手术,涉及松弛肌肉或皮肤引起的腹部畸形的外科治疗等。脂膜切除术指直接去除血管翳或在高度病态肥胖或大量减肥患者中见到的围裙样下垂畸形,包括多余的皮肤和脂肪组织。松弛或既往腹部手术造成的肌肉损伤也可通过腹部肌肉折叠修复(Logan & Broughton, 2008; Rothrock & McEwen, 2006; Burns & Blackwell, 2007)。

30. 腹部整形术后有哪些并发症?

轻微并发症包括血清肿或血肿形成,不需要干预,还有蜂窝织炎、疼痛和小伤口裂开。大的并发症包括需要手术干预的血清肿或血肿、需要住院和静脉注射抗生素治疗的脓肿、大的血清肿或血肿、明显的皮肤坏死、深静脉血栓以及肺栓塞(Logan & Broughton, 2008; Neaman & Hansen, 2007; Stewart et al., 2006)。

31. 围麻醉期护士在腹部整形术后患者护理中的作用是什么?

检查敷料和外形发现有无出血增加的迹象,并记录腹腔引流量。监测尿量以排除出血或脱水。应当对患者采取适当的保温,因为低体温可增加患者术后感染的风险并影响伤口愈合。患者应弯腰以避免腹部承受不适当的张力,除非在腹部整形术的同时进行另一个会造成该体位损伤的手术。如果有必要,可使用止吐药以避免患者干呕,因为呕吐可增加腹内压,容易导致伤口裂开。此外,应对患者进行活动、咳嗽以及深呼吸方面的指导。应给予患者有关紧身压迫衣物的指导,并使其了解术后出血和感染的征象。压迫应稳固但不能过紧(Logan & Broughton, 2008; Rothrock & McEwen, 2006; Burns & Blackwell, 2007)。

烧伤

大面积烧伤并依赖呼吸机治疗的患者经常会被从烧伤病房直接转运到手术室,并直接转回病房进行术后护理。较轻的伤员和继发于既往烧伤的重建患者将在麻醉后监护病房中进行恢复。了解有关烧伤的知识和对这些患者的护理至关重要。

32. 治疗烧伤患者需要什么样的手术?

急性烧伤患者根据烧伤的程度进行烧伤组织的切除和植皮手术。室筋膜综合征需要进行紧急烧伤手术,紧急胸壁焦痂切开术(透过烧伤皮肤的深切口)用来缓解胸壁束缚以利于呼吸,而上下肢的焦痂切开术有助于改善循环。有时候,这些手术在烧伤加强监护病房内进行,往往是在患者到达医院的早期。

33. 烧伤是如何分类的?

烧伤根据受伤深度进行分类。一度烧伤表现为疼痛和红肿,仅涉及表皮,晒伤和水疱就是一度烧伤的例子。二度烧伤表现为疼痛、发红和起疱,涉及表皮和真皮的表层。根据烧伤的程度,可能需要切除烧伤的皮肤层并植皮,以促进损伤的良好愈合。三度烧伤为表皮和真皮均受损,可能需要切达筋膜,并常规地予以植皮,初期进行的同种异体移植可能会出现凹陷。四度烧伤将深达骨骼、肌肉和肌腱(National Burn Repository, 2010)。

34. 烧伤患者死亡率的影响因素有哪些?

根据美国烧伤协会数据,高龄、烧伤范围以及呼吸道的吸入性损伤将增加死亡率(National Burn Repository, 2010)。

35. 最常见的烧伤类型有哪些?

火焰/明火伤(42%)、烫伤(31%)、接触热物体(9%)、电烧伤(4%)以及化学烧伤(3%)为最常见烧伤（National Burn Repository，2010）。

36. 围麻醉期护士在照护烧伤患者时应该了解些什么？

皮肤是人体最大的体温调节器官。烧伤破坏了身体维持正常体温的能力，因此，避免体温过低是很重要的。这可以通过对流换热器和流体加热器来实现。在烧伤的切除过程中可能会出现大量的失血，液体复苏可能需要持续到恢复阶段。应检查烧伤敷料，移植部位应避免压力和过度运动，血液透过敷料渗出提示可能需要进一步止血，可在床边或返回手术室后进行。鉴于大剂量液体复苏可能会导致肺水肿或加重最初火灾引起的肺损伤，烧伤患者还必须要监测氧合。

创伤整形外科

需要整形手术的创伤病例包含面部、上下肢和躯干。软组织创伤如撕裂伤和动物咬伤往往在急诊室治疗，除非组织创伤程度广泛，或者伤者是儿童（Burns & Blackwell，2007）。遭受高能量创伤（如机动车事故、钝性创伤、穿透性创伤、跌落等）而致面部骨折的患者视损伤情况可能存在颅神经受累或颈椎损伤。术前和术后的详细评估至关重要。整形外科医师也将协助普通外科医师、血管外科医师、神经外科医师和其他外科专家稳定和缝合复杂伤口（Doherty，2010）。

37. 最常见的需要整形手术的面部骨折是什么？

鼻部骨折是最常见的面部骨折。下颌骨骨折位列第二。包含上颌骨、颧骨复合体和额窦的颜面中部骨折也常需要整形手术（Doherty，2010）。

38. 鼻骨骨折如何治疗？

大多数鼻骨骨折采用闭合复位、夹板和鼻内充填治疗。鼻骨骨折患者的恢复与鼻整形患者的护理相似（Doherty，2010）。

39. 对于下颌骨骨折患者临床需要考虑些什么？

下颌骨是面部骨骼中最大和最坚硬的，导致下颌骨骨折所需的力量也可能会伤及颈椎。在某些下颌骨骨折中，由于对口咽后部支撑的丧失，可能会导致气道受累，因此气道管理极其重要。疼痛管理也是重要的一环。开放性伤口和手术后的口周卫生与漱口也很重要（Doherty，2010；Quinn & Schick，2004；Burns & Blackwell，2007）。

40. 什么是颌间固定，为什么它在面部骨折中很重要？

颌间固定（IMF）是重建正确的牙颌关系所必需的。处理骨折的关键部分是修复上颌和下颌牙列的咬合。在骨折部位前切开放置弓形杆，并以钢板固定。适当的咬合排列将引导骨折的正确复位。IMF可以作为一种单独的手术方法用于下颌骨骨折的闭合复位，或作为切开钢板内固定的辅助方法。IMF可导致手术后体重显著减轻（Doherty，2010；Burns & Blackwell，2007）。

41. 对下颌及上颌骨折的患者围术期护理应注意什么？

术后，弓形杆限制了张口，患者必须接受有关半流质饮食、漱口和使用抗生素的宣教（Burns & Blackwell，2007）。除了吸引和气道设备之外，在床边放置一副在紧急呼吸道情况下切断弓形杆的钢丝切割器是必不可少的。由于潜在的呼吸抑制风险，应避免过度镇静。为了排除神经损伤，应进行全面的神经学检查。由于上颌骨与眼眶的密切关系，应监测视觉和光感（Quinn & Schick，2004）。

整形外科急症

在所有的手术过程中，都可能会发生无法控制的出血。术后出血可在恢复室中发现，并且常常需要在手术室进行再次探查。应当关注皮瓣手术的并发症，进入恢复室时进行基线检查可为患者病情恶化提供关键的参考依据。室筋膜综合征、缺血和远端截肢是一些最常见的整形外科急症（Burns & Blackwell，2007）。

42. 哪些类型的断肢适合再植？

儿童的拇指、多指、掌、腕、前臂和单一指/趾适合于再植。再植术后常发生僵硬，可能明显增加患者感染的危险,因此非关键手指可被截肢,特别是如果损伤严重且患者有多种合并症时,包括吸烟(Beasley et al. , 2007)。

43. 断指再植的绝对禁忌证是什么?

根据报道,严重的合并伤、多发伤、断指部分受到挤压、全身性疾病、吸烟和高龄都是断指再植的禁忌证(Beasley et al. , 2007)。

44. 断指再植的相对禁忌证是什么?

高龄、撕脱伤、热缺血时间过长、严重污染和成人的单指断离是相对禁忌证(Beris et al. , 2009)。

45. 哪种类型的损伤预后较佳?

尖锐的切断样的断肢更有助于手术成功,因为远离切口的组织遭受损害很小。由于血管和神经的广泛损伤,挤压伤和撕脱伤预后不佳(Beasley et al. , 2007；Beris et al. , 2009)。

46. 缺血时间在断肢中扮演什么角色?

肌肉对缺血的耐受性最差,6 h后即发生不可逆变化。由于指/趾端缺乏肌肉,热缺血允许的时间长达12 h。如果断指/趾被冷藏,缺血期可延长到30 h(Beasley et al. , 2007；Beris et al. , 2009)。

47. 围麻醉期护士在护理断指再植术后的患者时应注意什么?

围麻醉期的护理对于断指再植的成功至关重要,因为再植手指后需要长时间的仔细观察。应通过检查指尖的颜色和毛细血管再充盈状况监测指/趾灌注长达48 h。再植部分应抬高并保持温暖。加热器和白炽灯可用于帮助维持体温正常(Beasley et al. , 2007；Beris et al. , 2009)。

48. 当手指苍白或发青时,围麻醉期护士应该怀疑什么?

苍白提示毛细血管充盈缓慢,动脉血栓形成和流入的动脉痉挛。指尖肿胀和青紫伴有毛细血管回流增加,提示由于敷料紧缩或静脉吻合处血栓形成而引起静脉阻塞。监测指/趾非常重要,因为血管吻合处的血栓形成是导致显微外科手术失败的主要原因(Beasley et al. , 2007；Beris et al. , 2009)。

49. 护士还应该监测哪些附加指标?

应监测温度和脉搏血氧饱和度以帮助确定指/趾的生存能力。温度下降2℃或绝对值为30℃时必须对吻合口再探查。血压的精细控制是必要的,低血压会影响灌注,高血压可能危及血管吻合。除非绝对必要,否则不应使用血管收缩剂来维持血压。手术团队应警惕与这些指标极端变化有关的问题(Beasley et al. , 2007)。

50. 断指再植的并发症是什么?

畸形愈合、骨不连、关节僵硬、肌肉挛缩、感觉不良和冷耐受不良是断指再植的常见并发症(Beris et al. , 2009)。

51. 整形手术中死亡率最高和最常见的原因是什么?

整形外科手术死亡率最高和最常见的原因是静脉血栓栓塞症(VTE)。

52. VTE 的风险分级包括什么?

风险分级包括患者相关因素的识别,如 VTE 病史、激素替代疗法、肥胖、使用口服避孕药、高龄、近期旅行、妊娠、制动、吸烟、癌症、高凝性血液病、近期心肌梗死,以及低流量状态,如充血性心力衰竭。

53. VTE 的风险防范措施有哪些?

根据患者的医疗风险因素以及麻醉的类型和时长,风险水平可从低到高。预防措施可能包括适当的体位,避免对下肢的压迫,早期活动,步行和弹力袜。患者可以根据评估按医嘱使用低分子量肝素,如依诺肝素和 Lovenox。

(唐　俊)

参考文献

Acarturk T O, Wachtman G, Heil B, et al. , 2004. Panniculectomy as an adjuvant tobariatric surgery. Annals of Plastic Surgery, 53(4), 360－366.

Alderman A, Collins D E, Streu R, et al., 2009. Benchmarking outcomes inplastic surgery: National complication rates for abdominoplasty andbreast augmentation. Plastic and Reconstructive Surgery, 124 (6),2127－2133.

American Society of Plastic Surgeons, 2015. 2015 Plastic Surgery Statistics Report. Retrieved from http://www. plasticsurgery. org/Documents/newsresources/statistics/ 2015－statistics/plastic-surgery-statsiticsfull-report. pdf.

Beasley R W, Aston S J, Bartlett S P, et al., 2007. Reimplantation of upper extremities. //C H Thorne (Ed.), Grabb and Smith's Plastic Surgery (pp. 872－ 883). Philadelphia, PA: Lippincott.

Beris A E, Lykissas M G, Korompilias A V, et al., 2009. Digit and hand replantation. Archives Orthopaedic and Trauma Surgery, 130(9), 1141－1147.

Burns J L & Blackwell S J, 2007. Plastic surgery. //C M Townsend, D Beauchamp, M B Evers et al. (Eds.), Sabiston textbookof surgery (18th ed.). Philadelphia: Saunders.

Doherty G M, 2010. Current diagnosis and treatment insurgery (13th ed., pp. 1092－1131). New York: McGraw Hill.

Drain D B & Odom-Forren J, 2008. Care of the plastic surgicalpatient. //C B Drain & J Odom-Forren (Eds.), PeriAnesthesianursing: A critical care approach (5th ed., pp. 600－606). Philadelphia, PA: Saunders.

FDA Update on the Safety of Silicone Gel-Filled Breast Implants. Retrieved from http://www. fda. gov/ downloads/MedicalDevices/ProductsandMedicalProcedures/.

Gabriel S E, Woods J E, O'Fallon M W, et al., 1997. Complications leading to surgery afterbreast implantation. The New England Journal of Medicine, 336 (10), 677－682.

Gillies H D, 1983. Plastic surgery of the face: Based on selectedcases of war injuries of the face, including burns. London: GowerMedical.

Iverson R E & Pao V S, 2008. Liposuction. Plastic and Reconstructive Surgery, 121(4), 1－11.

Kucera I J, Lambert T J, Klein J A, et al., 2006. Liposuction: Contemporary issues for theanesthesiologist. Journal of Clinical Anesthesia, 18, 379－387.

Lehnhardt M, Homann H H, Daigeler A, et al., 2008. Major and lethal complications of liposuction: Areview of 72 cases in Germany between 1998 and 2002. Plastic and Reconstructive Surgery, 121(6), 396e－403e.

Lelli G J & Lisman R D, 2010. Blepharoplasty complications. Plastic and Reconstructive Surgery, 125 (3), 1007－1017.

Logan J M & Broughton G, 2008. Plastic surgery: Understandingabdominoplasty and liposuction. American

Operating Room Nurses, 88(4), 587－600.

Mysore V, 2008. Tumescent liposuction: Standard guidelines of care. Indian Journal of Dermatology, 64, S54－S60.

Nathan B & Singh S, 2001. Postoperative compression after breastaugmentation. Aesthetic Plastic Surgery, 25, 290－291.

National Burn Repository, 2010. Report of data from 2000－2009. Retrieved from http://www. ameriburn. org/2010NBRAnnualReport. pdf? PHPSESSID = ce64ea7ff815bc28289479bc98b52ed2.

Neaman K C & Hansen J E, 2007. Analysis of complications fromabdominoplasty: A review of 206 cases at a university hospital. Annals of Plastic Surgery, 58(3), 292－298.

Plastic surgery, 2015. Retrieved from http://en. wikipedia. org/wiki/Plastic_surgery.

Quinn D M & Schick L, 2004. Plastic and reconstructive surgery. PeriAnesthesia Nursing Core Curriculum. Preoperative, Phase Iand Phase II PACU Nursing. St. Louis, MO: Saunders/Elsevier.

Rohrich R J, Leedy J E, Swamy R, et al., 2006. Fluid resuscitation in liposuction: A retrospective review of 89consecutive patients. Plastic and Reconstructive Surgery, 117(2),431－435.

Rothrock J C & McEwen D R, 2006. Plastic and reconstructivesurgery. //S K Chandler (Ed.), Alexander's care of the patient insurgery (13th ed., pp. 863－905). Philadelphia, PA: Saunders.

Stewart K J, Stewart D A, Coghlan B, et al., 2006. Complications of 278 consecutiveabdominoplasties. Journal of Plastic Reconstructive Anesthetic Surgery, 59 (11), 1152－1155.

参考书目

Bogan V B, 2012. Anesthesia and safety considerations for officebasedcosmetic surgery practice. AANA Journal, 80 (4), 299－305.

Koolen P, Ibrahim A M, Kim K, et al., 2014. Plastic selection optimization following combinedabdominal procedures: Analysis of 4925 patients undergoing pannuculectomy/ abdominoplasty with or without concurrent herniarepair. Plastic & Reconstructive Surgery, 134(4): 539e－550e.

Sagrillo D, 2012. 14 tips on optimizing your healing after aesthesticprocedures. Plastic Surgical Nursing, 32 (4), 171－172.

Vasconez H C & Habash A, 2010. Plastic and reconstructivesurgery. //G M Doherty (Ed.), Current diagnosis and treatment insurgery (13th ed., pp. 1092－ 1131). New York: McGraw-Hill.

第 25 章　牙科与口腔颌面外科手术

Lynnae E. Elliotte, RN, CCRN, CPAN

牙科手术包括口腔和颌部的手术。口腔颌面（OMF）是牙科的专业，包括口腔、牙齿、面部和颈部等问题的诊断和治疗。此外，OMF 的专长包括对疾病、创伤，或者包含硬组织和软组织的功能和美学方面任何缺陷的外科和辅助治疗（D'Silva，2014）。

1. 口腔颌面外科的历史

OMF 专业的起源和发展与战争年代有关。口腔颌面外科的历史起源于美国内战，与联盟和邦联军队中治疗面部骨折有关（OMFS Foundation，2015）。20 世纪初，口腔颌面外科医师首创了腭裂和其他面部重建手术，至 20 世纪 20 年代，这些创新成为当今整容外科专业的基础（OMFS Foundation，2015）。随着 20 世纪的进展，到 21 世纪，从自"二战"到伊拉克战争里受伤的士兵中汲取经验，OMF 专业不断发展。技术的进步，诸如使用颌间固定（IMF）螺钉取代弓形杆处理颌骨骨折，以及使用三维（3D）模型的虚拟计划手术来提高诊断和治疗计划的准确性等技术都在持续的进展。

2. 与 OMF 专业相关的手术有哪些类型？

D'Silva 在 2014 年提出了有关 OMF 的八种手术类型。其诊断和/或治疗包括：① 牙槽问题；② 头颈部良性和非良性病变；③ 先天性颅面畸形；④ 口腔颌面部软组织和硬组织创伤；⑤ 慢性面部疼痛障碍；⑥ 颞下颌关节（TMJ）；⑦ 限于头颈部的美容外科手术；⑧ 牙齿种植。此外，OMF 的应用范围分为四类：① 牙颌面整形外科；② 面部创伤；③ 口腔恶性肿瘤；④ 重建手术（D'Silva，2014）。

3. 什么是腭裂和唇裂？有什么手术可以选择？

包括口腔顶部的左右两侧和嘴唇在内的面部区域在妊娠早期已开始发育。如果面部和口腔的这些区域不能正确地结合在一起，结果可能就是裂缝。造成这种畸形的原因有染色体异常、暴露于致畸物质、遗传异常或环境因素（Lippincott Advisor，2015a）。在没有修复或固定的情况下，患者可能会面临各种并发症，这取决于裂缝的类型和严重程度。梅奥诊所（2015）列出了五个唇裂（合并或未合并腭裂）相关的并发症。第一个问题是喂养困难，腭裂可能造成吸吮困难。第二个并发症是耳部感染和听力损失，腭裂令婴儿面临中耳积液和听力丧失的危险。如果裂缝向上牙龈延伸，患者可能会出现牙齿问题。上颚的结构与发声有关，所以腭裂会妨碍患者正常语言的能力。最后，由于外观异常、大量的治疗和照护压力，罹患唇腭裂的儿童可能面临社会、情感和行为方面的问题。

唇腭裂的治疗是跨学科、多模式和分时间段的。治疗涉及手术修复缺陷和改善各种相关情况（Mayo Clinic，2015）。手术治疗可分为唇裂修复术、腭裂修复术、耳管置入术和面部手术四个领域。梅奥诊所描述了每种治疗方法：

- 唇裂修复术包括从唇裂两侧制作皮瓣，然后将皮瓣缝合在一起。最初的鼻部修复也可以同时进行。手术通常安排在出生后 12 个月内进行。
- 腭裂更依赖于患者的情况。手术方案取决于上颚分离的程度和软硬腭的受累程度。在腭裂两侧做切口，将组织和肌肉重新定位，缝合关闭。通常在出生后 18 个月时手术，如果可能的话可以更早。
- 放置耳管可以减少慢性中耳积液的风险，后者与听力损失有关。手术时间最好在出生后 6 个月内。

- 面部手术是为了改善口部、嘴唇和鼻子的外观。通常在 2 岁到接近 20 岁间实施手术。

4. 什么是植牙,什么时候实施?

种植牙与天然牙齿有许多相似之处,被用以取代单个或多个缺失的牙齿。Lippincott Advisor (2015B)描述了种植牙具有三个部分。首先是金属构成的牙根,通常是钛。它可以放置在颌骨内或颌骨的骨膜下。最常见的类型是颌骨内种植,其形状像螺钉。种植体需要时间来完成骨整合的过程,意味着与骨质的结合。时间要满足骨在种植体周围愈合和生长,使种植体更为坚固。

一旦骨结合发生,种植体就要为种植牙的下一部分做好准备,即支柱,也称为基牙。根据美国种植牙学会(2015),基牙是安置在牙种植体顶部或内置于牙种植体顶端的连接器,将种植体与人工牙连接起来。最后将牙冠放在基牙上。牙冠是一种人工的牙齿,与患者自身的牙齿相匹配。

5. 什么是颞下颌关节紊乱及其治疗的手术方式?

颞下颌关节紊乱(TMD)是一种累及下颌关节和周围肌肉的下颌疾病。TMD 可能是由关节炎、创伤,或由受压、牙关紧闭、磨牙或不恰当咬合联合所引起。主要症状是患侧脸部下颌肌肉的钝痛,咀嚼时会加重。此外,患者还可能有头痛和颈部后部的疼痛(Lippincott Advisor,2015C)。

非手术治疗是常用的治疗手段。建议使用药物治疗疼痛,并练习下颌运动和指导放松颚肌。为患者定制咬合板和夹板,以防止患者磨牙。

TMD 极少需要外科治疗,但 OMF 外科医师有以下手术可选择:关节镜、关节成形术、全关节置换和部分关节置换。手术适用于当患者的关节内出现机械问题时,以及其他保守治疗无效时(Walter Lorenz Surgical,2015)。

关节镜是在关节内置入的一种小型内镜,用于诊断目的并治疗炎症和严重的关节盘问题。这种手术还可以解决瘢痕组织(粘连)和软骨过厚。关节成形术可用于更严重的关节盘疾病,包括关节盘的修复、复位或切除(Walter Lorenz Surgical,2015)。

关节置换适用于严重的关节盘和髁状突晚期退行性变、关节内和周围的肿瘤、关节严重的骨质改变,及由于出生缺陷造成的关节发育异常。关节置换可以是部分或全部的。该系统是一个球窝关节假体,由金属髁植入体、塑料聚乙烯窝植入体和钛合金螺钉三部分组成(Walter Lorenz Surgical,2015)。

6. 什么是正颌外科?

正颌外科又被称作矫正颌骨外科。这种类型的 OMF 手术被用来矫正一系列轻微和严重的骨骼和牙齿异常,包括颌骨和牙齿的错位[American Association of Oral and Maxillofacial Surgeons (AAOMS),2015]。通过手术矫正面部错位和骨骼异常,患者的外观可能会改善,但是正颌手术可用来纠正功能性问题(AAOMS,2015)。

7. 举例说明正颌外科可以治疗的问题?

需正颌外科治疗的状况包括但不限于覆咬合、反颌、内咬、小颏、突型下颏、颌面部创伤、张口呼吸和睡眠呼吸暂停。手术可以改善咀嚼、讲话和呼吸(AAOM,2015)。

8. 牙科和 OMF 专业的创新如何改善患者的预后?

有几个因素导致了疗效不佳,包括外科医师依赖于二维(2D)成像来制订 3D 问题的治疗方案;难以评估术中定位、投影以及重新定位或畸形的骨骼解剖结构的对称性;包括眼眶、下颌骨髁突和颅底的深部骨骼轮廓视觉效果较差;下颌和牙齿相互的位置及相对于颅底在前后方、垂直面和矢状面上的变化;头部位置和颅面部发育的变化以及不成比例的生长(Bell,2010)。OMF 专业已经结合了数字时代和现代计算机技术。从计算机辅助设计/计算机辅助制造(CAD/CAM)到手术导航到机器人手术,外科手术与数字技术的合作已经逐渐成为 OMF 实践中不可缺少的一部分,且具有更高的准确性、安全性和简单性(Yu,2013)。

9. OMF 与虚拟计划

为建立一个治疗 OMF 问题的方案,常规的方案包括使用 X 线头部测量分析和在安装于咬合架的牙颌模型上进行模拟手术(Stokbro et al.，2015)。目前虚拟手术计划允许在三维空间内进行精确分析，准确地反映临床情况(Stokbro et al.，2015)。这都可通过 CAD/CAM 软件完成。"CAD/CAM 软件使临床医师能够向计算机工作站以 DICOM(医学数字成像和通信)格式输入二维计算机断层扫描(CT)数据，生成一个精确的骨骼和软组织解剖学 3D 模型"(Bell，2010)。为了治疗计划目的，这个数据集也可以用来创建光固化成形模型或者可以进行分割、反射或插入特定的解剖区域等操作(Bell，2010)。

10. OMF 与导航

"计算机辅助导航首创于神经外科和整形外科中，在颌面手术中得到了认可，并应用于越来越多的手术"(Yu，2013)。术中导航类似于汽车常用的 GPS 系统，由三个主要部件组成：定位器，类似于太空中的卫星；手术探头设备，类似于车辆中 GPS 发射跟踪波的装置；相当于道路地图的 CT 扫描或磁共振成像(MRI)数据集(Bell，2010)。该系统提供标记和植入物之间的精确定位，误差仅 1～2 mm(Bell，2010)。

11. OMF 与机器人

"机器人"手术的想法是由美国国家航空航天局(NASA)于 1972 首次提出，用以为轨道运行中的宇航员提供远程手术治疗(Borumandi et al.，2012)。由于微创手术的快速发展和现有仪器的缺点，20 世纪 80 年代机器人技术在外科手术中得到了进一步发展(Borumandi et al.，2012)。在头颈外科中，为尽量减少外科手术的创伤，OMF 中已经引入了机器人辅助手术。在过去，由于担心周边的可视化程度、对重要结构的损伤以及实际仪器有限的实用性，一般避免使用微创方法(Borumandi et al.，2012)。经口机器人手术(TORS)为外科医师提供了更精确、更灵敏及更灵活的治疗方法，克服了传统方法面临的挑战(Yu，2013)。在 OMF 手术中 TORS 用于以烧灼和激光方式切除或完全切除癌症，特别是对于早期肿瘤。这种方法创伤较小且缩短了手术时间。

12. OMF 与肿瘤

在肿瘤学方面，手术是多功能的，既可以是保护性的，也可以是修复性的(Yu，2013)。在肿瘤学领域，后者的例子有在切除肿瘤后修复上颌和下颌(Yu，2013)。"常规手术，包括用假体进行的修复，常常在受影响的部位留下缺口，还有咬合和咀嚼不良"(Yu，2013)。现代技术采用带血管蒂复合腓骨瓣，结合种植牙，可成功地恢复语言、咀嚼功能并改善面部美学。

13. OMF、骨移植和骨移植替代物

由于牙齿拔除、牙龈疾病或外伤，颌骨会随着时间的推移或萎缩或被重新吸收。这使得手术区域由于缺乏足够数量和质量的骨质而无法种植牙齿，在过去这些患者不会成为种植牙的合适对象。现在，骨移植被用作填充物和支架以帮助骨形成并促进伤口愈合(Kumar，Vinitha & Fathima，2013)。

"骨移植材料通常具有一种或者几种成分：骨传导基质以支持新骨的生长；骨诱导蛋白支持未分化细胞有丝分裂；骨原细胞(成骨细胞和破骨细胞的前体)在适当的环境中能形成骨"(Finkemeier，2002)。基于这些成分，如果给予骨组织生长所必需的空间，它就具有天然的再生能力。骨移植是使用其他材料替代缺损骨的手术。随着天然骨的生长，它有能力完全代替移植材料，最终形成完全整合的新骨区域(Kumar，Vinitha & Fathima，2013)。

移植骨可从多种类型和组织来源中获得。自体移植是一种自体的或取自患者自己身体的自体骨移植。自体移植的优点是没有排斥反应的风险。缺点是患者需接受额外部位的手术以及相关的术后并发症。所有的骨骼在移植部位都需要血液供应，并且有些需要额外的血液供应，这取决于移植部位的位置和移植物的大小(Kumar，Vinitha & Fathima，2013)。对于这些类型的移植物，需要将一部分的骨膜和伴随的血管连同供体骨一起取出，这种移植物被称为游离骨瓣移植(Kumar，Vinitha & Fathima，2013)。

同种异体移植是取自人体尸体或活体供体的骨移植物。有三种类型的同种异体骨可用：新鲜冰冻骨(FFB)、冻干同种异体骨(FDBA)或脱钙冷冻干

燥骨（DFBDA）（Kumar，Vinitha & Fathima，2013）。异种移植物是取自非人类物种如牛的骨移植物。这种类型骨移植的优点是无须第二个手术部位。缺点是疾病传播的风险。

骨移植替代物可取自多种来源。生长因子增强移植物是利用重组 DNA 技术，结合人生长因子或骨形态发生蛋白（BMPs）与载体介质（如胶原）来制作（Kumar，Vinitha & Fathima，2013）。用于牙周再生的异体移植物通常分为两大类：陶瓷和聚合物。大多数情况下使用陶瓷基骨移植替代物，通常单独使用或与另一种材料结合使用。这是由羟基磷灰石制成，为一种天然存在的矿物质（骨的主要矿物质成分），由于其骨传导、硬度和骨的可接受性，目前使用最为广泛（Kumar，Vinitha & Fathima，2013）。一个基于陶瓷的骨移植材料的例子是骨单位，这是一种取自海珊瑚的独特产品。聚合物基骨移植替代物可分为天然聚合物和合成聚合物，然后细分为可降解和不可降解类型（Kumar，Vinitha & Fathima，2013）。聚合物的优点是可被身体吸收，这意味着身体能够自行愈合而没有异物残留（Kumar，Vinitha & Fathima，2013）。

14. OMF 与干细胞

干细胞是一类独特的细胞，具有自我更新的潜能，可产生一种或多种不同的细胞类型（Sunil et al.，2012）。干细胞因其有能力通过有丝分裂进行更新并且保持未分化状态而著称（Sunil et al.，2012）。这对于置换和修复口腔颌面结构甚为理想。口腔颌面结构由于面部表情、发音、咀嚼和吞咽等功能而错综复杂。它是由软组织和硬组织形成的复杂解剖结构。干细胞、仿生材料和生长因子是通过口腔颌面结构再生形成这些 3D 结构的理想方法（Sunil et al.，2012）。

口腔干细胞的来源可以从骨髓、脂肪组织与口腔和颌面部区域的干细胞获得（Sunil et al.，2012）。骨髓细胞可从胸骨或髂嵴获取，脂肪组织可以从脂肪切除术或抽脂吸取中大量获取（Sunil et al.，2012）。口腔区域的干细胞可从牙髓、牙囊、根尖乳头和牙周韧带中获取（Sunil et al.，2012）。

15. Le Fort 1、Le Fort 2 和 Le Fort 3 手术间有何差异？

根据 Merriam - Webster 医学词典（2015），截骨术是一种将骨头切开或切除一部分骨头以矫正畸形的外科手术。Le Fort 手术是诸多矫正面部畸形的截骨术中的一种。Le Fort 截骨术是一种"沿着 Le Fort 描述的经典骨折线进行的截骨术，用于矫正上颌骨骼畸形；根据位置分类为 Le Fort 截骨术 1，上颌骨低位；2，鼻眶上颌锥状部分；或 3，上颌骨高位"（Osteotomy，2015）。Schick 和 Windle（2016）提出其他类型的截骨术，包括下颌矢状劈开用以矫正凸颌，节段性牙槽骨切开术用于齿槽和牙齿的重新定位，以及滑动斜截骨和垂直截骨术重新定位下颌骨用以矫正下颌骨前突。

16. 对比描述弓形杆与 IMF 螺钉在颌面部损伤中应用。

Nilesh 和 Karandikar（2011）注意到 IMF 是治疗颌面部损伤的基本原则。颌间固定为面部形态和功能提供了基础，传统治疗颌面部创伤患者的技术包括弓形杆和牙科结扎。传统技术在无牙、部分牙或牙列受损患者中使用可能是无效的（Nilesh & Karandikar，2011）。弓形杆技术的其他缺点包括外科医师穿透损伤的风险、口腔卫生受损、软组织损伤，以及放置和移除的手术时间过长（Nilesh & Karandikar，2011）。

IMF 螺钉在治疗颌面损伤治疗中的应用是基于降低手术室占用时间和易于放置，还可将穿透伤的风险降至最低（Nilesh & Karandikar，2011）。常规 IMF 螺钉的并发症包括在安置前需要钻孔，螺丝和钢丝可能会松动，牙根折断或者穿透，误吞或误吸器材（Nilesh & Karandikar，2011）。第二代螺丝做了改进，比如自攻螺丝，不再需要钻孔，为外科医师提供了更大程度的触觉反馈，以提供在牙根损伤发生前更改部位的机会（Nilesh & Karandikar，2011）。

17. 对于 OMF 或者牙科手术的患者，术前护理需要考虑些什么？

术前护理主要考虑与患者术后病程相关的术前

上　篇
中　篇
下　篇

准备。由于牙科和 OMF 手术部位的不同,所以必须为患者做影响他/她的气道和呼吸的准备。预期的手术可能阻碍或改变正常的呼吸模式,导致患者由于不能用口和鼻呼吸而感觉憋气(Schick & Windle, 2016)。

Schick 和 Windle(2016)还提到其他可能将患者置于更大手术风险中的术前考虑。一个考虑是心脏病史,包括心脏移植或者瓣膜置换,以及安装植入物的患者如大关节置换或者人工植入物等。每个此类患者都需要预防性使用抗生素。其他考虑有头颈部接受放疗的癌症患者。由于唾液腺萎缩,患者的唾液量减少,这将需要唾液替代品和预防龋齿。最后要考虑患者的营养状态。外科手术可能导致咀嚼和吞咽困难。此外,疼痛可能引起不能进食,从而干扰患者满足其热量需求的能力。

Schick 和 Windle 还提及的其他考虑包括患有凝血病、出血性疾病和免疫性疾病的患者,创伤患者,慢性疼痛患者,以及发育不良患者。这些考虑具有其自身特点,需要个体化的术前考虑,以致力于促进最佳的手术结果。

18. 对于 OMF 或者牙科手术的患者,术后护理需要考虑些什么?

即刻的术后护理首先包括有效的气道管理和观察可能的气道和心脏并发症。出血风险与术后吞咽血液引起的恶心呕吐相关联。

Schick 和 Windle 注意到,理想的麻醉后护士护理交接应该包括来自手术和麻醉团队的以下信息:使用的任何植入物或假体、夹板的位置和类型、移除包扎的部位和计划、口腔缝线的位置和护理。此外,如果患者有固定的钢丝,麻醉后护士需要明确随时可以取得钢丝钳和剪刀,何时正确地切断钢丝,何时需要切断哪些钢丝。

疼痛管理是术后管理不可或缺的组成部分,必须从术中就开始。局部麻醉与全身麻醉的结合可以将术后早期的疼痛和术野出血减至最少(Schick & Windle, 2016)。此外,由于减少了手术刺激,辅用局部麻醉可减少麻醉药用量(Schick & Windle, 2016)。选择长效局麻药联合肾上腺素在手术部位浸润可为患者提供长达 8 h 的镇痛(Schick &

Windle, 2016)。其他疼痛管理方式包括使用阿片类和非甾体抗炎药如酮咯酸。

术后患者体位采取床头抬高 30°,有利于口腔引流,减轻术后手术部位的水肿。手术时间越长,水肿将越严重,包括嘴唇水肿。由于局部麻醉药的不良反应、操作引起的肿胀或者严重的疼痛,患者可能难以吞咽,出现流涎和分泌物过多(Schick & Windle, 2016)。

口腔卫生是此类患者群体的首要任务,但一定要仔细,不要破坏凝血块(Schick & Windle, 2016)。口腔卫生在术后立即开始,包括轻柔擦拭口腔和保持嘴唇湿润。根据需要使用尖端柔软的吸管做吸引。当患者准备好时,口腔吸引的工作可以由患者自行完成。

由于 OMF 手术部位原因,手术部位很少使用敷料覆盖。口腔内不需要覆盖,当口腔内用覆盖物时,可能是湿的纱布海绵(Schick & Windle, 2016)。OMF 患者的可见敷料有外部支撑敷料,如加压颈带、泡沫胶带或头套(Schick & Windle, 2016)。

术后护理需要考虑的另一个问题是水肿。除保持床头抬高 30°以外,可给予类固醇激素。使用类固醇激素治疗水肿对于减少炎症反应的有效性仍存争议(Schick & Windle, 2016)。另一个减轻水肿的常用治疗方法是冰袋。尽管冰袋能减缓手术部位的血流,但患者必须在使用前与外科医师确认(Schick & Windle, 2016)。一旦冰袋被去除,可能会导致反跳作用,或者由于其血管收缩作用,冰袋可能会损伤皮瓣(Schick & Windle, 2016)。

19. OMF 手术有关的患者宣教是什么?

患者宣教是 OMF 患者手术经历的重要组成部分。大多数情况下,管理患者术后病程中的焦虑和任何相关期望是最重要的。患者无法呼吸直接与患者的焦虑有关。Schick 和 Windle(2016)提到,根据手术的类型和部位,护士需术前解释并明确患者在手术过程中应该知道什么。这种宣教包括手术部位水肿,积极的口腔护理,以及特定的营养及饮食改变。确认和确保患者的理解对最佳的手术效果有很大的帮助。

Schick 和 Windle（2016）列举了对这类患者术后宣教的结果，包括口腔卫生、自己吸引和处理口腔分泌物、避免口内液体和食物的温度过高或过低，以及小心不去做产生负压的动作，例如擤鼻涕和用吸管饮水。如果可以，需要对带子或钢丝进行护理。呕吐和气道窘迫是下颌间或上下颌间固定患者剪断钢丝的两个指征，因此患者需要知道如何剪断钢丝，并在任何时候确保钢丝剪就在身边（Schick & Windle，2016）。

（周国霞　唐　俊）

参考文献

American Academy of Implant Dentistry，2015. Retrieved from http://www. aaid-implant. org/about-dental-implants/what-aredental-implants/.

American Association of Oral and Maxillofacial Surgeon，2015. Retrieved from http://myoms. org/procedures/corrective-jawsurgery.

Bell R B，2010. Computer planning and intraoperative navigation incranio-maxillofacial surgery. Oral and Maxillofacial Surgery Clinics of North America，22(1)，135 - 156. doi：10. 1016/j. coms. 2009. 10. 010.

Borumandi F，Heliotis M，Kerawala C，et al.，2012. Role of robotic surgery in oral and maxillofacial, and headand neck surgery. British Journal of Oral and Maxillofacial Surgery，50(5)，389 - 393. doi：10. 1016/j. bjoms. 2011. 06. 008.

D'Silva J，2014. History，training and scope of oral and maxillofacial surgery [Slideshare presentation]. Retrieved from http://www. slideshare. net/joedsilvain/maxfac.

Finkemeier C G，2002. Bone-grafting and bone-graft substitutes. Journal of Bone and Joint Surgery，84(3)，454 - 464. Retrieved from http://jbjs. org/content/84/3/454.

Kumar P，Vinitha B & Fathima G，2013. Bone grafts in dentistry. Journal of Pharmacy and Bio allied Sciences，5(5)，125 - 127. doi：10. 4103/0975 - 7406. 113312.

Lippincott Advisor，2015a. Cleft lip and palate, pediatric. Wolters Kluwer Clinical Drug Information. Retrieved from http://advisor. lww. com/lna/document. do? bid = 4 & did = 461948 & hits = cleft, lip.

Lippincott Advisor，2015b. Dental implants. Wolters Kluwer Clinical Drug Information. Retrieved from http://advisor. lww. com/lna.

Lippincott Advisor，2015c. Temporomandibular joint (TMJ) disorders. Wolters Kluwer Clinical Drug Information. Retrieved from http://advisor. lww. com/lna/document. do? bid = 19 & did = 457792 & hits = tmj, tmjs, dysfunction, joint, temporomandibular.

Mayo Clinic，2015. Diseases and conditions：Cleft lip and cleft palate. Retrieved from http://www. mayoclinic. org/diseasesconditions/cleft-palate/basics/complications/con - 20024619.

Nilesh K & Karandikar S，2011. IMF screws as an alternative to archbar fixation in management of mandibular fracture. International Journal of Dental Clinics，3(1)，82 - 83. Retrieved from http://intjdc. org/index. php/intjdc/article/view/110/pdf.

OMFS Foundation，2015. Retrieved from http://www. omsfoundation. org/history.

Osteotomy，2015. In Merriam Webster Dictionary. Retrieved from http://www. merriam-webster. com/medical/osteotomy.

Schick L & Windle P，2016. Perianesthesia nursing corecurriculum：Preprocedure, phase I and phase II PACU nursing. St. Louis, MO：Elsevier.

Stokbro K，Aagaard E，Torkov P，et al.，2015. Surgical accuracy of three-dimensional virtual planning：A pilot studyof bimaxillary orthognathic procedures including maxillary segmentation. International Journal of Oral Maxillofacial Surgery，45(1)，8 - 18. doi：10. 1016/j. ijom. 2015. 07. 010.

Sunil P M，Manikandhan R，Muthu M S，et al.，2012. Stemcell therapy in oral and maxillofacial region：An overview. Journal of Oral Maxillofacial Pathology，16(1)，58 - 63. doi：10. 4103/0973 - 029X. 92975.

Walter Lorenz Surgical，Inc.，2015. Total TMJ Replacement System Patient Information. Retrieved from http://www. fda. gov/ohrms/dockets/dockets/05 m0399/05 m - 0399 - aav0001 - PMA - 03 - Labeling - 02 - vol1. pdf.

Yu G - Y，2013. Oral and maxillofacial surgery：Current and future. Annuals of Maxillofacial Surgery，3(2)，111 - 112. doi：10. 4103/2231 - 0746. 119209.

第 26 章 内分泌系统

Kathleen DeLeskey, DNP, RN, CNE, FJBI

前言

内分泌系统由分泌激素的内分泌腺构成,包括下丘脑、脑垂体、松果体、甲状腺、甲状旁腺、胸腺、肾上腺、胰腺、卵巢以及睾丸。通过分泌适当的激素,内分泌腺可以分化发育婴儿中的各个系统、刺激人体生长和发育、协调人类的生殖系统、维护机体内环境以及引发机体对紧急需求的回应。激素调控的改变,可导致细胞内、外的失调,进而威胁患者的健康,特别是患者处于如手术等应激情况下。因此,当机体受到外科创伤刺激时,对患有内分泌疾病或可能有内分泌疾病风险患者的术后护理需要更加谨慎(Lewis et al.,2007)。

1. 何为尿崩症和它将如何影响术后患者?

尿崩症是由抗利尿激素分泌不足或者肾脏对其反应减少造成的。脑垂体后叶分泌抗利尿激素,所以影响脑垂体的疾病可能导致尿崩症。排尿量增加可导致体液和电解质的失衡。中枢性(神经性)尿崩症是由干预抗利尿激素合成、运输以及释放的器质性病变引起的。肾源性尿崩症是由肾脏对抗利尿激素反应降低引起的。精神性尿崩症与饮水增加有一定的联系,可能由神经精神问题引起。尿崩症在临床上表现为烦渴和多尿。颅内手术可促使尿崩症的发生,尿崩症的发生通常分为三期。在最初的急性期,患者表现为突发多尿。在这些患者中,尿崩症常常是持久性的。如果液体摄入赶不上尿液的丢失,就会发生严重的液体容量不足伴高钠血症和低血容量性休克。

2. 甲状腺功能亢进患者术后面临哪些风险?

由于手术切除甲状腺是甲状腺功能亢进患者的推荐疗法,所以如果患者既往已经做出甲状腺功能亢进的诊断,那么甲状腺功能亢进的患者并不会很多。不过,如果碰到这样一个患者,以下信息可能对患者的管理有所帮助。

甲状腺功能亢进患者在应激情况下可能面临风险。手术创伤应激可能导致甲状腺中毒危象,有时也称为甲状腺风暴,这种情况下,所有甲状腺功能亢进的症状就会变得十分严重。甲状腺中毒危象的症状和体征包括心动过速、心功能衰竭、躁动、恶心和呕吐、烦躁不安、谵妄、癫痫和昏迷。治疗呼吸窘迫、降低体温以及补液至关重要,安静凉爽的环境可能帮助缓解躁动状态。经常对甲状腺功能亢进患者进行全面的评估有助于早期识别甲状腺中毒危象和及早治疗。

3. 如何护理甲状腺切除后的患者?

甲状腺切除术是指全部或部分切除甲状腺。通常保留甲状旁腺,以防低钙血症的发生。由于甲状腺非常靠近气道,所以术后护理需要注意保持良好气体交换。低钙血症会导致患者易怒和抽搐。喉返神经受损是甲状腺切除术的并发症之一。术后护理包括:

- 密切关注由出血、误吸以及肿胀引起的呼吸困难。
- 观察提示存在低血钙的症状。
- 应用湿化氧气使气道凉爽和最大程度降低气道水肿。
- 保持半坐卧式姿势并支撑好头部。
- 监测生命体征,协助发现失血症状。
- 仔细观察是否存在频繁的吞咽动作,频繁吞咽可能提示出血。
- 注意观察是否存在颈部肿胀和声音的变化。

- 将气管切开包放在患者附近，以备紧急使用。

4. 甲状腺切除术患者会发生甲状腺中毒危象吗？

甲状腺切除术是甲状腺功能亢进症患者在其他疗法无效后的根治性治疗方法。甲状腺切除术的术后并发症包括由肿胀引起的气道受损或误吸的风险。如果术中不经意间损伤了甲状旁腺，就可能发生低钙血症、大出血、感染和甲状腺中毒危象。甲状旁腺受损的症状和体征特征包括喘鸣，喘鸣可能提示存在手足搐搦，需要进行治疗。甲状腺切除术术后的患者护理包括：

- 经常评估气道是否存在肿胀、出血、窒息或血性引流征象。
- 患者保持半坐卧位并用枕头支撑头部。
- 避免颈部前屈。
- 检查是否存在手足搐搦的征象（脚趾、手指和嘴巴周围有刺痛感或者抽搐）。
- 观察是否有低钙击面征（Chvostek 征）和低钙束臂症（Trousseau 征）。
- 控制术后疼痛。

5. 如果手术患者的甲状腺功能减退症，应该如何护理？

甲状腺功能减退症在 60 岁以上的女性中最为常见，由血液循环中甲状腺素含量不足引起。该病会引起疲惫和嗜睡。甲状腺功能减退患者通常伴有心肌收缩力减退，导致心排血量减少。如果患者伴随其他心血管疾病或术中发生急性失血，可能导致血流动力学不稳定。需要不断监测患者的生命体征，因为手术应激反应可能会影响心排血量。低体温可能导致代谢率增加，术后保温应当可以避免代谢率增加。仔细评估体液状态，避免体液过多和增加心脏系统负担。甲状腺功能减退症也可能导致患者对阿片类药物和麻醉性药物的敏感性明显增加，因此，给予上述药物时应小心谨慎。

在甲状腺功能严重减退症的患者中，应用阿片类药物、巴比妥类药物或手术创伤可促使患者突然进入昏迷状态。低体温、低血压和低通气是即将发生昏迷的典型特征。观察所有预示机体可能不稳定的症状和体征，并准备好为患者提供适当的治疗。

6. 甲状旁腺功能亢进症患者在手术切除甲状旁腺组织后的护理应该注意哪些问题？

如果运用微创外科技术，30 min 以内即可完成手术，而且术后症状即刻减轻。甲状旁腺切除患者发生低钙血症的风险明显增加。低血钙可导致肾脏功能紊乱，包括结石、胃肠道溃疡以及骨质脱钙。由于手术部位靠近气道，所以仔细监测气道和呼吸非常重要。此外，必须监测体液和电解质，以保证充足的水合及肾排出量。像恶心、呕吐等可能加剧脱水的任何并发症都应当及时汇报。低钙血症的症状和体征包括易怒、抽搐以及手足痉挛（Den Brinker et al.，2008）。

7. 何为糖尿病酮症酸中毒？术后患者是否存在糖尿病酮症酸中毒的风险？

糖尿病酮症酸中毒是糖尿病的急性并发症，表现为酮尿、高血糖、脱水及酸中毒。除胰岛素分泌不足外，通常与糖尿病酮症酸中毒相关的两个因素是禁饮食和脱水。严重的高糖血症可迅速进展为糖尿病酮症酸中毒、昏迷和死亡。绝大多数患者术前已经禁饮食，如果术中液体补充不够，患者术后可能继续脱水。糖尿病酮症酸中毒患者在临床上表现为烦渴、多尿、嗜睡以及呼吸中含丙酮气味。腹痛、战栗和呕吐也可能发生。血糖总是升高，可高达 1 000 mg/dl。手术创伤直接刺激机体，可导致血糖升高。因此，应该密切监测糖尿病患者的血糖水平。当非糖尿病患者术后出现此类症状时，应当评估患者是否存在糖尿病，因为未明确诊断的糖尿病患者存在更高的风险。护士应当评估患者是否存在脱水、代谢性酸中毒以及由此导致的生命体征改变。治疗方法包括静脉输液补充液体丢失、应用胰岛素促使葡萄糖进入细胞内以及评估和治疗电解质失衡。

8. 1 型糖尿病患者术后应该做些什么？

1 型糖尿病，或胰岛素依赖型糖尿病（IDDM），在长时间血糖控制不佳导致器官损害的住院患者中很常见。除常规术后护理外，对 IDDM 患者术后应重点放在维持血糖的稳定。IDDM 患者进入 PACU 后，应在几分钟内完成床旁血糖检测。一旦发现血糖水平异常，应立即治疗。高血糖和低血糖症均会影响代谢过程及康复。护士需要观察血糖异常的征兆。

高糖血症包括：高血糖、烦渴和多尿。低糖血症包括：发抖、头晕、发汗、饥饿、头痛、皮肤苍白以及嘴巴周围有刺痛感。整个恢复期都应保持血糖正常，一旦需要就应及时给予治疗。

9. 如果糖尿病患者没有应用胰岛素，术后血糖检测是否很重要？

是的，非胰岛素依赖型糖尿病（NIDDN）或者2型糖尿病在由高糖血症和低糖血症引起的损伤方面与1型糖尿病存在同样的风险。应激能引起代谢过程的改变。担心手术导致的焦虑和手术造成的组织创伤均为重要的应激因素，因此，平时血糖稳定的糖尿病患者会发生非同寻常的血糖水平变化。维持正常的血糖水平有助于患者的康复和避免血糖不稳相关的风险。

10. 长期糖尿病对术后患者意味着什么？

长期糖尿病患者存在很多影响术后恢复的异常情况。血管通常受到损害，血管损害最早发生在视网膜和肾脏。糖尿病患者不容易形成冠状动脉侧支循环，这使他们容易发生心脏不良事件。此外，血液循环不佳可削弱伤口愈合。在糖尿病患者的术后评估过程中，一定要提高警惕。控制血糖极其重要。必须记录尿量是否充足和组织是否存在水肿。吸氧可以协助输送充足的氧气到手术创伤部位。糖尿病患者容易发生体位导致的压疮。因此，当患者自己无法改变体位时，就需要他人协助改变体位。

11. 阿狄森氏病（Addison's disease）患者的术后护理应该怎样做？

阿狄森氏病可能被认为是肾上腺功能不足，因为肾上腺不能产生足够的皮质醇激素，醛固酮不足也可能存在。除其他作用外，皮质醇激素还有助于维持血压和心血管系统的功能，调节代谢。肺结核对肾上腺有不良影响，所以对肺结核的患者应怀疑存在阿迪森氏病的可能。

为保持血流动力学的稳定，阿狄森氏病患者进行手术时需要给予氢化可的松和液体治疗。阿狄森

临床顾问组（ACAP，2005）建议根据患者手术类型、术中及术后需要决定氢化可的松的使用剂量。阿狄森氏病进程缓慢，手术等创伤性事件可能使其症状变得更加明显。术后应仔细评估患者生命体征的变化，特别是低血压。其他症状包括肌力减弱、疲惫、恶心、呕吐或腹泻。阿狄森氏病危象可表现为严重的低血压、低血糖及高血钾，必须尽快治疗。

12. 如何护理经蝶窦脑垂体切除的患者？

经蝶窦脑垂体切除术是指经鼻腔而非经颅内入路手术切除脑垂体。经蝶入路的益处在于减少失血和降低感染。主要的并发症包括脑膜炎、脑脊液渗漏（CSF）、暂时性尿崩症（TDI）以及抗利尿激素分泌失调综合征（SIADH）。值得注意的是，受暂时性尿崩症的影响，18%～30%的经蝶入路手术患者存在低渗性多尿。极高危因素包括年轻、男性及蝶鞍内大肿块。术后护理包括：

- 反复监测患者的生命体征和视力。
- 有规律地进行神经功能的评估，以确定是否存在颅内压增高。
- 吸入湿化的氧气，保护口腔和鼻腔黏膜。
- 识别尿崩症的症状，包括多尿和低血压。
- 鼻腔有清澈液体流出，提示存在脑脊液渗漏的可能。
- 控制术后疼痛。
- 观察有无感染征兆。

13. 抗利尿激素分泌失调综合征（SIADH）如何影响术后患者？

SIADH是由于抗利尿激素（ADH）分泌过多，导致肾脏系统引起体液潴留而不是排出，由此导致尿量减少、血管内液体增加、水分过多产生的低钠血症、高血压、血液稀释以及液体超负荷。SIADH通常与下丘脑或脑垂体疾病相关。同样需要注意的是，ADH的分泌是针对手术创伤、全身麻醉、麻醉药及恶性疾病的应激而产生的。SIADH的症状和体征有虚弱、肌肉抽搐及恶心，这些是非特异性的，尤其是术后早期的患者。比较特异的体征包括液体摄入量高于排出量、血压升高、血浆渗透压降低、尿比重增高以及低钠血症。最终引起外周水肿、意识

错乱、惊厥的发生。有年轻健康女性患者术后表现为头晕、头疼及嗜睡等症状，最后进展至无反应和死亡的报道。一旦出现这些症状，应该彻底调查。护理工作包括肺部评估、液体容量状态、意识水平评估、仔细记录摄入量和排出量以及电解质监测。

14. 糖尿病手术患者的最佳静脉输液是什么？

- 必须对糖尿病患者的术前、术中及术后血糖水平进行评估。虽然多数患者因麻醉安全考虑而禁饮食，但应激和创伤仍会引起代谢和血糖水平的改变。当患者的血糖平稳时，应考虑使用不含葡萄糖的液体进行静脉输注。
- 生理盐水（NS）和乳酸林格液（LR）为晶体溶液，符合不含葡萄糖的输液要求，两者均为等渗液体。Waters 等（2001）研究了非糖尿病患者在大手术中输注 NS 和 LR 的区别，同输注 LR 的患者相比，术中输注 NS 的患者更容易发生酸中毒和需要更多的血制品。
- NS 中钠含量偏高而钾含量偏低，记住这一点也很重要。最重要的原则是要反复评估患者的血糖水平和维持血糖的稳定，以利于促进伤口的良好愈合（Hoffman et al.，1998）。

15. 糖尿病神经病变对外科患者有何影响？

糖尿病引起的神经损伤又称为糖尿病神经病变。糖尿病神经病变是外周循环欠佳的表现；因此，外周手术伤口的愈合存在风险。患有神经病变的患者需要保持四肢的充分氧合和良好循环以促进恢复。保暖毯保温可以使血管扩张，增加愈合过程中的组织血流和氧供。

- 感觉运动性神经病变（周围神经病变）导致四肢疼痛、麻木和刺痛，尤其是足部。自主神经病变会造成消化系统/生殖泌尿系统的问题、头昏目眩和其他内脏感觉的消失。
- 护理伴有神经病变的糖尿病患者时，需要细心评估和摆放四肢，以防压力性溃疡或其他皮肤损伤。Kitamura 等人（2000）研究发现，糖尿病合并神经病变患者术中和术后低体温的风险更大。因此，应当在围术期仔细评估患者的体温，以避免低体温的发生[American Diabetes Association（ADA），2010；Bloomfield & Noble，2006]。

16. 什么是高渗性高血糖非酮症综合征（HHNS）？

HHNS 是糖尿病患者的并发症之一，在 2 型糖尿病患者中最为常见。其症状包括高血糖、脱水、高渗透压，但没有酮症。手术相关的应激可能是 HHNS 的诱发因素。长期的高血糖可导致渗透性利尿，伴有水、钠、钾的丢失，继而引起严重脱水和血黏度增高。最终导致器官血流不足，组织缺氧。随后的体液转移也会产生神经系统的症状。临床表现为疲惫、恶心、呕吐、多尿以及脱水，进而导致低体温、肌无力、惊厥以及昏迷。仔细评估患者的意识水平、皮肤肿胀状况以及心血管状态对于存在 HHNS 风险患者的护理至关重要。维持好体液和电解质的平衡和控制血糖可能有助于避免严重症状的发生（Medras et al.，2005）。

17. 如何护理嗜铬细胞瘤手术患者？

嗜铬细胞瘤是一种常见于肾上腺髓质的肿瘤，分泌过多的儿茶酚胺。过度分泌的儿茶酚胺会导致严重高血压，并且对药物有抵抗。在手术切除肿瘤前，必须控制血压。减少患者的焦虑非常必要，因此安静平静的环境是有帮助的。维持足够的组织灌注对良好的痊愈极为重要，因此，应该严密监测生命体征、摄入量和排出量。手术后，儿茶酚胺含量的突然下降会造成血管舒张和低血压。部分嗜铬细胞瘤患者可能产生精神行为，因此，应该在术后评估患者的神经功能状态（Nettina，2006）。

18. 毒性弥漫性甲状腺肿（Graves 病）患者术后应该了解些什么？

Graves 病通常是由甲状腺功能亢进引起的。目前，甲状腺功能亢进主要通过放射性碘、抗甲状腺药物、手术或者联合疗法进行治疗。所有疗法均有各自的优缺点。2012 年，澳大利亚皇家外科学院的一个医师团队研究了 833 名行甲状腺手术的患者，发现 7% 的患者患有甲状腺癌，手术并发症发生率低于 2%，这说明手术是治疗甲状腺疾病的安全选择。有时会选择双侧或甲状腺次全切的手术方案。

除了与手术相关的常见并发症,甲状腺切除术还会导致其他的严重并发症。由于靠近气道,所以必须仔细监测甲状腺患者有无气道水肿。甲状腺切除术后的患者也可能会出现喉返神经损伤或甲状腺功能减退。手足抽搐也可能发生,应该仔细评估。低钙束臂征、低钙击面征、喉喘鸣、麻木、口周或四肢的麻木或刺痛是手足抽搐的症状和体征。任何手足抽搐的体征都应该立即上报(Lewis et al., 2007)。

19. 什么是低钙束臂征(Trousseau sign)和低钙击面征(Chvostek sign)?

低钙束臂征和低钙击面征通常伴有低钙血症或低镁血症。低钙束臂征表现为神经兴奋性增高导致的腕足肌肉痉挛,缺血会使症状加剧。当血压袖带充气达到超过收缩压水平时,3 min 之内手腕和掌指关节弯曲,手指过分拉伸,拇指弯曲至掌心。低钙束臂征阳性的患者也可伴有手指抽搐和僵硬。

低钙击面征表现为当轻拍面神经时,面部肌肉抽搐或挛缩。拍打时,被拍打的整侧面部呈现不自主运动。这个体征也是因神经过度兴奋引起的。这些症状可能提示电解质异常。对可能引起电解质异常(尤其是钙)的手术操作,都应该监测患者的电解质水平。

20. 使用植入式胰岛素泵的患者,如何在术中控制血糖?

目前尚未有研究数据支持或反对对使用植入式胰岛素泵的患者进行术中血糖控制。White、Montalvo 和 Monday(2004)认为,针对这些患者没有完美的治疗方案,也没有任何两个糖尿病患者是完全相同的。应该术前检测糖尿病患者的血糖水平,并告知麻醉医师。术后即刻应检测血糖并根据情况进行处理。维持稳定的血糖水平能够建立一个更加有利于愈合的环境,加快血流和组织的恢复。

21. 什么是糖尿病患者的黎明现象(dawn phenomenon)?

糖尿病患者的黎明现象是特指在清晨时出现血糖升高或高血糖症。虽然黎明现象的发生频率目前尚存在争议,但 54% 的 1 型糖尿病及 55% 的 2 型糖尿病患者都曾发生过。尽管有一些理论对其成因进行阐述,但其确切的生理途径尚不明晰。该现象频繁发生说明了对糖尿病患者进行术前和术后血糖监测的重要性,尤其是对清晨手术的患者。

22. 什么是糖尿病患者的索马吉效应(Somogyi effect)?

索马吉效应是指夜间睡觉时患者身体对低血糖症的反应。当夜间发生低血糖症时,身体反应强烈,产生额外的葡萄糖,导致黎明现象。夜间发生的低血糖症不会弄醒患者,因此十分危险。这是由于胰岛素过多或葡萄糖缺乏所致。应该对术后患者进行夜间监测,尤其当他们使用过胰岛素且被禁食,或者还处于麻醉效应下。夜间出汗或头疼可能是低血糖症的症状。

23. 术中使用依托咪酯作为麻醉剂,应该了解些什么?

因对血流动力学的影响比较小,依托咪酯已用于重症患者的麻醉诱导。但不幸的是,在此条件下,依托咪酯也可能会引起肾上腺皮质功能不全。为了应对急性疾病,患者的肾上腺活动增强,引起代谢亢进。当肾上腺没有功能时,患者缺氧和死亡的风险增加。还发现依托咪酯能抑制血小板的活性,导致手术时间延长和失血量增加。此外,单次剂量的依托咪酯对肾上腺功能的损害可长达 24 h。使用过依托咪酯的患者进入 PACU 后,应严密监测血压或心率的变化、呼吸功能和后果、失血以及血糖增高。如果缺乏肾上腺的活动,那么躯体应对任何创伤性损害的快速反应能力将会受到抑制(Bloomfield & Noble, 2006;den Brinker et al., 2008;Edelman, Hoffman & Charbel, 1997;Guldner et al., 2003; Hoffman et al., 1998; Malerba et al., 2005; Roberts & Redman, 2002)。

24. 如何护理服用蛋白同化甾类药物的患者?

围麻醉期护士要了解滥用蛋白同化甾类药物在术后的主要不良反应,这一点至关重要。药物滥用在参加竞赛类运动的人群中最常见。已报道的可能影响术后恢复的后果包括:情绪变化、高血压、左室肥大、舒张期充盈受损以及红细胞增多症。体液和电解质失衡也很常见。心肌的改变可能导致意外的心律失常。血栓栓塞的风险也增加,故应预防深静脉血栓的形成。蛋白同化甾类滥用者的死亡率是非滥用者的 4 倍。为避免潜在的蛋白同化甾类滥用患者在麻醉和手术后发生意外事件,细致评估十分重要。此外,类固醇使用者经常使用胃肠道外途径和共用注射针头。针对此类人群,医护工作者需要采用谨慎的预防措施,以避免血源性传染(Gonzalez, McLachlan & Keaney, 2001; Kam & Yarrow, 2005; Medras et al. , 2005)。

25. 术后寒战如何影响甲亢患者?

甲亢是甲状腺功能过度亢进,分泌过多甲状腺激素所致。高激素水平引起心率增快,同时常伴血压升高。当患者刚从麻醉中苏醒过来时,需要充足的氧合,由于寒战在细胞水平上增加了氧耗,因此,术后寒战是一个严重事件。此外,寒战也引起儿茶酚胺的释放,引起心排血量、心率以及血压的增加。如果寒战和甲亢同时存在,则患者的心排血量、心率以及血压处于极度升高的危险中。麻醉护士在评估该类患者的心动过速和高血压时应提高警惕。

(吴 赤 郑吉建)

参考文献

Addison's Clinical Advisory Panel, 2005. Addison's disease. Retrieved from https://www. addisons. org. uk/comms/publications/surgicalguidelinesbw. pdf.

American Diabetes Association, 2010. Living with diabetes: Neuropathy (nerve damage). Retrieved from http://www. diabetes. org/living-withdiabetes/complications/neuropathy/.

Bloomfield R, Noble D W, 2006. Etomidate, pharmacological adrenalectomy and the critically ill: a matter of vital importance. Crit Care, 10(4): 161.

den Brinker M, Hokken-Koelega A C, Hazelzet J A, et al. , 2008. One single dose of etomidate negatively influences adrenocortical performance for at least 24 h in children with meningococcal sepsis. Intensive Care Med, 34(1): 163 - 168.

Edelman G J, Hoffman W E, Charbel F T, 1997. Cerebral hypoxia after etomidate administration and temporary cerebral artery occlusion. Anesth Analg, 85(4): 821 - 825.

Gonzalez A, McLachlan S, Keaney A, 2001. Anabolic steroid misuse: How much should we know? Int J Psychiatry Clin Pract, 5(3): 159 - 167.

Guldner G, Schultz J, Sexton P, 2003. Etomidate for rapid-sequence intubation in young children: hemodynamic effects and adverse events. Acad Emerg Med, 10(2): 134 - 139.

Hoffman W E, Charbel F T, Edelman G, et al. , 1998. Comparison of the effect of etomidate and desflurane on brain tissue gases and pH during prolonged middle cerebral artery occlusion. Anesthesiology, 88(5): 1188 - 1194.

Kam P C, Yarrow M, 2005. Anabolic steroid abuse: physiological and anaesthetic considerations. Anaesthesia, 60(7): 685 - 692.

Kitamura A, Hoshino T, Kon T, et al. , 2000. Patients with diabetic neuropathy are at risk of a greater intraoperative reduction in core temperature. Anesthesiology, 92(5): 1311 - 1318.

Lewis S, Heitkemper M M, Dirksen S R, et al. , 2007. Medical-surgical nursing (7th ed.). St. Louis MO: MosbyElsevier.

Malerba G, Romano-Girard F, Cravoisy A, et al. , 2005. Risk factors of relative adrenocortical deficiency in intensive care patients needing mechanical ventilation. Intensive Care Med, 31(3): 388 - 392.

Medras M, Tworowska U, Jozkow P, et al. , 2005. Postoperative course and anabolic-androgenic steroid abuse — a case report. Anaesthesia, 60(1): 81 - 84.

Nettina S M, 2006. Lippincott manual of nursing practice (8th ed.). Baltimore, MD: Lippincott Williams & Wilkins.

Roberts R G, Redman J W, 2002. Etomidate, adrenal dysfunction and critical care. Anaesthesia, 57(4): 413.

Waters J H, Gottlieb A, Schoenwald P, et al. , 2001. Normal saline versus lactated Ringer's solution for intraoperative fluid management in patients undergoing abdominal aortic aneurysm repair: an outcome study[J]. Anesthesia & Analgesia, 93(4): 817 - 822.

White W A Jr, Montalvo H, Monday J M, 2004. Continuous subcutaneous insulin infusion during general anesthesia: a case report. AANA J, 72(5): 353 - 357.

参考书目

Mittal S & Szerlip N J, 2010. Post-operative diabetes insipidus afterendoscopic transsphenidal surgery. Retrieved from www. medscape. com/viewarticle/558561_3.

第 27 章 耳鼻喉科手术

Monica Laurent, MSN, RN, CPAN

耳鼻喉科学(Otorhinolaryngology)是一门专门研究人类耳(oto)、鼻(rhino)和咽喉(laryngo)的学科(Rothrock, 2015),通常称为耳鼻喉科(ENT),有时也称为头颈外科。尽管这门学科囊括了很多内容,但本章节主要关注那些常见疾病。

扁桃体切除术和腺样体切除术

1. 什么是扁桃体切除术和腺样体切除术(T & A)?

扁桃体切除术指的是把扁桃腺从扁桃腺窝内切除的过程。多数情况下,在切除扁桃体的同时,还会把位于鼻咽部的腺样体一起切除。临床上,扁桃体和腺样体切除术可以在门诊手术室完成,也可以日间手术的形式收住入院。

2. 扁桃体切除术和腺样体切除术的手术指征是什么?

感染(如反复扁桃体炎,扁桃体周围脓肿,扁桃体结石以及咽扁桃体炎)和睡眠呼吸紊乱(睡眠时从开始打鼾到梗阻性呼吸睡眠暂停综合征/OSAS)是患者需要行扁桃体切除术和腺样体切除术的两个常见原因(Erickson et al., 2009)。

3. 扁桃体切除术和腺样体切除术后的可能并发症有哪些?

扁桃体切除术后最常见的并发症包括术后出血、疼痛、呼吸道梗阻以及经口摄入不足导致的脱水。术后患者应平躺伴头部抬高45°或者侧卧位,以防止口腔分泌物反流,保护气道。

术后出血被认为是扁桃体切除术和腺样体切除术后最严重的并发症之一,最常发生在术后第5~10天,因为伤口痂皮过早的剥离,与外科医师技术

没有关系(Subramanyam et al., 2013)。在监护室观察期间,当看到患者频繁的吞咽、清理喉咙和吐出黑色血性液体时,就应高度怀疑患者可能发生了术后出血。这时,使用专门的围绕颈部的冰袋环可以减轻患者的疼痛和出血。床旁护士应该使用手电筒观察患者的咽后部,查看是否有出血。

扁桃体切除术和腺样体切除术后的患者特别容易发生喉痉挛,术后需要严密监测患者,确保呼吸道通畅。气道梗阻可能由伤口处肿胀导致。一旦发生喉痉挛,需要及时用面罩正压通气,吸入100%纯氧。如果正压通气还不能解除患者的喉痉挛,很可能需要静脉注射司可林和阿片类药物,重新插管通气(Odom-Forren, 2013)。

扁桃体切除术和腺样体切除术后,患者经常会有比较明显的疼痛感和炎症反应。出院后通常需要口服阿片类药物如可待因来镇痛,这种方法仍然只适合于成年患者。然而,在三例扁桃体术后使用可待因镇痛发生死亡的事件公布以后,美国联邦药物监察局在2012年8月15日发布药物安全公告,提醒临床医师,"某些扁桃体和/或腺样体切除术后的儿童使用可待因可能导致罕见的危及生命的呼吸抑制和死亡"(Kelly et al., 2015)。小儿耳鼻喉科医师因此改变了术后镇痛方案,从使用对乙酰氨基酚合并阿片类药物镇痛药,转变成常用的对乙酰氨基酚加上布洛芬的镇痛药物组合(Mattos et al., 2014)。

4. 扁桃体切除术和腺样体切除术后应该什么时候进食?

一旦患者意识清醒,反射恢复正常,即可食用一些冷饮和流质食物。开始口服液体时,需要格外警惕,因为扁桃体底部注射过局部麻药物(Odom-

Forren，2013)。如果患者能够正常服用清亮液体，接下来就可以进一步尝试软的食物。

5. 什么是 FESS 术？其指征有哪些？

内镜手术，也称为功能性内镜下鼻窦开放手术(functional endonasal sinus surgery，FESS)，主要涉及鼻腔内和鼻旁窦的内镜检查。用于治疗鼻窦炎和鼻息肉，其中包括真菌性鼻窦炎(Sim & Levine，2014)。

6. 鼻内镜术后患者需要评估哪些并发症？

通常来说，鼻内镜手术是一种低风险手术，每年都有大量患者安全实施了该手术。然而，也有很多接受 FESS 手术发生包括死亡在内的灾难性并发症的报道。这些并发症包括大量出血、直接的脑部损伤、眼睛失明和视神经损伤、嗅觉功能损伤、脑脊液漏以及颅内感染(Sim & Levine，2014)。

7. 什么是鼻中隔成形术？

鼻中隔成形术是指把偏斜的鼻中隔进行矫正的外科手术。鼻中隔是指把两个鼻孔分开的片状骨骼和软骨。

8. 鼻中隔成形术的目的是什么？

鼻中隔成形术的目的就是在左右鼻腔之间重建足够大的分区空间，以保证内、外鼻腔通气顺畅(Rothrock，2015)。

9. 鼻中隔成形术后护理应注意哪些事项？

鼻中隔成形术后的患者应该保持半卧位，促进鼻腔内液体引流，减轻局部水肿，最大程度降低患者的不适感以及改善呼吸状态。术后少量血性液体从鼻部流出很常见，但护士应该仔细观察患者是否发生明显出血。患者的一侧或者两侧鼻孔通常会被塞住，并且外面会绑止血棉条，以便吸收鼻腔流出的液体。偶有后鼻腔内的止血棉条滑离原位，这可能会导致气道梗阻或喉痉挛。此时，应及时准备好手电筒、剪刀和止血钳，便于紧急清除鼻塞棉条。当患者发生视力缺失时，很可能是眼内出现血肿压迫视神经，需要即刻引起外科医师的关注。应当反复检查

患者的咽后部是否有积血。可以在患者鼻部或者脸颊上使用冰袋，以减少疼痛、水肿、皮肤变色和出血。在给患者吸氧时需要湿化，因为口腔咽喉内干燥的黏膜经常会导致咳嗽和呼吸困难，并且还会降低肺部气体的交换功能(Odom-Forren，2013)。

10. 什么是鼓室成形术？

鼓室成形术是指把鼓膜和鼓室进行修复，并且重建听骨链的外科手术。

11. 鼓室成形术的手术指征有哪些？

鼓室成形术的手术指征包括：因外伤或者感染导致鼓膜穿孔而产生的传导性听力缺失、听骨链损伤、慢性或者反复发作的中耳炎、进行性的听力下降以及因鼓膜穿孔导致不能安全沐浴或参加水上活动，伴或不伴有听力下降(Rothrock，2015)。

12. 鼓膜切开置管置的是什么管？为什么要置管？

鼓膜切开置管置的是一些细小而中空的压力平衡管(PETs)。外科医师会在患者的鼓膜上切开一小孔，然后把小管放进去，以维持内外畅通。这是婴幼儿和小儿最常做的手术，用于治疗咽鼓管功能障碍。这些患儿表现为反复的耳内感染或疼痛、协调能力差、听力丧失或者发音延迟等症状(Odom-Forren，2013)。

13. 鼓膜切开置管术存在哪些可能的并发症？

鼓膜切开置管术的主要并发症有耳漏、耳内肉芽组织形成、鼓膜硬化以及胆脂瘤(耳膜后中耳内异常的皮肤组织增生)(Yaman et al.，2010)。

14. 人工耳蜗是如何工作的？

人工耳蜗是一种植入人体耳蜗内的装置，它的信号接收器放置在乳突处。当人工耳蜗接收器接到外部声音信号时，它能够通过发射器发射出一种电子脉冲，传入耳蜗内和沿着听觉神经传导。这些脉冲在脑部的听觉区域也就是大脑皮质的颞侧整合成声音信号。人工耳蜗植入术后的患者必须经过大量的培训才能理解和翻译这些接收到的声音信号

(Rothrock，2015)。

15. 哪些患者最适合做人工耳蜗植入术?

成人人工耳蜗植入术候选人具备以下基本特征：① 严重或者明显的听力缺失伴纯音听力平均缺失 70 分贝的;② 使用试配合适的助听器或者做放大试验有效的患者;③ 助听分数在开放性语句测试中得分少于 50% 的患者;④ 没有证据显示有听觉中枢损伤或者听神经损伤;⑤ 没有明显的手术禁忌证。儿童人工耳蜗植入术候选人的指征为：① 年龄在 12 个月到 17 岁之间;② 存在深度感音神经性听力损失;③ 使用助听器帮助不大;④ 没有证据显示是听觉中枢损伤或者听神经损伤;⑤ 没有明显的手术禁忌证。当患者符合这些条件并确认需要做人工耳蜗植入术时,还需要接受适当的听觉训练和心理咨询(Rothrock，2015)。

16. 人工耳蜗植入术后可能的并发症有哪些?

人工耳蜗植入术后的并发症包括：术后感染、面神经瘫痪、脑脊液漏、脑膜炎以及全身麻醉的常规风险(Luxford & Cullen，2010)。延迟出现的并发症包括：前庭功能问题(平衡障碍)、装置功能失常、头皮感染和人工耳蜗装置被挤出等(Terry, Kelt & Jeyakumar，2015)。

17. 什么是气管切开术?

气管切开术是指在环状软骨下的颈部中线切开气管并通过切口插入套管的手术。气管切开可以是永久性的,也可以是暂时性的(Rothrock，2015)。

18. 气管切开术的指征是什么?

气管切开术通常是用来解决上呼吸道梗阻的紧急外科手术。上呼吸梗阻产生的可能原因包括：双侧声带麻痹、外伤、过敏反应或者颈部新生物引起的颈部或气道肿胀。气管切开术还可以用作预防性治疗手段,如慢性肺部疾病患者,颈部大范围切除手术后可预见发生上呼吸道大面积水肿的患者,或颈舌部癌症放化疗期间可预见辐射损伤性喉部水肿的患者(Rothrock，2015)。

19. 外科气管切开术和经皮气管切开术的区别是什么?

外科气管切开术一般在手术室或者床旁进行,而且通常在全身麻醉下实施,应用开放性外科技术进行气管切开。而经皮气管切开术通常仅用于已插管的患者,不同于外科气管切开术,它可以在不需要直视气管的情况下实施。应用纤维支气管镜来引导和确认气管切开导管在气管内的位置被临床认为是"金标准"。同手术气管切开相比,经皮气管切开只需要用一根穿刺针打开一个小口,然后再用扩张器扩张即可(Morris, Whitmer & McIntosh，2013)。

20. 床旁气管切开术需要准备些什么?

准备好可使用的吸引器、相同尺寸的两个气管切开套管和一个稍小一号的气管切开套管,急救包、无菌气管切开托盘、无菌纱布、无菌剪刀、气管套管系带和切口的消毒液以及止血钳和注射器针筒非常重要(Odom-Forren，2013)。

21. 气管切开术后存在哪些可能的并发症?

三个最常见的气管切开后的紧急并发症包括切口出血、套管移位和套管堵塞。初次手术和每次更换引流管时流出少量血液是正常可预见的。这些少量出血常是自限性的。如果发现出血量较大,或新鲜血液持续出现时,应及时通知外科医师(Morris, Whitmer & McIntosh，2013)。

另一个潜在的致命并发症就是气管套管移位,通常发生在气道造口愈合前的术前准备早期。套管移位可能是完全移位(脱管),或者气管套管顶端位于气管前的假通道上造成部分移位。造成套管移位的原因包括：系带松弛、颈部水肿、气道水肿、剧烈咳嗽、躁动、镇静、病态肥胖、气管套管过短、气管切开套管放置的技术以及呼吸机回路重力牵拉等(Morris, Whitmer & McIntosh，2014)。为防止气管套管堵塞,通常需要反复吸引呼吸道。

其他可能的早期并发症包括：低氧血症、喉部损伤、外科操作失误导致的气胸以及可能发生的心率失常。延迟出现的并发症包括气管狭窄、肺炎、瘘管形成、来自凸起部位或套囊压疮、气管软化(气道壁的损伤和坏死)(Higginson, Jones & Davies，2011)。

22. 气管切开患者多久需要吸引清理呼吸道一次？

呼吸道的吸引清理取决于对患者持续的个体化评估。当患者不能有效地清理呼吸道分泌物时，就应当密切观察患者。患者的呼吸状态始终是关注的重点，气管切开患者的呼吸道吸引清理没有固定的时间表（Schreiber，2015）。在吸痰之前对患者进行雾化和预给氧可能是合适的（Higginson，Jones & Davies，2011）。

23. 多长时间需要更换一次气管切开套管？

目前尚无实验数据明确更换气管套管的标准时间，是否更换气管切开套管主要取决于临床工作者的经验和习惯。建议更换气管切开套管的指证包括：需要更换不同大小的套管、套管损坏、需要更换类型不同的套管、因为常规气道管理和预防感染需要更换套管。有建议认为，气管切开套管应该在初次置入后每1～2周更换一次（Morris，Whitmer & McIntosh，2013）。

24. 多长时间清洁一次气管造口？

每隔4～8 h应清洁一次气管造口。应时常检查造口皮肤情况，查看是否出现皮肤刺激反应或者感染，如红疹、疼痛或者干燥的分泌物。经常出现红疹的原因是持续性的痰性分泌物刺激皮肤。造口分泌物比较多的患者需要经常更换气管垫以保持皮肤干燥，预防周围皮肤组织受到浸润和皮肤损坏（Morris，Whitmer & McIntosh，2013）。

25. 为什么造口湿化对气管切开术后的患者非常重要？

气管切开使患者绕开了上呼吸道对吸入气体的正常湿化、过滤和加温作用。在正常情况下，空气经过隆突后就已经达到体温水平和100%湿化。但在气管切开的患者，这一气体加温和湿化过程是在下呼吸道进行的，而且这一过程还会被干燥的气体进一步抑制，使得黏膜分泌物更加黏稠，直接抑制纤毛功能，从而进一步导致肺部感染、气体交换受损和肺不张。如果患者经常存在干咳不适，则很可能是发生了气管炎，后者是发生在气道内膜的炎症反应，有

可能导致气道黏膜溃疡。对于气管切开患者，如果没有足够的措施来保持吸入气体的湿化，最终可能会导致气管套管的堵塞（Dawson，2014）。

26. 气管切开造口一般需要多长时间愈合？

造口完全愈合一般需要1周左右的时间，但在这之前如果发生套管脱出或者不小心被拔除，造口会立刻塌陷。如果在术后1周之内发生气管套管脱出，通常被认为是一起医疗紧急事件；因此，气管套管安全至关重要（Morris，2014）。

27. 什么是喉镜检查术？

喉镜检查手术是指通过硬质、有光束的内镜也就是我们熟悉的喉镜进入到喉内部，在直视下获取组织标本或分泌物用以病理检查的过程（Rothrock，2015）。

28. 发生喉癌的危险因素有哪些？

喉癌发生的危险因素包括：使用烟草（吸烟或者嚼烟草）、酗酒、营养不良（饮食缺乏维生素 A 和维生素 B）、胃食管反流、感染人乳头状瘤病毒、免疫系统低下、感染埃巴病毒，以及长期暴露在木屑、水泥粉尘、化学物、杀虫剂和石棉环境中（Maragos，2013）。

29. 什么是部分喉切除术？

部分喉切除术是指把患者喉的一部分切除的手术。通常用于治疗局限于一侧声带的表浅新生物，或者用于肿瘤延伸至喉室、前联合或离声门不远处（Rothrock，2015）。部分喉切除术通常是从喉正中切开，术中需要做气管切开以保证术后早期的气道通畅（Odom-Forren，2013）。

30. 什么是全喉切除术？

全喉切除术是指把患者的喉软骨、舌骨以及连接喉部的肌肉组织一并切除的手术，有时还需要切除有病变的部分会厌组织（Rothrock，2015）。当喉部被切除时，正常的气道就被阻断，患者需要经气管造口进行呼吸，气管造口是将气管与前下颈部气道皮肤直接连接形成的。全喉切除术后，患者的下呼

吸道与上呼吸道完全分离,导致发音和嗅觉功能丧失(Ceachir et al. , 2014)。

31. 全喉切除后的患者护理需要注意哪些事项?

术前应对患者进行发音和语言方面的咨询,并判定患者愿意接受人工发音的能力。术后护理的首要任务是维持患者足够的通气,应当做好前面讲到的气管切开术后的相关护理工作。不仅需要从造口处吸引清理,还需要吸引清理鼻腔和口腔,因为患者不能擤鼻涕,并且还可能有排痰困难。需要经常检查气管垫以防止引流过多,必要时予以更换。喉部切除后,患者在清醒时经常会处于焦虑状态,需要有人一直陪伴。尽管患者术前可能已经做好了术后失声的准备,但是第一次经历失声和不能呼叫求助的体验可能会让他们感到极度恐惧(Odom-Forren, 2013)。

32. 全喉术后恢复发声的方法有哪些?

全喉术后恢复发声的基本方法包括:通过食管、电子喉和气管-食管穿刺法(tracheoesophageal puncture,TEP)发音。食管发音是将气体吹入食管,即靠吞咽空气进入食管来产生的。通过人工控制气体向后释放进入食管,导致上端食管和重构咽的黏膜发生震动而发出声音。电子喉发音是通过外部的震动装置在口腔或者咽喉黏膜上震动产生的。TEP发音被认为是全喉切除术后发声康复的金标准。患者通过气管后壁上穿刺的孔,将肺内气体导入食管,然后向上经过咽和口腔,从而将肺内产生的气压向食管传递,食管黏膜作为震动装置,传入口腔而发声。在口腔中还可以通过其他发音装置来对TEP的震动进行调制。不管何种声音康复训练装置,快速有效地恢复声音和语言是全喉切除术后康复的重要关注点之一,这对于预防可能的社会心理学以及经济学后果都极为关键(Tang & Sinclair, 2015)。

33. 什么是甲状腺切除手术?

甲状腺切除术是指整体切除甲状腺并保留完整的甲状旁腺手术。正常情况下,只有患有甲状腺髓样恶性病变的患者才会实施完整的甲状腺切除手术,因为甲状腺一旦切除,就不能产生任何甲状腺激素,患者需要终生补充甲状腺激素(Odom-Forren, 2013)。比较常见的手术是甲状腺部分切除术和甲状腺腺叶切除术。甲状腺部分切除术仅保留对侧一小部分甲状腺,而甲状腺腺叶切除术则指切除一侧甲状腺的腺叶。

34. 为什么要做甲状腺切除手术?

甲状腺切除术是治疗甲状腺毒症(甲状腺素治疗导致体内甲状腺激素异常增高状态,甲状腺功能亢进症是最常见的原因)和恶性甲状腺肿瘤的确切性疗法。导致甲状腺功能亢进症的三个主要原因:Graves病、毒性甲状腺多发结节和毒性甲状腺腺瘤(Elisha et al. , 2010)。

35. 甲状腺切除术后的常见并发症有哪些?

甲状腺切除术后的疼痛比较轻微。切口敷料较小,一般不需要引流管。术后并发症包括切口出血、喉返神经损伤、甲状旁腺功能减退、低钙血症以及甲状腺危象。

36. 如何评估甲状腺切除术后的并发症?

甲状腺切除术后出血会在颈部的手术切口处形成血肿,造成气道梗阻和窒息。颈部血肿的常见症状包括:颈部肿胀、疼痛和压迫感,可有呼吸困难和喘鸣(Elisha et al. , 2010)。因此,很多外科医师会下一个“湿颈方案”医嘱,就是在术后即刻测量颈部情况,并在接下来的几个小时内每小时测一次,以确保能早期发现血肿发生。

手术过程中钳夹、压迫、分离或者牵拉可引起喉返神经损伤。损伤可以是单侧的,也可能是双侧的,单侧喉返神经损伤更为常见。单侧喉返神经损伤时,在吸气相损伤侧的声带维持在中线位置,从而产生发音嘶哑(Elisha et al. , 2010)。应当评估患者是否存在声音嘶哑或者较弱的咳嗽。双侧喉返神经损伤会导致双侧声带功能异常,吸气相均处在中线位置。拔管后,因为双侧声带过度内收和声门裂关闭,造成双相喘鸣、呼吸窘迫和失声(不能讲话)。不同于单侧喉返神经损伤,双侧喉返神经损伤患者需要紧急再插管或行气管切开术(Elisha et al. , 2010)。

神经损伤通常是暂时性的,可以通过皮质类固醇类药物治疗(Odom-Forren,2013)。

甲状旁腺功能减退症是甲状腺全切术后或甲状旁腺全切术后的一种并发症。发生这种情况可能与术中按计划切除甲状旁腺,或在甲状腺切除过程中不经意或者不可避免的损伤了甲状旁腺有关。即使术中解剖过程很仔细,但也可能因为影响了一个或者多个腺体的血供、术后血肿形成或者意外切除掉一个或者多个腺体而导致甲状旁腺体功能受损(Selberherr et al.,2015)。临床上表现为低钙血症,通常持续时间比较短。低血钙导致感觉和运动神经兴奋性增高,患者一般在术后 24~96 h 出现低血钙相关的症状和体征。低血钙的严重程度与临床症状的严重程度相一致,包括口周麻木和刺痛、腹痛、四肢感觉异常、手足痉挛、手足搐搦、喉痉挛、精神状态改变、癫痫、心电图 Q-T 间期延长以及心搏骤停(Elisha et al.,2010)。很多外科医师喜欢在术后 4~6 h 检查患者的血中钙离子水平。

甲状腺切除术后的患者如有麻木和刺痛感,应该检查是否有 Chvostek 征(Chvostek sign,又称"面神经征",指轻弹脸颊部面神经支配区域会激发口唇和面部痉挛)和 Trousseau 征(Trousseau sign,又称"束臂加压试验",指血压袖带阻断血流时会出现腕部痉挛)。确切的治疗方法是静脉给予氯化钙或者葡萄糖酸钙,葡萄糖酸钙因生物利用度高和不容易发生心律失常而在临床上更为常用(Odom-Forren,2013)。

37. 什么是甲状腺危象?

所有进行甲状腺切除的患者在围术期均存在甲状腺危象的风险,即使术前甲状腺功能正常亦是如此。甲状腺危象最常由生理性应激引起。甲状腺危象是一种危及生命的急症,表现为:心动过速、高热、高血压、身体颤抖、大汗、脉压变大、躁动、精神错乱、心律失常、心肌缺血以及充血性心力衰竭。迅速识别和诊断甲状腺危象对降低致死率和致残率极为重要,因为甲状腺危象与嗜铬细胞瘤、恶性高热、抗精神病性药物恶性症候群、脓毒症、过敏性休克和浅麻醉状态表现为相似的症候群(Elisha et al.,2010)。

38. 如何治疗甲状腺危象?

甲状腺危象的治疗应当集中在恢复甲状腺素的正常水平,通过降低或管理交感输出来保持心肺功能的稳定以及降低高代谢的症状和体征,最值得注意的是高体温。

治疗方法通常包括 β 阻滞剂、碘剂、血管活性药物、液体支持、吸氧、水杨酸类、类固醇类以及降温措施(Odom-Forren,2013)。

39. 什么是甲状旁腺切除术?

人体通常有 4 个甲状旁腺包绕在甲状腺周围,甲状旁腺切除术是指外科手术切除一个或多个甲状旁腺。

40. 为什么需要切除甲状旁腺?

当患者出现甲状旁腺腺瘤(高分泌性新生物)、甲状旁腺增生或者因为癌症治疗需要切除甲状旁腺(Rothrock,2015)。

41. 甲状旁腺切除术后应该注意哪些并发症?

患者术后可能出现高钙血症,应该在苏醒期间监测患者的血钙水平,同时还需要监测甲状旁腺激素(PTH)水平。PTH 分泌不足的原因可能与甲状旁腺血供被破坏、手术损伤或者解剖分离导致的暂时性功能低下有关(Elisha et al.,2010)。

颈淋巴结清扫术

42. 根治性颈淋巴结清扫术与改良颈淋巴结清扫术有何不同?

根治性颈淋巴结清扫术是切除颈部特定区域内所有的皮下脂肪、淋巴管路和一些浅表肌肉组织。一般来讲,需要切除一侧颈部的胸锁乳突肌、肩胛舌骨肌、颈内外静脉和所有的淋巴组织。有目的的分离切除第 11 对颅神经(副神经外支)导致较大的斜方肌的萎缩。在改良颈部淋巴结清扫术中,会保留副神经和颈内静脉(Odom-Forren,2013)。

43. 颈部淋巴结清扫术的指征是什么?

颈部淋巴结清扫术是解决头颈部恶性肿瘤的基

本办法(Hirshoren et al.，2015)。

44. 颈部淋巴结清扫术术后需要注意哪些事项?

患者应采取低角度半卧位,头部抬高30°～45°,以便改善静脉回流。使用枕头时要谨慎,要避免静脉回流受阻或者皮瓣基底部受压。当头部静脉淤滞时,患者头面部常表现为紫褐色。根治性颈淋巴结清扫术后患者疼痛感较轻,常规镇痛药可以解决术后疼痛问题。包扎敷料通常较小。一般使用引流管来保障皮瓣安全。在术后当天,预计可以引流出70～120 ml的血性液体,通常第二天会明显减少,第三天时会更少(通常会少于30 ml)。如果发现包扎敷料上浸透新鲜血液,必须马上联系外科医师(Odom-Forren，2013)。

45. 为什么要进行外科引流?

切口引流可以控制淤斑形成和为手术部位提供一个排气和排出液体的出口,液体可以是血清、血液、淋巴液、小肠分泌物、胆汁和脓液。引流还可以用来防止切口深处感染。通常在手术过程中放置引流管,主要是通过一个靠近手术区域单独的小切口进行引流。引流管可以缝扎固定,也可以不缝扎(Rothrock，2015)。

46. 外科引流管应该如何护理?

应该定期挤压引流管,以防止管内堵塞。挤压引流管是把引流导管内的内容物引流到引流球内。应当定期挤压引流管,通常推荐是每4 h挤压一次。引流球内的液体应当每小时排空一次,必要的时候间隔可以更短一些,并且需要记录每次的引流量。

游离皮瓣术

47. 皮瓣有哪几种?

皮瓣有两种:游离皮瓣和旋转皮瓣(带蒂皮瓣)。游离皮瓣是指把相关组织完全分离并转运到相距较远的身体其他部位,而旋转皮瓣是通过旋转皮瓣蒂部把皮肤组织移植到身体邻近的部位(保证血供)。

48. 使用皮瓣的好处是什么?

大多数头颈部重建手术首选带微血管的游离皮瓣,因为皮瓣能够改善功能预后、提高美容效果,且有比较高的成功率(Kucur et al.，2015)。头颈部重建手术的主要目标是恢复功能和面部轮廓。

49. 游离皮瓣术后需要注意哪些并发症?

移植组织的坏死是带微血管的游离皮瓣术最严重的并发症。当供给皮瓣的动脉或静脉血管血栓形成时,就会发生组织死亡。动脉血管堵塞4 h以内即能导致皮瓣完全坏死。皮瓣内动脉血栓的特征性表现为一根针扎进苍白发冷的皮瓣而没有血液流出。尽管静脉血栓形成比较常见,但并不立即造成威胁。静脉血栓的典型特征为可以从温暖的花斑样淤血皮瓣上连续引流出黑色血液(Odom-Forren，2013)。

50. 皮瓣移植术后有哪些注意事项?

当患者头颈部有移植皮瓣时,要绝对避免受压,包括气管套管垫的系带和氧气导管的压迫。当使用枕头时,需要特别谨慎小心。患者的头部要既不能压迫皮瓣,也不能过度牵拉皮瓣部位,导致血管吻合口的分离。评估皮瓣处的皮肤颜色、温度、毛细血管充盈度以及皮肤水肿情况十分重要。当皮瓣颜色出现不同于基础颜色的改变或者皮瓣内血管存在堵塞倾向时,应该立刻报告给外科医师(Odom-Forren，2013)。

腮腺切除术

51. 腮腺切除术的定义是什么?

腮腺切除术是指切除体内最大最主要的唾液腺(腮腺)的手术。

52. 为什么要做腮腺切除手术?

在所有的唾液腺肿瘤中,腮腺腺瘤大概占据了70%。腮腺切除术是治疗腮腺来源肿瘤的主流方法(Wang et al.，2015)。

53. 腮腺切除术后需要重点关注哪些事项?

第Ⅶ对颅神经,也就是我们所说的面神经,横跨在腮腺上。腮腺切除时损伤面神经的风险比较高，面神经损伤将引起面部肌肉无力或面瘫。由于面神经具有协助眼部肌肉闭合眼睛的作用，面神经受损侧的眼睛不能完全闭合。如果患者发生眼睛不能闭合的情况，就必须保持患者眼睛全天湿润，晚上可使用眼部润滑剂来防止眼睛干燥，否则会导致角膜磨损。另一个常见的并发症是弗雷综合征（Frey's signdrome，耳颞神经综合征）。其他一些比较罕见的并发症包括：唾液腺瘘、严重的耳和颊部感知觉缺失以及切口瘢痕。

54. 什么是弗雷综合征（耳颞神经综合征）？

弗雷综合征（耳颞神经综合征）也称味觉出汗综合征，主要特点是患者在进食时，耳前区会出现发热、潮红和出汗症状（Wang et al.，2015）。当面神经在手术过程中受到损坏时，它会自主尝试接入其原来所在的唾液腺上，由于腮腺已被切除，所以面神经就错误地与附近的汗腺或者面部表浅部位的血管相连接。这一错误地连接导致面部潮红和出汗而非唾液分泌。尽管这会令患者感到尴尬和不便，但弗雷综合征总体上还是无害的，而且是可以治疗的。

55. 如何治疗弗雷综合征？

弗雷综合征的首选治疗方法是皮内注射 A 型肉毒素。肉毒素是一种强力的神经毒性，它通过阻断神经肌肉接头处的乙酰胆碱释放来起作用（Cantarella et al.，2010）。有报道称，患者在注射肉毒素后长达一年的时间没有再发相关症状。其他治疗方法只能起到改善局部症状的作用。外表应用抗胆碱能药物，如东莨菪碱和格隆溴铵，短期内可以起到较好的治疗效果，但是会产生视物模糊、口干和尿潴留等不良反应。另外一种治疗方法是使用止汗剂，但很多患者出现皮肤刺激反应，因此限制了其临床应用。

（黄有义　李文献）

参考文献

Cantarella G，Berlusconi A，Mele V，et al.，2010. Treatment of Frey's syndrome with botulinum toxin type B. Otolaryngology — Head and Neck Surgery，143，214 – 218.

Ceachir O，Hainarosie R，Zainea D C，et al.，2014. Total laryngectomy：Past，present，future. Maedica — A Journal of Clinical Medicine，9(2)，210 – 216.

Dawson D，2014. Essential principles：Tracheostomy care in the adult patient. British Association of Critical Care Nurses，19(2)，63 – 72.

Elisha S，Boytim M，Bordi S，et al.，2010. Anesthesia case management for thyroidectomy. American Association of Nurse Anesthetists Journal，78(2)，151 – 160.

Erickson B，Larson D，St. Sauver J，et al.，2009. Changes in incidence and indications of tonsillectomy and adenotonsillectomy，1970 – 2005. Otolaryngology — Head and Neck Surgery，140，894 – 901.

Higginson R，Jones B & Davies K，2011. Emergency and intensive care：Assessing and managing the airway. British Journal of Nursing，20(16)，970 – 977.

Hirshoren N，Ashqar F，Weinberger J，et al.，2015. Neck dissection：Cause and effect. The Journal of Laryngology & Otology，129(4)，369 – 371.

Kelly L，Sommer D，Ramakrishna J，et al.，2015. Morphine or ibuprofen for post-tonsillectomy analgesia：A randomized trial. Pediatrics，135(2)，307 – 313.

Kucur C，Durmus K，Uysal I，et al.，2015. Management of complications and compromised free flaps following major head and neck surgery. European Archives of Otorhinolaryngology，273(1)，209 – 213.

Luxford W & Cullen R，2010. Surgery for cochlear implantation. //D E Brackmann，C Shelton，M A Arriaga (Eds.)，Otologic Surgery（3rd ed.，pp. 373 – 381). Philadelphia，PA：Elsevier.

Maragos C，2012. Ear，Nose，Throat（ENT）Surgeries. // D Stannard & K Dina（Eds.），PeriAnesthesia Nursing Care：A Bedside Guide for Safe Recovery（pp. 230 – 240). Burlington，MA：Jones and Barlett Learning.

Mattos J，Robinson J，Greenberg J，et al.，2014. Acetaminophen plus ibuprofen versus opioids for post-tonsillectomy pain in children. International Journal of Pediatric Otorhinolaryngology，78，1671 – 1676.

Morris L，Whitmer A & McIntosh E，2013. Tracheostomy care and complications in the intensive care unit. Critical Care Nurse，33(5)，18 – 30.

Odom-Forren J，2013. Drain's perianesthesia nursing：A critical care approach（6th ed.）. St. Louis，MO：Elsevier.

Rothrock J，2015. Alexander's care of the patient in surgery（15th ed.）. St. Louis，MO：Elsevier Mosby.

Schreiber M，2015. Tracheostomy：Site care，suctioning，and readiness. Medical-Surgical Nursing，24(2)，121 – 124.

Selberherr A，Scheuba S，Riss P，et al.，2015. Postoperative hypoparathyroidism after thyroidectomy：Efficient and cost-effective diagnosis and treatment. Surgery，157(2)，349 – 353.

Sim A & Levine A, 2014. Functional endoscopic sinus surgery. //A P Reed & F S Yudkowitz (Eds.), Clinical cases in anesthesia (4th ed.). Philadelphia, PA: Elsevier.

Subramanyam R, Varughese A, Willging J, et al., 2013. Future of pediatric tonsillectomy and perioperative outcomes. International Journal of Pediatric Otorhinolaryngology, 77, 194 - 199.

Tang C & Sinclair C, 2015. Voice restoration after total laryngectomy. Otolaryngologic Clinics of North America, 48, 687 - 702.

Terry B, Kelt R & Jeyakumar A, 2015. Delayed complications after cochlear implantation. JAMA Otolaryngology — Head & Neck Surgery, 141(11), E1 - E6.

Wang S, Li L, Chen J, et al., 2015. Effects of free fat grafting on the prevention of Frey's syndrome and facial depression after parotidectomy: A prospective randomized trial. The Laryngoscope, 126(4), 815 - 819.

Yaman H, Yilmaz S, Guclu E, et al., 2010. Otitis media with effusuion: Recurrence after tympanoplasty tube extrusion. International Journal of Pediatric Otorhinolaryngology, 74, 271 - 274.

Macksey L, 2012. Sinus and rhinologic surgery. In Surgical procedures and anesthetic complications: A handbook for nurse anesthesia practice (pp. 459 - 460). Burlington, MA: Jones & Bartlett Learning.

第 28 章　泌尿生殖系统手术

Pamela E. Windle, DNP, RN, NE‑BC, CPAN, CAPA, FAAN

Sohrab AlexanderSardual, MBA, RN, NE‑BC, CNN, CVRN

围麻醉期的泌尿生殖系统护理对患者术后非常重要。肾功能是决定患者愈后是否良好的重要因素，肾功能检测也是判断麻醉和手术后苏醒进程安全与否的重要指标。肾功能评估对维持内环境的稳定非常重要，在调节心血管系统功能方面也发挥着重要作用。本章将简要概述肾脏系统某些结构的基础解剖和生理，其中包含护士和住院医师可能遇到的简单问题，以及泌尿系统生理与护理指南之间的临床相关性。

1. 肾脏的解剖结构?

肾脏是一对位于腹膜后形似蚕豆状的器官，接受单一肾动脉供血。肾动脉分支形成肾单位的入球小动脉，将血液运送至肾小球。右肾的位置因肝脏而略低于左肾。

2. 肾脏的三大结构是什么?

- 肾皮质包括近端肾小管、髓袢(Henle's loop)皮质部、肾小球、远端肾小管和集合管皮质部。
- 肾髓质包括肾锥体、肾柱(Bertin's columns, 贝坦柱)、集合管髓质部。
- 肾窦和肾盂包括肾盏，是肾脏的功能单位。肾锥体末端突出形成肾乳头；肾锥体和其周围相关联的皮质组成肾叶；肾锥体底部和皮质形成皮髓质结合部。

3. 肾的功能单位和两个主要功能是什么?

肾单位是肾脏的功能单位，肾单位可清除代谢产物、废弃物及通过形成尿液回收必要的电解质和水。肾脏的两个主要功能是排泄体内代谢废物、调节水和电解质平衡。在肾脏的蛋白质代谢产物可用

于测量肾脏功能；这些代谢产物包括尿素，通过血尿素氮(BUN)和肌酐(Cr)来测定。

4. 肾脏系统所涉及的重要电解质及各自的正常值范围是多少?

- 钠：135～145 mmol/L
- 钾：3.5～5.5 mmol/L
- 钙：8.5～10.5 mg/dl
- 镁：1.3～2.1 mmol/L
- 磷：2.7～4.5 mg/dl
- 氯：98～106 mmol/L (Pagana & Pagana, 2015; Schick & Windle, 2016)

5. 肾脏的重要功能和/或诊断测试指标有哪些?

- 血尿素氮(BUN)：正常值范围是 3.6～7.2 mmol/L。
- 血清肌酐：正常值范围是 44.2～106.1 μmol/L (男性略高于女性)。
- 尿液分析：检查外观、颜色和清澈度；尿比重(1.010～1.025)和尿液浓缩；确定有无红细胞(0～2)、葡萄糖(0)及蛋白质(白蛋白，0～8 mg/dl)的存在，蛋白质不会从正常或健康肾脏排出。尿液中存在蛋白质表明肾小球肾炎或泌尿系统创伤。
- 肌酐清除率：测量 1 min 内肾小球毛细血管清除肌酐的血量，收集 24 h 尿液并将瓶子放在冰桶中，正常范围是 110～120 ml/min，低于 50 ml/min 提示明显的肾功能障碍。
- 尿素氮/肌酐比(BUN/Cr)：评估急性肾脏疾病的类型(肾前性或肾性)比较有用(Schick & Windle, 2016)。

6. 肾脏的影像或放射学检查有哪些?

- 肾血管造影:由股动脉置入小的导管至主动脉和肾动脉,通过注射造影剂观察循环和可能的狭窄部分。注意肿胀和出血,鼓励增加液体的摄入,促使造影剂的排出。
- 肾脏活检:取少量肾组织标本。术后绝对卧床至少4 h,避免咳嗽等增加腹部静脉压力的活动。观察患者有无血尿发生。
- 泌尿系统X线片:拍片前检查患者是否怀孕。
- 膀胱造影:怀疑有反流时进行膀胱造影检查,确认可能对造影剂过敏出现的反应。
- 静脉肾盂造影:可清楚显示整个泌尿系统结构并区分异常情况。
- 肾脏B超:使用高频声波测量肾脏的形状和大小。
- 肾脏CT:评估腹膜后淋巴结。
- 肾脏MRI:能够直接成像(横向、冠状和矢状面),评估肾脏和前列腺异常情况。
- 其他诊断性检查还包括:肾输尿管膀胱CT扫描、肾图及逆行肾盂造影(Alspach,2006;Schell & Puntillo,2006)。

7. 什么是肾衰竭?

肾衰竭(RF)是各种严重病因或疾病的后遗症或综合征,由低心输出量和导致肾脏损伤和引发肾衰竭的肾脏低灌注引起。急性肾功能衰竭(ARF)表现为因无法清除代谢废物和调节体液平衡而导致的急性肾功能恶化,可能发生在数天或数周之内,而且不可逆。

8. 按功能障碍部位急性肾衰竭或急性肾脏衰竭的分类为哪些?

肾前性肾衰为肾功能衰竭的最常见类型,发生在血液进入肾脏之前,导致肾脏灌注减少和潜在的缺血。可能的病因包括脱水、低血容量、血管扩张、心功能受损、肾血管阻塞及肝肾综合征。

肾性(实质)或肾内衰竭通常是由肾内缺血或毒素所引起。急性肾小管坏死(ATN)常见于肾毒性损伤、缺血性损伤及阻塞。炎症性损伤如肾小球、间质、血管及过敏性间质性肾炎同样可以引起肾性肾

衰竭。肾后性或梗阻性肾衰竭是由下尿路部分或完全梗阻所引起,如输尿管结构缺陷、肿瘤、肾结石、尿道狭窄、良性前列腺增生(BPH)、血块或弛缓性膀胱。梗阻导致尿路静水压增加和肾小球滤过率降低(GFR)(表28-1)。患者通常表现为少尿或无尿并出现体液过剩的症状和体征:洪脉、肺底湿啰音、右心房压力增加、周围水肿以及体重突然增加(Counts,2008)。

表28-1　肾小球滤过率

分期	GFR	说明
1	≥90	肾损伤伴GFR正常或增加
2	60～89	肾损伤伴GFR轻度减低
3	30～59	GFR中度减低
4	15～29	GFR重度减低
5	<15或透析	肾衰竭

改编自Counts S C, 2008. Core curriculum for nephrology nursing (5th ed.). Pitman, NJ: American Nephrology Nurses' Association

9. 肾前性肾衰竭的可能病因是什么?

因低血容量和低心输出量造成肾脏血流减少的任何情况都可以导致肾前性肾衰竭。低血容量相关症状体征包括少尿、低血压、心动过速、体位性血压改变、中心静脉压(CVP)小于5 mmHg、黏膜干燥、颈静脉平坦以及昏睡进展至昏迷。

心输出量下降使得心脏无法将血液输送至体循环,其相关的症状与体征包括:低血压、心动过速、外周或全身水肿、皮肤湿冷、肺动脉舒张压升高(PADP)以及肺楔压(PWP)大于18 mmHg(Schick & Windle,2016)。

10. 急性肾衰患者死亡的主要原因是什么?

急性肾衰患者死亡的主要原因是高钾血症,可由高钾摄入或肾脏排钾能力低下所引起。

11. 导致代谢性酸中毒的原因是什么?

代谢性酸中毒常与急性和慢性肾功能衰竭(CRF)有关,因为肾脏无法排泄氢离子(H^+)而导致酸碱平衡紊乱。

12. 代谢性酸中毒的诊断依据有哪些？

处于代谢性酸中毒状态的患者，评估患者的库式（Kussmaul）呼吸，注意可能发生的头痛、疲劳、心律失常、动脉血气（ABG）的 pH 低于 7.35 和碳酸氢盐水平低于 22 mmol/L、可能的惊厥发作以及中枢神经系统（CNS）抑制并进展为昏迷。

13. 什么是慢性肾功能衰竭（CRF），其原因是什么？

慢性肾功能衰竭（CRF）是一种缓慢进展的不可逆的过程，最终导致终末期肾病（ESRD）。大多由糖尿病和高血压引起。

14. 急性肾功能衰竭（ARF）的非保守治疗方案是什么？

ARF 的三种主要治疗方案是血液透析、腹膜透析（peritoneal dialysis，PD）和持续性肾脏替代疗法（continuous renal replacement therapy，CRRT）。血液透析是将血液泵入人工肾脏，顺浓度梯度移除溶解物，同时通过压力梯度超滤出水分。腹膜透析是反复向腹腔内注入或移除透析液，患者能够自行完成腹膜透析。CRRT 通过透析逐步持续地将液体和电解质移除，适用于无法耐受间歇性血液透析的患者，且能够有效地清除肌红蛋白，肌红蛋白可导致横纹肌溶解以致患者发生 ARF。与间歇性血液透析相比，CRRT 的血流动力学更稳定，能够提供不间断容量状态维持并且可以给予营养和药物。

15. 肾脏替代治疗的常见原因是什么？

肾脏替代治疗常见原因包括液体超负荷、高钾血症、代谢性酸中毒、严重低血压以及尿毒症。

16. 肾脏替代治疗的适应证有哪些？

- 少尿：尿量<200 ml/12 h
- 无尿或极度少尿：尿量<50 ml/12 h
- 高钾血症：钾>6.5 mmol/L
- 酸中毒：pH<7.1
- 氮质血症：尿素氮>10.7 mmol/L
- 肺水肿
- 尿毒症性心包炎
- 尿毒症性脑病
- 尿毒症性神经病变/肌病
- 高热
- 肾上腺功能障碍：钠低于 115 mmol/L 或高于 160 mmol/L
- 药物过量伴有可透析的毒素（Counts，2008）

17. 有哪些治疗肾脏替代疗法的方法？

治疗选择包括腹膜透析、血液透析以及血液过滤。

18. 血液透析是如何实施的？

血液透析是通过透析机替代肾脏去除多余的电解质、废物以及液体的过程。血液由体内输送到透析机，通过弥散去除多余的电解质和毒素，通过超滤过程脱水，然后通过电动泵将透析机的血液输回到患者的血液循环中。这个过程通常持续 3~4 h，按照患者自身情况，通常每天 1 次或每周 3 次。

19. 血液透析的适应证及永久性通路有哪些？

急性肾衰竭（ARF）患者通常需要进行血液透析。其他适应证还包括：用药过量、异常的实验室检查、慢性肾功能衰竭以及其他医疗情况。永久性通路包括动静脉瘘管、动静脉人工血管以及动静脉分流。要始终保持这些通路的清洁、设备功能正常以及预防感染。注意不要在置管侧肢体上测量血压或静脉穿刺。

20. 血液透析的禁忌证有哪些？

血液透析的禁忌证为患者血流动力学不稳定或者不能耐受抗凝药物以及无法建立动静脉通路时。

21. 家属成员在患者进行血液透析过程中应发挥什么样的作用？

家属成员需要提供持续的支持和指导，确保患者按照医师的要求顺利进行透析。

22. CRRT 的潜在并发症是什么？

CRRT 的潜在并发症有空气栓塞、缺血、出血以及体温改变。

23. 肾脏手术前应该进行哪些重要的术前护理评估？

- 检查患者有无高血压、肺功能及泌尿系统的问题。
- 对患者的用药进行调整。
- 准确记录患者的体重、身高及生命体征。
- 进行全身评估并检查患者是否存在水肿。
- 检查患者是否服用通过肾脏排泄的抗生素，若有需调整剂量。
- 向患者解释手术后应用导尿管排尿，并指导患者不要试图通过导尿管周围排尿，因为施加压力会导致膀胱肌收缩，引起膀胱痉挛性疼痛。

24. 有哪些相关的外科手术？

- 体外冲击波碎石：是治疗梗阻性肾结石的无创方法，使用外部冲击波直接作用于肾和输尿管结石。残余结石常通过利尿的方法排出，有时需放置输尿管支架，保持输尿管通畅。
- 膀胱镜检查：通过尿道用软质或硬质膀胱镜对尿道和膀胱进行直视操作，常用于活检或经膀胱灌注药物。
- 膀胱切开：经由切口进入膀胱。
- 包皮环切术：手术切除缩窄的包皮。
- 膀胱和尿道支架：置入支架以提供和保持膀胱和尿道的通畅。
- 前列腺切除术(腹腔镜或开放)：经尿道前列腺切除术(TURP)；耻骨后前列腺切除术，经下腹部切口进行的前列腺癌根治性手术；腹腔镜手术时间较长；TURP 激光可用于服用抗凝药物的患者及消除出血灶。
- 经尿道膀胱肿瘤或膀胱颈切除术(TURBT)：切除病变和挛缩的膀胱，警惕膀胱穿孔导致的冲洗液外渗。
- 部分或根治性膀胱切除术：若为恶性病变，需要切除整个膀胱，手术耗时长。
- 肾脏切除术(腹腔镜或开腹)：切除肾脏，可能包括输尿管或肾上腺的切除。开腹手术术中需要关注的问题包括：体位导致依赖侧受压、可能影响动静脉循环以及可能造成腹膜损伤。腹腔镜手术中需注意的问题包括：出血和可能造成的脾脏、肝脏及胸膜损伤。
- 肾造口术：为暂时或永久引流进行的开放性肾脏手术。
- 肾上腺切除术(腹腔镜或开放性手术)：切除肿瘤；纠正肾上腺激素分泌过多。术中需注意的问题包括：损伤肝脏、脾脏及胰腺、体液容量失衡以及低血压。
- 输尿管切开取石术或肾切开取石术(腹腔镜或开放性手术)：手术切除体积大且又粘连的肾和输尿管结石。
- 尿路改道手术(腹腔镜或开放)：如腹腔造口、回肠膀胱术；使用部分结肠、回肠或乙状结肠代膀胱术以及膀胱可控尿流改道术(Kock 膀胱和 Indiana 膀胱)。
- 膀胱颈悬吊(腹腔镜或开放)：纠正压力性尿失禁，如应用耻骨阴道悬吊的 Marchall - machetti - krantz 术和内镜下悬吊(PB)术、Burch 手术、Raz 手术及 Stamey 手术。
- 阴茎植入术：通过植入或静脉改道纠正勃起功能障碍。
- 阴茎切除术(部分或全部)：取决于肿瘤的程度和阴茎肿瘤生长的位置。
- 尿道括约肌：纠正持续性尿失禁和尿液渗漏的人工植入物，常用于前列腺切除术后患者，将充气泵装置放于膀胱颈或尿道周围。
- 睾丸切除术：经腹股沟或阴囊路径切除病变睾丸。
- 输精管结扎术：经阴囊男性选择性绝育术。
- 输精管吻合术或输精管附睾吻合术：一种逆转既往输精管切除和纠正输精管或附睾狭窄的外科手术(Moore et al., 2005；Sirivella, Gielchinsky & Parsonnet，2000)。

25. 肾脏手术后应进行哪些重要的 PACU 护理评估(Schick & Windle, 2016; Schell & Puntillo, 2006)？

- 评估呼吸困难和听诊容量超负荷导致的湿啰音。

- 评估外周依赖性水肿、体重增加、充血性心力衰竭（CHF）、心包摩擦音及额外的心音（S3或 S4）。
- 评估液体量，补充液体以维持血容量并监测每小时尿量。
  - 确定留置了 Foley 导尿管，并评估尿液的颜色和尿量。
  - 如果有其他导管（输尿管造口术或耻骨上造口术），应明确其位置以及尿液的颜色和尿量。
- 观察生殖器周围的肿胀或溃疡情况。
- 评估可能的急性肾功能衰竭。
- 观察出血和休克的体征，必要时使用呋塞米，肾功能障碍时应尽可能减少麻醉性镇痛药物的使用。

26. 可能的肾脏并发症有哪些？

- 急性肾坏死
- 急性肾脏损伤
- 肾前性氮质血症
- 肾后性氮质血症
- 肺不张
- 高血压
- 尿路梗阻
- 流血/出血
- Foley 管阻塞
- 细菌性感染
- 输尿管狭窄
- 肾绞痛
- 膀胱颈梗阻
- 结石
- 尿潴留
- 腹腔镜穿刺器位置放置不当可导致血管损伤或脏器穿孔、心律失常、急/慢性肾衰竭（Odom-Forren & Drain，2013；Schick & Windle，2016；Schell & Puntillo，2006）

27. 肾脏术后常见的围麻醉期护理注意事项或问题有哪些？

- 导尿管周围漏尿

- 血尿
- Foley 导尿管留置困难：护理建议包括使用大量的润滑剂，使用 F14 和 F16 号导尿管（应用带套囊导管时，目视下将 Foley 管完全置入，甚至到 Y 端口时再将球囊充气）。
- 痉挛
- 低血容量或低血钠性休克
- 流血/出血
- 持续性疼痛（急和/或慢性）
- 导尿管无法引流
- 脱水
- 阴囊肿胀
- 感染
- 不育

28. 肾脏及输尿管手术特有的护理措施有哪些？

　　肿瘤切除、结石等引起的尿流梗阻、尿道流出道重建术、撕裂或畸形尿道修复、肾脏切除或肾移植是肾脏和输尿管所特有的手术。这些手术的护理措施包括观察术前和术后因限制液体入量而导致液体容量不足的风险，精确的监测摄入和排出是相当重要的，少尿时应通知手术医师。有引流或造口的患者需要一个小的引流袋，以便尽快清空引流。皮肤的护理同样重要，皮肤上不应留有尿液，以避免感染。观察肾脏手术可能导致的损伤性失血和术中使用的灌洗液外渗情况。如无限制，应鼓励合理摄入足够的液体量。对肾脏疾病患者应严格监测其摄入和排出量（Schick & Windle，2016）。

29. 有哪些术后护理干预值得关注？

- 监测动脉血气，评估异常结果、酸中毒的程度，明确代谢性酸中毒的原因，给予必要的电解质来维持电解质的平衡。
- 尿道术后的敷料常浸有血液和尿液，注意保持敷料干燥，同时应保持皮肤干燥清洁，避免任何擦伤、敷料脱落及污染。
- 评估因无力排空或导尿管故障导致膀胱过度充盈所造成的腹胀。使用膀胱超声来评估膀胱容量。

30. 少尿患者应关注哪些问题?

少尿表明严重液体不足或脱水,因此留置导管并且测量每小时的尿量非常重要。检查留置尿管的通畅性,确保没有梗阻,通过检查患者的腹部和膀胱,或进行膀胱扫描排除术后尿潴留或梗阻。

31. 术后应排出多少尿量?

尿量应为 30 ml/h 或 1 ml/(kg·h)。术后合理的液体摄入非常重要,摄入液体量在 24 h 内应增加到 3 000 ml。

32. 术后少尿常用的液体治疗方法是什么?

首先给予 0.9%生理盐水 1 L,然后 500 ml/h,共 2 h,然后 250 ml/h,共 4 h,然后 166 ml/h,共 6 h,接下来是通常为 125 ml/h 的液体维持量。

33. 用于预防术后少尿的常用利尿药物有哪些?

利尿药物是根据作用于肾小管和尿液分泌部位而分类的。

- 保钾利尿药物作用于远曲小管,增加尿量而不排钾,如氨苯蝶啶(Dyrenium)、阿米洛利(Midamor)、三氨蝶呤和氢氯噻嗪(Dyazide)。
- 渗透性利尿药物作用于肾小管,增加血浆渗透压和将液体从细胞内转移至细胞外间隙,如甘露醇和尿素。
- 噻嗪类利尿药物是在近曲小管分泌,作用于 Henle 袢,这些利尿药物常用于尿崩症、水肿及高血压患者,如苯丙噻嗪(Exna)、氯噻嗪(Diuril)、氢氯噻嗪(Esidrix, HydroDIURIL, Oretic)。
- 袢利尿药物分泌到肾小管并作用于髓质部分,抑制氯离子的转运,影响肾脏的浓缩和稀释机制,其结果是排出等张尿液。这些利尿药物作用强而且起效迅速,如布美他尼(Bumex)、依他尼酸(Edecrin)和呋塞米(Lasix)。
- 醛固酮拮抗药物作用于传导管的醛固酮受体,能够增强肾小管对钠离子和氯离子的重吸收,增加钾离子的排泄。例如螺内酯(Aldactone),常用于肝硬化、充血性心力衰

竭及肾病综合征患者。
- 碳酸酐酶抑制药物作用于近端肾小管,导致氢离子排泄减少,碳酸氢盐的分泌增加及产生碱性尿液。例如乙酰唑胺(Diamox),常用于降低眼内压和治疗惊厥发作(Sirivella et al.,2000;Schick & Windle,2016)。

34. 利尿药物的常见不良反应有哪些?

可能的担心或不良反应包括细胞外液容量增加导致的肺水肿。因此 PACU 护士需注意胸部听诊时哮鸣、湿啰音或啰音等早期体征。其他不良反应包括因频繁补钾造成的高钾血症、低钾血症及低血容量。PACU 护士应留意有无肌无力、室性心律失常、低血压、心动过速,同时监测通气和 $PaCO_2$ 水平。

35. 为什么心电监护对术后肾病患者很重要?

持续监测 ECG 对 ARF 患者很重要,因为肾病患者术后可能发生高钾血症,可能会导致心脏停搏。应密切注意 T 波高尖、ST 段压低以及任何的传导阻滞。

36. 对留置导尿管的患者有哪些重要的管理技术?

不合理及长时间使用导尿管可造成感染或导管相关性尿路感染(CAUTI)。一项对留置导尿管 7 天的患者研究显示,50%的患者发展为菌尿、尿管阻塞、严重感染、败血症和死亡。最佳的预防措施是尽早拔除尿管和让患者自主排尿。证据表明,早期终止尿管能够显著降低 CAUTI 的发生率(Newman,2009)。

37. 其他的膀胱护理替代方法有哪些?

停用留置导尿管的关键原因是减少并发症。尿潴留或尿失禁患者的膀胱护理有很多其他替代方法,包括:使用小便器,男性外置导尿管,尿失禁患者使用吸收类产品,或者对尿潴留患者实施间断留置导尿管的方法。

38. 尿路感染的原因是什么?

尿路感染(UTIs)是由泌尿系统中的病原微生

物引起的。尿路感染的种类包括：膀胱炎、前列腺炎、尿道炎、肾盂肾炎以及间质性肾炎。

39. 患者家庭成员可以做哪些应对或支持工作？

肾脏疾病的患者护理需要有一整套的方案，需要来自家庭的支持，但最重要的还是需要对患者应对疾病的能力进行评估。患者可能进展为慢性肾功能衰竭，需要进行长时间的透析或等待肾移植。独立自主和遵守治疗方案对成功至关重要。长期的压力和无能为力需要家庭成员和患者在一起时，能够给予患者自信心和信赖感。

40. 对带导尿管(Foley)或附腿尿袋的患者其看护者或家庭成员进行门诊宣教时有哪些特殊注意事项？

患者和家庭成员或看护者应核查导尿管是否通畅，确保尿液一直处于流动当中。卫生很重要，应教会照护者或家人使用肥皂和水进行导尿管和尿袋的清洁灭菌。

41. 对肾脏患者有哪些应特别告知的出院指导？

患者若有任何类型的疼痛、膀胱痉挛或排尿困难应立即电话通知医师。

（娄　曼　魏　嵘）

参考文献

Alspach J，2006．Core curriculum for critical care nursing. Philadelphia，PA：Saunders.

American Association of Critical-Care Nurses，2008．Care of the patient with renal disorders（E-learning module）. Retrieved from www. aacn. org/wd/elearning/content/ecco/module7 - renal. pcms?menu＝elearning.

Counts S C，2008．Core curriculum for nephrology nursing（5th ed. ）. Pitman，NJ：American Nephrology Nurses' Association.

Odom-Forren J ＆ Drain C B，2008．Perianesthesia nursing：A critical care approach（6th ed. ）. St. Louis，MO：Saunders.

Moore R G，Bishoff J T，Loening S，et al.，2005．Minimally invasive urologic surgery. New York：Taylor ＆ Francis.

Newman D，2009．CAUTIon：Carefully manage indwelling urinary catheters. Nursing Management，40(7)，50 - 52.

Pagana K D ＆ Pagana T J，2015．Mosby's diagnostic and laboratory test reference（12th ed. ）. St. Louis，MO：Mosby.

Parsons P E ＆ Wiener-Kronish J P，2013．Critical care secrets（5th ed. ）. Philadelphia，PA：Mosby Elsevier.

Schell H ＆ Puntillo K，2006．Critical care nursing secrets（2nd ed. ）Philadelphia，PA：Mosby Elsevier.

Schick L ＆ Windle P，2016．PeriAnesthesia nursing core curriculum：Preprocedure，phase I and phase II PACU nursing（3rd ed. ）. St. Louis，MO：Saunders.

Sirivella S，Gielchinsky I ＆ Parsonnet V，2000．Mannitol，furosemide and dopamine infusion in postoperative renal failure complicating cardiac surgery. Annals of Thoracic Surgery，69(2)，501 - 506.

第 29 章 妇科和产科手术

Denise O'Brien, DNP, RN, ACNS - BC, CPAN, CAPA, FAAN

围麻醉期护士往往更关心妇科手术患者的护理,对产科手术患者的护理关注相对偏少。本章聚焦妇科和产科的专科问题,首先对月经周期和其他妇科问题进行简要概述,其次围绕妇科手术重点阐述围麻醉期护士如何更好地护理妇科患者,最后叙述产科手术相关问题,包括正常的妊娠生理、孕妇的手术方式以及产妇分娩的相关注意事项。对于那些较少从事产科患者护理的围麻醉期护士,本章的讨论将有助于增加他们的知识和对妊娠患者的了解。

1. 什么是正常的月经周期?

月经初潮通常在 9～17.7 岁开始,中位数年龄为 12.8 岁(Griswold,2004)。月经周期规律,时间间隔为 21～40 天。出血通常持续 3～8 天,每次失血量约 30～80 ml。经典的 28 天周期仅占月经周期的 15%。

2. 什么是异常的月经周期?

月经周期存在显著差异(Griswold,2004)。月经周期完全消失称之为闭经。虽然月经周期不规律或异常的命名已简化为异常子宫出血,但很多人仍习惯性使用以下术语。月经次数少,且间隔超过 35 天,称为月经稀发。月经周期间隔在 21～24 天或更短,称为月经频发。当月经出血超过了正常的持续时间和出血量时(大于 80 ml/周期或持续时间超过 7 天),定义为经期过长(hypermenorrhea)或月经过多(menorrhagia)。子宫不规则出血(Metrorrhagia)用于描述不规律的月经流血过多或持续时间过长。月经周期不规则且流血量较大时则称为月经频多(menometrorrhagia)。月经过少(Hypomenorrhea)是指周期正常但是出血量过少。在正常经期以外任何时间段的流血称为经间期出血(intermenstrual bleeding)。

3. 月经周期和激素是否会影响麻醉效果?

研究发现,妇女在月经周期内的疼痛阈值会有所降低(Hurley & Adams,2008)。在排卵前期和增殖期,女性体内黄体酮水平较低而雌二醇水平较高,说明在此阶段女性的疼痛阈值与男性没有差别。相对的,在排卵期后,体内雌二醇水平相对比较低,此时女性对持续的伤害性刺激的疼痛评分较高。原因可能是低水平的雌二醇状态较高水平雌二醇状态减少大脑镇痛相关区域内源性阿片受体的激活。年龄也可以改变疼痛阈值,通常年龄增长与疼痛阈值增高呈正相关。

4. 女性何时开始接受盆腔检查和巴氏涂片?

目前指南建议女性从 21 周岁开始就应该接受宫颈癌筛查(Moyer,2012)。21 岁以后,应该进行一次全面的女性检查,包括每 3 年一次的盆腔检查和细胞学检查(巴氏涂片)来排除宫颈癌的发生。30～65 岁时,女性应每 3 年进行一次细胞学筛查或每 5 年检测一次细胞学/人乳头瘤病毒(HPV)(Huh et al.,2015;Moyer,2012)。在子宫全切以后,由于手术切除了子宫颈,所以没有必要采用巴氏涂片进行宫颈癌筛查。有性生活的女性还应该接受衣原体感染筛查。这些可以在盆腔检查时完成,其他详细信息见《最终更新概要:宫颈癌筛查》(*Final Update Summary: Cervical Cancer: Screening*)(U.S. Preventive Services Task Force,2015)。

5. 哪些患者需要术前进行妊娠检测?

美国麻醉医师学会(ASA)不支持对所有育龄妇女常规进行妊娠检测(Apfelbaum et al.,2012)。

ASA 指出,对于那些检测结果可能会改变患者护理方式的女性可以提供妊娠检测。

6. 妊娠检测是否需要知情同意?

在获得妊娠检测样本(尿液或血液)之前,应该询问患者怀孕的可能性,并告知与妊娠有关的潜在麻醉风险,同时签署妊娠检测知情同意书(Bierstein, 2006; Palmer, van Norman & Jackson, 2009; van Norman, 2008)。然后,以书面的形式记录讨论的内容和患者的决定。如果患者拒绝进行妊娠检测,每家医疗机构会根据各自的规定决定是否开展进一步手术。必须告知外科医师有关患者是否愿意接受妊娠测试的决定。对于拒绝妊娠测试的患者进行测试是不符合伦理规范的。

7. 谁将接收妊娠检测的结果?

妊娠检测的结果仅告知患者本人(Palmer, van Norman & Jackson, 2009)。告知患者妊娠测试阳性结果可能具有一定的挑战性,尤其对于青少年患者。然而,患者的个人隐私权和保密权必须得到充分的尊重。关于青少年法律地位在美国不同州有所不同;一旦妊娠检测结果为阳性,医疗机构应当立即制订计划,决定谁将告知患者检测结果和那些可对患者提供支持的服务措施,不管患者年龄多大。决定是否进行手术治疗可能有所不同,这主要取决于患者手术的轻重缓急以及外科医师与麻醉医师的偏好。

8. 外阴手术的定义是什么?

外阴手术包括处女膜切开术、处女膜修补术、前庭大腺囊肿的切开引流术和外阴病损切除术。

这些手术包括扩大或者切开位于阴道入口的处女膜;引流感染的囊肿;切除各种赘生物(疣,乳头状瘤或恶性病变);通过切除大阴唇、小阴唇、外阴周围结构和皮肤移植来治疗阴部恶性病变或癌前病变(Henry, 2016)。

9. 外阴手术的潜在并发症和术后关注点是什么?

出血和感染是潜在并发症。术后需要良好的疼痛治疗管理和会阴护理。同时,需要坐浴来提供伤口的清洁和舒适。

10. 外阴手术后患者和家属需要遵守哪些护理指导?

患者宣教包括识别手术感染和异常出血的表现、告知患者何时应该联系医师(无法缓解的疼痛、感染、出血、引流过多)、预期的疼痛、坐浴指导以及会阴护理。

11. 经阴道手术包括哪些?

刮宫术和宫颈手术(宫颈锥形切除术、阴道镜检查、LEEP 手术以及激光治疗手术)是经阴道入路进行的(Henry, 2016)。治疗压力性尿失禁的无张力阴道悬吊手术(TVT)也是一种经阴道手术,此手术同时还需要两个腹部小切口。

12. 为什么要进行刮宫术(D & C),手术包含哪些操作步骤?

刮宫术可用于诊断和治疗子宫异常出血,切除宫腔内膜的异常增生组织,如子宫肌瘤或息肉,处理流产/妊娠失败(不全流产、稽留流产、人工流产),子宫颈管狭窄或子宫癌(Wieslander & Wong, 2013)。需要在麻醉下完成的手术包括子宫颈扩张、子宫颈检查、子宫探查以及宫腔诊刮。穿孔和出血是这类手术的潜在并发症。这些手术患者通常为门诊患者。术后宣教包括告知患者一旦出现大量出血就应立即联系手术医师(阴道流血每小时浸湿一片卫生巾)和适当的疼痛管理(轻度镇痛药通常足以缓解痉挛性疼痛的不适)(Henry, 2016)。

13. 最常见的宫颈手术有哪些?

阴道镜检查通常在普通诊室内进行,妇科医师可以在直视下评估宫颈情况,同时进行组织活检和标本的采集,以便进一步评估和随访(Hoffman et al., 2012d, 2012e)。其他宫颈手术需要在具有麻醉设施的门诊手术室内进行,这些手术包括冷冻疗法、LEEP 术以及宫颈组织二氧化碳激光汽化术。术后常见痉挛性疼痛。通常会有水样阴道分泌物或轻微出血,需使用卫生棉垫,避免使用卫生棉条。术后 4 周内同房存在感染的风险。患者是否可以重新开始工作和进行其他日常活动,取决于患者的症状和手术医师的指导。

14. 为什么要进行子宫颈锥形切除术?

宫颈锥形切除术采用锥形的活检器械来切除宫颈阴道旁病变组织和一部分宫颈管组织(Hoffman et al.,2012f)。这个安全有效的方法可以用来治疗宫颈上皮内瘤变(CIN)、原位癌(CIS)和原位腺癌(AIS)。这些病变也可以通过激光或 LEEP 手术来治疗。出血是宫颈锥形切除术后最常见的并发症。一旦患者阴道出血量超过每小时浸湿一片卫生巾时,就需要及时联系手术医师。其他术后宣教与宫颈手术类似。阴道水样或棕色分泌物也可能增加,尤其是那些在宫颈部位使用止血药的患者。

15. 什么是宫腔镜手术,为什么要进行宫腔镜手术?

宫腔镜是使用带光源的内镜通过阴道和宫颈进入子宫腔内,以评估和治疗子宫异常出血(AUB)。也可以用来评估和治疗女性不孕不育(Hoffman et al.,2012g)。宫腔镜检查联合刮宫术可以治疗子宫异常出血。子宫内膜消融术可通过不同的宫腔镜技术完成,包括 Nd:YAG 激光治疗、滚珠、热球囊消融、宫腔镜热消融、阻抗控制电凝、微波以及冷冻消融。进行宫腔镜检查手术时,使用膨宫介质来分离贴合的子宫壁,以便观察子宫内膜。膨宫介质包括以下任何一种:二氧化碳、盐水以及低黏度溶液(山梨醇、甘露醇、甘氨酸)。严重的并发症包括子宫穿孔和出血。膨宫介质造成的液体超负荷可能导致水中毒或低钠血症。子宫内膜消融术后通常可很快恢复,斑点状血斑或轻微出血是较为常见的表现,一般在术后几天内恢复。

16. 如何去除子宫平滑肌瘤?

子宫平滑肌瘤(纤维肿块)可以通过宫腔镜手术切除,适用于肿块体积较小且需要维持生育能力或子宫异常出血的患者(Hoffman et al.,2012g)。开腹手术方式用于需要子宫切除手术来治疗较大子宫肌瘤的患者(Hoffman et al.,2012f)。出血是子宫肌瘤切除术后的常见并发症。术后的 1～2 周仍可能发生斑点状血斑或轻微出血。

17. 什么是宫腔镜手术相关的水中毒(稀释性低钠血症)?

如果大量的膨宫液通过血窦渗入血管,患者就可能会出现低钠血症和肺水肿(Wieslander & Wong,2013)。因此,宫腔镜电切手术应在短时间内完成,一旦膨宫液使用超过 1 L,就应该检查患者的电解质水平。当超过 1 500 ml 的非电解质或 2 500 ml 的电解质膨宫液被使用时,就应该终止手术。通过密切监测术中膨宫液的使用量和回收的液体量来避免此类并发症的发生。

18. 什么是无张力阴道悬吊术?

无张力阴道悬吊术(TVT)是治疗压力性尿失禁最常见的手术方式(Hoffman et al.,2012c,2012h)。

该手术对尿道中段起到支撑作用,十年治愈率可高达 80%。严格掌握手术适应证可以提高手术成功率;在手术前必须进行尿动力学评估。在手术过程中,患者截石体位下在耻骨联合上方的腹部皮肤和阴道中线部位做 2.5 cm 的切口,然后将带有针头和引导器的吊带穿过尿道并调节吊带张力。手术中出血、膀胱穿孔或肠道损伤可明显增加手术难度。通常最先在 PACU 中出现的短期并发症包括膀胱排空不完全,可能需要在术后几天内留置导尿管排尿或间歇导尿。在停止导尿前,膀胱残余尿量需要小于 100 ml。当阴道切口愈合后才能开始同房。在伤口完全愈合之前不应恢复体力活动或剧烈运动,标准建议是术后 2 个月内不做剧烈运动。

19. 不孕症的常见手术治疗方式有哪些?

如果怀疑输卵管通畅性存在问题,输卵管重建术是一种治疗选择。治疗方法包括宫腔镜辅助下的输卵管通液术和手术切开吻合术。为了解决子宫因素引起的不孕症,可能需要通过宫腔镜或开放手术等方式来去除子宫平滑肌瘤、子宫内膜息肉和子宫宫腔粘连等影响生育功能的病理组织(Hoffman,et al.,2012b)。

20. 什么是腹腔镜?

使用腹腔内镜技术,熟练的手术医师无须开腹就可以通过直接观察盆腔结构进行诊断和治疗妇科疾病(Wieslander & Wong,2013)。手术过程中,二氧化碳通过气腹针注入腹膜腔用以扩张腹壁,便于观察腹腔内脏结构。然后将腹腔镜的镜头通过一个小切口插入腹腔,切口通常是在脐下。还可能需要在前腹壁外侧做一些小切口。连续监测二氧化碳输注速率、压力和容量。通过套管放入不同手术器械来完成组织切除、活检、凝血、吸引和其他各种操作;也可以使用激光(CO_2 或 Nd:YAG 激光)。各种大小的手术均可通过腹腔镜手术完成,手术需要一定的经验和技巧,但并发症相对较少,术后恢复时间相对较短。

21. 腹腔镜手术术后护理的特殊问题有哪些?

尽管有些范围较广的腹腔镜手术患者术后可能需要住院 1~2 天,但通常恢复较快(Wieslander & Wong,2013)。术后疼痛较为轻微,口服镇痛药物一般即可控制疼痛。腹腔镜手术后最常见的不适是肩部疼痛,可能是因为手术过程中使用的二氧化碳,导致膈肌下二氧化碳聚集,或液体/血液蓄积所致。温和的止痛药和患者平躺伴头部稍微抬高(30°或更小)可有助于缓解这种肩部疼痛。

22. 腹腔镜手术后的常见并发症有哪些?

并发症包括肠穿孔、泌尿系统脏器损伤、空气栓塞、手术部位感染(浅表和深部)、腹壁血管损伤、切口疝以及腹腔大血管损伤(MVI)(Wieslander & Wong,2013)。文献综述表明,84% 的术后腹膜后出血患者存在腹部或腹股沟区域的疼痛,而少数患者表现出典型的脐周或侧腹部瘀斑(Cullen 征和 Gray-Turner 征)(Moore,Vasquez,Lin & Kaplan,2005)。

约有 2.1% 的腹腔镜手术因为术中发生并发症需要改为开腹手术(Wieslander & Wong,2013)。最常见的并发症原因是大血管或肠道受伤。血管损伤最可能发生在手术开始时盲目放置气腹针和穿刺套管的操作,发生率高于手术操作过程中。与主动脉、下腔静脉以及髂动静脉损伤有关的死亡率在

9%~17%,需要即刻转开腹手术;同时需要输血治疗,原因是比较大的腹膜后血肿不能及时发现,使出血量估计偏低。

肠道损伤并不常见,但死亡率仍高达 2.5%~5%(Wieslander & Wong,2013)。可能是尖锐的手术器械或者高温灼烧造成小肠及大肠的损伤。术后当患者出现低热伴有白细胞计数下降或正常白细胞计数时才意识到肠道损伤的可能。腹腔镜手术后肠道损伤的文献综述表明,患者通常表现为靠近损伤部位的穿刺套管位置出现疼痛、腹胀以及腹泻,而腹膜炎的相关症状(严重疼痛、恶心、呕吐和肠梗阻)并不常见。其他并发症包括膀胱损伤、腹壁疝、皮下气肿、气体栓塞以及术后肩部疼痛(前文已论述)。

23. 什么是输卵管绝育术?

输卵管绝育手术包括产后输卵管部分切除术,单极电凝、双极电凝、钳夹闭合输卵管,硅胶带环套输卵管或输卵管中间部分切除术(Cunningham et al.,2013d)。这些手术通常可以在腹腔镜下完成,产后输卵管部分切除术也可以通过腹部小切口完成。在这些手术方法中,产后部分输卵管切除术和输卵管单极电凝术绝育的失败率最低。

新型的输卵管绝育技术可以通过宫腔镜完成,这种手术方式安全有效,无须全身麻醉,也不需要腹腔镜下手术。这套手术器械被称为 Essure 装置,主要包含了一个钛、镍和不锈钢制成的弹簧装置,同时装置上还有涤纶纤维,这些物质可以诱发炎症反应和纤维化,最终导致输卵管闭塞(Wieslander & Wong,2013)。Adiana 装置是通过同时应用输卵管内射频凝固和植入硅酮堵塞器来起到封闭输卵管的作用(Smith,2010)。目前这些新技术的安全性和有效性的评估研究还在进行。

24. 经阴道、开腹和腹腔镜全子宫切除术有哪些不同? 各自的手术适应证是什么?

全子宫切除术可用于治疗子宫的良性疾病(例如有症状的平滑肌瘤、盆腔脏器脱垂、AUB、子宫内膜异位、慢性疼痛、恶变前的肿瘤)和恶性疾病(Hoffman et al.,2012f)。根据子宫与盆腔的体格

检查、疾病诊断、手术指征、是否存在附件病变、手术风险、费用、术后恢复情况和生存质量等因素,综合考虑是开腹手术、经阴道手术还是腹腔镜手术。如果盆腔器官粘连广泛,如果还计划进行卵巢切除术或者其他泌尿器官的手术等,开腹全子宫切除可能是首选方案。相对于腹腔镜手术而言,尽管开腹全子宫切除术手术时间较短,对特殊器械和技能的要求相对较低,但术后需要更多的恢复时间,疼痛较为严重,发生感染和发热的风险更高。同阴式全子宫切除术相比,开腹术后的出血和膀胱损伤的发生率相对较低,但输尿管损伤和输血的可能性相对比较大。阴式全子宫切除术适用于盆腔脏器较小、粘连较少、附件没有病理改变以及盆腔器官脱垂轻微的患者。与开腹手术相比,阴式全子宫切除术具有术后恢复较快、费用较低以及术后疼痛较轻的优点。腹腔镜全子宫切除术通常需要较长的手术时间,昂贵的医疗器械以及熟练的手术技巧。腹腔镜全子宫切除术与阴式全子宫切除术手术适应证相似,同样也具有术后恢复快、疼痛轻的优点,但是腹腔镜手术提供的可视化功能对于观察腹腔盆腔病变更为有利。与开腹或经阴道手术相比,腹腔镜全子宫切除术损伤输尿管的可能性较高。开腹全子宫切除术的术后护理与其他腹部大手术相似。术后住院时间可长达 4 天。术后并发症包括由盆腔、腹壁或泌尿道感染所致发热、脓肿、血肿或者肺炎。阴式全子宫切除术更有利于患者胃肠功能的恢复以及早期下床活动,与开腹手术相比,术后疼痛较轻。

25. 为什么要进行盆腔和主动脉旁淋巴结清扫?

患有子宫内膜癌、卵巢癌和宫颈癌的患者通常需要接受盆腔淋巴结清扫手术(Hoffman et al., 2012i)。淋巴清扫术是妇科恶性肿瘤手术分期的标志之一,包括完全去除特定范围内的所有淋巴结组织。在通常情况下,最少有 4 组盆腔淋巴结组,个别最多达 11 组不同部位的淋巴结组需要清扫。肿大的淋巴结会被切除,这对提高肿瘤患者的生存率是有益的。盆腔淋巴结清扫术可以在开腹或者腹腔镜手术下完成。此外,分期手术还应包括大网膜切除。

26. 在盆腔廓清术中有哪些器官会被摘除?术后有哪些潜在并发症?术后护理的具体内容有哪些?患者的预后如何?

完全性盆腔廓清术适用于放射治疗后肿瘤持续存在或复发患者。尽管此类手术并不常见,但以下情况可能需要进行该手术,包括某些复发的子宫内膜腺癌、子宫肉瘤或外阴癌;晚期局限性宫颈癌、阴道癌或子宫内膜恶性肿瘤存在放疗禁忌证时;阴道或尿道黑素瘤(Hoffman et al., 2012i)。手术需要切除膀胱、直肠、子宫、子宫颈及其周围组织。当次根治性手术、化疗或放射治疗已无疗效时,依据患者病情只能采取姑息性手术。不适合进行放疗或化疗时,可能需要进行盆腔廓清作为治愈的手术。术前需要细致评估,寻找疾病转移的任何迹象。为了让患者准备好接受广泛性手术的结果,需要对患者做好咨询工作。患者术后的生活质量下降可能比较明显,性功能和身体形态也会发生改变。

● 术前准备包括机械性肠道清洁准备,确定尿道和肠道造口的部位,使用抗生素以及预防下肢深静脉血栓形成(DVT)。需要完善血型检查和交叉配血等输血准备工作。手术的体位是低截石位,采用腹会阴联合手术,需要行输尿管和结肠造口,在腹腔和会阴部会放置多根引流管。术后患者需要进入 ICU 进一步监护治疗。并发症包括发热、伤口裂开、肠梗阻、肠瘘、吻合口瘘或狭窄以及静脉血栓栓塞。术后护理包括关注引流和造口情况,血流动力学监测(预防潜在的第三间隙大量液体丢失)以及疼痛管理。

27. 为什么需要行大网膜切除术?

晚期卵巢癌有较大可能会出现腹膜转移(Hoffman et al., 2012i)。尽可能完全切除肿瘤和肿瘤的分期是切除大网膜的主要原因。有时也用于那些没有明显转移性疾病的患者。需要注意的是,如果进行大网膜完全切除,术后需要持续胃肠减压 48 h,避免胃肠扩张。这样可以避免术后结扎的血管脱落。

28. 与外阴切除术相关的特殊注意事项包括哪些?

外阴切除术包括切除整个外阴和周围组织,对术后护理极具挑战性(Hoffman et al.,2012i)。患者在手术室内处于麻醉状态时,可采用真空辅助闭合治疗。该疗法应持续至术后 8～10 天,减少伤口愈合至瘢痕形成所需要的时间(Narducci et al.,2012)。对于那些没有使用真空辅助闭合治疗的患者,用生理盐水冲洗会阴,保持外阴伤口的清洁和干燥。同时不应当穿贴身内裤,外衣应该是宽松式,以防伤口受压和牵拉。最常见的术后并发症是伤口部分裂开,一旦发生可能需要再次清创缝合或者使用真空辅助闭合治疗。

- 瘢痕组织和感觉改变可能会影响性生活的满意度。心理咨询与辅导可能有助于阐明该手术导致的严重性功能障碍。

29. 深静脉血栓形成的风险有哪些? 有什么预防建议?

2007 年,美国妇产科医师学会(ACOG)发布了基于循证医学的深静脉血栓和肺栓塞预防指南,并于 2013 年重新修订(ACOG,2007)。ACOG 指南不建议在术前停止激素治疗或口服避孕药。然而,接受大手术治疗的患者同时服用口服避孕药时,则应使用肝素进行预防性抗凝治疗,以降低围术期静脉血栓栓塞的风险。对于手术患者,需要使用危险因素分层从而给予适当的预防抗凝治疗(Guyatt et al.,2012)。对于中危及高危患者,建议使用下肢机械加压装置,优先使用间歇充气加压装置,根据患者的危险因素包括手术时间、健康状况以及年龄来选择普通肝素或低分子量肝素进行药理学方面的预防性抗凝治疗。低风险患者不需要特定的预防措施,但推荐早期下床活动。

妊娠相关的问题

30. 围麻醉期需要关注哪些正常的妊娠生理变化?

随着肺泡通气量的增加和功能残气量的降低,孕妇摄取与排除吸入麻醉药物的能力也发生改变(Badve & Vallejo,2015;Barash et al.,2009)。功能残气量(FRC)的降低和基础代谢率的升高可能增加呼吸暂停期间(例如气管插管期间)动脉低氧血症的风险。气道血管充血会增加气管插管时出血的风险。妊娠期妇女一直存在胃排空延迟的问题,但是否增加误吸的风险还有争议。其他一些因素,例如疼痛、焦虑以及阿片类药物的使用是妊娠早期出现胃排空延迟的重要原因。

31. 如何识别和处理异位妊娠患者?

当胚泡植入子宫以外的任何地方时,就被定义为异位妊娠或宫外孕。随着 β-hCG 放射免疫测定和高分辨率经阴道超声等先进诊断方法的出现,异位妊娠的死亡率已大幅下降(Hoffman et al.,2012a)。患者可有正常妊娠的症状和体征(乳房胀痛、恶心、尿频),膈肌下积血刺激膈神经导致吸气时出现肩部疼痛,或者由失血导致的低血容量性头晕和晕厥。在异位妊娠没有破裂以前,体格检查可能很难发现阳性体征。根据对侧输卵管的功能状态和患者对保留输卵管的意愿,可以选择腹腔镜输卵管造口术(salpingostomy)或腹腔镜输卵管切除术(salpingectomy)。患者术后仍有发生异位妊娠的风险。

32. 围术期常用哪些药物对怀孕患者是安全的?

大多数麻醉药物都可以通过胎盘(Badve & Vallejo,2015;Barash et al.,2009)。阿片类药物可以引起胎儿分娩后呼吸抑制。其中芬太尼引起的呼吸抑制较轻,氯胺酮在产生镇痛作用的同时没有胎儿分娩后呼吸抑制。为了尽量减少对胎儿的影响,非紧急手术应推迟至妊娠 3 个月后或者分娩后进行。妊娠 16 周以后,孕妇应在术中及术后恢复室中监测胎心。

33. 妊娠患者在行非产科手术时,对麻醉和体位有何建议?

妊娠患者进行非产科手术并不常见,占所有孕妇的 1.5%～2.0%(Speichinger & Holschneider,2013)。必须对胎儿和孕妇做充分的术前评估和准备。妊娠期间的非产科手术应限制为急诊手术;如果确实需要实施非急诊手术,建议尽量安排在妊娠中期。尽可能避免胎儿接受电离辐射;在不同怀孕阶段接受不同的射线暴露对胎儿造成的危害不尽相同。通常来讲,麻醉是安全的,如果手术适于区域麻醉,建议使用区域麻醉。在围术期监测和维持孕妇的携氧能力、亲和力、动脉血氧分压以及胎盘的血流量可以降低胎儿宫内窘迫的风险。子宫移位(左倾卧位)有助于防止下腔静脉受压和低血压的发生。充分的供氧以及维持有效的循环血量和血压将使胎儿氧合最大化。如果孕妇需要升压药物,麻黄碱是孕妇的最优选择,因为很少引起动脉痉挛,特别是子宫动脉。建议在妊娠后半期对胎儿进行连续监测,监测是否存在早产和在术中及术后如何采取适当的干预措施。

34. 什么是子宫颈闭锁不全或功能不全的宫颈环扎手术?

为了防止早产,可以在妊娠12～16周时进行子宫颈环扎术(Cunningham et al.,2013a,2013f)。

- 宫颈环扎术可以通过使用一个圆环装置套扎宫颈管来完成,或使用丝线缝合宫颈下段以达到环扎的作用(Henry,2016)。对有妊娠中期习惯性流产或宫颈管较短或宫颈功能不全导致早产风险的患者,宫颈环扎手术可能受益。

35. 应当进行持续胎儿监护还是间断胎儿监护?

对于低风险的孕妇而言,当胎膜已破需要入院生产时,建议给予电子胎儿监护,如果发现胎儿心率异常,则应使用连续胎儿监护(Cunningham et al.,2013c)。体外胎心监护对于胎膜完整或破裂的产妇都适用,是首选的胎儿监护方式。宫内电子胎儿监护的并发症包括电极造成胎儿损伤、电机线缠结导致脐带严重受压、置入电极时穿破胎盘引起出血以及子宫穿孔。此外,宫内胎儿监护还有增加胎儿和母亲感染的风险。

36. 孕妇即将临产的征象有哪些?

真正的或活跃的分娩来临表现为出现宫缩节律规整,宫收缩间隔变短以及强度增加(Cunningham et al.,2013c)。不适感出现在背部和腹部且镇静药物不能缓解。此外,产妇宫颈渐渐扩张。

37. 什么是先兆子痫和子痫?哪些孕妇是该病的高危患者?

怀孕期间,如果产妇出现高血压和蛋白尿,就可以诊断该患者患有先兆子痫(Rogers & Worley,2016)。一旦患者出现抽搐,则可以诊断为子痫。水肿不再是诊断先兆子痫的必要条件。该疾病可以在妊娠20周至产后6周以内的任何时间发病。终止妊娠、娩出胎儿和胎盘是治愈该病有效的方法。在美国,大约有7%的孕妇会发生先兆子痫-子痫。孕妇的高危因素包括:初产妇、多胎妊娠、慢性高血压病史、糖尿病、肾脏疾病、胶原血管病、患有自身免疫性疾病以及妊娠滋养细胞疾病。约有5%的先兆子痫患者会发展为子痫。未控制的子痫可以导致产妇死亡。轻度的先兆子痫患者可能没有明显症状,重度的先兆子痫患者可以出现头晕、头痛以及严重高血压。HELLP综合征是一种重度先兆子痫类型,包括溶血、肝脏酶升高以及血小板降低。先兆子痫患者一旦发展为子痫便会出现抽搐。治疗方法包括在产检期间早期识别血压和体重的细微变化。对于轻度先兆子痫患者,建议卧床休息控制病情。当患者发生子痫抽搐时,可以静脉给予4～6 g硫酸镁,随后以2～3 g/h的剂量维持。一旦产妇病情稳定,需要立即终止妊娠,达到治疗疾病和保障母婴安全的目的。在胎儿娩出后,仍需持续静脉滴注硫酸镁至少24 h。当患者尿量达到100～200 ml/h,说明患者病情缓解,可以停用硫酸镁。

38. 剖宫产术最常见的并发症是什么?

产时或产后出血、子宫内膜炎以及剖宫产术后的切口感染或裂开(Incerpi,2013)。对于有剖宫产史的患者,如果先前的切口是古典式子宫切口,那么子宫破裂的风险将会增加。子宫破裂虽然罕见,但是病情危重,可以危及母亲和胎儿生命,需要立即手术治疗。

39. 分娩期间使用什么方法镇痛和麻醉?

分娩期间的麻醉方法包括硬膜外镇痛(阴道分娩时采用的镇痛方式,如果分娩过程中需要行剖宫产手术，则可以直接改为硬膜外麻醉）、脊髓镇痛、腰硬联合镇痛、宫颈旁阻滞和阴部神经阻滞（Badve & Vallejo，2015；Barash et al.，2009；McDonald，Chen & Kwan，2013）。剖宫产手术可以在脊髓麻醉和腰段硬膜外麻醉下完成，只有少数情况下采用全身麻醉。当存在局部麻醉禁忌证或者情况紧急需要行快速麻醉时，可以选择全身麻醉。

40. 什么是 Apgar 评分？

Virginia Apgar 医学博士在 1952 年发明该评分系统，用以评估哪些新生儿需要进行复苏以及评价复苏的效果（Raab & Kelly，2013）。在胎儿娩出后的第 1 分钟和第 5 分钟对皮肤颜色、心率、呼吸频率、肌张力及运动和反射五项体征进行评分，每项体征的分值为 0～2 分。五项指标的总分用于评估新生儿出生时候的状态以及复苏效果。在第 1 分钟到第 5 分钟的评分变化可以评估高危新生儿的复苏效果。如果出生后第 5 分钟 Apgar 评分较低，则与婴儿高死亡率有关。

41. 新生儿娩出后需要评估哪些内容？

新生儿的评估内容包括：呼吸道通畅度、胸壁运动（呼吸力度）、呼吸频率、呼吸模式、呼吸音、心率和节律、腹部情况（软硬程度，是否腹胀）、脐部残端（血管数量）、肤色、生殖器、警醒状态、活动、四肢的肌张力和运动以及其他异常情况或产伤（神经损伤）（Raab & Kelly，2013）。

42. 怀孕和分娩期间异常出血的最常见原因是什么？

怀孕和分娩期间异常出血原因包括胎盘早剥（胎盘在分娩前从附着部位分离）、前置胎盘（胎盘附着于子宫下段，甚至胎盘下缘达到或覆盖宫颈内口）、第三产程延长、产后宫缩乏力以及子宫翻转（Cunningham et al.，2013e）。胎盘早剥的高危因素包括高龄产妇、多次妊娠、先兆子痫、慢性高血压病史、胎膜早破、多胎妊娠、低出生体重、羊水过多、母亲吸烟、血栓形成、可卡因滥用史、多次人流史和患有子宫平滑肌瘤。产妇年龄、多次生产史、前次剖

宫产、吸烟以及不明原因的孕期血清甲胎蛋白（MSAFP）升高是发生前置胎盘的高危因素。应根据不同的出血原因采取相应的处理方法。一些情况下需要紧急剖宫产来控制产前出血。治疗产后出血的方法包括按摩子宫、使用宫缩剂（催产素、甲基麦角新碱或前列腺素）、清除滞留的胎盘以及根据原因和产妇的情况进行手术治疗。

43. 孕妇有哪些创伤风险？

产妇怀孕及分娩期间发生的创伤（交通事故、坠落伤、对孕妇腹部的直接攻击以及其他原因所致的损伤）约占所有孕妇的 7%（Speichinger & Holschneider，2013）。胎儿死亡最常见原因是孕妇死亡和胎盘早剥。虽然交通事故是造成孕妇受伤的主要原因，一旦出现伤害事故，稳定孕妇的伤情是治疗的关键和首要措施，同时，要避免胎儿接受不必要的药物和射线暴露。孕妇创伤后，应至少接受 4～48 h 的胎心和宫缩监护。如果出现频繁的子宫收缩、阴道流血、腹痛及压痛、体位性低血压和胎儿心率异常，需要对孕妇进一步评估。

- 由于妊娠期血管内容量可以增加至 8 L，失血达到全身血量的 35% 时并不会出现典型的低血容量及休克的表现（Burlew & Moore，2015）。怀孕创伤患者由于氧耗增加，氧饱和度会迅速下降，因此在评估伤情和治疗期间需要充分供氧以防孕妇和胎儿缺氧。将产妇放置在左侧卧位或背部垫高使产妇左倾，避免下腔静脉受压。在产科团队评估孕妇情况的同时，给予持续的复苏措施可以有效改善胎儿的结局。腹部超声可以明确盆腔腹部伤情以及胎儿状况。放射线检查必须从母体胎儿获益与风险的角度来考虑；X 线应根据临床需要限制使用，如有可能，还需要使用铅衣对盆腔做适当保护。

44. 孕妇复苏与普通患者复苏有何不同？

危重孕妇的复苏需要将患者放置于左倾斜位，给予纯氧通气，开放静脉通路并快速补充血容量，同时考虑心脏停搏的主要原因，还要明确已经存在的疾病与治疗情况，这些情况使复苏变得更加复杂

(Jeejeebhoy et al.，2015)。

- 由于孕期激素水平改变影响了胃食管括约肌功能,患者发生反流误吸的风险增加。在面罩正压通气过程中,建议对所有意识消失的产妇采用按压环状软骨的手法,以减少误吸的风险。由于增大的子宫以及腹腔脏器使膈肌位置抬高,应在胸腔的较高位置进行胸外按压。可以使用常规能量进行除颤;没有证据表明除颤会对胎儿心脏产生不良影响。应在除颤前移除胎心子宫监护装置,必要时,紧急切除子宫可以有效提高复苏效果。

表 29-1 描述了改良的妊娠患者高级心脏生命支持(ACLS)。

表 29-1 改良的妊娠患者高级心脏生命支持(ACLS)

	操 作	原 理
循环	高质量的胸外按压	
	将子宫放置于持续左倾斜位(LUD)	将子宫放置于持续左倾斜位(LUD)可以减轻大血管压迫,改善孕妇心排血量
	根据 ACLS 药物指南,给予经典的药物和剂量	这些药物可减少子宫血流;没有其他替代品
	如果给予升压药物,则可能导致胎儿死亡 有指征时,给予除颤 在横膈以上开放静脉通路	不需要对目前推荐的除颤方案进行改良
气道	在插管前和插管过程中按压环状软骨,保护气道	胃食管括约肌功能不全
	使用较小的气管插管(比正常小 0.5 ~ 1 mm)	气道水肿
呼吸	提供氧疗以及机械通气(给予 100% 纯氧)	功能残气量减少,氧耗量增加
	根据呼出气 CO_2 监测和临床评估,证实气管导管位置	在妊娠的后半程,食道探测装置可能检测不到合适的位置
	适当减小通气量	膈肌抬高降低肺容量

续 表

	操 作	原 理
鉴别诊断	寻找与非妊娠患者相同的可逆原因,同时还要考虑妊娠特异性疾病和手术并发症	硫酸镁过量:用葡萄糖酸钙(1 安瓿/1 g)治疗 急性冠状动脉综合征:纤维蛋白溶解药物是相对禁忌证;可以选择经皮冠状动脉介入治疗 ST 段抬高型心肌梗死 子痫前期/子痫:未经治疗,孕产妇和胎儿的致残率和死亡率风险增加 主动脉夹层:主动脉夹层自发性破裂的风险增加 危及生命的大面积肺栓塞和缺血性脑卒中:使用纤维蛋白溶解剂 羊水栓塞:必要时使用体外循环进行生命支持 创伤和药物过量
	回顾可能的原因:麻醉并发症/意外;出血;心血管疾病;药物原因;栓塞;发热;非产科原因引起的心搏骤停(Hs & Ts);高血压	

数据来自 Jeejeebhoy F M, Zelop C M, Lipman S, et al.，2015. Cardiac arrest in pregnancy: A scientific statement from the American Heart Association. Circulation, 132(18),1747 - 1773. doi: 10.116 l/CIR. 0000000000000300

45. 产后监护包含哪些内容?

分娩后最初的几个小时对于产妇至关重要,无论是产科并发症还是麻醉并发症都可能带来严重后果。产妇分娩后进入配备专业人员的 PACU 中进行监护是一项基本的程序(ASPAN，2015)。PACU 的监护项目包括观察阴道流血情况以及监测生命体征,包括每 15 min 测量血压、心率、呼吸率、氧饱和度和温度,应至少在 PACU 中监护 1~2 h,直到符合全身麻醉和局部麻醉的出室标准(american academy of pediatrics & ACOG，2012)。对有先兆子痫或子痫发作病史、内外科并发症或其他合并症(心血管、呼吸、内分泌、肾脏以及创伤等)的患者可能需要额外监护。

46. 分娩后子宫按摩应多少时间进行一次?

子宫按摩的方法为将手放在下腹部反复按摩或挤压子宫,刺激子宫收缩并将宫腔积血从子宫下段排除,建议产妇分娩后每隔 60 min 按摩子宫 10 min (Hofmeyr, Abdel-Aleem & Abdel-Aleem, 2013)。子宫按摩可以有效减少产后出血以及宫缩剂的使用。

47. 治疗产后出血最常用的药物有哪些?

催产素、麦角新碱和甲基麦角新碱是第三产程常用的子宫收缩药物(Cunningham et al., 2013b)。阴道顺产时,当胎儿娩出后应立即肌内注射催产素。剖宫产手术中胎盘娩出后,可以将 20 单位催产素加入 1 L 溶液中静滴维持。必须密切监护静脉使用催产素的产妇,防止强制性子宫收缩和剧烈宫缩痛的发生。麦角新碱是一种强效的子宫兴奋剂,可以引起子宫平滑肌持续数小时的强烈收缩。这些药物可以导致严重的高血压。前列腺素是治疗第三产程出血的另一种选择。欣母沛(每毫升含有卡前列腺素 250 mcg 和氨基丁三醇 83 mcg)是一种治疗难治性产后出血的药物,通常用于深部肌内注射,并且可以重复使用。此外,还可以通过口腔颊黏膜或直肠给予米索前列醇控制产后出血。

（张虢宇　徐子锋）

参考文献

American Academy of Pediatrics & American College of Obstetricians and Gynecologists, 2012. Guidelines for perinatal care (7th ed.). Elk Grove Village, IL & Washington, DC: Authors.

American College of Obstetricians and Gynecologists [ACOG], 2007. ACOG practice bulletin: Prevention of deep vein thrombosis and pulmonary embolism, no. 84 Obstetricα & Gynecology, 110(2), 429 - 440. Author's note: this practice bulletin was reaffirmed by ACOG in 2013.

Apfelbaum J L, Connis R T, Nickinovich D G, et al., 2012. Practice advisory for preanesthesia evaluation: An updated report by the American Society of Anesthesiologists Task Force on Preanesthesia Evaluation. Anesthesiology, 116(3), 522 - 538. Doi: 10. 10971 ALN. Ob013e31823c1067.

American Society of PeriAnesthesia Nurses, 2015. 2015 - 2017 Standards of perianesthesia nursing practice Cherry

Hill, NJ: Author.

Badve M & Vallejo M C, 2015. Obstetric anesthesia. //P K Sikka, S T Beaman & J A Street (Eds.). Basic clinical anesthesia. http://dx. doi. org/l 0. 1007/978 - 1 - 4939 - 1737 - 2.

Barash P G, Cullen B F, Stoelting R K, et al., 2009. Handbook of clinical anesthesia (6th ed.). Philadelphia, PA: Lippincott William & Wilkins.

Bierstein K, 2006. Preoperative pregnancy testing: Mandatory or elective? American Society of Anesthesiologists Newsletter, 70, 37.

Burlew C C & Moore E E, 2015. Trauma. //F C Brunicardi, D K Andersen, T R Billiar, et al. (Eds.), Schwartz's principles of surgery (10th ed.). New York: McGraw-Hill Health.

Cunningham F, Leveno K J, Bloom S L, et al., 2013a. Abortion. //F Cunningham, K J Leveno, S L Bloom, et al. (Eds.), Williams obstetrics (24th ed.).

Cunningham F, et al., 2013b. Vaginal delivery. //F Cunningham et al. (Eds.), Williams obstetrics (24th ed.). Retrieved from http://accessmedicine. mhmedical. com. proxy. lib. umich. edu/content. aspx? bookid = 1057 & Sectionid=59789168.

Cunningham F, et al., 2013c. Intrapartum assessment. //F Cunningham et al. (Eds.), Williams obstetrics (24th ed.). Retrieved from http://accessmedicine. mhmedical. com. proxy. lib. umich. edu/content. aspx? bookid = 1057 & Sectionid=59789164.

Cunningham F, et al., 2013d. Sterilization. //F Cunningham et al. (Eds.), Williams obstetrics (24th ed.). Retrieved from http://accessmedicine. mhmedical. com. proxy. lib. umich. edu/content. aspx?bookid=1057 & Sectionid=59789182.

Cunningham F, et al., 2013e. Obstetrical hemorrhage. //F Cunningham et al. (Eds.), Williams obstetrics (24th ed.). Retrieved from http://accessmedicine. mhmedical. com. proxy. lib. umich. edu/content. aspx? bookid = 1057 & Sectionid=59789185.

Cunningham F, et al., 2013f. Preterm labor. //F Cunningham et al. (Eds.), Williams obstetrics (24th ed.). Retrieved from http://accessmedicine. mhmedical. com. proxy. lib. umich. edu/content. aspx? bookid = 1057 & Sectionid=59789186.

Griswold D, 2004. Menstruation and related problems and concerns. //E Q Youngkin & M S Davis (Eds.), Women's health: A primary care clinical guide (3rd ed.). Upper Saddle River, NJ: Pearson Prentice Hall.

Guyatt G H, Akl E A, Crowther M, et al., 2012. Executive summary: Antithrombotic therapy and prevention of thrombosis (9th ed.). American college of chest physicians evidence-based clinical practice guidelines. Chest, 141 (2 suppl.), 7S - 47S. doi: 10. 1378/chest. 1412S3.

Henry A A G, 2016. Obstetrics and gynecology. //L Schick

& P E Windle (Eds.), Perianesthesia nursing core curriculum (3rd ed. , pp. 890 - 957). St. Louis, MO: Elsevier.

Hoffman B L, Schorge J O, Schaffer J I, et al. , 2012a. Ectopic pregnancy. //B L Hoffman, J O Schorge, J I Schaffer, et al. (Eds.), Williams gynecology (2nd ed.). New York: McGraw-Hill.

Hoffman B L, et al. , 2012b. Treatment of the infertile couple. //B L Hoffman et al. (Eds.), Williams gynecology (2nd ed.). New York: McGraw-Hill. Retrieved from http://accessmedicine. mhmedical. com. proxy. lib. umich. edu/content. aspx? bookid = 399 & Sectionid = 41722309.

Hoffman B L, et al. , 2012c. Urinary incontinence. //B. L. Hoffman et al. (Eds.), Williams gynecology (2nd ed.). New York: McGraw-Hill. Retrieved from http:// accessmedicine. mhmedical. com. proxy. lib. umich. edu/ content. aspx? bookid = 399 & Sectionid = 41722313.

Hoffman B L, et al. , 2012d. Preinvasive lesions of the lower genital tract. //B L Hoffman et al. (Eds.), Williams gynecology (2nd ed.). New York: McGraw-Hill. Retrieved from http://accessmedicine. mhmedical. com. proxy. lib. umich. edu/content. aspx? bookid = 399 & Sectionid = 41722320.

Hoffman B L, et al. , 2012e. Cervical cancer. //B L Hoffman et al. (Eds.), Williams gynecology (2nd ed.). New York: McGraw-Hill. Retrieved from http:// accessmedicine. mhmedical. com. proxy. lib. umich. edu/ content. aspx? bookid = 399 & Sectionid = 41722321.

Hoffman B L, et al. , 2012f. Surgeries for benign gynecologic conditions. //B L Hoffman et al. (Eds.), Williams gynecology (2nd ed.). New York: McGraw-Hill. Retrieved from http://accessmedicine. mhmedical. com. proxy. lib. umich. edu/content. aspx? bookid = 399 & Sectionid = 41722334.

Hoffman B L, et al. , 2012g. Minim ally invasive surgery. //B L Hoffman et al. (Eds.), Williams gynecology (2nd ed.). New York: McGraw-Hill. Retrieved from http://accessmedicine. mhmedical. comproxy. libumich. edu/content. aspx? bookid = 399 & Sectio nid = 41722335.

Hoffman B L, et al. , 2012h. Surgeries for pelvic floor disorders. //B L Hoffman et al. (Eds.), Williams gynecology (2nd ed.). New York: McGraw-Hill. Retrieved from http://accessmedicine. mhmedical. com. proxy. lib. umich. edu/content. aspx? bookid = 399 & Sectionid = 41722336.

Hoffman B L, et al. , 2012i. Surgeries for gynecologic malignancies. //B L Hoffman et al. (Eds.), Williams gynecology (2nd ed.). New York: McGraw-Hill. Retrieved from http://accessmedicine. mhmedical. comproxy. lib. umich. edu/content. aspx? bookid = 399 & Sectionid = 41722337.

Hofmeyr G J, Abdel-Aleem H & Abdel-Aleem M A, 2013. Uterine massage for preventing postpartum haemorrhage. Cochrane Database of Systematic Reviews, 7. Art. No. : CD006431. doi: 10. 1002/l4651858. CD006431. pub3.

Hurley R W & Adams M C B, 2008. Sex, gender, and pain: An overview of a complex field. Anesthesia & Analgesia, 107(1), 309 - 317.

Huh W K, Ault K A, Chelmow D, et al. , 2015. Use of primary high-risk human papillomavirus testing for cervical cancer screening: Interim clinical guidance. Gynecologic Oncology, 136 (2), 178 - 182. http://dx. doi. orgl 10. 10 16/j. ygyno. 20 14. 12. 022.

Incerpi M H, 2013. Operative delivery. //A H DeCherney, L Nathan, N Laufer, et al. (Eds.), CURRENT diagnosis & treatment: Obstetrics & gynecology (11ed.). New York: McGraw-Hill. Retrieved from http://accessmedicine. mhmedical. com. proxyib. umich. edu/content. aspx? bookid = 498 & Sectionid = 41008610.

Jeejeebhoy F M, Zelop C M, Lipman S, et al. , 2015. Cardiac arrest in pregnancy: A scientific statement from the American Heart Association. Circulation, 132(18), 1747 - 1773. doi: 10. 11611CIR . 0000000000000300.

McDonald J S, Chen, B & Kwan W, 2013. Obstetric analgesia and anesthesia. //A H DeCherny, L Nathan McGraw-Hill. Retrieved from http://accessmedicine medical. com. proxy. lib. umich. edu/content. aspx? bookid = 498 & Sectionid = 41008614.

Moore C L, Vasquez N F, Lin H, et al. , 2005. Major vascular injury after laparoscopic tubal ligation. Journal of Emergency Medicine, 29(1), 67 - 71.

Moyer V A, 2012. Screening for cervical cancer: U. S. Preventive Services Task Force recommendation statement. Annals of Internal Medical, 156(12), 880 - 891. doi: 10. 7326/0003 - 4819 - 156 - 12 - 201206190 - 00424.

Narducci F, Samouelian V, Marchaudon V, et al. , 2012. Vacuum assisted closure therapy in the management of patients undergoing vulvectomy. European Journal of Obstetric & Gynecology and Reproductive Biology, 161 (2), 199 - 201. http://dx. doi. org/l 0. l016/j. ejogrb. 2011. 12. 016.

Palmer S K, van Norman G A & Jackson S L, 2009. Routine pregnancy testing before elective anesthesia is not an American Society of Anesthesiologists standard Anesthesia & Analgesia, 108(5), 1715 - 1716.

Raab E L & Kelly L K, 2013. Normal newborn assessment & care. //A H DeChemey, L Nathan, N Laufer, et al. (Eds.), CURRENT diagnosis & treatment: Obstetrics & gynecology, (11 ed.). New York: McGraw - Hill. Retrieved from http://accessmedicine. mhmedical. com. proxy. lib. umich. edu/content. aspx? bookid = 498 & Sectionid = 41008598.

Rogers V L & Worley K C, 2016. Obstetrics & obstetric disorders. //M A Papadakis, S J McPhee & M W Rabow (Eds.), Current medical diagnosis & treatment 2016.

New York: McGraw-Hill. Retrieved from http://accessmedicine. mhmedical. com. proxy. lib. umich. edu/content. aspx?bookid=1585 &. Sectionid=97190055.

Smith R D, 2010. Contemporary hysteroscopic methods for female sterilization. International Journal of Gynecology &. Obstetrics, 108(1), 79 - 84.

Speichinger E &. Holschneider C H, 2013. Surgical disorders in pregnancy. //A H DeCherney, L Nathan, N Laufer, et al. (Eds.), CURRENT diagnosis &. treatment obstetrics &. gynecology (11th ed.). New York: McGraw - Hill. Retrieved from http://accessmedicine. mhmedical. com. proxy. lib. umich. edu/content. aspx? bookid=498 &. sectinid=41008616.

U. S. Preventive Services Task Force, 2015. Final Up date Summary: Cervical Cancer: Screening. Retrieved from http://www. uspreventiveservicestaskforce. org/Page/Document/UpdateSummaryFinal/cervical-cancer - screening.

Van Norman G A, 2008. Ethical issues in informed consent. Perioperative Nursing Clinics, 3(3), 213 - 221.

Wieslander C K &. Wong K S, 2013. Therapeutic gynecologic procedures. //A H DeCherney, L Nathan, N Laufer, et al. (Eds.), CURRENT diagnosis &. treatment: Obstetrics &. gynecology (11th ed.). New York: McGraw-Hill. Retrieved from http://accessmedicine. mhmedical. com. proxy. lib. umich. edu/content. aspx? bookid=498 &. Sectionid=41008638.

上篇

中篇

下篇

第30章 神经外科手术

Marianne Beare, BSN, MSN, ANP-BC & Ruth J.Lee, DNP, MS, MBA, RN

接受了神经外科手术的患者,即使手术很成功,也容易受到潜在并发症的伤害并且存在继发性神经损伤的风险。神经外科术后早期首要护理目标是及时发现和防止神经功能恶化,同时维持全身和神经系统的稳态。需要密切监测患者的不良反应、神经功能的变化以及对麻醉的反应。患者恢复缓慢或者无法恢复到术前状态可能与手术、麻醉和其他合并症有关。由于手术的特殊性,这些患者极易受到术后并发症的伤害,最常见于围术期。神经外科术后护理的目标是苏醒、稳定、预防/将继发性神经损伤降到最小,并优化中枢神经系统的功能恢复。

1. 什么是开颅术?

开颅术(craniotomy)这一术语指的是通过外科手术将大脑周围的颅骨去除[crani=颅骨,otomy=切开部分身体(希腊语)]。通过手术打开颅骨可以暴露脑组织。开颅术常用钻(如 Midas 电钻)在颅骨上开一些孔,然后用钻上的锯条将这些孔相连。用钻开的孔通常称为"钻孔",通过这些孔可以达到下方的脑组织(Bitters,2010)。

2. 开颅术或者暴露脑组织的手术入路有哪些?

暴露脑组织的手术入路有许多种。一般根据病变的位置选择相应的入路。最常见的开颅手术入路包括以下几种:

前路:适用于大脑前叶、第三脑室以及一些鞍区肿瘤。

翼点入路:适用于大脑前循环和基底动脉尖的动脉瘤、海绵窦、鞍上肿瘤如垂体腺瘤和颅咽管瘤。

岩部入路:适用于岩尖、斜坡部位的病变。

经胼胝体入路:经大脑半球间到达胼胝体,常用于侧脑室或第三脑室。

后颅窝入路(枕下入路):适用于小脑、桥小脑角、一侧椎动脉、偶尔用于前外侧脑干(Greenberg,2010)。

3. 开颅患者的术后护理需要注意什么?

开颅患者术后的护理包括对并发症的观察。与开颅有关的主要并发症包括:

- 术后出血:总体发生率为 0.8%～2%(Kalfas & Little,1988;Palmer,Sparrow & Iannotti,1994;Weingart & Brem,2011)。患者通常表现为嗜睡、恶心、呕吐、极度虚弱或脑神经功能变化;通过 CT 检查可明确诊断(Lovely et al.,2014)。

- 病变周围水肿:神经功能状态降低,可通过糖皮质激素治疗(Weingart & Bremen,2011)。护士需将任何神经功能状态的改变报告给神经外科医师(Lovely et al.,2014)。

- 高血压:可导致肿瘤内出血。监护室内通常有严格的血压控制指南。拉贝洛尔、肼屈嗪等药物可用于降低血压。血压控制的具体目标因每个患者的病理生理、年龄以及病史的不同而不同。

- 脑梗死:动脉性或静脉性。

- 术后癫痫发作:如果患者意识不清,需要气管插管;CT 检查排除血肿,同时使用抗惊厥药物。

- 急性脑积水:嗜睡,神经功能检查异常;通过 CT 检查可以诊断。

- 颅内积气:即颅腔内有空气。患者可表现为嗜睡、意识模糊、剧烈头痛、恶心呕吐、癫痫发作。气体一般在 1～3 天内吸收。

- 血管痉挛:由蛛网膜下腔出血或血管操作引

起,更常见于血管手术的患者。

- 头痛:通常给予镇痛药或阿片类药物止痛。可尝试改变体位、冰敷或征得手术医师同意后松解头部包扎绷带(Greenberg,2010)。

4. 外伤所导致的开颅手术与其他类型的开颅手术有什么区别?

开颅手术是为了暴露颅内病灶。在脑外伤患者中,病灶通常指血凝块。血凝块可以是脑内的或者脑外的。脑外的血凝块称为硬膜外血肿(EDH),是由脑外动脉破裂出血导致的,多见于脑膜中动脉。脑外伤导致的颅骨骨折可引起这种破裂。患者通常有短暂的意识丧失,随后是中间清醒期。他们可表现为动作迟缓、对侧肢体偏瘫、同侧瞳孔扩大。通常需要实施急诊手术,通过开颅去除部分颅骨,以便止血和清除血凝块(Greenberg,2010)。

另一种脑外的出血称为硬膜下血肿(SDH)。硬膜是一层包绕大脑的较厚的膜,而血肿位于硬膜下。硬膜下血肿可以是急性的、亚急性的或者慢性的(March et al.,2010)。急性硬膜下血肿可以通过 CT 诊断,可能需要行开颅去除血肿。慢性硬膜下血肿的去除可以通过一个或多个颅骨钻孔来进行,通常不需要行完全的开颅手术。

创伤后脑实质内的血凝块也可以通过开颅手术去除,根据血凝块的部位及大小进行相应的手术。通常这种血凝块称为颅内血肿。多见于大脑前叶、颞叶及小脑(March et al.,2010)。

开颅手术也可用于非外伤性病变,如脑肿瘤、血管畸形及血凝块。血凝块来源于动脉瘤破裂、动静脉畸形、高血压血管损伤或者肿瘤出血。最常见的出血性肿瘤包括恶性胶质瘤、淋巴瘤以及转移性肿瘤,如黑素瘤、绒毛膜癌、肾细胞癌、支气管癌(Greenberg,2010)。

5. 最常见的脑肿瘤有哪些?

在美国,成人原发性脑肿瘤的年发病率为 19.89/10 万[Central Brain Tumor Registry of the United States(CBTRUS),2012]。转移性脑肿瘤(源自身体其他部位的肿瘤)是最常见的脑肿瘤类型(Lovely et al.,2014)。例如,乳腺癌、肺癌、黑素瘤

等都可以转移到脑组织。在转移性脑肿瘤中,72% 的肿瘤转移发生在原发肿瘤确诊后 1 年内,但在患癌期间的任何时候均可发生转移(Lovely et al.,2014)。

胶质瘤是最常见的非转移性恶性肿瘤,是一种上皮组织来源的肿瘤。胶质瘤来源于神经胶质细胞,占恶性脑肿瘤的 78%。神经胶质细胞分为星形胶质细胞、室管膜细胞、少突胶质细胞(Greenberg,2010)。淋巴瘤是第二常见的非转移性恶性脑肿瘤。脑膜瘤是最常见的非恶性肿瘤,其次是鞍区的肿瘤(如垂体瘤)及神经鞘瘤(如神经纤维瘤、施万细胞瘤)(Lovely et al.,2014)。

护士需要知道的是目前唯一已知的导致脑肿瘤的危险因素,即电离辐射史(Lovely et al.,2014)。

6. 最常见的需要外科手术干预的脑血管病变有哪些?

- 动脉瘤:脑动脉的囊状膨出,通常位于两条动脉的分叉处。动脉瘤的具体病理生理机制目前尚不明确,但可能与先天性、栓塞、感染、创伤等病因有关。动脉瘤最常见的临床表现是动脉瘤破裂,导致蛛网膜下腔出血(SAH)。也可表现为第三对脑神经麻痹、瞳孔改变、脑室内出血或脑叶出血(Greenberg,2010)。动脉瘤破裂的治疗方法通常是通过介入手术行血管内栓塞,或通过开颅手术夹闭血管。

- 动静脉畸形:动静脉畸形由扩张的动脉和静脉以及异常的血管团组成。动静脉畸形常表现为出血或癫痫发作。有时候进行保守观察治疗,有时候也可以通过开颅手术治疗。

- 硬脑膜静脉瘘:由一些与硬脑膜血管相连的动静脉分流血管组成。常表现为耳鸣、颅神经麻痹或局灶性神经功能障碍,可通过手术、血管内介入、立体定向放射等方法进行治疗。

- 海绵状血管瘤:由异常扩张的血管丛组成的血管畸形。海绵状血管瘤可能是先天性的,可表现为出血、癫痫发作、头痛或神经系统功能障碍。海绵状血管瘤可通过手术切除,或者随访观察是否出现变化或出血。

7. 神经血管外科手术后的血压控制目标是什么?

动脉瘤或动静脉畸形在手术后短期的血压控制目标通常都是较低的,以降低术后出血的风险。血压应控制为该患者的正常血压或略低于正常血压。对于蛛网膜下腔出血患者,这一血压控制目标需要维持到血管痉挛期结束。血管痉挛通常出现在出血后 3~14 天(Greenberg,2010)。

8. 如何对开颅术后患者做一个完整的神经系统的功能检查?

神经系统的体格检查包括:

- 意识:对自身和周围环境、定向、唤醒和清醒的一般认识。格拉斯哥昏迷评分量表(GCS)是一种常用的评估工具,包括睁眼反应、语言反应以及运动反应,在患者到达 PACU 15 min 内进行初步检查。GCS 评估应该每 15 min 进行一次,直到评分达到 12~15 分。

- 运动功能:通过移走刺激物或跨越中线来评估患者的定位能力。异常反应包括无法定位疼痛,表现为退缩、异常的屈肌或伸肌姿势、对疼痛缺乏运动反应。对应的 GCS 评分为 1~4 分。肌力可分为 0~5 级,5 级为肌力正常,4 级表示能抗重力和一定的阻力进行主动活动,3 级表示能抗重力活动,2 级表示消除重力后可活动,1 级表示有较弱的肌肉收缩,但无主动活动。

- 感觉功能:通过轻触来检查浅表及皮肤感觉。如果患者感觉不到轻触觉,可以继续检查浅表痛,甚至深部痛。挤压斜方肌或跟腱、压迫眶上或胸骨可引起深部痛反应。按压胸骨容易造成挫伤,因此用力压迫时应十分小心。

- 脑神经功能:
  - CN Ⅰ 嗅神经:检查鼻孔的通畅程度,堵住患者的一侧鼻孔,要求患者在闭眼的情况下通过鼻孔辨识气味。不要使用酒精棉签,因为可能会刺激到三叉神经。正常的反应是每个鼻孔能分别辨别出特定的气味。
  - CN Ⅱ 视神经:视力、视野、眼底及对光反射。护士也可以面对面的检查视野。患者分别用每侧眼睛看视力表,正常视力为 20/20,异常情况包括失明、中心视力降低/丧失。

  - CN Ⅲ 动眼神经:评估眼球运动(EOM)、眼睑上提和瞳孔收缩。瞳孔异常包括瞳孔直径大于 6 mm 或小于 2 mm、不等大、椭圆形、反应迟缓或无反应。一只或两只眼睛不能向鼻侧、鼻上方、颞上方、下方运动也是异常的。应对称性评估 CN Ⅳ 和 CN Ⅵ 的功能;如果有复视或凝视,提示存在 CN Ⅲ 功能障碍。治疗青光眼的扩瞳药或阿托品能扩大瞳孔,可能会影响检查结果。阿片类药物会使瞳孔缩小。

  - CN Ⅳ 滑车神经:评估眼球运动时应同时评估动眼、滑车、外展神经。要求患者的眼睛跟随你的手指按 6 个基本方向运动。眼球震颤或不能向下或鼻侧运动提示滑车神经功能障碍。

  - CN Ⅴ 三叉神经:评估患者咬紧牙的能力和 3 个分支区域的轻触觉、锐/钝触觉。第一支分布在前额,第二支分布在脸颊,第三支分布在下颌。任意一侧感觉不一致或缺失、不适、不能眨眼或咬食无力,均提示三叉神经功能障碍。

  - CN Ⅵ 外展神经:与动眼、滑车神经一起评估。如果一侧或双侧眼睛不能向外转动或不能完全向外转动,或出现眼球震颤或复视,则提示存在神经压迫、炎症、脑外伤、颅内压增高(ICP)或神经损伤。

  - CN Ⅶ 面神经:通过让患者抬眉、皱眉、闭眼、微笑、露齿、鼓腮来评估面部运动。异常情况包括双侧不对称、不能保持闭眼、不能完全闭眼。

  - CN Ⅷ 听神经(前庭神经):通过询问患者是否能听到手指摩擦声或耳语来评估听力(分别测试双侧耳朵)。不能听见为异常。

  - CN Ⅸ 舌咽神经:控制吞咽、呕吐、发声、舌后 1/3 的味觉、内耳的感觉。要求患者说"啊",观察悬雍垂及软腭的活动。如果需要可以评估咽反射。异常情况包括声音嘶哑、鼻音、悬雍垂或上颚偏移或不能上抬、咽反射减弱或消失。

- CN Ⅹ迷走神经：吞咽、呕吐、咳嗽、发声也受迷走神经控制。迷走神经还控制心率和心律。

- CN Ⅺ副神经：在下压患者肩膀的情况下要求患者抬肩，以此评估患者抬肩及转头的能力。异常情况包括耸肩无力或不对称、不能抬头离枕。

- CN Ⅻ舌下神经：控制舌的运动。要求患者伸出舌头并从一侧移动到另一侧；注意说话时的发音，异常情况包括舌头偏向患侧或构音不清。

- 反射：评估髌骨、跟腱、肱桡肌、二头肌、三头肌的反射。正常的神经反射分为 0～4 级。用钝器沿足底外侧从足跟划向小趾并转向拇趾，检查 Babinski 反射。足趾跖屈是正常反射，足趾呈扇形展开为异常反射。

0＝反射消失（对刺激没有反应）

1＝反射存在，但反应减弱

2＝反射正常

3＝反射活跃

4 ＝ 反 射 亢 进 并 有 阵 挛（Stewart-Amidei, Blissit & Brooks, 2010）

9. 什么是经蝶窦手术？

经蝶窦手术是指通过鼻子或上牙龈线（唇下）进入大脑的一种神经外科手术。确切地说，就是将内镜插入一侧鼻孔，经蝶骨到达蝶窦。常用于腺垂体和鞍区肿瘤的手术（Greenberg，2010）。

10. 经蝶窦手术的术后风险有哪些？

经蝶窦手术最常见的术后并发症是经鼻脑脊液漏，其他并发症包括鼻腔填塞引起的中毒性休克综合征和脑膜炎。患者术后常需要使用几周的抗生素（Greenberg，2010）。

11. 什么是颅内压，该如何监测？

对于存在颅内病变或颅内高压并发症风险的患者来说，可能需要经常监测颅内压（ICP）（Kirkness et al.，2000）。ICP 可以用 Monroe-Kellie 假说来解释。该假说认为脑血容量、脑组织和脑脊液的总和是恒定的。其中任何一项的增加都必须被另一项等量的减少所抵消，否则 ICP 就会升高。如果颅内存在肿瘤或者血凝块等异常，就会增加脑容量，导致 ICP 升高（Greenberg，2010）。

测量 ICP 的目的是评估脑灌注，避免继发性脑损伤（Bratton et al.，2007）。脑灌注压（CPP）等于平均动脉压（MAP）减去颅内压（Greenberg，2010）。

$$CPP＝MAP－ICP$$

正常的 ICP 通常小于 20，但随年龄变化而有所不同。颅内压升高或颅高压的原因很多，脑水肿、充血、外伤（EDH、SDH、IPH、异物、凹陷性颅骨骨折）、脑积水、通气不足、高血压、静脉窦血栓、咽鼓管充气、持续性癫痫发作都会引起颅内高压。大多数医疗中心对持续大于 20～25 的 ICP 进行治疗（Greenberg，2010）。

正常 CPP 大于 50 mmHg。经典的文献建议，如果患者有头部外伤，只要 CPP 大于 60 mmHg，ICP 升高比 CPP 下降危害更大（Juul et al.，2000；Unterberg et al.，1997）。

不同医院间会有一定差异，但 ICP 监测有标准的指南。通常来讲，严重的头部外伤指的是 GCS 评分小于 8 分，头颅 CT 异常或伴有意识改变、颅内血肿的多脏器损伤。ICP 监测的禁忌证为能进行神经系统功能检查的清醒患者和凝血障碍患者（Greenberg，2010）。

ICP 的监测种类很多，最常见的是脑实质内监测（有时被称为"螺栓"）和脑室内监测（通常称为脑室外引流/EVD）（Greenberg，2010）。

12. "螺栓"和 EVD 的区别是什么？

脑实质内监测或"螺栓"（如 Camino）是将探头置入脑实质内测量 ICP 数据，然后将数据传送到监护仪。而 EVD 是将导管通过脑实质置入左侧或右侧侧脑室的前角，并通过导管连接到外置的传感器。EVD 的优点是能同时进行脑脊液引流从而降低 ICP（Greenberg，2010）。这两种方法都可用于监测颅内压，但只有 EVD 能用于预防性脑脊液引流。

放置 ICP 监测需要在手术室的条件下进行,如关门、戴口罩、穿手术衣以及保持无菌状态(Dasic et al.，2006)。护士抱住患者头部通常有利于 ICP 监测的放置(Leverstein-van Hall et al.，2010)。

13. 如何调整 EVD 高度?

一旦 EVD 放置完毕,则需要将引流袋调整到一定高度。通常有两种引流袋的调整方式:一种为 mmHg,另一种为 cmH$_2$O。例如,引流压力设定为 10 mmHg,则需在患者的外耳道水平调零,约为室间孔的水平(Greenberg，2010)。目前已有一些新技术不需要调整引流袋高度,能够自动控制 CSF 的引流(如 LiquoGuard®)。

14. 如何利用腰穿引流管理脑脊液?

将导管置入腰椎管的蛛网膜下腔可以引流脑脊液,通常连接到一个密闭的引流系统并维持一段时间。脑脊液引流的指征包括:预防颅脑手术后的脑脊液漏、降低交通性脑积水的颅内压(如正常压力性脑积水)、拔除感染的分流管后、通过降低脑脊液压力来增加脊髓灌注(Greenberg，2010)。

15. 如何预防脑水肿和 ICP 升高?

ICP 持续大于 20～25 mmHg 时通常需要干预,护士可使用多种方法来改善颅内压。以下为颅高压的标准干预措施:

- 将 HOB 升到 30°～45°
- 保持颈部伸直,避免颈部缠绕过紧
- 控制高血压
- 避免低氧血症
- 镇静
- 检查化验报告,避免低钠血症(Greenberg，2010)

甘露醇和高渗盐水可用于控制颅内压。甘露醇是一种渗透性利尿剂,可用于治疗颅内高压。甘露醇可以降低血液黏度、增加脑血流及改善氧供,已用于控制脑外伤患者的颅内高压(Bratton et al.，2007)。如果 ICP 大于 20 mmHg,可在 20 min 内给予 0.25～1.4 mg/kg 的负荷剂量,随后可每隔 6 h 按需使用(Greenberg，2010)。

高渗盐水治疗颅内高压的部分机制是它可以使脑内水分转运出血脑屏障,从而减少脑内水分,可给予负荷量或通过静脉持续输注(Bratton et al.，2007)。负荷量可以通过中心静脉给予 10～20 ml 7.5%～23.4%的盐水。3%的盐水可以通过外周静脉以 25～50 ml/h 的速度持续输注(Greenberg，2010)。

16. 如果患者癫痫发作,PACU 护士应如何处理?

癫痫发作常见于病变接近或直接累及大脑皮质的患者,如脑肿瘤、急性脑损伤(颅内出血、动脉瘤性蛛网膜下腔出血)以及癫痫。PACU 护士应快速识别癫痫发作,并采用高级生命支持(ACLS)的方法进行干预,重点在于气道、呼吸以及循环。预防性使用抗癫痫药物是防止癫痫发作的一部分,苯二氮䓬类药物可以快速停止癫痫活动(Brooks，2015；Caton-Richards，2010)。护士也应告知外科和麻醉医师,以开具适当的控制性和预防性药物。

17. 如何静脉给予负荷量的苯妥英钠和左乙拉西坦?

许多药物可用于预防癫痫发作。下面要讨论的是最常用的苯妥英钠(大伦丁)和左乙拉西坦(开浦兰)这两种药物。

- 苯妥英钠

苯妥英钠的负荷剂量通常是 1.0 g。如果初始负荷剂量不能终止癫痫发作,应考虑其他抗惊厥药物;可能需要静脉给予苯二氮䓬类药物或短效药巴比妥类药物。需注意的是,苯妥英钠的抗癫痫作用不是即刻起效。如果首次给药没能停止癫痫,则可以再次静脉给予 5～10 mg/kg 的剂量。

快速静脉给予苯妥英钠可引起心血管毒性,成人的给药速度不能超过 50 mg/min 或 1～3 mg/(kg·min)。

苯妥英钠静脉给药常引起静脉刺激,可引起紫手套综合征和严重的急性坏死,最终导致截肢。如果仅需短期使用,则可用磷苯妥英来替代苯妥英钠。它对静脉的刺激更少、疼痛更少。必须有规律的监测苯妥英钠的血药浓度,标准的血清治疗浓度为 10～20 mg/L。

● 左乙拉西坦

左乙拉西坦常用于脑肿瘤患者或需要持续癫痫防治的神经外科手术患者的初始癫痫预防或者长期预防。左乙拉西坦的剂量一般从 500 mg 口服，每天 2 次开始，最高可增至 1 500 mg 口服，每天 2 次。静脉给药时，将 500～1 500 mg 的左乙拉西坦稀释于 100 ml 的林格液、5％葡萄糖或者生理盐水中，输注时间大于 15 min。就左乙拉西坦而言，没有标准的负荷剂量规定，但临床通常使用 1.0 g。左乙拉西坦的不良反应包括嗜睡、疲劳、头晕以及感染。使用左乙拉西坦时不需要监测血药浓度（Buelow et al.，2010；Greenberg，2010）。

（张月嵘　庄培钧）

参考文献

Bitters L, 2010. Perioperative surgical considerations. //M K Bader & L R Littlejohns (Eds.), AANNcore curriculum for neuroscience nursing (5th ed.). Glenview, IL: American Association of Neuroscience Nurses.

Bratton S L, Chestnut R M, Ghajar J, et al., 2007. Guidelines for the management of severe traumatic brain injury. Ⅵ. Indications for intracranial pressure monitoring. Journal of Neurotrauma, 24 (Suppl. 1), S37 - S44.

Brooks C, 2015. Critical care nursing in acute post-operative neurosurgical patients. Critical Care Nursing Clinics of North America, 27, 33 - 45.

Buelow J M, Dean R, Gilbert K L, et al., 2010. Epilepsy. //M K Bader & L R Littlejohns (Eds.), AANN core curriculum for neuroscience nursing (5th ed.). Glenview, IL: American Association of Neuroscience Nurses.

Caton-Richards M, 2010. Assessing the neurological status of patients with head injuries. Emergency Nurse, 17(10), 28 - 31.

Central Brain Tumor Registry of the United States [CBTRUS], 2012. CBTRUS statistical report: Primary brain and central nervous system tumors diagnosed in the United States in 2004 - 2008. Hinsdale, IL.

Dasic D, Hanna S J, Bojanic S et al., 2006. External ventricular drain infection: The effect of a strict protocol on infection rates and review of the literature. British Journal of Neurosurgery, 20(5), 296 - 300.

Greenberg M S, 2010. Handbook of neurosurgery (7th ed.). New York: Thieme.

Juul N, Morris G F, Marshal S B et al., 2000. Intracranial hypertension and cerebral perfusion pressure: Influence on neurological deterioration and outcome in severe head injury. Journal of Neuro-surgery, 92(1), 1 - 6.

Kalfas I H & Little J R, 1988. Postoperative hemorrhage: A survey of 4992 intracranial procedures. Neurosurgery, 23(3), 343 - 347.

Kirkness C J, Mitchell R R, Burr R L, et al., 2000. Intracranial pressure waveform analysis: Clinical and research implications. Journal of Neuroscience Nursing, 32(1), 271 - 277.

Leverstein-van Hall M A, Hopmans T E, van der Sprenkel J W, et al., 2010. A bundle approach to reduce the incidence of external ventricular and lumbar drain related infections. Journal of Neurosurgery, 112(2), 345 - 353.

Lovely M P, Stewart-Amidei C, Arzbaecher J, et al., 2014. Care of the adult patient with a brain tumor. In AANN clinical practice guidelines. Retrieved from http://www.aann.org/pubs/content/guidelines.html.

March K, Criddle L M, Madden L K, et al., 2010. Craniocerebral trauma. //M K Bader & L R Littlejohns (Eds.), AANN core curriculum for neuroscience nursing (5th ed.). Glenview, IL: American Association of Neuroscience Nurses.

Palmer J D, Sparrow O C & Iannotti F, 1994. Postoperative hematoma: A 5-year survey and identification of avoidable risk factors. Neurosurgery, 35(6), 1064 - 1065.

Stewart-Amidei C, Blissit P A & Brooks L, 2010. Assessment. //M K Bader & L R Littlejohns (Eds.), AANN core curriculum for neuroscience nursing (5th ed.). Glenview, IL: American Association of Neuroscience Nurses.

Unterberg A W, Kiening K L, Hartl R, et al., 1997. Multimodal monitoring in patients with head injury: Evaluation of the effects of treatment on cerebral oxygenation. Journal of Trauma: Injury, Infection & Critical Care, 42(5S), 32S - 37S.

Weingart J & Brem H, 2011. Basic principles of cranial surgery for brain tumors. //R Winn (Ed.). Youmans neurological surgery (6th ed., pp. 899 - 907). Philadelphia, PA: Elsevier/Saunders.

上篇 中篇 下篇

第 31 章　肿瘤外科手术

Joann Coleman, DNP, RN, MS, ACNP, AOCN

手术是治疗肿瘤最古老的方法,通常也是治疗实体器官肿瘤的唯一方法。外科手术在肿瘤治疗的预防、诊断、治疗、缓解以及康复中起着重要的作用(Lester,2007)。随着外科技术的进步和对不同肿瘤转移方式的深入理解,极大地改变了肿瘤的外科治疗方法。现代的麻醉技术、抗生素治疗理念的更新和成分输血,以及外科手术技巧和技术的提高,极大地提高了肿瘤外科重大手术的安全性。这些进步使得外科医师能为更多的患者成功实施肿瘤切除(Wagman,2009)。目前,外科手术通常联合其他治疗方式。多模式治疗使得部分肿瘤患者获得更多保守治疗和非根治手术的机会,如乳腺癌的治疗方式选择。还有一种趋势就是更多的应用更积极的大型手术来治疗其他癌症。一些新技术,如显微外科和微创手术,使得创伤更小的手术得以实施,具有减小术后疼痛和成分输血,缩短住院时间,以及加速患者康复的优势。采用腹腔镜、机器人辅助腹腔镜和视频辅助胸腔镜进行的微创外科手术便是新技术的成功范例。护士在癌症治疗的过程中起着重要的作用,在整个围术期为患者提供宣教、护理和支持。因此,护士需要了解肿瘤外科治疗中的一些新技术、遗传学知识以及在肿瘤治疗与综合治疗中的作用。

1. 肿瘤患者的手术目的是什么?

手术仍是治疗实体恶性肿瘤的主要方法。在某些情况下,手术是治疗肿瘤的唯一手段。据估计,超过 90% 的肿瘤患者通过手术来对疾病进行诊断、治疗或管理[National Cancer Institute (NCI),2015a;Wyld,Audisio & Poston,2015]。

手术是肿瘤多学科治疗的一部分。及时的手术联合化疗、放疗、免疫治疗和其他新颖治疗方式对最佳治疗计划至关重要。护士必须了解各种肿瘤手术以及与其他肿瘤治疗相关的最新证据。无论后续进行的治疗方案是否有效,初始手术的实施可能都是至关重要的。

2. 手术对肿瘤患者的作用是什么?

对肿瘤患者实施手术常有以下几个目的,包括诊断、分期、治疗、预防、康复和姑息治疗(Lester,2007)。

- 诊断:手术在肿瘤诊断过程的作用是切除部分肿瘤进行组织学检查(Rosenberg,2011)。组织学诊断对于某些特定肿瘤治疗计划的制订十分重要。该组织可来自活检标本或一个完整切除的手术标本。以上任何一种用于诊断而获取组织的方法均可为更加精准的肿瘤治疗和个性化医疗提供基因分析的材料(Miles et al. ,2015)。

- 分期:对组织进行病理检查,以确定原发性肿瘤的大小、有无阳性淋巴结以及转移的程度。手术分期通常是针对那些除手术外难以接近或难以用其他方法评估的肿瘤。手术分期为诊断和治疗恶性肿瘤提供了一种系统的方法。

- 肿瘤的范围或严重程度:了解肿瘤的分期有助于医师制订相应的医疗计划和对预后的评估。

- 手术治疗:
  ○ 主要目的:切除恶性肿瘤和正常的切缘组织。手术可能是首选和最肯定的治疗方法。
  ○ 新辅助治疗:手术常作为一系列计划治疗如化疗和/或放疗后的初始治疗方法。优点包括改善肿瘤的局部和远处转移,降低肿瘤分期,降低大手术后的并发症,尽可能保留器官。其缺点包括增加毒性和费用，存在延缓有效治疗，影响病理分期的风险（Trimble et al.，1993）。

　　○ 辅助治疗：手术作为其他肿瘤治疗方法之后的治疗手段。

- 治愈：治愈性切除包括切除整个原发肿瘤。肿瘤切除应包括邻近血管和淋巴结以及周围至少 1 cm 的正常组织（即干净切缘）。足够干净的组织切缘在癌症手术中至关重要，因为这种切除可为癌症治疗提供最好的治愈机会，并为预后提供组织学信息。当对肿瘤是否完全切除存在疑问时，术中冰冻切片可用于评估组织切缘（Neiderhuber，2008）。当手术边缘属于存在癌细胞的阳性切缘时，应考虑手术切除不完全或非治愈性切除（Davidson，2016）。切缘阴性通常指干净的或清晰的手术切缘，即无证据表明已切除标本边缘存在肿瘤细胞。

  - R0 切除指肿瘤被完全切除，显微镜检查显示切缘无肿瘤细胞。
  - R1 切除指显微镜观察提示切缘部分存在肿瘤细胞。
  - R2 切除指术中肿瘤肉眼可见，未被完全切除。

- 预防：对通过个人和家族史以及遗传易感性等定义的肿瘤高危人群，可用手术的方式来预防肿瘤的发生。切除癌前病变组织来预防其发展为恶性肿瘤（Euhus & Robinson，2013）。预防性肿瘤切除手术举例如下：

  - 对有家族性腺瘤性息肉病或溃疡性结肠炎的患者实施全直肠结肠切除术（切除整个结肠和直肠）以预防结直肠癌（Campos，2014；Kalady & Church，2015）。
  - 对存在家族癌基因倾向如 *BRCA2* 基因的乳腺癌高危患者进行预防性乳房切除手术（Stuckey & Onstad，2015）。
  - 实施腹式全子宫切除术和双侧卵巢切除术预防卵巢癌（Mutch et al.，2014）。
  - 对存在发展为睾丸癌的隐睾症患者实施睾丸切除术（Toppari，Rodprasert & Virtanen，2014）。
  - 对具有家族性胰腺癌和胰腺高度异型增生（一种存在异常细胞生成的癌前病变）的患者实施全胰腺切除术（Sakorafas et al.，2012）

- 康复/重建：康复/重建手术的目的在于改善结构、功能和/或外观，以及修复或减少肿瘤外科或肿瘤治疗中引起的解剖异常。此类手术在肿瘤外科学中十分重要，因其可改善患者的生活质量。重建手术的范例有乳房切除术后的乳房重建，头颈部肿瘤手术后的面部重建，瘘管切除和假体植入。癌症患者心理困扰的主要来源是应对有可能影响身体形象的诊断（Reed，2009）。

- 姑息治疗：姑息性手术是在不能治愈疾病的情况下，用于改善患者的舒适度和生活质量。其目的是缓解梗阻症状、出血、压迫以及疼痛。姑息性手术包括减瘤、减压或改道。该过程也伴随着控制疼痛和/或症状管理（Sun & Krouse，2014）。

  - 减瘤手术即在肿瘤广泛转移而不能全部切除时切除大部分肿瘤，从而降低肿瘤负荷。肿瘤负荷的减少可促进化疗或放疗等后续治疗以及对肿瘤的控制。这也称为细胞减灭术。
  - 减压手术是降低对机体组织结构压力的手术。例如，当患者有胃出口梗阻时，可放置胃造口管使胃液排出，实施肝管空肠吻合术或胆道空肠吻合术促进胆道系统的胆汁排出。
  - 改道手术是重建一条绕过梗阻区域的新路径。例如，实施结肠造口术将粪便从阻塞的肠道中排出，尿路梗阻时的改道手术，以及小肠癌时的胃空肠改道手术。

- 放置治疗或支持设备：其他治疗形式的装置可通过手术植入机体，如植入式静脉输注装置，空肠造口鼻饲管，埋置储液囊，近距离放射治疗导管植入放射性粒子，以及能更准确提供放射治疗靶点的基准标记（通常由金制成）（Coleman，2004；Ng et al.，2014）。

- 其他肿瘤外科干预措施
  - 手术亦可用于治疗原发肿瘤的复发或转移,如结肠癌肝转移切除,头颈部肿瘤淋巴结转移切除,肉瘤、黑素瘤或肾细胞癌肺转移切除(Nichols,2012)。
  - 通过二次手术评估肿瘤治疗效果:初始治疗后,在预定的时间窗内进行手术,以确认可能的切除部位和残留肿瘤的大小。
  - 处理其他肿瘤治疗方法的并发症:例如放射治疗引起的穿孔和出血。
  - 肿瘤危机处理:例如心包切除术,肿瘤心包填塞的心包开窗术,胸膜腹膜分流术,恶性胸腔积液的胸膜切除术(皮质剥脱术),以及脊髓压迫时的减压手术(Bosscher, van Leeuwen & Hoekstra,2014)。

3. 为什么对肿瘤患者进行分期很重要?

肿瘤分期用于说明患者的肿瘤范围或严重性。了解疾病的分期有助于内科医师(或外科医师)为患者制订医疗计划和评估预后。了解肿瘤的分期对确定一些可能用于治疗选择的临床试验十分重要。它可以帮助医疗工作者和研究人员使用共同的术语来评估外科干预和临床试验的效果以及比较不同试验之间的效果。

随着科研人员对肿瘤了解的日益深入,肿瘤的分期系统也与时俱进。一些分期系统覆盖了许多类型的肿瘤,而另一些则专注于特定类型的肿瘤。大多数分期系统包括以下几个共同要素:原发性肿瘤的位置、大小和数量;淋巴结转移情况;细胞类型和肿瘤等级;是否存在转移。

4. 有哪三种不同类型的肿瘤分期方法?

- 临床分期:根据体格检查、影像学检查和受累区域的活组织检查资料来评估肿瘤。
- 病理分期:只适合于已行肿瘤切除或探查手术的患者。该分期系统结合了临床分期(体格检查、影像学检查)和手术结果。
- 再分期:用于评估肿瘤治疗后复发的严重程度。这有助于确定目前该类患者的最佳治疗方案。

TNM 分期系统是最常用的分期系统之一。这个系统是由美国癌症联合委员会(AJCC)(2010)和国际抗癌联盟(UICC)建立和维护的。TNM 分类系统已发展为医师按照某种标准对不同种类的肿瘤进行分期的一种工具。

TNM 分期系统是基于肿瘤的大小和/或范围、淋巴结侵犯以及远处转移(转移到机体的其他部位)进行分期的。每一部分均使用数字来表示肿瘤的大小或范围以及转移的程度。原发性肿瘤也可被指定为 TIS 或 CIS,即存在异常细胞但尚未侵犯邻近组织;尽管 CIS 不是癌,但其可能会转化为癌。CIS 亦被称为原位癌。

- 大部分肿瘤可被划分为 0 期、Ⅰ 期、Ⅱ 期、Ⅲ 期或Ⅳ期。0 期是癌症的早期阶段,Ⅳ 期是原发肿瘤已发生远处转移。
- 体格检查、影像学检查、实验室检查、病理检查以及外科手术有助于确定肿瘤的分期(NCI,2015b)。

5. 肿瘤分期的要点有哪些?

- 确定肿瘤分期有助于医师制订医疗计划,描绘患者可能出现的结局(预后),以及与其他治疗该患者的医师进行有效的沟通。
- 0 期是原位癌。
- Ⅱ 和Ⅲ 期代表肿瘤逐步进展,其特征是肿瘤变大、数量增多、侵袭性随之增加,以及扩散至邻近组织和器官的范围扩大。
- Ⅳ 期指肿瘤已经扩散到远处的组织或器官(NCI,2015a)。

6. 有哪些不同类型的手术干预措施?

- 针吸活检:指通过导引将穿刺针定位到可疑肿块处,然后用负压将细胞和小片组织通过穿刺针吸出的手术。
- 针刺活检:将特殊设计的针置入可疑肿块从而获取一小团组织的手术。
- 前哨淋巴结(SLN)活检:指通过手术获取前哨淋巴结,显微镜下观察是否存在肿瘤细胞。SLN 活检的理念是,肿瘤细胞通常按一定的顺序从原发肿瘤部位扩散到机体多组淋巴结中的第一组，在这里，癌细胞已经离开他的原发部位。例如，乳腺癌的 SLN 通常是腋窝淋巴结中的一个淋巴结。先将一种蓝色染料或特殊的示踪剂物质注射到原发肿瘤周围的区域，然后再观察染色是否移动；最靠近癌症部位的引流淋巴结应该是前哨淋巴结。

- 切片检查：从大的肿瘤组织中取出一小部分或楔形组织的手术。
- 切除活组织检查：指切除整个可疑肿瘤用于诊断，其切缘可有少许或无正常组织的手术。
- 剖腹探查：指通过腹壁切口进入腹腔的手术。
- 腹腔镜检查：亦称微创手术（MIS），创可贴手术，或洞眼手术。这是一种现代手术技术，与传统外科手术所需的大切口相比，该手术通过腹部的小切口（通常为 0.5～1.5 cm）来完成（Hosoya & Lefor，2011）。MIS 的优点是术后疼痛轻，术后并发症少，住院时间短，恢复快，瘢痕小，对免疫系统的应激小，切口小，可能缩短手术时间，费用降低（Mohiuddin & Swanson，2013）。
- 内镜手术：通过小切口或身体自然开口来诊断和治疗疾病的手术。另一个流行术语是微创手术，强调可能通过减少体腔入侵来完成疾病的诊断和治疗。经自然腔道内镜手术（NOTES）是内镜首先穿过口腔、肛门或阴道等自然的孔道，然后再通过腹部、结肠或阴道内的切口来进行手术，从而避免外部切口或瘢痕（Atallah et al.，2015），即无瘢痕腹部手术。
- 激光疗法：使用一束非常强烈的激光束，精确地切割、烧伤/毁损病变组织或处理流血的血管。是"受激发辐射光放大"（light amplification by stimulated emission of radiation）的缩写。
- 射频消融术（RFA）：是一种在指定地点、特定温度、特定的时段产生热量电能，产生热量，最终引起目标组织死亡的手术。
- 光动力疗法（PDT）：指静脉注射可被肿瘤细胞吸收的光敏感剂或激光敏感剂，24～48 h 后将其暴露在激光照射下，导致肿瘤细胞死

亡。这些药物只有在被特定的光线激活后才起作用（Simone & Cengel，2014）。

- 门静脉注射缩小肿瘤/肝小叶：门静脉栓塞（PVE）或门静脉结扎术（PVL）对于拟行肝大部切除术患者是一种非常有用的术前处理。PVE 可通过经皮肝穿刺或经回结肠途径进行，常适合那些因预计残留肝功能太少而不适合肝切除手术的患者。该手术可引起部分肝脏组织萎缩，而导致剩余肝脏组织的肥大或额外生长。该手术已经成为增加肝脏恶性肿瘤可切除性的一种有用的辅助治疗，其可减少术后并发症以及缩短住院时间。
- 机器人手术：一种通过安装在机器臂上的微型工具实施的微创手术。根据通过内镜植入相机拍摄的 3D 影像，外科医师在电脑终端指挥机器臂实施手术（Diana & Marescaux，2015）。
- 视频辅助的胸腔镜手术（VATS）：用于诊断和治疗胸腔疾病的微创手术。胸腔镜和手术器械通过数个小切口进入胸腔。胸腔镜将胸腔内的影像传递至视频监视器上，其类似于内镜手术（Murthy，2012）。
- 小手术：局限于小的病变和损伤的管理。
- 大手术：涉及更为重要、困难、危险的手术。

7. 为什么了解肿瘤患者的术前病史十分重要？

肿瘤手术患者的护理与评估类似于任何其他手术患者的护理。护士必须了解不同肿瘤治疗方式相关的独特问题和并发症以及肿瘤的进程。肿瘤本身和之前的肿瘤治疗可能会增加术后并发症的风险。特殊注意事项包括：

- 需要在围术期同时处理术前已有疾病状况。
- 既往肿瘤治疗史和肿瘤治疗完成的时间。
- 目前的药物治疗史，包括非处方药物和草药。
- 目前和既往的化疗、免疫疗法、生物疗法和疫苗治疗情况。
- 放射治疗史。
- 既往任何治疗的不良反应。
- 过敏史。
- 疼痛评估，肿瘤手术患者可能更需要术后镇

痛,特别是对肿瘤晚期患者实施手术或既往已服用镇痛药物的患者。许多肿瘤患者并不是首次接触麻醉性镇痛药物,除了急性手术疼痛外,还可能存在慢性疼痛。

- 患者的基础营养状况评估和营养介入治疗后的营养状态评估。

- 既往静脉血栓栓塞病史(Osbourne, Wakefield & Henke,2008)。

- 要认识到综合治疗或近期抗肿瘤治疗的作用:化疗、放疗以及免疫疗法之间的相互和叠加作用可能对术后患者产生问题和不良反应。化疗和放疗可能影响到术后伤口的愈合。应用免疫抑制的患者伤口感染的风险较高,并可影响伤口的愈合。抗肿瘤药物具有特定的器官毒性,可以导致肿瘤手术患者的肺、肾、肺、血液和心脏等的并发症风险增加。

8. 新辅助治疗和辅助治疗的区别是什么?

- 新辅助治疗是治疗前的第一步,用于主要治疗(通常是手术治疗)之前缩小肿瘤大小。新辅助治疗的例子包括化疗、放疗、免疫疗法、疫苗和激素疗法。在某些情况下,有效的新辅助治疗已经可以缩小手术范围。

- 辅助治疗是在主要治疗之后给予的额外治疗,以降低癌症复发的风险。辅助治疗可能包括化疗、放疗、激素治疗、靶向治疗、生物疗法和疫苗。外科手术与其他治疗方法联合时,需仔细考虑所有有效的治疗方案(American Cancer Society,2014)。

9. 在对癌症患者进行手术前评估时需要考虑哪些重要因素?

- 完整的疼痛评估:位置;强度;性质(伤害性疼痛:疼痛、跳动;神经病理性疼痛:灼烧、刺痛、电、痛苦麻木);时域模式;加重和缓解因素;疼痛意图;痛苦或悲伤表现;文化因素;目前使用的药物;疼痛评分(例如数字量表、视觉模拟量表或言语疼痛量表)(Miaskowski et al.,2005)。

- 心理社会评估:解释患者对手术和术后疼痛的恐惧;以患者可以理解的方式回答患者的问题或疑问;解释所建议的手术和疼痛管理策略,如患者自控镇痛可以减轻患者的焦虑;提供情绪支持可以帮助患者接受外科手术和预期的治疗结果;护士与患者间的互助关系有助于营造出一种允许患者对所建议的手术方案发出恐惧和不安声音的氛围(Morgan,2014)。

- 对家庭支持和/或其他支持系统的评估:为了便于出院规划,包括对日常生活的援助以及护理伤口、管道、导尿管、造口术、康复需求等,了解患者的家庭支持和/或其他支持系统非常重要。评估看护人员的负担对于确保患者在出院回家时谁可以协助非常重要,或者通知社会工作者、病例管理者或其他人员协助患者术后安排和看护,尤其是在没有明确看护人员的情况下。

- 全面评估患者皮肤的完整性:这对于基线温度、颜色、肿胀和弹性是必需的。评估患者是否有皮肤伤口或裂口、青紫、压疮、皮疹或血管循环受损,这可能导致伤口愈合延迟或患者易于发生感染等其他术后并发症。术前化疗和/或放疗的患者术后发生皮肤和伤口并发症的风险增加(Coleman,2004;Conner,2015)。

- 营养状况:在住院期间肿瘤患者可能会发生营养恶化,特别是在癌症手术之后。营养风险的基线筛查可能有助于指导术后护理。营养师对患者进行全面的营养评估可能被认为是合适的,特别是如果患者进行了术前化疗和/或放射治疗且营养减少。营养缺乏可导致患者伤口愈合不良、开裂或内脏损伤、感染、肺炎和致残率的风险增加(Mosby,2014;Torgersen & balter,2015)。

- 糖尿病管理:术后控制血糖,以减少伤口愈合和血管并发症的风险是必要的。如果患者术前无糖尿病,那么手术因素可诱发全胰腺切除术的患者发生糖尿病。在理想情况下,应该对这些患者进行术前糖尿病宣教以及术后内分泌/糖尿病宣教随访。超过50%胰腺切除的患者需要密切监测糖尿病的征兆,并在出院时可能需要进一步评估糖尿病状况(American Diabetes Association, 2015; Sebranek, Lugli & Coursin, 2013)。

- 根据癌症分期确定患者的治疗选择:大多数癌症的治疗选择在 NCCN 肿瘤临床实践指南中均有说明(NCCN, 2015)。既往发生过肺栓塞或深静脉血栓形成(DVT)的患者可能存在术后再发静脉血栓的忧虑。对于这些患者来说,所有预防性的措施和提高警惕性是必要的,因为在肿瘤患者中,凝血病和出血倾向更为普遍。高凝血和血栓形成与癌症患者的异常凝血因子有关,因而发生 VTE 的风险增加。腹部和骨盆手术也使患者易患 DVT(Deng, Galanis & Graham, 2014)。由于大多数癌症患者患有贫血或慢性疾病,术前血红蛋白测定至关重要。曾经接受过化疗和/或放射治疗的患者也会有血细胞储备消耗。精心护理、控制过度出血和防止输注血液制品对肿瘤术后患者是有益的。

- 由于许多患者在围术期都伴有其他需要同时治疗的疾病,因此,需要了解其共病情况。

- 检查患者服用的所有药物,包括非处方药和草药。评估患者是否在手术前进行过临床试验。需要了解临床试验中的任何化疗药物和辅助药物,但类固醇药物可能包括在可产生免疫抑制和葡萄糖耐受不良的试验中(Sahai, Zalpour & Rozner, 2010)。

- 调查心理压力因素,如癌症诊断的影响。手术只是预计治疗的一部分,患者应适应身体变化,改变性行为、癌症对社会生活和活动的影响,以及为自我护理做准备(Ang et al., 2013; Oh, et al., 2007)。

- 需要评估患者的康复潜力,特别是在如果预期的手术将显著改变正常的生理功能情况下。可能对身体形象产生影响的癌症手术是患者心理困扰的有效来源(Reed, 2009)。作为接触患者最多的医疗保健人员,护士可能最了解患者及其家属的情绪困扰和调整问题,这些问题可能需要转介给适当的资源。

生活质量问题需要与患者讨论。癌症的诊断及其治疗可能会对患者的生活质量产生很大影响(Groenvold, 2010)。手术过程在技术上可能是可行的,但对于患者的生活质量来说,这可能不是最好的选择(Chen & Johnstone, 2002)。患者咨询和治疗计划对于改善癌症护理和保持患者生活质量的愿望是必要的。

10. 在获得术前评估时,既往癌症治疗的哪些信息是重要的?

既往手术史很重要,包括手术类型、麻醉体验、输血和手术并发症。其他信息包括血管通路装置(VAD)的放置和当前使用情况;既往的化疗和/或辐射暴露,因为这些可能影响所建议的手术过程并且可能导致出血;延迟伤口愈合;潜在的肠穿孔以及代谢改变。

11. 什么是立体定向手术?

立体定向手术是放射疗法的一种形式,也称为立体定向放射疗法。它是一种高度精确的放射疗法,用于治疗小的肿瘤和其他脑部异常。它以比传统放射疗法高得多的剂量为肿瘤患者提供精确的靶向辐照,同时保留肿瘤附近的健康组织和器官(Rajendran, 2015)。

使用计算机断层扫描(CT)、磁共振成像(MRI)和正电子发射断层扫描(PET)等三维成像来定位体内肿瘤或异常,并确定其确切的大小和形状。在这些图像中,辐照束被设计为从不同角度和平面汇聚到目标区域,从而指导治疗计划以及患者在治疗阶段的合适体位。立体定向放射外科的工作方式与其他形式的放射治疗相同。它实际上并没有去除肿瘤,而是破坏肿瘤细胞的 DNA,使这些细胞失去复制能力。治疗后,恶性肿瘤和转移性肿瘤甚至在几个月内也可能迅速萎缩。

立体定向放射外科手术和立体定向放射治疗(SBRT)是侵入性手术的重要替代方法,特别是对于无法接受手术的患者以及难以接近的肿瘤和异常,靠近重要器官以及在体内容易移动的肿瘤。SBRT 目前用于和/或正在接受研究,用于治疗身体其他部位的恶性或良性中小型肿瘤,包括肺、肝、腹、脊柱、前列腺和头部或颈部肿瘤(Lo et al., 2010; Rajendran, 2015)。

12. 什么是经动脉化疗栓塞?

肝脏动脉化疗药物输注与化学性栓塞,经动脉化疗栓塞(TACE)是用于治疗肝癌的手术。这两个手术均通过股动脉置管直接将化疗药物注入供应肝癌的肝动脉。化疗完成后,注射额外的物质阻断或栓塞肝动脉的小分支,切断肿瘤的血液供应,从而导致肿瘤坏死和死亡(Miura & Gamblin, 2015)。

13. 包括抗肿瘤药物在内的哪些术前用药可能会增加患者术后并发症的风险?

在临床试验或常规治疗过程中给予的化学治疗剂、靶向治疗剂、抗凝血剂、免疫疗法和抗肿瘤剂(标准和实验)均增加患者术后并发症的风险。这些药物中的任何一种在围术期都可能具有影响患者的特殊不良反应。某些抗肿瘤药物需要在术前停止使用一段时间。比如抗肿瘤药物贝伐单抗(Avastin®)需要在术前停用6~8周,因为它可能会增加患者出血和伤口延缓愈合的风险(Dede et al., 2013)。患者既往的化疗和任何毒性药物应用情况对麻醉医师也很重要,因为这些药物可能对心血管系统和肺脏系统有特殊的影响(Gehdoo, 2009)。

14. 癌症患者术前宣教的需求是什么?

- 评估患者和家庭的学习需求和对手术过程的看法;个性化信息;匹配患者的学习水平和应对方式(Kruzik, 2009)。
- 情感支持是必要的,因为患者经常只听到癌症和手术两个词语,而忘记了所有的术前指令。确定患者对即将进行的手术的社会心理调整。
- 就患者对自身状况的恐惧、担忧和看法进行解释。确定患者已经知道或想知道手术相关信息。
- 营造一种鼓励患者表达恐惧和焦虑的氛围(Pritchard, 2009; Rosen, Sevensson & Nilsson, 2008)。
- 向患者宣教有关拟进行的手术过程、对术后

的预期、潜在的并发症以及期望的预后。

- 同时使用书面和口头表达两种形式来强化帮助记忆。
- 通过向患者解释一些特殊的准备工作来进行患者准备,这些特殊准备包括肠道准备、手术体位、切口的位置、各种管道和/或伤口引流管的放置、静脉管路或其他各种特殊附件或设备。
- 向患者解释手术后对深呼吸、活动、饮食改善和自我保健的期望以优化康复。
- 根据需求和缺失评估当前的疼痛管理。确定患者是否正在使用镇痛药,如果正在应用,是哪些药物以及使用剂量,因为这可能会影响术后疼痛管理。解决患者对术后疼痛的担忧并解释疼痛管理策略,如患者自控镇痛、硬膜外麻醉以及术中镇痛。
- 通过术前需求和可用资源的评估,加快出院计划。根据能力和缺陷进行功能评估,以及评估支持系统和任何特殊需求(Coleman, 2004; Walker, 2007)。提供出院指导,整合多种宣教策略,如口头和书面说明或各种媒体文件,例如计算机程序或视频供患者带回家。
- 强调患者主动参与术后护理和康复的重要性。
- 强调保持良好营养的必要性(Garth et al., 2010)。
- 留出时间来回答患者可能要表达的问题和关切;应切实回答问题。
- 强调遵从上级指导的重要性。

15. 家庭成员和/或配偶(伴侣)的作用是什么?

家庭成员和/或配偶(伴侣)都有非常重要的作用。他们不仅旁听全部的信息,而且还可以提出问题。他们可以参加患者的任何宣教,学习出院指导、伤口护理、营养需求等。家庭成员和/或配偶(伴侣)可以强化患者的宣教,并为患者提供躯体、情绪以及心理的支持。护士还可以评估看护人员的准备情况和负担,并且提供适当的资源来帮助患者和家庭成员/配偶(伴侣),如社会工作者、病例管理人员和患

者巡视员,实现以患者/家庭为中心的护理(Flagg,2015; Stenberg et al., 2014)。

16. 术前需要向患者解释说明哪些特殊服务?

- 负责造口护理的护士在手术前对潜在造口部位进行标记,有助于优化术中造口的位置,从而实现美观和正常的功能(Vujnovich,2008)。
- 营养评估和可能的干预非常重要。营养的优化对于术后伤口愈合和改善患者的总体预后是非常必要的。可在术前采取肠内或肠外的营养措施来改善患者的营养状态(Huhmann & August, 2012; Torgersen & balter, 2015)。
- 康复训练是一种更好地让患者改善癌症治疗效果的方法。干预措施是用于改善患者在接受治疗之后的躯体和心理健康状况及其他情况。癌症康复采用运动、营养以及心理学的多学科相结合的方法,为患者做好包括手术在内的癌症治疗准备。癌症康复的目标是预防或减轻可能预期的治疗相关问题的严重性,这些问题可能导致后期的残疾。癌症康复还可以降低并发症,增加治疗方案的选择,防止再次入院,降低癌症治疗直接和间接相关的医疗费用(Silver, 2015)。
- 涉及言语病变的患者进行头部和颈部手术,尤其是喉切除术,将会有语言障碍,应在手术前由语言病理学家提供咨询。提供发声再训练的教育,以及对语音辅助设备和安全营养摄入的建议和指导。
- 外观形象恢复改善项目是为了帮助患者理解和准备接受由化疗、放疗和手术带来的外观改变。这些项目旨在教育患者预期会发生什么以及如何预防潜在的问题,并帮助恢复正常的外观。
- 社会工作者为患者和家属提供心理咨询,解除他们对保险问题存在的疑虑,并协助处理与手术后患者安置和耐用医疗设备采购有关的潜在问题。可以协助这些人转介到社区场所,如迈向康复(Reach to Recovery)、语言大师(Voicemasters)、联合造口协会等

(Coleman, 2004; Szopa, 2005)。

17. 癌症患者术前需要做哪些重要准备?

- 肠道准备广泛应用于肠、腹部、盆腔等肿瘤手术,以防止吻合口瘘和伤口并发症。目前许多择期手术正在重新考虑使用这种术前准备(Dahabreh et al., 2015; Guenaga, Matos & Wille-Jørgensen, 2009)。
- 可以进行皮肤准备,以减少术后切口可能发生的医院获得性(医院)感染。术前用抗菌皮肤清洗产品进行沐浴或淋浴,去除皮肤上的泥土和暂住微生物,降低手术部位感染的风险。有证据表明,用含 0.5% 氯己定的甲基化酒精进行术前皮肤准备的患者,清洁手术的术后切口部位感染的发生率相对较低,但还需要更多的试验证实(Dumville, 2015)。

18. 最常见的术后并发症是什么?

最常见的并发症是感染、出血和死亡。这些并发症可发生在任何术后患者,但最近接受癌症手术的患者风险明显增加。护理人员对肿瘤术后患者保持警惕,可以帮助预防或阻止危及生命的感染、出血和多器官衰竭等并发症的发生(Friese & Aiken, 2008)。其他常见的术后并发症包括:肺不张、肺炎等呼吸系统疾病;尿路感染和尿潴留;伤口感染;伤口裂开和外翻;静脉血栓栓塞;肠功能恢复延迟以及对药物的反应(Plauntz, 2007)。

19. 潜在的术后长期并发症是什么?

要明确各种长期并发症就必须考虑特定的癌症手术方案。在耻骨后前列腺根治性切除术中,这种手术常见的并发症有尿失禁和阳痿;乳房切除术可引起淋巴水肿、血肿和血清肿;结直肠手术可导致腹泻和大便失禁;胰十二指肠切除术(Whipple 手术)可在术后立即出现胰腺瘘和胃延迟排空,以及吸收不良、倾倒和糖尿病等长期并发症;脑部手术的并发症包括头痛和癫痫。

20. 所有肿瘤患者都容易受到免疫抑制吗?

任何类型的大手术都会对机体产生应激和抑制

免疫系统。由于疾病的关系,癌症患者一般已经受到免疫抑制的影响。手术和麻醉可导致多种代谢和内分泌反应,导致患者术后出现免疫抑制。手术引起的免疫抑制与肿瘤患者术后发生脓毒血症和肿瘤转移性扩散有关(Hogan et al.,2011)。围术期的护理应针对进一步抑制免疫系统的原因进行评估。可能影响免疫功能的潜在因素包括:手术、麻醉药物、疼痛、阿片类药物、体温变化、输血以及生理和心理压力(Littlewood,2008;Neil,2007)。

21. 癌症患者在围术期输血的风险是什么?

- 需要同种异体(取自同一物种的不同个体)输血是与外科手术相关的已知风险。需要输血、血小板或其他血液制品的风险随诊断、疾病分期、程度以及手术方式的不同而不同。在某些情况下,输血率可能非常低,但涉及实体肿瘤或者其他手术和肿瘤部位时输血率可能很高。
- 除了与癌症本身相关的免疫抑制外,有报告指出,在接受输血和癌症手术诊断的患者中,与同种异体输血相关的免疫抑制被认为是预后较差的病因。在围术期对多种类型的肿瘤患者进行同种异体输血是导致不良预后的一个重要因素,如术后感染率增加,癌症复发的风险增加,以及影响总体存活率(Cata,2015;Douglas,Uffort & Denning,2015;Weber,Jabbour & Martin,2008)。
- 护士在术前危险因素的评估过程中发挥着重要作用,包括贫血。术前和术后低血细胞比容以及输血率增加,与死亡率、术后肺炎发生率增加及住院时间延长有关(Neil,2007)。

22. 癌症手术患者的出院宣教指导有哪些独特之处?

- 常规的出院说明包括饮食、活动、切口护理和止痛药物的应用。
- 告知患者应该向医疗团队报告的病情变化,如感染的症状和体征,持续恶心、呕吐或食欲下降,伤口愈合不良,肠或膀胱形态改变,疼痛的部位、持续性或严重程度的改变,在预期

的时间范围内没能恢复功能。

- 评估患者是否有肿瘤巡视员。肿瘤巡视员可能是护士、其他医疗保健专业人员或非专业人士,他们为患者及其家属或看护者提供帮助,帮助克服卫生保健系统障碍,有助于患者能够在癌症护理一体化中及时获得优质的医疗服务和社会心理护理(Oncology Nursing Society,2013)。告诉肿瘤巡视员有关患者出院和任何明确的护理需求和/或资源信息。
- 发现可能的社区资源,以满足治疗和康复的独特需求(Coleman,2004)。
- 评估并确保患者有常规的术后护理预约。

23. 术后需要哪些社区资源?

评估患者对社区资源的需求,为患者介绍家庭护理和/或支持项目[例如,迈向康复(Reach to Recovery),语言大师(Voicemasters),把握今天(Make Today Count),国际喉切除术协会,联合造口协会分会,美国癌症协会](Szopa,2005)。癌症患者的术后需求是由特定的手术决定的(Davidson,2016)。

24. 肿瘤手术患者中 VTE、DVT 和 PE 的风险是否增加?

静脉血栓栓塞(VTE)是导致围术期并发症和死亡的主要原因之一。癌症患者发生 VTE 的危险增加,因为癌症患者存在多种导致血栓性疾病的危险因素。与非癌症患者相比,癌症患者接受腹部手术发生 VTE 的风险较高。对癌症患者 VTE 的最优管理即提高警惕,并使用一些治疗方法(溶栓、腔静脉过滤器等)来预防这种并发症(Kakkar,2009;Streiff,2009)。对围术期急性静脉血栓栓塞的预防和处理包括药物和非药物治疗(Elisha et al.,2015;McNamara,2014)。

25. 从患者的角度来看,生活质量的重要性是什么?

不管怎样,生活快乐取决于个人对生活质量的定义。这可能包括个人的幸福感和开展各种活动的能力。手术干预可能会影响到患者生活质量的各个方面,这些必须在手术前予以考虑。这些信息有助

于患者形成比较真实的期待和帮助患者接受预后结果（Rogers et al.，2015）。

26. 什么时候应该向患者介绍姑息治疗？

姑息性治疗是为了改善患有严重或危及生命疾病的患者生活质量的治疗。姑息性治疗的目的是尽可能早地预防或治疗疾病的症状、由治疗引起的不良反应，以及与疾病或治疗有关的心理、社会和精神问题。姑息性治疗也可以称为舒适性治疗、支持性治疗或症状管理。理想情况下，在做出癌症的初步诊断时应引入姑息性治疗的概念（Ferrell，2004）。姑息性治疗可以在癌症诊断的早期提出，同时与任何改善生活质量、生存期、症状负担、情绪以及使用卫生服务的治疗方法相结合（Mazanec & Prinpaul，2014；Smith et al.，2012）。

姑息性治疗在晚期癌症中很常见，治疗目标集中在生活质量、症状控制和症状预防方面（Sun & Krouse，2014）。

27. 老年癌症患者的手术需要特别关注哪些问题？

超过一半的癌症和癌症死亡发生在老年人（超过 65 岁）身上。尚无发表的数据支持单独将年龄作为确定最佳癌症治疗方案的禁忌证的主要手段。目前，也没有证据表明仅仅根据年龄就停止化疗或标准治疗方案。可以对老年癌症患者进行有效的治疗，其在多种类型的肿瘤治疗预后和毒性方面与年轻患者类似。最重要的考虑因素包括功能或性能状态、存在严重的并发症、内科和手术病史、既往治疗情况以及人口学资料。这些是评估患者耐受手术和麻醉能力的重要指标，而不仅仅依靠自然年龄来判断（Audisio et al.，2008；Pasetto, Lise & Monfardini，2007）。

- 为了避免年龄歧视，在癌症治疗之前的决策过程中，对老年患者的手术评估应该考虑生理年龄而不是自然年龄（Kowdley et al.，2012）。全面的老年病评估（CGA）已发展为一项重要的预后工具，可以将老年人进行危险分层，并已应用于外科手术领域。最近的研究已经调查了 CGA 要素作为老年癌症患

者不良预后的预测指标。结果认为，有必要将针对老年患者的评估作为肿瘤患者常规术前治疗的一部分（Feng et al.，2015）。

- NCCN 为从业者提供了老年肿瘤建议，根据功能和共病来估计患者的预期寿命。根据 NCCN 指南，如果治疗措施降低了个人的生活质量并且没有对患者提供明显的益处，就应该避免治疗（NCCN，2015）。国际老年肿瘤学会成立了一个外科工作小组，并开发了一种工具，帮助外科医师评估老年患者潜在的手术风险。老年癌症术前评估（PACE）工具整合了一系列工具：简易智力状态量表、ADL 和 IADL、老年抑郁量表、简短疲劳量表、东部肿瘤合作组的表现状况、美国麻醉医师协会量表和萨里亚诺的共病指数（Audisio et al.，2008）。NCCN（2015）已将该工具纳入其较早的老年肿瘤指南。美国外科医师国家外科质量改进计划（ACS NSQIP）/美国老年病学学会（AGS）最佳实践指南（2012）提出：老年患者最佳术前评估是基于改善这一群体围术期管理的最新和循证医学依据的建议，可纳入老年肿瘤患者的术前评估。这些指南为评估患者的认知、决策能力、功能和性能状态、抑郁、营养、虚弱、跌倒的危险因素、术后谵妄和肺部并发症，以及药物管理提供了工具，同时也根据 Beer 标准回顾检查可能存在的不恰当药物使用（AGS，2015；Chow et al.，2012）。这一项目的评估是在除了常规的病史回顾、体格检查、实验室研究、心电图和影像学研究之外进行的。

- 在学习了所有的风险和益处之后，考虑到患者想要做手术的愿望也很重要。了解身体重要系统的正常年龄相关的变化，对器官功能相对轻微下降的内科和外科理解水平的改善、社会支持机制以及与健康有关的生活质量障碍等是需要特别关注的领域，特别是高龄（Zbar, Gravitz & Audisio，2012）。

- 最重要的是要与考虑实施癌症手术的老年患者讨论治疗的目标，以确定患者理解手术的潜在风险和益处。老年外科患者可能会选择

更好的生活质量而不是生命时长,希望改变术式或较小的手术以符合患者的需求。

28. 什么样的专科护理可能会影响肿瘤手术患者围术期的预后?

以下每一项都可能对围术期的预后产生影响,从术后即可发生的并发症和死亡,到长期的康复和功能恢复。

- 肿瘤特征:特定恶性肿瘤的生物学和自然病程是评估癌症手术的关键。
- 患者特点:内科和外科病史、既往的治疗措施、人口学资料、性能状况、严重的合并症。
- 肿瘤病理(如果已知)。
- 疾病的分期。
- 根据需要,进行内科和/或放射肿瘤学方面的咨询。
- 讨论进行新辅助治疗的必要性。
- 对治疗目标进行沟通和存档。
- 拟定立即或延迟重建计划,根据需要向整形或重建外科进行咨询。
- 根据切除的范围,与其他可能需要参与手术的专家进行会诊(例如,在广泛的结肠直肠或妇科手术中需要泌尿科专家,整形外科进行重建,血管外科进行血管重建或更换)。
- 如有需要,制订康复训练计划。
- 护理合作:多学科或跨学科的护理管理。
- 环境因素:专科医师和护理专业知识;科学技术和外科技术;由该机构和该外科主治医师完成患者特异肿瘤类型完成的病例数量/阶段;可利用的支持性护理;抗生素、输血、营养补充和相关干预措施。
- 专业护理或专业护理单位是否可以利用,如重症监护病房、营养支持服务、社会工作者、物理治疗、职业治疗、言语治疗等(Gillespie,2005)。

(董　静　缪长虹)

参考文献

Adamina M, Gie O, Demartines N, et al., 2013. Contemporary perioperative care strategies. British Journal of Surgery, 100(1), 38 - 54.

American Cancer Society, 2014. A guide to cancer surgery. Retrieved from http://www. cancer. org/acs/groups/cid/documents/webcontent/003022-pdf. pdf.

American Diabetes Association, 2015. Standards of medical care in diabetes, 2015. Diabetes Care, 38 (Suppl. 1), S1 - S93.

American Geriatrics Society, 2015. American Geriatrics Society 2015 Updated Beers Criteria for potentially inappropriate medication use in older adults. Journal of the American Geriatrics Society, 60(4), 616 - 631. doi: 10. 1111/jgs. 13702.

American Joint Committee on Cancer, 2010. What is cancer staging? Retrieved from http://www. cancerstaging. org/mission/whatis. html.

Ang S G, Chen H C, Siah R J, et al., 2013. Stressors relating to patient psychological health following stoma surgery: An integrated literature review. Oncology Nursing Forum, 40(6), 587 - 594.

Atallah S, Marin-Perez B, Keller D, et al., 2015. Natural-orifice transluminal endoscopic surgery. British Journal of Surgery, 102(2), e73 - e92.

Audisio R A, Pope D, Ramesh H S, et al., 2008. Shall we operate? Preoperative assessment in elderly cancer patients (PACE) can help. A SIOG surgical task forceprospective study. Critical Reviews in Oncology/Hematology, 65(2), 156 - 163.

Bosscher M R, van Leeuwen B L & Hoekstra H J, 2014. Surgical emergencies in oncology. Cancer Treatment Reviews, 40(8), 1028 - 1036.

Campos F G, 2014. Surgical treatment of familial adenomatous polyposis: Dilemmas and current recommendations. World Journal of Gastroenterology, 20 (44), 16620 - 16629.

Cata J P, 2015. Perioperative anemia and blood transfusion in patients with cancer: When the problem, the solution, and their combination are each associated with poor outcomes. Anesthesiology, 122(1), 3 - 4.

Chen J C & Johnstone S A, 2002. Quality of life after lung cancer surgery: A forgotten outcome measure. Chest, 122 (1), 4 - 5.

Chow W B, Ko C Y, Rosenthal R A, et al., 2012. ACS NSQIP/AGS best practice guideline: Optimal preoperative assessment of the geriatric surgical patient. Retrieved from https://www. facs. org/~/media/files/quality%20programs/nsqip/acsnsqipagsgeriatric2012guidelines. ashx.

Coleman J, 2004. Surgical therapy. //B K Shelton, C R Ziegfeld & M M Olsen (Eds.), Manual of cancer nursing (pp. 107 - 119). Philadelphia, PA: Lippincott Williams & Wilkins.

Conner R, 2015. Guidelines for perioperative practice 2015. Denver, CO: AORN.

Dahabreh I J, Steele D W, Shah N, et al., 2015. Oral mechanical bowel preparation for colorectal cancer:

Systematic review and meta-analysis. Diseases of the Colon and Rectum, 58(7), 698 – 707.

Davidson G W, 2016. Nursing implications of surgical treatment. //J K Itano, J M Brant, F A Conde, et al. (Eds.), Core curriculum for oncology nursing (5th ed., pp. 204 – 211). St. Louis, MO: Elsevier.

Dede K, Mersich T, Besznyak I, et al., 2013. Bevacizumab treatment before resection of colorectal liver metastases: Safety, recovery of liver function, pathologic assessment. Pathology Oncology Research, 19(3), 501 – 508.

Deng A, Galanis T & Graham M G, 2014. Venous thromboembolism in cancer patients. Hospital Practice, 42(5), 24 – 33.

Diana M & Marescaux J, 2015. Robotic surgery. British Journal of Surgery, 102(2), e15 – e28.

Dionigi G, Boni L, Rovera F, et al., 2009. Effect of perioperative blood transfusion on clinical outcomes in hepatic surgery for cancer. World Journal of Gastroenterology, 15(32), 3976 – 3983.

Douglas W G, Uffort W & Denning D, 2015. Transfusion and management of surgical patients with hematologic disorders. Surgical Clinics of North America, 95 (2), 367 – 377.

Dumville J C, McFarlane E, Edwards P, et al., 2015. Preoperative skin antiseptics for preventing surgical wound infections after clean surgery. Cochrane Database of Systematic Reviews, 4: CD003949. doi: 10.1002/14651858. CD003949. pub4.

Elisha S, Heiner J, Nagelhout J, et al., 2015. Venous thromboembolism: New concepts in perioperative management. AANA Journal, 83(3), 211 – 221.

Euhus D M & Robinson L, 2013. Genetic predisposition syndromes and their management. Surgical Clinics of North America, 93(2), 341 – 362.

Feng M A, McMillan D T, Crowell K, et al., 2015. Geriatric assessment in surgical oncology: A systematic review. Journal of Surgical Research, 193(1), 265 – 272.

Ferrell B A, 2004. Pallaitive care: an essential aspect of quality cancer care. Surgical Oncology Clinics of North America, 13(3), 401 – 411.

Flagg A J, 2015. The role of patient-centered care in nursing. Nursing Clinics of North America, 50 (1), 75 – 86.

Friese C R & Aiken L H, 2008. Failure to rescue in the surgical oncology population: Implications for nursing and quality improvement. Oncology Nursing Forum, 35(5), 779 – 785.

Garth A K, Newsome C M, Simmance N, et al., 2010. Nutritional status, nutrition practices and post-operative complications in gastrointestinal cancer. Journal of Human Nutrition and Dietetics, 23(4), 393 – 401.

Gehdoo R P, 2009. Anticancer chemotherapy and its anaesthetic implications. Indian Journal of Anaesthesia, 53(1), 18 – 29.

Gillespie T W, 2005. Surgical therapy. //C H Yarbro, D Wujcik & B H Gobel (Eds.), Cancer nursing principles and practice (7th ed., pp. 233 – 249). Sudbury, MA: Jones and Bartlett.

Groenvold M, 2010. Health-related quality of life in early breast cancer. Danish Medical Bulletin, 57(9), B4184.

Guenaga K K F G, Matos D & Wille-Jørgensen P, 2009. Mechanical bowel preparation for elective colorectal surgery. Cochrane Database of Systematic Reviews, 1, CD00154.

Hogan B V, Peter M B, Shenoy H G, et al., 2011. Surgery-induced immunosuppression. Surgeon, 9 (1), 38 – 43.

Hosoya Y & Lefor A T, 2011. Surgical oncology: Laparoscopic surgery. //V T DeVita, S Hellman & S Rosenberg (Eds.), Cancer: Principles and practice of oncology (9th ed., pp. 277 – 288). Philadelphia, PA: Lippincott Williams & Wilkins.

Huhmann M B & August D A, 2012. Perioperative nutrition support in cancer patients. Nutrition in Clinical Practice, 27(5), 586 – 592.

Kakkar A K, 2009. Prevention of venous thromboembolism in the cancer surgical patient. Journal of Clinical Oncology, 27(29), 4881 – 4884.

Kalady M F & Church J M, 2015. Prophylactic colectomy: Rationale, indications, and approach. Journal of Surgical Oncology, 111(1), 112 – 117.

Kowdley G C, Merchant N, Richardson J P, et al., 2012. Cancer surgery in the elderly. Scientific World Journal, 2012, 303852, doi: 10.1100/2012/303852.

Kruzik N, 2009. Benefits of preoperative education for adult elective surgery patients. AORN Journal, 90(3), 381 – 387.

Lester J, 2007. Surgery. //M E Langhorne, J S Fulton & S E Otto (Eds.), Oncology nursing (5th ed., pp. 337 – 345). St. Louis, MO: Elsevier Mosby.

Littlewood K E, 2008. The immunocompromised adult patient and surgery. Best Practice & Research: Clinical Anaesthesiology, 22(3), 585 – 609.

Lo S S, Fakiris A J, Chang E L, et al., 2010. Stereotactic body radiation therapy: A novel treatment modality. Nature Reviews. Clinical Oncology, 7(1), 44 – 54.

Mazanec P & Prince-Paul M, 2014. Integrating palliative care into active cancer treatment. Seminars in Oncology Nursing, 30(4), 203 – 211.

McNamara S A, 2014. Prevention of venous thromboembolism. AORN Journal, 99(5), 642 – 647.

Miaskowski C, Cleary J, Burney R, et al., 2005. Guideline for the management of cancer pain in adults and children (No. 3). Glenview, IL: American Pain Society.

Miles G, Rae J, Ramalingam S S, et al., 2015. Genetic testing and tissue banking for personalized oncology: Analytical and institutional factors. Seminars in Oncology, 42(5), 713 – 723.

围麻醉期护理——床边安全恢复指南(第二版)

270

Miura J T &. Gamblin T C, 2015. Transarterial chemoembolization for primary liver malignancies and colorectal liver metastasis. Surgical Oncology Clinics of North America, 24(1), 149 - 166.

Mohiuddin K &. Swanson S J, 2013. Maximizing the benefit of minimally invasive surgery. Journal of Surgical Oncology, 108(5), 315 - 319.

Morgan S W, 2014. Preoperative care of the patient with cancer. //G W Davidson, J L Lester &. M Routt (Eds.). Surgical oncology nursing (pp. 25 - 38). Pittsburgh, PA: Oncology Nursing Society.

Mosby T T, 2014. Nutritional care of the surgical patient. //G W Davison, J L Lester &. M Routt, (Eds.), Surgical oncology nursing (pp. 251 - 261). Pittsburgh, PA: Oncology Nursing Society.

Murthy S, 2012. Video-assisted thorascopic surgery for the treatment of lung cancer. Cleveland Clinic Journal of Medicine, 79 (Suppl. 1), eS23 - eS25.

Mutch D, Denny L, Quinn M, et al., 2014. Hereditary gynecologic cancers. International Journal of Gynaecology and Obstetrics, 124(3), 189 - 192.

National Cancer Institute, 2015a. National cancer institute fact sheet. Cancer Staging. Retrieved from http://www. cancer. gov/about- cancer/diagnosis-staging/staging/ staging-fact-sheet.

National Cancer Institute, 2015b. Cancer statistics. Retrieved from http://www. cancer. gov/about-cancer/ what-is-cancer/statistics.

National Comprehensive Cancer Network, 2015. NCCN clinical practice guidelines in oncology: Older adult oncology [v2. 2015]. Retrieved from http://www. nccn. org/professionals/physician_gls/pdf/senior. pdf.

Neiderhuber J E, 2008. Surgical interventions in cancer. // M D Abeloff, J O Armitage, J E Neiderhuber, et al. (Eds.). Clinical oncology (4th ed., pp. 407 - 416). Philadelphia, PA: Churchill Livingston Elsevier.

Neil J A, 2007. Perioperative care of the immunocompromised patient. AORN Journal, 85(3), 544 - 560.

Nichols F C, 2012. Pulmonary metastasectomy. Thoracic Surgical Clinics, 22(1), 91 - 99.

Ng M, Brown E, Williams A, et al., 2014. Fiducial markers and spacers in prostate radiotherapy: Current applications. British Journal of Urology International, 113 (Suppl. 2), 13 - 20.

Oh S, Miyamoto H, Yamazaki A, et al., 2007. Prospective analysis of depression and psychological distress before and after surgical resection of lung cancer. General Thoracic and Cardiovascular Surgery, 55(3), 119 - 124.

Oncology Nursing Society, 2013. Oncology nurse navigator core competencies. Pittsburgh, PA: Oncology Nursing Society. Retrieved from https://www. ons. org/sites/ default/files/ONNCompetencies_rev. pdf.

Osbourne N H, Wakefield T W &. Henke P K, 2008. Venous thromboembolism in cancer patients undergoing major surgery. Annals of Surgical Oncology, 15 (12), 3567 - 3578.

Pasetto L M, Lise M &. Monfardini S, 2007. Preoperative assessment of elderly cancer patients. Critical Reviews in Oncology Hematology, 64(1), 10 - 18.

Plauntz L M, 2007. Preoperative assessment of the surgical patient. Nursing Clinics of North America, 42 (3), 361 - 377.

Pritchard M J, 2009. Managing anxiety in the elective surgical patient. British Journal of Nursing, 18 (7), 416 - 419.

Rajendran R R, 2015. Stereotactic radiosurgery and stereotactic body radiotherapy (SBRT). Retrieved from http://www. radiologyinfo. org/en/info. cfm?pg=stereotactic.

Reed M, 2009. Principles of cancer treatment by surgery. Surgery, 27(4), 178 - 181.

Rosen S, Svensson M &. Nilsson U, 2008. Calm or not calm. The question of anxiety in the perianesthesia patient. Journal of Perianesthesia Nursing, 23 (4), 237 - 246.

Rogers S N, Hogg E S, Cheung W K, et al., 2015). The use of health-related quality of life data to produce information sheets for patients with head and neck cancer. Annals of the Royal College of Surgeons of England, 97 (5), 359 - 363.

Rosenberg S, 2011. Surgical oncology: General issues. //V T DeVita, S Hellman &. S Rosenberg (Eds.), Cancer principles and practice in oncology (9th ed., pp. 268 - 276). Philadelphia, PA: Lippincott Williams and Wilkins.

Sahai S K, Zalpour A &. Rozner M A, 2010. Preoperative evaluation of the oncology patient. Medical Clinics of North America, 94, 403 - 419.

Sakorafas G H, Tsiotos G G, Korkolis D, et al., 2012. Individuals at high risk for pancreatic cancer development: Management options and the role of surgery. Surgical Oncology, 21(2), e48 - e58.

Sebranek J J, Lugli A K &. Coursin D B, 2013. Glycaemic control in the perioperative period. British Journal of Anaesthesia, 111 (Suppl. 1), 18 - 34.

Silver J K, 2015. Cancer prehabilitation and its role in improving health outcomes and reducing health care costs. Seminars in Oncology Nursing, 31(1), 13 - 30.

Simone C B &. Cengel K A, 2014. Photodynamic therapy for lung cancer and malignant pleural mesothelioma. Seminars in Oncology, 41(6), 820 - 839.

Smith T J, Temin S, Alesi E R, et al., 2012. American Society of Clinical Oncology provisional clinical opinion: The integration of palliative care into standard oncology care. Journal of Clinical Oncology, 30(8), 880 - 887.

Stenberg U, Cvancarova M, Ekstedt M, et al., 2014. Family caregivers of cancer patients: Perceived burden and symptoms during the early phase of cancer treatment. Social Work in Health Care, 53(3), 289 - 309.

Streiff M，2009. Diagnosis and initial treatment of venous thromboembolism in patients with cancer. Journal of Clinical Oncology，27(29)，4889 – 4894.

Stuckey A R & Onstad M A，2015. Hereditary breast cancer：An update on risk assessment and genetic testing in 2015. American Journal of Obstetrics and Gynecology，213(2)，161 – 165.

Sun V & Krouse R S，2014. Palliative surgery：Incidence and outcomes. Seminars in Oncology Nursing，30 (4)，234 – 241.

Szopa T J，2005. Nursing implications of surgical treatment.//J K Itano & K N Taoka (Eds.)，Core curriculum for oncology nursing (4th ed.，pp. 736 – 747). St. Louis，MO：Elsevier.

Toppari J，Rodprasert W & Virtanen H E，2014. Cryptorchidism — disease or symptom? Annals of Endocrinologie (Paris)，75(2)，72 – 76.

Torgersen Z & Balters M，2015. Perioperative nutrition. Surgical Clinics of North America，95(2)，255 – 267.

Trimble E L，Ungerleider R S，Abrams J A，et al.，1993. Neoadjuvant therapy in cancer treatment. Cancer，72 (Suppl. 11)，3515 – 3524.

Vujnovich A，2008. Pre- and post-operative assessment of patients with a stoma. Nursing Standard，22 (19)，50 – 56.

Wagman L，2009. Principles of surgical oncology.//D G Haller，L D Wagman，K A Camphausen et al. (Eds.)，Cancer management：A multidisciplinary approach. Retrieved from http://www. cancer-network. com/cancer-management – 11.

Walker J A，2007. What is the effect of preoperative information on patient satisfaction? British Journal of Nursing，16(1)，27 – 32.

Weber R S，Jabbour N & Martin R C，2008. Anemia and transfusions in patients undergoing surgery for cancer. Annals of Surgical Oncology，15(1)，34 – 45.

Wyld L，Audisio R A & Poston G J，2015. The evolution of cancer surgery and future perspectives. Nature Reviews：Clinical Oncology，12(2)，115 – 124.

Zbar A P，Gravitz A & Audisio R A，2012. Principles of surgical oncology in the elderly. Clinics in Geriatric Medicine，28(1)，51 – 71.

Zhang G Q，Zhang Z W，Lau W Y，et al.，2014. Associating liver partition and portal vein ligation for staged hepatectomy (ALPPS)：A new strategy to increase resectability in liver surgery. International Journal of Surgery，12(5)，437 – 441.

上篇

中篇

下篇

第 32 章 眼 科 手 术

Susan J. Wolf, MPAS, MMS, PA－C

眼科手术多数为择期手术,而且可以在局部麻醉或监测麻醉管理(monitored anesthesia care,MAC)下完成。一方面,眼科医师有责任让患者理解手术治疗是合适的和有指征的,同时也要让患者知晓手术的获益和风险,以及其他非手术替代疗法。另一方面,患者也有责任告知眼科医师他/她对手术结果的预期,有责任提出一些合适的问题并做出进行手术治疗的知情决定。患者在任何时候都不应有被强迫的感觉,而是总能感觉到自己一直处在共同参与手术决策的过程中。患者和眼科医师相互配合可以有效地管理各自对外科治疗的期望。

1. 眼睛是如何工作的?

光线首先通过角膜进入眼睛,然后通过瞳孔,通过改变瞳孔的大小调节进入眼睛的光线量。扩瞳肌使瞳孔扩大,而缩瞳肌使瞳孔缩小。然后,光线依次通过晶状体和玻璃体到达视网膜,最后兴奋被称为感觉受体的视锥细胞和视杆细胞。视杆细胞在暗光情况下起作用,而视锥细胞在光亮情况下起作用且能分辨色彩。投射到视网膜上的图像传递到视神经,然后,这些神经冲动经视神经传递转换后投射到位于枕叶的大脑视觉中枢。这些感觉神经冲动到达枕叶后形成视觉。

2. 何谓眼科手术?

眼科手术是指在眼球及眼周组织上的手术,眼周组织包括眼眶、眼肌、泪管、视神经、视网膜动脉和眼睑等。有很多原因需要实施眼科手术,如切除白内障、移植受损的角膜、矫正斜视、降低眼内压、切除眼睑或眼袋/(眶周)肿瘤或其他肿块、修复眼眶骨折以及修复视网膜撕裂或脱离等。眼科手术常见目的

是恢复或改善视力以及改善患者的形象。

3. 常规的眼科检查包括哪些?

视力(Visual acuity,VA)是测量眼睛的分辨能力。受检者在标准距离处进行每只眼睛分辨视力检查表(如 Snellen 视力检查表)上不同大小字母的能力测试。检查结果用分数表示,比如 20/20 表示正常视力,意思是受试者在 6.1 m 距离处如同一个正常视力的人在 6.1 m 处一样能够识别检查表上的字母;20/40 表示正常人在 12.2 m 能够看清的字母,受试者只能在 6.1 m 才能看清。视力极差的记录方法还包括辨识手指数目(CF)、手的运动(HM)、无光感(NLP)。近距离视力测试还可记录为患者辨识手持检查表的结果。

视野检查是眼睛在特定位置下(如直视前方)眼睛所能看到物体的范围。视野范围可以用多种方法测量,比如在不同区域摆动手指,让受试者说出在每个区域内移动的手指数目,更加正规的方法是计算机辅助测量。阿姆斯勒方格表(Amsler grids)是一种手持式图表,用于快速检出患者小的中央视野异常,尤其是黄斑病变引起的视野改变。患者可以直接画图来记录所看到的情况。

瞳孔检查包括瞳孔大小以及瞳孔对光和近距离刺激的反射反应。瞳孔对光反射检查是让患者瞄准一定距离处朝向眼睛的明亮的聚焦光,然后观察瞳孔缩小的速度和幅度。瞳孔近距离反射是先让患者看远处的物体,然后看眼前 35.6 cm 距离的字母或数字,这应该引起瞳孔缩小。

眼外肌运动检查通常从评估双眼能否聚焦开始。多种原因可导致双眼无法聚焦,最常见的就是内斜视,其一只眼或两只眼朝内(crossed eyes,对眼);外斜视指一只或两只眼球朝向外(wall eyes,壁

眼）。双眼无法聚焦就会导致重影（复视），也就是对同一个目标呈现出两幅图像。复视可以呈水平位、垂直位或者斜位。

眼前段检查是指在裂隙灯或者手电筒配合放大镜对结膜、角膜、巩膜和晶状体所进行的检查。

眼内压可以利用眼压计（Tono - Pen）来测定，主要用于青光眼患者的检查。眼底检查时可以扩瞳或者不扩瞳。利用眼底检查可以检查视网膜（包括黄斑）、视网膜血管和视盘（视神经的眼内部分）。

4. 眼科医师在建议患者进行手术治疗之前需要考虑哪些因素?

眼科医师一定要了解患者的病史，进行全面的评估，完善相关辅助检查，并权衡手术是否能达到患者的预期效果。做出手术治疗的决定时，眼科医师还要考虑共存的病理情况和患者的伴发疾病情况，评估和理解患者对手术的期望值，评估风险-获益比，讨论手术的替代治疗方案，并确定患者已理解上述所有问题。

5. 在确定手术是可行的治疗方案之后需要做些什么?

一旦患者和手术医师共同决定了手术治疗合适之后，手术医师必须获得患者的知情同意书。知情同意书应当包括手术的主要步骤、可供选择的非手术治疗方案、对手术风险及获益的解释、任何手术替代治疗方案的讨论以及不行手术治疗的可能后果的讨论。手术医师还要评估患者对告知内容的理解能力，并且要告知患者将在他本人指导下住院医师或者专科培训医师完成部分或全部手术步骤。

6. 眼科手术最常见的潜在并发症有哪些?

潜在的并发症包括：感染、出血、疼痛、瘢痕、未达到预期手术效果、视力下降或完全失明、复视以及与局部麻醉或全身麻醉相关的并发症。

7. 眼科手术在哪里做?

大多数眼科手术为门诊手术，可以在门诊的手术中心完成，然而，一些大的手术或者婴幼儿的手术需要住院治疗。

8. 术前需要做哪些准备工作?

患者需要告知他们的初级保健医师他们将要接受眼科手术。每个医疗机构都有相应的术前检查指南或要求，例如 30 天之内的病史和体格检查资料，患者的初级保健医师或者其他医疗机构医师实施的检查，知情同意书，相关信息（如手术方式、麻醉方式、患者的年龄和伴发疾病）以及实验室检查（心电图、胸片和妊娠测试）。

9. 患者在术前需要停用抗凝剂和降低血液黏稠度的药物吗?

是否需要停用抗凝剂和降低血液黏稠度的药物取决于手术医师的判断。其考虑因素包括患者服用这些药物的原发疾病情况、手术时间以及麻醉方式。手术医师和患者必须权衡停用这些药物的风险和获益。做决定之前通常需要咨询给患者开这些药物的处方医师。应当对患者服用非处方药进行针对性的询问，包括服用的维生素、矿物质、止痛药以及含有草药成分的药物，因为这类物质可能会增加出血风险，或者对麻醉产生影响。

10. 眼科术后的一般护理指导包括哪些?

如果患者要求提供麻醉后监护，则术后护理应从麻醉医师手里接管患者开始。麻醉医师将检查患者的生命体征、评估目前的临床状态、检查相关记录、落实术后医嘱、评估患者是否做好转入病房或出院的准备。

无论是转入病房或者出院，都需要告知患者术后保持眼贴覆盖眼睛，直到手术医师将其拿掉（有些小的眼科手术，如眼肌手术，可能不需要眼贴覆盖）。有些眼科医师要求患者在睡觉时也要带眼罩以保护眼睛。

手术后次日患者即可恢复一些日常活动，但需要给患者一些书面的指导，包括避免举重、弯腰、剧烈运动以及手术侧卧位等一些特别的限制。需要告知某些患者使用大便软化剂以及夜晚佩戴眼罩。患者应当了解在取下眼罩后，眼睛可能会看上去呈红色或粉红色。

患者术后可能需要使用眼药水，包括抗生素、类固醇类激素或者非类固醇类抗炎药物。指导患者正

上
篇

中
篇

下
篇

确使用眼药水,并让患者演示他/她已懂得如何操作。告诉患者如果遇到以下任何问题,比如光闪感、新出现的飞蚊症或"飞蚊雨"、视力下降、疼痛加重、红肿加重、眼压增加或者其他不寻常或不能解释的症状等,应立即拨打医师办公室电话。

11. 什么是局部麻醉,如何实施眼科局部麻醉?

局部麻醉药物抑制外周神经并阻断疼痛。可以在眼睛表面或眼睛内给予局部麻醉药物进行眼科手术的麻醉。表面麻醉是将局部麻醉药直接滴在眼球表面,并且术中可以根据需要追加。表面麻醉起效快,通常仅需要 15～20 s,持续 15～20 min。表面麻醉主要适合涉及结膜、角膜或晶状体的成人短小手术。表面麻醉不适用于儿童和有强烈瞬目反射的成人患者、眼球固定或聚焦困难的患者以及难于听从指令的患者。

眼内麻醉通常与表面麻醉联合用于白内障或青光眼等内眼手术。这种联合麻醉的主要益处在于进行眼内操作时患者很少感觉到疼痛。

12. 如何在眼科手术中应用区域麻醉?

眼科手术应用区域麻醉包括将局部麻醉药直接注入眶内。最常见于将局部麻醉药物注入眼球后的间隙(球后注射)。也可以在眼球周围注射局部麻醉药物,实施区域麻醉,它是将局部麻醉药物注射在眼球周围而不是眼球后。

区域麻醉可以阻滞角膜、结膜、巩膜、内眼结构以及眼外肌肉。区域麻醉的患者意识清醒,但存在阻滞区域感觉消失和运动能力下降。

13. 什么时候和什么原因要对眼科手术患者实施全身麻醉?

在眼科领域,全身麻醉通常用于:儿童患者和接受斜视矫正(眼部肌肉)的成人患者;长时间的玻璃体视网膜手术和眼眶手术;复杂的眼科矫形手术如眼眶骨折修复术、泪管断裂修复术、视神经手术以及眼球摘除手术。此外,全身麻醉还适用于不能安静平卧、智力上有问题的患者或者既往有局部麻醉或区域麻醉并发症的患者。

全身麻醉后的眼科主要并发症通常与术后恶心和呕吐有关,因为恶心和呕吐导致眼内压增加,可导致伤口裂开或眼内出血,造成视力丧失。为了防止术后恶心、呕吐的发生,可在围术期针对性给予预防和治疗的药物。

14. 什么是白内障,白内障是如何诊断的?

白内障是眼睛的晶状体变得不透明,从而导致视物模糊或视力下降。白内障可以是先天性的、创伤性的、年龄相关的或因为系统性疾病引起的。一些药物,如固醇类激素,也可导致白内障。通常应用裂隙灯或检眼镜进行眼科检查即可做出白内障的诊断。

15. 白内障手术的主要目标是什么,如何操作?

白内障手术的主要目标是移除不透明的或"云状"晶状体,然后置入人工晶体,从而帮助患者恢复正常视力。超声乳化术是实现这一目标最常用的手术方式,应用高频超声探头粉碎晶状体核,同时将核碎片吸出。晶状体皮质部分则利用灌洗和吸引技术移除,晶状体后背膜(囊)留在原位。然后,置入人工晶体(IOL),将可折叠、可注射的人工晶体通过一个小切口植入完成,这样可能不需要任何缝线来关闭切口。手术完成后,在眼表滴入抗生素,然后使用眼贴覆盖眼睛过夜(有时使用眼罩)。

16. 白内障手术可以使用激光治疗吗?

飞秒激光辅助白内障手术(FLACS)是目前正在应用的治疗白内障的新手术技术。飞秒激光在LASIK(激光辅助的原位角膜磨削成形术)中已应用数年。LASIK 手术可以解决某些视力问题。激光可用于"修剪"角膜或形成一个角膜瓣。LASIK手术的目标是降低或消除对戴眼镜的需求或矫正视力。

飞秒激光是将激光能量在超短时间内(万亿分之一秒内)释放。有人称激光白内障手术为"无刀白内障手术"。在光学相干断层扫描(optical coherence tomography,OCT)这种先进的 3D 成像系统导引下,激光可以自动完成白内障的手术步骤,在特定的范围做出特定深度和长度的精确切割。激光还可用于散光的治疗。

激光手术时还需要注意一些另外的问题。激光手术常在单独的手术室进行,需要使用表面麻醉使患者可以忍受吸引设备的刺激。表面麻醉可能需要多花几分钟的时间,而且在激光手术过程中患者要绝对制动。一些患者在使用激光后瞳孔迅速缩小,这种现象可用肾上腺素逆转。

使用激光会额外增加费用,而这些费用常不在 Medicare 或私人医疗保险的覆盖范围内。不同眼科医师之间收费不同。每只眼睛的激光手术可能会额外增加数百甚至上千美元。飞秒激光技术可以降低潜在的手术风险、提高手术的精确度和准确度以及改善白内障患者的术后视力。

17. 白内障手术的可能并发症包括哪些?

大约 20%～50%的白内障切除患者术后残存的晶体后背囊可能会变为云雾状,导致术后视力模糊,可能在术后 6 个月至数年内再次发生视物模糊。这些患者会诉说视力不如刚手术后的视力那样清晰。如果发生这种情况,手术医师可以使用激光在后背囊上开一个孔。这一操作可以在患者发现问题的当天完成,而且通常在医师诊室就可以完成。

其他潜在的并发症尽管发生率较低,但也有可能发生,这些并发症包括感染、伤口渗漏、晶状体碎片残留、玻璃体丧失、视网膜撕裂或剥脱、人工晶体移位、瞳孔不规则、慢性炎症以及视神经损害。

18. 什么是青光眼,如何诊断青光眼?

青光眼是眼内的液体(房水)蓄积,导致眼内压(IOP)升高,损害视神经。这将导致进行性、无痛性的外周视力下降,如果不将眼内压降低到正常水平,最终会导致失明。通过测量眼内压、检测视盘以及视野检查就可以诊断青光眼。

19. 如何治疗青光眼?

青光眼可以通过药物降低眼内压或不同手术方式进行治疗。三种最常用的青光眼治疗药物是 α 受体激动剂、β 受体阻滞剂和碳酸酐酶抑制剂。在大数情况下,采用眼球表面用药来治疗。如果口服给药,则必须监测电解质。

20. 青光眼手术的主要目标是什么,手术是如何完成的?

青光眼手术的主要目标是降低眼内压,从而避免进一步损伤视神经而导致失明。如果患者不能耐受药物治疗或者药物不能有效降低眼内压到某一合适的水平,通常就需要外科手术治疗。尽管手术类型取决于很多因素,但基本上都是建立一个使眼内蓄积液体能够向外引流的通道。激光可用于某些患者的治疗;其他患者可以通过外科开孔治疗。还有一部分患者需要放置小的塑料管协助房水引流。大多数青光眼手术都可以在局麻或者监护麻醉管理下完成。术后,患者可以舒适地休息 1 h 并监测生命体征,然后就可以出院了。

21. 青光眼手术的可能并发症有哪些?

如同其他外科手术,感染和出血都可能会发生。另外,手术可能失败,眼内压降不下来或者眼内压可能降得过低(低眼压)。

22. 角膜有哪些作用?

角膜是一种透明的保护性组织,光线可以通过角膜进入眼内。因为角膜没有血管,所以当角膜发生病变、肿胀或浑浊导致视力丧失时,可以通过角膜移植来治疗。

23. 哪些疾病、问题和症状提示可能需要角膜移植(也称为全层角膜移植术)?

角膜损伤可能是先天的,也可能是后天获得性的。先天性云状角膜可能由于创伤或者遗传因素引起,患儿出生时就存在角膜异常,这种情况需要尽早纠正,这样患儿的视力才能正常发育。

角膜发育不良也是影响视力的先天性因素。病变常累及双侧眼睛,可涉及不同的角膜层。Fuchs 氏角膜营养不良是最常见的角膜营养不良类型,病变主要影响角膜内皮层,导致角膜水肿,进而引起视物变形或视物模糊。如果视力丧失很明显,即为角膜移植的适应证。

角膜感染引起疼痛、流泪、红眼和视物不清。如果角膜感染治疗适当,常常可以愈合并可恢复视力;然而,有些患者出现角膜瘢痕或者角膜溃疡则可造成永久性的视物变形或视力丧失,这就需要行角膜移植来治疗。

角膜钝伤、不可愈合的严重擦伤、撕裂伤和化学灼伤也会导致永久性的失明,需要进行角膜移植术。

圆锥形角膜是一种形似圆锥形或尖状角膜,也是角膜移植的适应证。如果圆锥形角膜拉伸得太厉害,可造成流泪、疼痛和红眼,这些患者可能需要进行角膜移植治疗。

角膜病变可以在裂隙灯下做出诊断。

24. 角膜移植术的目标是什么,如何进行手术?

角膜移植术的目标是用一只清亮的角膜替换病变的角膜,这样患者能够正常看清物体。角膜供体来自供体组织库,手术医师需要在移植前仔细检查,判定供体组织是否可以用于移植。手术时需要移除受体患者病变角膜的中心部分,然后将供体角膜在原位缝合,眼贴覆盖手术侧眼睛。

25. 什么是 DSEK 和 DMEK 角膜手术?

角膜后弹力层剥除联合深板层内皮移植(descemet's stripping endothelial keratoplasty,DSEK)是一种新的角膜移植技术。DSEK 角膜移植手术用一层非常薄的供体角膜组织而不是整体的角膜来替换受体的病变角膜。DSEK 角膜移植手术仅将不正常或损坏的角膜内层脱离,然后由供体薄的盘状角膜内层替代。薄的盘状角膜内层置入眼内后,用一个气泡将移植层推向眼前使其贴合到受体的角膜,直到在正确的位置愈合。这项技术不需要缝合来固定移植的角膜,保持了角膜结构的完整性。角膜愈合和视力恢复更加迅速,角膜表面更加光滑,因此,可以显著改善视觉并减少散光。与全层角膜移植相比,DSEK 的排异反应发生风险也较低。

后弹力层角膜内皮移植术(descemet's membrane endothelial keratoplasty,DMEK)使用一层更薄的供体角膜组织替换损伤的角膜层,仅替代后弹力膜和内皮细胞,不包括基质层(角膜中层包含胶原纤维的厚透明层)。这种更薄的移植层使受体角膜更接近其原来的形态。DSEK 术后移植角膜和受体角膜之间存在分界线,随着时间的推移,分界线会逐渐减弱和改善,而 DMEK 术后的患者很难辨别是否做过角膜移植手术。

DMEK 的外科技术如同 DSEK。现在很多手术医师使用 SF6 气泡(sulfur hexafuluoride,SF6)取代空气气泡。有文献报道,SF6 气泡在眼内可以持续 1 周,而空气气泡一般持续 2～3 天,这样 SF6 气泡就可以为移植角膜提供更长时间的支撑。

DMEK 角膜移植术患者恢复比较快,而且常常完全和近似完美的视力恢复,角膜的折光稳定性也快速恢复。尽管 DSEK 术后患者的排异发生率已经很低,但 DMEK 术后患者的排异发生率更低,因为其移植组织更薄。

26. 角膜移植术后有哪些特殊的注意事项?

从手术一结束,就要求患者头部后仰、面向天花板。这样会让气体或空气的气泡将移植的盘状组织维持在原位。在术后的第一个 24～48 h 里,告诉患者保持平躺和面向天花板的时间尽可能地长。除了去卫生间和就餐时间,患者均应保持此体位,包括从就诊处转运回家的途中。其他术后告知与白内障、角膜和青光眼等手术后的注意事项相似:不要将头低过腰部、避免上提比较重的物体(不要超过 4.5～7 kg)、避免剧烈的活动、不要弄湿眼睛、避免触碰或揉搓眼睛、睡觉时要戴眼罩、白天要保护好眼睛、使用大便软化剂以避免排便时用力、根据医嘱使用眼药水。手术医师要求术后患者遵守以上注意事项的时间可能不同。患者遵从自己手术医师的要求十分重要。

27. 角膜移植手术的可能并发症有哪些?

不同于其他手术,角膜移植手术很少或者没有出血的风险,因为角膜内没有血管;然而,感染、伤口渗漏、眼内压增加或排异均可发生。

28. 视网膜撕裂或剥脱的症状是什么,如何诊断?

视网膜撕裂或剥脱的症状是突然出现飞蚊症、闪光感或部分视野缺损,或者联合出现几种症状。飞蚊症是一些小的黑点在视野中穿梭,这些点在眼内液体(玻璃体)中浮动。

飞蚊症的发生并不罕见,可以是自发性,也可来自创伤、咳嗽、打喷嚏、用力排便、呕吐或者提重物。

有些飞蚊症看起来像蠕虫或阿米巴,随眼睛的移动而移动。闪光感通常发生在黑暗场所,也可发生在有灯光的场所或者在太阳光下。闪光感通常被描述为像闪电一样,突然出现的星光闪耀、波浪形光或者新月形光。尽管飞蚊症和闪光感比较常见,通常无害,但是如果症状持续、越来越大、越来越多或者患者突然如"雨淋"般出现,则需要进一步检查。如果患者有面纱或垂帘样感觉,应该立即找眼科医师就诊。

裂隙灯、手持式或接触式透镜或者可以完整呈现视网膜 3D 图形的检眼镜都可以用于视网膜剥脱的诊断。多数患者需要扩瞳才能充分检查视网膜来诊断视网膜撕裂或剥脱。

29. 视网膜复位术的主要目标是什么,手术是如何完成的?

视网膜复位术的主要目标是恢复视网膜的解剖位置和功能,以稳定或提高患者的视力。多数视网膜剥脱是因为视网膜撕裂或者有孔形成和玻璃体在视网膜下集聚。视网膜剥脱有多种治疗方式,主要取决于剥脱的位置、范围以及患者既往是否接受过眼科手术(尤其是白内障手术)。如果早期诊断,可以通过激光凝固或冷冻治疗小的视网膜撕裂,其原理是通过引起局部炎症反应而使视网膜重新复位。大的视网膜脱离,要移除玻璃体并注入气体,形成一个气泡将视网膜复位并逐渐愈合。注入硅油也可以将视网膜复位,利用硅油的重比重和黏稠特性,可以将视网膜维持在原位。不同于气体会被逐渐吸收,硅油作为一种异物不会被吸收和降解,最终需行手术取出。

巩膜扣带可用于一些类型的视网膜脱离。一旦裂孔或脱离位置确定,就可利用巩膜扣带包绕眼球。

这种方法有助于提起孔洞下方的组织,引流出视网膜下方的液体,从而使视网膜恢复到原来位置。一些患者可以用激光将视网膜孔密封或将其固定。还有的手术方式是在脱离的视网膜下方开孔,便于积聚的液体引流,然后视网膜就可以恢复平整,再利用激光或冷冻器在破裂或穿孔位置激发炎症反应,形成一粘连带牵拉住视网膜。

如果玻璃体内有血液或者视网膜的玻璃体造成

视网膜剥脱(牵引分离),那么需要在视网膜复位前进行玻璃体切割术。

30. 视网膜复位术的可能并发症包括哪些?

可能的并发症包括视网膜复位失败、出血、感染、眼内压增高、产生新的视网膜撕裂、复视和失明。

31. 患者出院前需要知道哪些指导?

如果手术中使用气体复位,应告诉患者根据医嘱尽可能延长保持头部与地面平行位置的时间(每天 16 h 或者更多)。头部与地面平行可以使注入气泡保持在视网膜剥脱处中心位置,这样可以保持复位后的视网膜位置不变。患者在睡觉时也要求保持面部朝下。

如果注入的是硅油,要告知患者数月后需要手术取出硅油,由手术医师决定取出硅油的时机。患者不需要保持脸朝下体位。术后患者眼表要给予抗生素和类固醇激素药物。如果使用巩膜扣带,那么术后可以开止痛类药。如果患者术后出现闪光感、疼痛增加、持久的眼红或者飞蚊症增多时,需要立即联系手术医师。

32. 眼肌疾病的病因有哪些,什么时候需要手术纠正双眼不能同时注视目标的问题?

大脑控制每只眼的 6 块肌肉,机体需要调用诸多机制协调眼球的运动。眼肌运动失衡导致的双眼不能同时注视目标称为斜视。

双眼不能同时注视目标的原因有多种,包括先天性和获得性肌肉损伤、神经损伤及肌神经肌肉接头损伤。后天性斜视患者通常表现为重影(复视)。先天性斜视儿童通常会发展为弱视(懒惰眼)而非复视。

手术的主要目的是恢复双眼视力、美容,或者两者兼有。

33. 在手术纠正双眼不能同时注视目标前,还有哪些治疗方法可供选择? 如果需要手术,手术是如何进行的?

一些患者纠正病因(脑肿瘤、重症肌无力和甲亢

上篇

中篇

下篇

等)后双眼可恢复能够同时注视目标。然而,一些先天性及婴儿斜视需要手术来拉正眼球。不同于白内障、青光眼和角膜这类眼内手术,眼肌手术是眼球外手术。因此,导致视力严重受损的风险较小。

斜视矫正可以是单眼或者双眼矫正,在婴幼儿、儿童或者成年阶段都可以手术。依据眼肌病变的不同,手术可以采用松弛或者收紧眼肌的方式。很多患者需要松解一条眼肌,同时收紧另一条眼肌。松弛眼肌首先用缝线结扎在肌肉上,然后将肌肉从眼球剥离,最后再将肌肉缝回于眼球上,但缝合位置比原来更靠后。收紧眼肌的过程是同样将一根缝线扎在眼肌上,离断眼肌,剪去一小段肌肉,然后将眼肌原位缝回于眼球上。以上操作的原则是松弛张力过大的肌肉和增强张力不足的肌肉。患者需要事先了解,斜视矫正手术可能需要不止一次才能达到预期的效果。

眼肌手术在牵拉眼球时患者可能会感到非常不舒服,因此,常需要在全身麻醉下完成。眼肌牵拉反射可造成显著的心动过缓。因此,眼科医师通常需要在牵拉眼肌前告知麻醉科医师。

儿童或成人可以利用可调节缝合技术来降低再次手术的需要。术中将眼肌置于手术医师认为合适的位置,但固定眼肌位置的线结是活结而非死结。在患者麻醉苏醒后,手术医师对患者进行评估。患者这时需要足够清醒才能够遵循指令,包括眼睛直视前方目标,仅眼球随目标物体移动而运动。手术医师此时即可判断是否需要进一步调整肌肉张力。在局麻眼药水的作用下,眼科医师可以松开活结,再收紧或松弛眼肌。一旦满意后,手术医师再将结固定打牢,固定眼肌的缝线在眼内持续达数月,直到眼肌在正确的位置愈合。这种调节通常在术后数小时内完成。

34. 眼肌手术存在哪些并发症,患者出院前应了解哪些注意事项?

眼肌手术的可能并发症包括矫枉过正或纠正不足导致术后仍然存在双眼不能同时注视目标和复视、肌肉撕裂、巩膜穿孔、出血以及感染。

原则上,术后不需要用绷带固定眼睛。患者应该了解术后眼睛可能看上去呈红色或粉红色、眼周

会有血液或流血泪。眼肌手术后最常见的并发症是头痛。

35. 什么是上睑下垂,最常见的病因是什么?

上睑下垂指眼皮耷拉下来,可以是单侧或双侧。原因包括:负责上抬眼睑的上睑提肌和米勒肌的力量不足、支配上述肌肉的神经功能异常,神经和肌肉接头之间功能障碍(神经肌肉疾病)。上睑下垂也可以是由赘皮所引起。

眼睑下垂可以是先天性的或后天获得性的。后天获得性眼睑下垂的主要原因包括衰老;睑提肌肌腱长期过度牵拉(睑提肌裂开);因吸烟、肿瘤或创伤引起的第三对脑神经即动眼神经麻痹;霍纳综合征;重症肌无力。

眼睑下垂的患者可能抱怨自己的眼皮耷拉着,看上去总是想要睡觉的样子,眉部疼痛不适,或不能正常视物。此外,患者常主诉下垂的眼睑影响视力。眼睑下垂手术也经常出于美容需求。

36. 眼睑下垂手术的主要目标是什么,手术是如何完成的?

眼睑下垂手术的主要目标是上提眼睑以改善视力或改善外表形象,或者二者兼有。然而,手术之前必须首先弄清楚上睑下垂的病因。可能需要进行一些特殊检查来评估像重症肌无力或动眼神经麻痹之类的病因。

对患有睑提肌裂隙的患者,在上眼睑自然褶皱处做切口,沿着眼轮匝肌向外延伸直到暴露眼睑提肌肌腱,然后拉紧肌腱。如果上眼睑下垂的病因是米勒肌张力弱,则外翻眼睑并切除部分肌肉,达到缩短肌肉和上提眼睑的目的。在一些症状严重尤其是根本抬不起眼睑的患者,可以将上睑缝合于额肌上,利用额肌上提眼睑。手术可以用组织或人工合成材料缝合,这就是通常所称的额肌悬吊术。

37. 眼睑下垂手术可能的并发症和特殊术后注意事项有哪些?

眼睑下垂手术可能的并发症包括:没有达到上提眼睑的理想效果、感染、出血以及视力下降。患者术后可能发生暂时不能完全闭眼,需要使用滴眼液

或软膏来湿润角膜以避免过度干燥。特殊护理包括使用冰袋及抗生素眼膏；不使用化妆品，不要进行日光浴或者直接暴露在太阳光下。

38. 什么情况需要行眼睑成形术，手术是如何操作的？

随着年龄的增长，一些就诊患者的眼睑皮肤会变得松弛和多余以及眼睑皮肤下眼眶脂肪突出，这种情况被称作皮肤松弛症或者睑皮松弛症。情况严重时，患者视物会部分受限。睑皮成形术指切除多余的眼睑皮肤和皮下脂肪。手术目的就是通过切除过多的皮肤和脂肪来恢复中央和外周视力，同时也可以达到美容目的。

上睑和下睑都可以行睑皮成形术。如果行上睑皮成形术，手术切口在上睑褶皱处，沿眼轮匝肌向外切开直到暴露突出的脂肪。在切除多余皮肤的同时切除突出的脂肪，然后缝合关闭切口。下睑皮成形术切口选在自然褶皱的眼袋线下，通常作一小切口，然后钝性分离直到暴露突出的脂肪，最后切除突出的脂肪和多余的皮肤并缝合关闭切口。

患者手术后遵医嘱拆线，拆线可以在医师的诊室完成。

39. 泪管堵塞后有哪些问题或并发症，如何评估病情？

当泪腺引流系统堵塞后，过多的泪液就会顺脸颊流下。过敏、鼻中隔偏曲、慢性鼻窦炎、泪管结石、肿瘤、手术后或放疗均可引起泪管堵塞。

泪管位于下眼睑和鼻孔之间，引流眼部过多的泪水到鼻腔。一旦发生泪管堵塞，除泪液过多外，眼睛可能变红、刺激感和眼睑肿胀。一些患者可能发生感染，导致眼睑可能发生结痂硬化。

荧光染料染色泪液可以显示泪液正常流进鼻腔。如果发生堵塞，则看不到泪液流进鼻腔。可以通过扩张和探查泪管来确定阻塞的位置。婴幼儿先天性泪管堵塞可以首先采取每天 4 次的轻柔按摩和用生理盐水冲洗的方法进行治疗。成人泪管堵塞常可在表麻下使用探针探查泪管并冲洗，而儿童和婴儿则通常需要在全麻下进行探针探查和冲洗泪管。患儿父母应该了解患儿在使用染料疏通泪管后，引

流的泪液可能呈黄色或蓝色。泪液还可能由于有渗血几天内呈粉色或红色，因为在探查和冲洗过程中黏膜可能有擦伤和肿胀。可能需要使用抗生素药水或药膏。

40. 如何手术开放鼻泪管？

泪囊炎即泪管感染。慢性泪囊炎患者常表现为过量的泪液和黏液脓性引流物。泪囊内存在持续的压力会使患者感到非常不适，可能需要行泪囊鼻腔吻合术（DCR）来治疗。

鼻部消毒覆盖后，在鼻翼侧做一小切口，暴露泪囊，然后切开骨膜并切除一小块鼻骨，在泪囊和鼻腔间建立较大的引流通道。在鼻泪管内置管保持鼻泪管通畅，确保泪液能引流至鼻腔。

这个手术可以在鼻腔内通过内镜开放泪囊完成，从而避免了鼻外部瘢痕的形成。手术目的是在泪囊和鼻腔之间建立起开放的通道，进行正常的泪液引流以及消除流泪和感染。

这个手术需要在全身麻醉下完成，术后需按计划转运至恢复室并行监护复苏。患者要清楚手术可能会造成擦伤和肿胀，触碰鼻子时要轻柔。眼睛看起来可能是粉色或红色，术后第一周可能出现血泪。要告知患者不能擤鼻涕。可能需要使用抗生素药水和止痛药。

41. 什么是眼球破裂？有哪些症状？

当患者的眼球外表面有空洞、撕裂或刺破时就可发生眼球破裂。一些患者的眼部受到严重撞击（钝伤）时也可能出现眼球破裂。其他患者因受到异物如刀、铅笔、金属或玻璃等的穿透伤而出现眼球破裂。破裂的部位可能位于眼球壁的主要部分（巩膜）或者角膜。眼球破裂伤的症状和体征包括：视力下降或消失、低眼内压、瞳孔不规则、晶状体移位、疼痛、眼前房积血、结膜肿胀（球结膜水肿）、玻璃体突出或有色液体流出。

如果可疑眼球破裂，要遮挡眼睛，但不要包扎。包扎会给眼球施压，造成眼内容物溢出。如果没有专用的眼罩，也可以用纸或塑料杯子盖在眼睛前方。在等待手术修补之前需要静脉使用抗生素预防眼内炎。

42. 眼球破裂伤如何修复?

如果是角膜裂伤,在手术显微镜下使用 10-0 不可吸收线简单缝合即可。如果在裂伤的基础上还有部分角膜组织缺失,可能需要使用生物补片进行修复。如果是巩膜裂伤,手术医师首先要切开结膜和 Tenon 层,然后检查伤口、移除异物以及伤口组织进行细菌培养;如果检查发现巩膜有撕裂或穿孔且眼球较软时,手术医师需要做一个切口进入前房来恢复眼球内的压力,这样可以缝合关闭裂口。如果脉络膜组织脱出,则需要行玻璃体切割术。这些患者的视力预后很差。根据穿孔的位置,可采取冷冻、激光以及巩膜扣带来预防和治疗创伤性视网膜剥脱。手术结束时,手术医师可能给手术眼注射抗生素和/或类固醇激素,并使用眼贴封闭眼睛和应用眼罩保护眼睛。手术目的是恢复眼球的正常大小和形态,并尽可能多地保留眼睛的视力。

眼破裂伤修复手术需要在全身麻醉下完成。对于可疑眼球破裂的患者,应禁用琥珀胆碱。琥珀胆碱是麻醉诱导时常用的肌肉松弛药物,可引起眼直肌收缩或抽搐,导致眼内压增高,眼直肌抽搐合并眼内压升高可导致眼内容物溢出。

术后患者转运到恢复室并进行常规监护,患者可能需要留观过夜及疼痛处理。

43. 眼破裂伤修补有哪些并发症,出院前患者需要了解有哪些注意事项?

感染是最常见的术后并发症,总是存在眼内炎和眼深部组织感染的风险。感染取决于微生物种类、损伤的范围以及从受伤到手术的时间长短。受伤后数小时到术后数周内均可发生感染。

交感性眼炎也是可能的并发症。交感性眼炎指受伤眼的脉络膜(色素层)暴露后引起非受伤眼的炎症。受伤眼的色素层损伤后释放色素物质入血,导致机体产生抗体,从而引起非受伤眼的炎症反应(因此,使用"交感性"一词)。其后果是导致非受伤眼睛的进行性视力下降,并最终导致失明。如果可疑出现交感性眼炎,则应立即静脉使用类固醇激素治疗。在受伤后 2 周内摘除受伤的眼球可以预防交感性眼炎的发生。

眼破裂伤修复术的患者术后常需要抗生素和类固醇眼药水治疗,也常应用静脉抗生素治疗。术后需要给予止痛药。手术后须密切随访,并且告知患者很可能需要再次手术。还需要与患者讨论视力预后问题。

44. 眼眶骨折或爆裂性眼眶骨折的原因以及症状和体征有哪些?

爆裂性眼眶骨折通常是受到比眼眶更大的物体的钝挫伤所致。通常是拳头、肘部、球或车祸撞击所致。眼眶底部就像纸一样薄,受到撞击常会出现裂隙或骨折。骨折造成的裂缝会引起肌肉或其他眼部组织嵌入。

眶骨骨折后,患者的眼睛通常呈黑色肿胀。眼球的白色部分看起来呈红色或血色。患者通常抱怨视物模糊、复视或视力下降。可能存在眼球运动困难。眼睛外观看上去也存在异常,可能凸出,也可能凹陷。眶下壁骨折的患者可能首先主诉眼睛下方的皮肤麻木。

45. 什么时候需要进行爆裂性眼眶骨折手术修复,手术是如何完成的?

爆裂性眼眶骨折是眼眶底部(上颌窦的顶部)的骨折。如果眶骨骨折严重或者有肌肉嵌入需要立即手术。手术医师通常做一个低位的结膜切口,逐层分离组织直到暴露骨折部位。移除骨折片,然后重新对位骨折线。如果有肌肉等组织嵌入,则需要释放嵌入的肌肉和周围的组织。根据骨折的大小,可能需要用人工合成的补片填补缺损。术后用绷带固定眼睛。手术目的是重新建立眶下壁的结构、释放嵌入的肌肉或其他眼眶组织、恢复视力、恢复眼球运动、使双方眼同时注视目标以及改善外貌。

46. 眶骨骨折修复术的可能并发症有哪些? 患者出院前应了解哪些注意事项?

可能的并发症包括:感染、出血、视神经损伤导致失明以及周围眼肌损伤引起复视。

手术通常在全身麻醉下进行。术后转运到恢复室进行常规监护。患者常因眶内出血并发症而收住入院治疗。需要告知患者,如果感到严重的疼痛或眼内压力升高需要立即告诉护士和手术医师,因为这可能是发生眶内出血的症状和体征,眶内出血可以压迫视网膜中央动脉和/或视神经导致不可逆的失明。

应当告知患者术后可能出现眼部肿胀和淤青,眼睛的白色部分看上去呈粉色或红色。可能会出现复视,术后需要使用抗生素和类固醇眼药水,需要准备止痛药,术后需要随访手术医师。

47. 什么情况需要行眼球摘除术?

很多原因可导致必须摘除眼球,包括:眼球或眶骨的恶性肿瘤或可疑恶性肿瘤、严重创伤导致眼球无法保留、伴有疼痛的失明眼睛、晚期青光眼、感染、交感性眼炎或者整形原因。

48. 眼球是如何摘除的?

有三种不同的眼球摘除方法。

第一种是眼球摘除术(enucleation),即移除整个眼球,但相邻的眼窝组织完整保留。在这个手术中,手术医师切开结膜并将其从眼球上分离;分离确认每条眼肌并在眼球附着点处结扎切断。手术是在全麻下进行,麻醉医师需意识到在牵拉眼直肌时可能出现眼心反射,导致窦房结传出冲动减少,而引起心动过缓。这种反射也会引起交界性心律、心脏停搏,在一些罕见情况下会引起死亡。切断眼肌之后,向前旋转眼球,暴露视神经,结扎并离断。眼球摘除后,手术医师需压迫眼窝 5 min(依据时钟计时),避免严重的眼动脉出血。眼球摘除后,置入眼球大小的眼座填充眼窝,避免眼窝塌陷影响外貌。眼肌缝合到眼座上,这样眼座就可以移动。用 Tenon 囊和结膜包裹眼座。最后,在眼睑下方置入巩膜片或类似构件,这是一种盘状的眼片,可以维持眼睛的正常形态。术后轻度加压绷带包扎。

手术目的是摘除眼睛,进而消除疼痛、不适或肿瘤扩散的危险,同时提供了一个最少瘢痕形成的空间可以安置假体。最终的目标是置入与对侧眼睛非常接近的义眼。

手术是在全麻下进行,术后需要转运到恢复室进行常规监护。患者通常收住院过夜观察术后并发症。

第二种手术是眼内容物剜除术(evisceration),是指移除眼球内容物而保留巩膜和眼外肌的完整性。角膜、虹膜、晶状体、玻璃体和视网膜均被去除。然后在眼内置入一个小球,缝合皮肤。伤口愈合后可以置入眼片或假体。这种手术方式的优势是保留眼睛的完整性和运动功能,其外观也比全眼摘除术要好。这种手术方式最常用于眼内严重感染的患者,而不适合于眼内肿瘤患者。

第三种手术是眶内容物剜除术(exenteration),指切除眼球和眶内的所有组织包括脂肪、肌肉以及相邻组织。手术中使用锐利的手术刀从眶骨分离眶壁组织。与眼内容物剜除术类似,视神经必须要结扎并离断,眶窝要施压以压迫眼动脉避免出血。一些少见的皮肤来源的肿瘤患者,眼睑也需一并切除。眶内容物剜除后可以进行皮肤移植或者旷置。将湿纱布置入眼窝内然后使用眼罩遮蔽。伤口愈合后,患者可以带眼罩或者置入义眼,如果需要也可以装上人工眼睑。

49. 眼球摘除术、眼内容物剜除术和眶内容物剜除术存在哪些可能的并发症? 患者出院前需要了解哪些注意事项?

三种手术方式均可发生术后感染和出血。眼球摘除术的另一个并发症是义眼外露,这一并发症在眼内容物剜除术后发生较少。

如上所述,绝大多数患者在眼摘术后需要加压包扎。要告知患者在去掉绷带后眶周会出现肿胀和青紫。常推荐冰敷来快速消肿。术后通常会使用抗生素和类固醇眼药水,促进眼窝组织和移植皮肤的愈合。通常均需要止痛药。

应当对患者术后眼窝看起来像是什么样子进行咨询,展示一些其他患者术后的照片会有助于理解。从心理学角度出发,术前要确保患者理解手术方式,因为永久性眼球摘除和失明会给他们带来很大的心理创伤。

患者术后在置入假体前几天到几周可以选择使用眼贴。术后患者要随访手术医师和义眼制造者。义眼制造者专门设计、制造和调试义眼。眼球假体似杯盘状,置于眼睑后方和结膜前方,眼外部分看起来与自然眼相似,是否有一定程度运动功能取决于是行眼内容物剜除,还是眼球摘除术。相比眼球摘除术后,眼内容物剜除术后义眼的运动相对更自然一些。义眼通常在术后4～6周植入,在任何时候都可以取出和清洁。眶修复假体较大,与眼窝内部相匹配,如果需要还可以和置入的义眼和眼睑假体整合在一起,通常佩戴眼镜以改善患者的外貌。这种假体中义眼和眼睑假体都不可以运动,但是外观看上去相当正常。与眼内假体一样,眶内假体也可根据需要取出来清洗。取出假体后,手术医师需确定眼窝内没有感染或肿瘤复发。

（伍金红　译；李文献　审校）

参考文献

Abel R, 2004. The eye care revolution: Prevent and reverse common vision problems (rev. and updated ed.). New York, NY: Kensington Books.

Albert D M & Lucarelli M J, 2004. Clinical atlas of procedures in ophthalmic surgery. Chicago, IL: American Medical Association Press.

Albert D M & Miller J W, 2008. Albert and Jakobiec's principles and practice of ophthalmology (3rd ed.). Philadelphia, PA: Saunders/Elsevier.

Ansons A M & Davis H, 2014. Diagnosis and management of ocular motility disorders (4th ed.). Hoboken, NJ: John Wiley.

Copeland R A Jr. & Afshari N, 2013. Copeland and Afshari's principles and practice of cornea. New York, NY: JP Medical Publishers.

Dansby-Kelly A, 2010. Ophthalmic procedures in the operating room and ambulatory surgery center (3rd ed.). San Francisco, CA: American Society of Ophthalmic Registered Nurses.

Garg A, Fry L, Tabia G, et al., 2004. Phaco manual clinical practice in small incision cataract surgery. New York, NY: Taylor & Francis Group.

Garg A, Rosen E, Mortensen J, et al., 2009. Instant clinical diagnosis in ophthalmology: Oculoplasty and reconstructive surgery. New York, NY: McGraw-Hill Medical.

Garrity J A, Henderson J & Cameron J, 2011. Henderson's orbital tumors (4th ed.). Philadelphia, PA: Lippincott Williams & Wilkins.

Hausheer J R, 2015. Basic techniques of ophthalmic surgery (2nd ed.). San Francisco, CA: American Academy of Ophthalmology.

Kidd D P, Newman N J & Biousse V, 2008. Neuro-ophthalmology: Blue books of neurology. Philadelphia, PA: Butterworth Heinemann-Elsevier.

Kitchen C K, 2007. Fact and fiction of healthy vision: Eye care for adults and children. Westport, CN: Praeger Publishers.

Levine M R, 2010. Manual of oculoplastic surgery (4th ed.). Thorofare, NJ: Slack.

Miller N R, Newman N J, Biousse V, et al., 2008. Walsh & Hoyt's clinical neuro-ophthalmology: The essentials (2nd ed.). Baltimore, MD: Lippincott Williams & Wilkins.

Naseri A, 2015. Basic principles of ophthalmic surgery (3rd ed.). San Francisco, CA: American Academy of Ophthalmology.

Palay D A & Krachmer J H, 2006. Primary care ophthalmology. Philadelphia, PA: Elsevier Mosby.

Plager D & Buckley E, 2004. Strabismus surgery: Basic and advanced strategies. Oxford, England: Oxford University Press in cooperation with the American Academy of Ophthalmology.

Riordan-Eva P & Cunningham E T, 2011. Vaughn and Asbury's general ophthalmology (18th ed.). New York, NY: Lange Medical Books/McGraw-Hill Medical.

Roy F H & Arzabe C W, 2004. Master techniques in cataract and refractive surgery. Thorofare, NJ: Slack.

Ryan S J, 2013. Retina (Vol. 2, 5th ed.). Philadelphia, PA: Elsevier Saunders.

Samples J R & Schacknow P N, 2014. Clinical glaucoma care: The essentials. New York, NY: Springer.

Spaeth G, 2012. Ophthalmic surgery: Principles and practice (4th ed.). Edinburgh, Scotland: Elsevier.

Spoor T C, 2009. Atlas of neuro-ophthalmology. New York, NY: Taylor & Francis Group.

Stamper R L, Lieberman M F & Drake M V, 2009. Becker-Shaffer's diagnosis and therapy of the glaucomas. Philadelphia, PA: Mosby Elsevier.

Timby B K & Smith N E, 2007. Introductory medical-surgical nursing. Philadelphia, PA: Lippincott Williams and Wilkins.

Tsai L M, Pitha I & Kamenetsky S A, 2015. The eye & ocular adnexa. In G. M. Doherty (Ed.), Current diagnosis and treatment: Surgery (14th ed., pp. 976 - 992). New York, NY: McGraw-Hill Medical.

Wilkinson C P, 2001. Retina. //S J Ryan, D R Hinton, A P Schachat, et al. (Eds.), Surgical retina (Vol. 3, 5th ed.). Philadelphia, PA: Mosby.

Wright K W & Strobe Yi Ning J, 2015. Color atlas of strabismussurgery strategies and techniques (4th ed.). New York, NJ: Springer.

第33章 骨科手术

Tanya L. Hofmann, MSN, APRN, ACNS-BC, CPAN

骨科护理和所有护理一样，既是一门艺术，也是一门科学。肌肉骨骼系统是一门"动"与"静"相结合的学科。骨骼和肌肉解剖上的恒定不变即为"静"，骨科专业技术持续进步则为"动"。肌肉骨骼疾病作为致残的主要原因，无论是对社会，还是对个人的健康和生活质量都有着巨大的影响。肌肉骨骼疾病是疼痛和残疾的主要原因，也给社会造成极大的经济负担。护理的艺术和科学不仅包括全面的技术，而且还要用爱心和同情心去护理手术患者。

1. 骨科患者术后护理有哪些特殊考虑？

骨科患者的术后护理与一般患者的护理略有不同，除了基本的气道、呼吸和循环护理外，应重点评估肌肉骨骼系统。要特别评估体位、机体对称性、活动幅度和肌肉力量。许多骨科手术需要患者长时间保持同一体位卧床。大多数的数据软件是记录手术切皮到手术结束的时间，实际上，患者可能在手术开始前已经在手术间里停留了几个小时。造成时间差异的原因在于摆体位，许多手术要求患者摆放特殊的体位。此外，还有麻醉的原因。不同的麻醉方法也可能是导致手术实际"开始"时间推迟的原因（Schilling，2007）。

2. 骨科患者哪些症状需要立即引起注意？

在大多数情况下，骨科患者出现严重疼痛、局部肿胀或呼吸急促，都应引起警觉。筋膜室综合征就是这些紧急情况中的一个例子。筋膜室综合征可能是急性、慢性或挤压综合征。如不严密监测，筋膜室综合征可导致肌肉坏死。最初损伤后，组织缺血，组织压力增加，导致局部血液供应减少。结果组织缺氧并释放组胺，并引发一系列的变化，如血管扩张、毛细血管通透性增加，进一步影响静脉回流。其结

果使肢体处于无氧代谢，导致血管进一步扩张，血管压力增高，血管痉挛，组织缺血，最后肌肉坏死（Pellino et al.，2002）。

需要高度关注的问题是深静脉血栓（DVT）形成。静脉血栓栓塞是静脉淤滞、血管损伤和凝血机制破坏的结果，即魏尔啸三要素（Virchow's triad）。任何血管损伤都可触发凝血进程，首先血小板聚集在受损的上皮细胞层，并释放二磷酸腺苷，促使更多的血小板聚集。血小板因子激活凝血酶，凝血酶使纤维蛋白原形成纤维蛋白，最终形成血小板血栓。血栓使血管腔变狭窄，如血栓脱落，可迁移到肺形成肺栓塞，这可危及生命（Pellino et al.，2002）。

另一种栓塞类型是发生在创伤和/或长骨骨折所引发的脂肪栓塞。90%的严重软组织或骨组织创伤患者，其血液中均有脂肪栓子。当脂肪栓子进入肺内，患者可因肺的氧弥散能力减弱而导致呼吸功能不全，血小板减少和/或伴随精神抑制状态（Pellino et al.，2002）。

3. 骨科患者术后最常见的并发症是什么？

骨科患者术后潜在并发症不仅数量多，而且涉及各个方面。不但创伤可以引起截肢，感染和缺血同样可导致截肢。

尽管麻醉相对安全，择期手术患者的死亡率仅为1/200 000；然而，仍然有一些影响骨科患者的风险。神经阻滞可引起神经损伤，腰麻后因脑脊液漏引起头痛，还有误吸以及缺血或心律失常引发的心脏问题。

关节炎可能是由关节固定引起的一种潜在并发症。除了关节置换外，任何进入关节腔的操作都可能发生损伤，导致瘢痕组织和关节表面异常愈合。

关节置换术要始终关注失血的问题。

涉及骨盆、髋关节、脊柱和下肢手术的患者,都有血栓和脂肪分子栓塞的风险。手术本身也可能导致骨折,特别是无骨水泥的髋关节置换术。如果骨折不能按原计划复位,可产生另一个问题,即骨折不愈合或延迟愈合,这在血管再生差和/或吸烟的患者中更明显。

僵硬是肩部手术后的常见主诉,2.7%~15%的患者受此影响。

植入物的应用可导致一些问题,如导引钢针和钻头断裂,植入物损伤关节等。缝合锚钉也可损伤软骨,导致关节炎。

神经损伤常见于肘部关节镜手术,特别是尺神经和桡神经浅支。如果患者有类风湿关节炎病史,骨性畸形可导致神经损伤的发生率增加。

深静脉血栓在膝关节手术过程中要特别关注,据报道,其发生率高达 9.9%。形成深静脉血栓的风险因素包括:年龄>40 岁、肥胖、长时间手术、使用驱血带、吸烟、家族和个人深静脉血栓史。

组织液外渗和加压包扎可导致筋膜室综合征(Elliott,Leitman & Fleeter,2015)。

4. 什么是脂肪栓塞综合征,原因是什么?

脂肪栓塞综合征(FES)是指脂肪和脂肪酸释放导致的急性肺功能不全。通常由来自长骨骨折后骨髓释放脂肪分子所引起,最终导致肺栓塞。脂肪栓塞也可因应激反应导致儿茶酚胺和游离脂肪酸释放引起,并迁移到肺部,导致肺泡毛细血管通透性增加(Pellino et al.,2002)。

5. 脂肪栓塞综合征的症状是什么?

脂肪栓塞综合征的症状与体征包括意识错乱、焦虑不安、呼吸急促、呼吸困难、心动过速、低血压、发热和出血点。这些症状通常在最初损伤后的 12~48 h 发生,而且进展很快(Pellino et al.,2002)。

6. 骨科手术患者哪些评估很重要?

对手术患者进行基本的评估非常重要。如果不了解患者的平时状况,就很难判断患者是否真有并发症发生。在围术期,有时还受到麻醉及其他药物的影响。评估和记录骨科患者的生理体征,如步态、肌力、脉搏、畸形和肿胀等特别重要。

过去的用药史也影响接受骨科手术的患者。对过去史的评估应着重于以前的受伤史,可能增加患者感染风险的疾病,以及任何影响凝血因子或其他凝血过程的问题。

记住肌肉骨骼损伤的 5P,有助于记忆该疾病的重点内容。第一个 P 是疼痛(pain):是否有疼痛?哪里疼痛?让患者描述疼痛的性质和严重程度。第二个 P 是感觉异常(paresthesia):是否存在感觉缺失?感觉异常或缺失可能提示有神经血管受损。第三个 P 是瘫痪(paralysis):患者肢体是否能活动?如不能活动,可能存在肌腱或神经损伤。第四个 P 是苍白(pallor):是否有苍白、变色、触摸发冷?这些症状可能提示存在神经血管功能障碍。最后一个 P 是脉搏(pulse):损伤远端是否有脉搏?如没有,该区域的血液供应可能受到损害(Schilling,2007)。

7. 术前宣教是否影响骨科手术患者的预后?

根据《骨科护理》杂志发表的描述性研究,术前宣教对全部的关节类患者是有益的。该研究观察了 150 例全髋或全膝置换手术的患者,结果显示:参加术前宣教课的患者,不仅术前准备好,而且术后疼痛控制也比较好,但对住院时间、疼痛程度、行走距离以及并发症的发生率没有影响。从改善患者的体验来看,术前宣教确实能影响患者的预后(Kearney et al.,2011)。

另一篇发表在《临床骨科相关研究》的研究表明:参加过护士主导的术前宣教课的全膝置换(TKA)患者,术后跌倒的次数明显减少。该研究对 72 名参加术前宣教课的患者与 172 名未参加术前宣教课的患者进行比较分析,结果显示:干预组没有跌倒,对照组有 8 例跌倒,其中 3 例导致严重的损伤。据此,该医院要求所有拟行全膝置换手术的患者都参加术前宣教课(Clarke et al.,2012)。

8. 骨科患者术后护理应采用哪些镇痛方式?

阿片类药(口服和静脉)、神经阻滞、镇痛泵、硬膜外注射、阿司匹林、非甾体抗炎药、透皮帖剂以及肌肉松弛药等均可成为有效的疼痛管理方法。应根据手术类型和患者特征制订多模式镇痛策略。患者术后疼痛管理是骨科医师所关注的一个重要问题，因为它直接关系到患者的早期活动、改善康复、增加患者满意度，以及可能减少住院时间，所有这些在当今的医疗保健环境下都十分必要（Herkowitz, Dirschl & Sohn，2007）。

9. 择期与急诊骨科术后患者的护理有何不同，为什么？

2006 年，《英国皇家外科学院年鉴》发表了一项研究，观察了 1 869 名接受紧急或急诊手术的患者，多数手术都与创伤或骨科相关。传统上，把手术后 30 天作为发生术后并发症的时间分界线。该研究得出了令人惊讶的结果：接受紧急/急诊手术的患者，在术后 30 天的窗口期内，死亡率增加，而且一年内陆续有死亡病例，死亡平台期约在术后 100 天左右。

这些患者死亡的主要原因是感染和心脏并发症。在术后 30 天的时间点上，年龄是最重要的危险因素，其次是 ASA 分级。令人惊奇的是 ASA Ⅲ 级的患者死亡率最高，正如之前的研究所描述，这可能与 ASA Ⅲ 级组的患者数相对较多有关。

该研究认为，非择期的骨科术后患者具有高风险，术后经典的 30 天窗口期内的风险没有受到重视。当年龄超过 50 岁且有合并症的患者需要进行紧急/急诊手术时，全面深入的检查有助于降低围术期的死亡率（Neary, Foy, Heather & Earnshow, 2006）。

10. 关注哪些危险因素有助于预防骨科创伤及手术相关的并发症？

深静脉血栓（DVT）是骨科手术患者所要关注的一个主要危险因素。所有手术患者均可发生深静脉血栓，但有下列危险因素的患者更常见：吸烟、年龄>40、肥胖、家族以及个人有深静脉血栓史。也应特别关注患者有无类风湿关节炎病史，因为类风湿关节炎常伴骨性畸形，可能增加神经损伤的危险（Elliott, Leitman & Fleeter, 2015）。

美国外科医师学院国家质量改进计划（NSQIP）确认的一般危险因素包括老年人、充血性心衰/心肌梗死、术前神经方面的问题；脊柱受伤史、感染或脓毒血症；应用皮质激素。

11. 骨科患者术后意识障碍与哪些因素有关？

据估计，老年髋部骨折患者术后谵妄或急性意识障碍状态（ACS）的发生率为 25%～60%，其中一些感兴趣的共性包括：年龄>85 岁、夜间手术、麻醉时间较长、全身麻醉和留置 Foley 导尿管。影响意识障碍发生的其他因素包括年龄、视力损害、住院的原因、4 种或 4 种以上的合并疾病以及住院时器质性脑综合征（OBS）评分高者。执行术前早期检测和处理急性意识障碍状态的策略，可以大大降低或预防术后意识障碍的发生率（Andersson, Gustafson & Hallberg, 2001）。

12. 脊柱术后患者护理要关注哪些重点？

- 神经学评估，包括与术前肌力和感觉的比较。
- 早期活动，除非有禁忌。
- 如有指征，应给予多模式镇痛，包括阿片类药物、非甾体抗炎药、治疗神经病理性疼痛的药物、抗痉挛类药物，还有像热疗、冰敷、体位以及活动等护理干预。
- 需要加强对患者排泄方面的关注。阿片类镇痛药可引起便秘；因此，确保足够的液体补充、膳食纤维和应用大便软化剂应作为关注的基本要素。术后即有排尿延迟的情况并不少见。必须注意尿排量、频率和总的容量。膀胱扫描有助于评估尿潴留或排空不全。
- 出院计划应始于术前加强整个围术期的指导，包括饮食、活动、用药计划以及随访 [American Association of Neuroscience Nurses (AANN), 2015]。

13. 椎管狭窄患者出现什么症状和体征时需要紧急处理，护理这些患者时应采取哪些治疗措施？

椎管狭窄的症状通常随着时间的推移而加重，包括疼痛、无力或麻木。偶尔会发展到下肢运动功能丧失、肠道或膀胱功能丧失。这些征兆提示需要寻求可能的手术干预措施。治疗椎管狭窄的手术方

式包括:

- 椎板切开术
- 椎间孔切开术
- 椎体内侧关节突切除术
- 脊椎融合术[American Association of Neurological Surgeons (AANS),2015]

14. 前入路髋关节成形术优于后入路吗?

前入路髋关节成形手术由于肌肉结构切断较少,恢复迅速,故被认为是微创手术。2011年《骨与关节外科杂志》发表了一项研究,用生化指标来检测髋关节成形术患者的炎症水平。结果显示,在后入路手术患者中,血浆肌酸激酶水平显著升高,比前入路手术患者高5.5倍(Bergin et al.,2011)。

2012年,Sebečić、Starešinić、Culjak和Japed几位学者在克罗地亚发表了另一项研究,观察了35名前入路髋关节成形术的患者和35名侧入路和臀肌入路髋关节成形术的患者,结果显示:前入路髋关节成形术的手术时间短、失血少、镇痛药物需求少、恢复迅速(Sebečić et al.,2012)。

15. 支持骨科手术患者进行血液置换的最新证据是什么?

早在2008年,《血液之声》和《国际输血医学杂志》就调查了骨科手术患者的输血情况。人们早就认识到骨科大手术可引起明显的失血,因而需要输血。现已推广实施的有助于减少输血需求的相关策略包括:术前纠正贫血、药物和非药物干预减少术中出血、术前自体血存储和术中血液回收等。尽管自体输血通常是安全的,能够降低血液传播感染的发生率。当然,仍然有可能发生书写性错误、输错血液及术后感染的风险。基于检索证据结果,已采取了以下策略:采取限制性输血方案、使用抗纤维蛋白溶解药物、避免术后引流以及自体血回输(Muñoz et al.,2009)。

16. 什么是氨甲环酸? 骨科手术中如何使用氨甲环酸?

氨甲环酸是一种抗纤维蛋白溶解的药物,最初用于创伤患者。现已证明,氨甲环酸能有效地减少所有关节和脊柱手术的术中失血量。氨甲环酸是一种合成的氨基酸,能减慢纤维蛋白溶酶原向纤维蛋白溶酶转化。氨甲环酸既可以静脉注射给药,也可以局部给药(Gandhi et al.,2013)。

(吴嘉伟)

参考文献

American Association of Neurological Surgeons [AANS] website, 2015. Retrieved from https://www. Aans. Org/En/Patient% 20Information/Conditions% 20and% 20Treatments/.

American Association of Neuroscience Nurses, 2015. Lumbar spine surgery: A guide to preoperative and postoperative patient care. Retrieved from http://www. aann. org/pdf/cpg/aannlumbarspine.

Andersson E, Gustafson L & Hallberg I, 2001. Acute confusional state in elderly orthopaedic patients: Factors of importance for detection in nursing care. International Journal of Geriatric Psychiatry, 16, 7 - 17.

Bergin P, Doppelt J, Kephart C, et al., 2011. Comparison of minimally invasive direct anterior versus posterior total hip arthroplasty based on inflammation and muscle damage markers. Journal of Bone and Joint Surgery — American Volume, 93(15), 1392 - 1398. doi: 10. 2106/JBJS. J. 00557.

Clarke H D, Timm V L, Goldberg B R, et al., 2012. Preoperative patient education reduces inhospital falls after total knee arthroplasty. Clinical Orthopaedics and Related Research, 470 (1), 244 - 249. doi: 10. 1007/s11999 - 011 - 1951 - 6.

Elliott H, Leitman M D & Fleeter T B, 2015. Avoiding complications in arthroscopic surgery American Academy of Orthopedic Surgeons. AAOS Now, 9(10).

Gandhi R, Evans H, Mahomed S, et al., 2013, May 7. Tranexamic acid and the reduction of blood loss in total knee and hip arthroplasty: A meta-analysis. Biomed Central Research Notes, 6, 184. doi: 10. 1186/175 - 0500 - 6 - 184.

Herkowitz H, Dirschl D & Sohn D, 2007. Pain management: The orthopaedic surgeon's perspective. Journal of Bone and Joint Surgery—American Volume, 89 (11), 2532 - 2535. http://dx. doi. org/10. 2106/JBJS. G. 00372.

Kearney M, Jennrich M, Lyons S, et al., 2011. Effects of preoperative education on patient outcomes after joint replacement surgery. Orthopaedic Nursing, 30(6), 391 - 396. doi: 10. 1097/NOR. 0b013e31823710ea.

Muñoz M, García-Erce J A, Villar I, et al., 2009. Blood conservation strategies in major orthopaedic surgery: Efficacy, safety and European regulations. VoxSanguinis, 96(1), 1 - 13. http://onlinelibrary. wiley. com/doi/10.

1111/j. 1423 - 0410. 2008. 01108. x/full.

Neary W, Foy C, Heather B, et al., 2006. Identifying high risk patients undergoing urgent and emergency surgery. Annals of the Royal College of Surgeons of England, 88 (2), 151 - 156. doi: 10. 1308/003588406X94896.

Pellino T, Preston M, Bell N, et al., 2002. Orthopaedic nursing. Philadelphia, PA: W. B. Saunders.

Schilling J, 2007. Surgical care made incredibly visual. Philadelphia, PA: Lippincott Williams & Wilkins.

Sebečić B, Starešinić M, Culjak V, et al., 2012. Minimally invasive hip arthroplasty: Advantages and disadvantages. Medicinski Glasnik, 9(1), 160 - 165.

上
篇

中
篇

下
篇

第 34 章 胸 科 手 术

Theresa L. Clifford, MSN, RN, CPAN, CAPA

引言

胸外科手术通常指胸腔内的所有外科手术操作。完成心胸外科专科培训的医师常分为专门从事成人心脏外科专业医师或普通胸外科专业医师,部分医师能同时从事两个专业。本章讨论的内容不包括心脏手术,仅限于肺、食管、胸壁、胸膜和纵隔手术。

肺

1. 什么是支气管镜检查术? 为什么要进行支气管镜检查?

支气管镜检查术是将一个带光源的镜子插入支气管内,观察肺脏结构和实施以诊断和治疗为目的的操作。肺科医师也常做支气管镜检查来评估和诊断肺结节和呼吸系统异常。支气管镜也是胸外科医师的重要工具。

2. 应用什么类型的支气管镜进行检查?

软性支气管镜检查可在手术室或病床旁进行,而硬质支气管镜检查只能在手术室内进行,而且需要在全身麻醉下完成。在实施任何肺脏切除术之前,手术医师必须进行软性支气管镜检查,通过观察气道明确手术意图、清理分泌物以及排除解剖异常。术后可以随时用于气道分泌物清除困难和有影像学证据证明有肺不张的患者。

硬质支气管镜用于误吸异物、近端气道梗阻、气道受压或危及生命的咯血患者。联合应用两种支气管镜可直接清创,激光消融,光化学性治疗,短程放疗以及支架置入。

3. 什么是肺活检术?

肺活检术是手术取出很小部分肺实质,保留淋巴和血管完整(类似于肺楔形切除手术,但通常很小,且多个部位)。特殊的呼吸道疾病其病理特征不同,对治疗的反应也不同。为了诊断,可通过电视辅助胸腔镜手术(VATS)或小切口开胸手术取肺标本。开胸活检较快,通常用于呼吸状态较差的患者,但与 VATS 相比,其手术野的暴露和取标本能力均受到限制。

4. 为什么要进行肺切除术?

多数肺切除手术是由于怀疑肺癌(已证实或还没有证实)而施行。如果肺结节或肿块(结节大于3 cm)经肺活检证实为癌症,且病变局限,则必须进行肺切除术,以提供最大的治愈可能性。很多时候,肺结节并没有活检或活检没有明确诊断,但癌症的可能性很高时,仍需手术。术前需做许多检查,以评估癌症是否仅局限于肺部组织,是否已转移到淋巴结或其他器官。手术的目的是切除一切已知的或认定为癌的组织。如果癌症已有肺外转移,除了某些特殊情况,还没有证据证明手术对患者有益 [American Cancer Society (ACS), 2014]。

5. 什么是肺楔形切除术?

肺楔形切除术是指切除一小部分肺组织,同时保留肺门淋巴和血管的完整。如果癌症起源其他器官并转移到肺,那么,癌症通过血液转移。单纯的切除肺部结节而保留淋巴和血管,可为鉴别病变的性质和肿瘤的分期提供肿瘤学依据。如果结节的病因不明,结节的部位又允许,可行电视辅助胸腔镜手术切除单个结节,并在手术室内做冰冻活检。如果在冰冻标本中没在发现癌症细胞,则不需要做更多的切除。这种手术也可用于肺功能较差、不能耐受较大切除手术的患者。

6. 什么是肺叶切除术？

肺叶切除术是切除一个肺叶及其动脉、静脉和淋巴。如活检证实是起源于肺组织的原发性肺癌，或外观和危险因素都怀疑肺癌的肺结节，解剖学上的肺叶切除是一种合适的肺癌手术治疗方式，它能提供最大的治愈可能性。这意味着整个肺叶实质切除，与其他肺叶以解剖界限完全离断，包括淋巴和血管的引流系统，因为可能有癌症的微转移。

7. 什么是肺段切除术？

肺段切除术是切除肺叶内的肺段或更小部分以及动脉、静脉和淋巴管。肺功能处于临界状态或不能耐受全肺叶切除的患者，通常可进行肺段切除术。

8. 什么是双肺叶切除术？

双肺叶切除术是切除两个肺叶。如果肿块沿肺叶间裂扩散到另一叶肺，那么，第二个肺叶常同时切除（双肺叶切除术）。如果直接扩散到另一叶的部分肺组织，如一个肺段，可以单独切除，则非常理想。如果结节或肿块位于或接近两叶肺的隆突处，即支气管"Y"形分叉处，两肺叶必须同时切除，直至阴性边缘。这种情况多见于右上叶和右中叶，或右中叶和右下叶。

9. 什么是袖状切除术？

袖状切除术是切除气管或主支气管的环状部分。当结节仅位于气道内时，常为良性病变，不必切除肺实质，单独切除气道即可。

10. 什么是袖状肺叶切除术？

袖状肺叶切除术是切除肺的一个叶（最常见的是右上叶或左上叶）和部分主支气管，然后再吻合剩余支气管。有时结节或肿块涉及肺叶支气管，不能简单地行肺叶切除。应做主支气管袖状切除。下级肺叶支气管与主支气管吻合，从而保留下级肺叶，保留实质和肺功能。

11. 什么是全肺切除术？

全肺切除术是切除整个一侧肺。如结节或肿块邻近肺门，必须切除整个肺，直至阴性边缘。然而，

这种手术的致病率和死亡率较高，患者必须有足够的心肺储备。

12. 什么是支气管内超声？

支气管内超声（EBUS）是用带超声的软性支气管镜对患者胸部包括纵隔和双肺进行检查。支气管内超声是微创、高精度的诊断技术，广泛用于纵隔淋巴结的活检取样（Eapen et al.，2013）。

13. 什么是支气管热成形术？

支气管热成形术（BT）是通过导管选择性地利用热能对气道平滑肌进行加热。热能用于缩小平滑肌的体积，使哮喘所致的支气管收缩最小化（Lee，Rowen & Rose，2011）。

食管

14. 什么是食管镜检查术？

食管镜检查术指在食管内插入一个带光源的镜子进行检查和操作的过程。尽管食管镜检查最常由消化科医师完成，但胸外科医师也常运用这一诊断和治疗方法。食管镜检查可用于评估食管症状、病理学和影像学异常。所有食管手术前也应当进行软性食管镜检查，以证实病理发现和评估术前治疗的效果。在手术过程中将食管镜保留在食管中非常有用，这将有助于病变定位和防止穿透黏膜层。治疗指征包括狭窄扩张、食管静脉曲张治疗、异物取出，以及放置支架或激光治疗对恶性肿瘤引起的梗阻进行姑息治疗。

15. 什么是食管切除术？

食管切除术是指切除胸段食管和一部分胃，还有切除局部和区域淋巴结，同时用胃或结肠替代切除的食管，保持食管的完整性。

最常见的食管切除适应证是癌症，其他适应证包括贲门失弛缓症、狭窄和穿孔。食管中段肿瘤多为鳞状细胞癌，食管下段及食管胃连接部肿瘤多为腺癌。切除食管并确保比较宽的手术边缘食管（5~10 cm），以提供最佳的治愈机会。将胃部整形并上提至胸腔，起管道作用，俗称为"胃上提代食管"。

16. 食管切除术有哪些不同的手术入路？为什么选一种入路而不选其他入路？

尽管食管切除手术有各种不同的入路,但最常用的入路包括:lvor-lewis 入路(右胸-腹联合切口),三部位切口或 Mckeown 入路(右胸-腹-颈联合切口),经膈肌裂孔入路(颈-腹联合切口)。

手术入路取决于肿瘤的部位、患者的特点和外科医师的喜好。经膈肌裂孔入路避免了开胸,呼吸系统并发症最少,方便处理吻合口处的并发症,但上段食管视野不好,淋巴结清扫受限。相反,经胸入路可以更好地显露整段食管,但增加了吻合口瘘和心肺损害的发生率。目前的研究尚未表明哪一种手术入路在致病率、死亡率或长期生存等方面优于另外一种入路。如不能实施胃代食管手术,则可切一段结肠或空肠替代食管,但无论哪种手术,风险都非常高。

17. 食管切除术后的患者为什么要放置鼻胃管？

术后放置鼻胃管(NG)是为了防止胃或上提肠管的过度扩张。胃弛缓可导致胃潴留,胃内容物在压力驱动下必须有出口排出。呕吐对缝合线有较大的张力,必须避免。吻合口裂开有较高的致病率和死亡率。要尽一切努力保留鼻胃管,保持它的正常作用。

18. 为什么食管切除术后的患者可能存在空肠营养管？

食管切除术后的患者必须禁饮食几天,以使吻合口愈合。术后 5～7 天可以进行吞咽试验。如有吻合口瘘,患者需继续较长时间的禁饮食。术后即刻就利用空肠营养管(J-导管)提供肠内营养,甚至出院后长时间提供补充喂养。许多患者术前就放置空肠营养管,以便在诱导化放疗期提供支持。空肠营养管要早用,开始喂养要慢,一般术后 3 天即可喂养,不必等到有肠鸣音出现,但必须严密观察患者对喂养的耐受性。如空肠营养管带气囊,气囊不能过度充气。

19. 新的空肠营养管应常规评估些什么？

空肠营养管插入部位可能有少量胆汁溢出,刺激皮肤发红,但不会有脓性引流物。应每天清洁导管插入部位,用干敷料覆盖,并用胶布固定导管,以缓解导管缝线的张力。缝线周围的皮肤因引流刺激而容易破溃,如不保持皮肤干燥,皮肤最终因缝线切割而破裂。导管冲洗应该没有多少阻力,即使不喂养,每天至少冲洗 3 次。

20. 空肠营养管的常见问题是什么？

- 局部护理:当患者便秘时,空肠营养管处可能会漏出大量胆汁,多见于术后用麻醉性镇痛药的患者。导管周围皮肤受引流液中酶的作用而受损,需要反复局部皮肤护理。选择护臀膏(氧化锌软膏)对皮肤愈合较理想,并能阻断更多的渗出。对于大多数患者来说,护臀膏既经济又容易获得。

- 导管堵塞:空肠营养管直径常比胃管小,容易堵塞。如有可能,用药时将药物仔细碾碎或调成液体状给予。导管需每 8 h 冲洗一次,特别是给药后要冲洗。如冲洗导管时有阻力,用含碳酸液体,如姜汁饮料,有助于改善通畅程度。如导管完全阻塞,可尝试用胰酶或碳酸氢钠冲洗。

- 腹泻:切记,不要一次给予大量喂养。空肠营养管喂养应持续泵注。患者最能耐受的喂养方法是开始 24 h 缓慢泵注,以后加快速度,并逐渐延长停止的时间。如患者不能耐受营养配方,应与营养师密切合作解决问题。有许多方法可选,包括添加纤维补充剂。

- 导管脱落:要尽快重新插入导管。隧道可在数小时内闭合,因此,应立即重新插入新的空肠营养管。

21. 食管穿孔修补会涉及哪些问题？

食管穿孔(Boerhaave 综合征)的处理是一个令人恐惧的挑战,因为一旦诊断,死亡率可高达 25%。穿孔的后果与口腔和胃内分泌物进入纵隔有关,这可导致感染性休克。根据穿孔部位不同,感染可引起纵隔炎、脓胸或腹膜炎。症状取决于穿孔的部位、范围和持续时间。与一些小的、包裹性的、内镜术后短时间内发现的食管穿孔明显不同,在急诊科里的

Boerhaave 综合征患者常表现为无应答。吞钡试验和/或 CT 扫描有助于诊断。漏口包裹时可以"观察等待"保守处理。患者必须禁饮食、应用广谱抗生素和肠道外营养。

如果食管穿孔在 24～48 h 内做出诊断，除了癌症和失弛缓症需要手术切除外，应考虑进行一期修补。诊断延迟的病例（超过 48 h），组织坏死和感染性休克明显，食管修补很容易失败。应采取手术引流、冲洗所有污染腔隙、食管异位造瘘等措施来防止进一步污染。

22. 什么是食管造口术？

将穿孔以上的颈段食管拉到皮肤表面，开放造口，以排出唾液。有时称为"排痰口"。后期再次手术关闭食管造口，但必须等漏口愈合、患者稳定后才能手术。

纵隔

23. 什么是纵隔镜检查术？

纵隔镜检查术是将一个镜子插入纵隔内进行检查。在胸骨上切迹做一个 1～2 cm 的切口，手法分离到气管前间隙。将纵隔镜沿此隧道插入，进行检查和活检。纵隔镜检查术最常用于肺癌分期，对诊断肉芽肿、感染和各种原因所致的淋巴结肿大也很有用。纵隔镜检查术也常作为肺部较大切除手术中的第一部分，如淋巴结检查发现癌症阳性，即中止肺切除术。

24. 什么是前纵隔切开术（Chamberlain 手术）？

前纵隔切开术是在胸骨旁切开，在直视下进行纵隔淋巴结或肿块活检。纵隔切开术可对主动脉旁淋巴结、前纵隔左侧淋巴结以及前纵隔肿块进行活检。现在这些手术大多在电视辅助胸腔镜下进行。

25. 什么是胸骨正中切开术？

胸骨正中切开术是切开胸骨上切迹至剑突的手术。用电锯锯开胸骨，用撑开器撑开胸骨进入纵隔。关闭胸骨时需用不锈钢丝缝合。

许多手术都采用胸骨正中切开，如前纵隔实体肿瘤切除术（胸腺瘤、淋巴瘤、畸胎瘤、生殖细胞肿瘤、胸腺癌和胸骨下甲状腺肿）、双肺减容手术、气管下段或隆突切除等。有些纵隔肿瘤，如淋巴瘤，对化疗反应较好，因此，不适合手术切除。

胸壁

26. 什么是胸壁肿瘤切除术？

胸壁肿瘤切除术是切除胸壁的肿瘤及肿瘤边缘较大范围的组织，同时尽可能保留更多的正常功能，常需要重建胸壁。胸壁肿瘤可能是良性肿瘤（如脂肪瘤和硬纤维瘤，或起源于肋骨的骨软骨瘤、软骨瘤和骨纤维发育不良）、原发性恶性肿瘤（如脂肪肉瘤、恶性纤维细胞瘤、软骨肉瘤、纤维肉瘤、尤文氏肉瘤和骨肉瘤）或转移性肿瘤，转移性肿瘤通常通过血液途径植入壁层胸膜，并扩散累及胸壁的其他层次。

只要全面的检查证明没有转移病灶，切除良性或原发性恶性肿瘤将有利于患者生存。转移性肿瘤常有其他部位病灶，需要系统治疗。疼痛性肿瘤可通过放疗缓解症状。

27. 什么是胸壁重建术？

胸壁重建术指手术修复创伤、肿瘤切除、感染、放疗引起的胸壁损伤或先天性的胸壁畸形。

必须完全去除肿瘤、放疗或感染组织，才能成功重建胸壁。主要包括关闭胸腔内无效腔，稳定肋骨，合适的软组织覆盖，恢复功能和形态。可用生物学材料（异体皮或牛心包）、少数可用合成材料［聚丙烯网片（Marlex mesh），聚四氟乙烯补片（Gortex），或甲基丙烯酸甲酯补片（Methylmethacrolate）］重建胸壁，手术常与整形科医师联合进行。

28. 什么是 Eloesser 皮瓣术？

Eloesser 皮瓣术是一种用于脓胸的开放引流手术，需去除 2～3 根肋骨和附着的肋间肌。将皮肤及皮下组织形成的皮瓣引入脓腔内，并与胸膜缝合，形成一个衬以上皮的窦道。

脓胸开胸剥脱术因其致病率及死亡率高而被禁止时，可选择 Eloesser 皮瓣术。如脓腔是单腔且局限在下方或侧方，或患者伴有慢性支气管胸膜瘘时，Eloesser 皮瓣手术效果最好。

胸膜

29. 什么是气胸?

气胸是指胸膜腔内有气体存在。

30. 气胸有哪些类型? 原因是什么? 各种类型气胸的最佳处理方法是什么?

- 原发性自发性气胸:发生在既往无胸部创伤和无潜在肺部疾病的患者。通常由肺尖部的胸膜下肺泡破裂所致。如果气胸很小或患者仅有轻微症状,只需要观察,气胸常能自行吸收。如果气胸大于 25%,患者有明显持续的症状,对侧肺有疾病,或连续胸片提示气胸进行性加重,那么必须放胸腔引流管。

- 继发性自发性气胸:发生在肺部存在疾病的患者,最常见的是慢性阻塞性肺疾病。由于这些患者缺乏肺功能储备,容易危及生命。几乎所有的患者都有症状,并需要放引流管。如果气体持续漏出超过 5~7 天,必须进行肺大泡切除术和胸膜固定术。

- 创伤性气胸:胸部贯通性或非贯通性损伤所引起的气胸。除非气胸很小,都要放胸腔引流管。如果有血气胸,则需要在胸壁上方放一个引流管排气,同时在胸壁下方放第二个引流管排出血液。医源性气胸最常见于经胸针刺活检术、胸腔穿刺和中心静脉穿刺置管术等。应根据呼吸窘迫的程度做相应处理。

- 张力性气胸:整个呼吸周期内胸膜腔均为正压的气胸。常发生在机械通气或心肺复苏时。张力性气胸可危及生命,因为通气严重受限和纵隔正压可以降低静脉回心血量和降低心排量。根据临床表现即可做出诊断,通常不需经放射学证实。患者会将出现:① 单侧呼吸音降低伴叩诊鼓音;② 低血压及其他休克症状;③ 颈静脉扩张;④ 气管向对侧移位(然而,这是晚期症状)。应将大口径穿刺针经胸前壁第二肋间插入胸膜腔,如有大量气体逸出,患者生命体征恢复正常,诊断即成立。穿刺针应保留至胸腔引流管放置完毕。

31. 什么是胸腔积液?

在脏层和壁层胸膜之间有一个潜在的腔隙,内有一薄层液体起润滑作用。当液体生成和吸收不平衡时,液体在胸膜腔内不断积累,形成胸腔积液。进行性外部压迫肺实质将产生特征性的呼吸困难症状。

32. 什么是脓胸?

脓胸是指胸膜腔内积有感染的液体。

33. 胸腔积液有哪些类型? 如何进行区别?

根据液体潜在病因和成分特征,胸腔积液分为漏出液和渗出液。漏出性积液是由于渗透压或静水压改变而引起,产生过多的低蛋白性液体积聚(全身问题)。渗出性积液是由于胸膜腔本身或淋巴引流改变,使富含蛋白的血浆渗出增加所致(局部问题)。胸腔积液样本分析很重要,因为治疗方案取决于分析结果。

表 34-1 胸腔积液分析之 Light 氏标准(Light, 2013)

	漏出液*	渗出液**
胸水蛋白与血浆蛋白比值	<0.5	>0.5
胸水乳酸脱氢酶与血浆乳酸脱氢酶比值	<0.6	>0.6
胸水乳酸脱氢酶的绝对值	<2/3	>2/3

＊ 漏出液需满足所有标准
＊＊ 渗出液只需满足一个标准

一旦确认液体是渗出液,需要进行其他评估以确定原因。淀粉酶升高表明有食管穿孔、胰腺炎或癌症。低葡萄糖水平是细菌感染、癌症或类风湿胸膜炎的征兆。pH 低于 7.2 表明有脓胸。对胸腔积液进行细胞计数、革兰染色和培养(细菌、真菌和分枝杆菌)有助于诊断。

34. 各类胸腔积液的最佳治疗方法是什么?

漏出性积液最常发生在充血性心功能衰竭患者。其他原因包括:肝硬化、肺栓塞和尿毒症。治疗时应重视其内在的病因。胸腔穿刺有助于诊断和缓解症状,但反复发生胸腔积液的患者必须留置胸腔引流管。

渗出性积液因胸膜病变而引起,如恶性肿瘤(转移性肿瘤比原发性间皮瘤更常见)。其他原因包括但不局限于:肺炎,胶原性血管疾病,药物诱导性积液,腹部脓肿,食管穿孔,胰腺炎以及乳糜性积液等。治疗应针对处理基础疾病,当然,经常需要留置胸腔引流管或手术干预。手术包括胸膜活检、胸膜剥脱、胸膜固定或放置胸腔引流管,酌情接负压吸引。

35. 什么是胸腔引流导管(thoracic drainage catheter)？何时用较合适？

胸腔引流导管(thoracic drainage catheter)是一个可长期留置、可移动的、带有套囊和单向活瓣接口的导管。导管经皮下隧道进入胸膜腔。导管可接负压瓶,患者可在家中引流胸腔积液。开始时每天都进行引流,然后逐渐减少引流次数。超过半数的患者会产生自发性胸膜粘连。该引流只能作为恶性胸腔积液的姑息性治疗方法。其他类型的积液不需要频繁的胸腔穿刺,可选择其他治疗措施。

36. 什么是胸膜固定术？为什么要行胸膜固定术？

手术的目的是刺激胸膜表面产生炎性胸膜炎,促使胸膜脏层和壁层产生粘连,消除胸膜腔。

手术可以用化学或机械手段完成。机械性胸膜固定术需在手术室进行,用外科纱垫机械摩擦壁层胸膜引起炎症,该方法常与其他方法结合进行。胸膜固定也可能通过博莱霉素、滑石粉等化学方法完成。将所选药物经引流管灌入胸腔,患者定时改变体位,促使药物均匀分布。

进行胸膜固定术的两大原因:恶性胸腔积液和持续或反复的自发性气胸。

37. 什么是胸膜剥脱术？为什么要做此手术？

胸膜剥脱术是去除肺周围的感染性纤维膜层。当胸腔积液,特别是类肺炎性胸腔积液,持续很长时间,可形成分隔的小腔室或在周边形成外皮包裹。胸腔穿刺或胸腔造瘘(放胸腔管)引流可能效果不明显。引流的目的是让肺重新膨胀到正常位置,脏层和壁层胸膜恢复正常。胸膜剥脱是通过手术去除胸膜表面及肺表面的纤维组织,使更多的肺组织尽可能地重新膨胀。电视辅助胸腔镜或开胸都可完成胸膜剥脱手术。

普通护理

38. 什么是胸腔引流管(chest tube)？

胸腔引流管(chest tube)是放置在胸膜腔内的引流管,通过与闭式引流系统相连,将胸腔内的气体或液体单向排出(Shlamovitz,2014)。

理解呼吸生理学、了解胸腔引流管和引流系统非常重要。正常胸膜腔内压力低于大气压,称为负压。在吸气前负压更低,促使空气进入肺内。当手术或创伤侵入胸膜腔时,大气压(正压)进入胸膜腔,同侧肺塌陷。胸腔引流管和负压闭式引流系统相连接,可排出胸膜腔内的气体或液体,并防止气体或液体反向进入胸膜腔。胸腔引流可实现两个目的:① 胸腔引流管引流出气体(正压)和液体,帮助剩余的肺扩张;② 重新建立胸膜腔负压。

39. 为什么有些外科患者有 2 根胸腔引流管？

肺切除术后通常留 2 根胸腔引流管,尽管有的外科医师只留 1 根胸腔引流管。第 1 根胸腔引流管常放在前胸膜腔,主要排出气体。第 2 根胸腔引流管放在胸膜腔的后下方,用于引流液体。

40. 什么是漏气？

当胸腔引流管持续引流出气体时,应怀疑有肺部"漏气"。这种情况术后较常见,一般术后 1～2 天切除的肺部边缘会封闭起来,不再漏气。持续漏气说明有继发情况,如肺大泡破裂,这在肺组织脆弱的肺气肿患者并不少见。大多数患者随着时间推移也能自行愈合。

新出现的、较大的、持续漏气表明引流系统破裂。检查所有接头是否紧密、引流系统有无破损、胸腔引流管有无部分拔出、引流管孔是否在胸腔内等。

41. 胸腔引流管放在水封瓶中有什么意义？

一旦胸腔引流管与引流系统连接,就必须维持负压。水封瓶可防止气体反流到引流管和胸膜腔,防止液体虹吸回来。呼吸周期内引流管内液体或水封瓶中液面随呼吸波动,可以评估引流管的通畅度和功能。

42. 胸腔引流管接吸引有什么意义？什么时候需吸引？

负压吸引胸腔引流管可促使无效腔闭合，胸膜与肺表面组织贴合更好。当然，负压吸引并不缩短漏气的时间。因此，需选择性使用，并非每个手术都用负压吸引。吸引常用于胸膜固定术或胸膜剥脱术后新发生的气胸或气胸加重时，或术后腔隙较大的手术，如双叶肺切除术。全肺切除术后千万不可用负压吸引(如已留置胸腔引流管)。

43. 什么是 Heimlich 瓣？什么时候用？

Heimlich 瓣是胸腔引流管末端连接的一种单向瓣，用以维持负压。手术后持续漏气 1 周、接水封瓶后稳定的患者，胸腔引流管末端接上 Heimlich 瓣后可出院回家。这些患者必须经常回到诊室接受严密的监测。当明确不再漏气时，通常在 7～10 天后拔除引流管(Gogakos et al.，2015)。

44. 什么时候夹闭胸腔引流管？

两种最常见的夹闭胸腔引流管的情况是全肺切除术后和拔管前试验。

全肺切除患者在手术侧留置胸腔引流管，患者离开手术室时夹闭引流管。手术医师每天开放胸腔引流管几分钟，使纵隔向手术侧缓慢移位。患者可能会诉说在活动时能感觉到躯体里面有液体"晃动"的感觉，直至手术侧胸腔完全充满，这需要几个星期。如果患者出现血流动力学不稳定，胸腔引流管也可用来评估血胸或气胸。

非全肺切除的患者如持续有气体漏出可进行夹管试验，夹闭胸腔引流管，刺激拔除引流管。连续 X 线片评估气胸情况，夹管试验可持续 4～48 h。

45. 胸腔引流管与引流系统脱开后如何处理？

一旦胸腔引流管与引流系统脱开，必须立即夹闭胸腔引流管。用拇指堵住引流管末端或将引流管折成 180°，直到夹上夹管钳。引流管末端和引流系统用酒精擦拭，去除明显的脏物，重新连接引流管并用胶布固定。去除夹管钳，鼓励患者用力咳嗽几次。让患者坐直在床上，重新评估呼吸音和生命体征。通知手术组成员，以便马上开具和执行拍摄胸部 X 片的医嘱。如果患者有症状，医师会下负压吸引胸腔引流管的医嘱。

46. 胸腔引流管意外拔管如何处理？

意外拔管对患者可能有影响，也可能无影响。插管部位必须用干仿(xeroform)和纱布覆盖，然后用不透气敷料包扎。通知手术组成员，以便马上开具拍摄胸部 X 片的医嘱。让患者坐直在床上，重新评估呼吸音和生命体征。如果患者无症状，只需连续 X 线片即可。如果患者有症状，应立即准备相应设备，重新放置胸腔引流管。

47. 什么是皮下气肿？术后患者如何处理？

存在皮下气肿常常表明胸腔引流管有拗折或阻塞，或是肺漏气加重。皮下有类似"碎米"(rice crispies)感。肺漏出的气体无法从胸腔引流管排出，只能从阻力最小的途径和引流管插入部位排出。如果气体不能从皮肤逸出，将弥散到皮下并扩散到颈部和脸部。处理的目的是解除胸腔引流管梗阻，或重新放一根引流管。要安慰家长，虽然外观明显改变，但结局良好并可自行缓解。

48. 什么是"肺卫生"？为什么它很重要？

保持气道通畅，消除分泌物是预防肺不张和肺炎的最好办法。咳嗽、深呼吸，使用诱发性肺计量器和/或震荡瓣以及早期频繁走动均有利于预防胸科术后的肺部并发症。有干啰音或其他分泌物潴留症状的患者适合雾化吸入和/或胸部理疗。足够的镇痛有助于患者耐受胸部理疗。有些患者可能需要床边支气管镜检查。

49. 如何处理术后疼痛？

胸段硬膜外阻滞(T6～T8)可消除疼痛，保证开胸手术后良好的镇痛，而无其他药物的镇静作用，如阿片类药物。术前肋间或椎旁神经阻滞，可获得术后 6～12 h 较好的镇痛。手术时与胸腔引流管一起放一根胸膜内导管，持续注入 0.25% 布比卡因 5～7 ml/h，有助于阻滞肋间神经、胸交感神经和胸膜内的神经末梢。如果使用得当，患者通过自行操作含阿片类药物的镇痛泵，可达到持续缓解疼痛的效果，而且毒性发生率很低。

　　非甾体消炎镇痛药可减轻疼痛,且没有阿片类药物的镇静作用,常与阿片类药物联合运用。

(吴嘉伟)

参考文献

American Cancer Society, 2014. Lung cancer (non-small cell). Retrieved from http://www. cancer. org/acs/groups/cid/documents/webcontent/003115 – pdf. pdf.

Eapen G A, Shah A M, Lei X, et al. , 2013. Complications, consequences, and practice patterns of endobronchial ultrasound-guided transbronchial needle aspiration. Chest, 143(4), 1044 – 1053.

Gogakos A, Barbetakis N, Lazaridis G, et al. , 2015. Heimlichvalve and pneumothorax. The Annals of Translational Medicine, 3(4), 54.

Lee J A, Rowen D W & Rose D D, 2011. Bronchial thermoplasty: A novel treatment for severe asthmarequiring monitored anesthesia care. AANA Journal, 79(6), 480 – 483.

Light R W, 2013. The Light criteria: The beginning and why they are useful 40 years later. Clinics in Chest Medicine, 34(1), 21 – 26.

Shlamovitz G Z, 2014. Tube thoracostomy. Retrieved from http://emedicine. medscape. com/article/80678 – overview ♯showall.

第 35 章　肝脏和肾脏移植手术

Lisa Gallagher, MSN, RN, PPCNP－BC &

Christine Mudge, RN, MS, PNPc, FAAN

几个世纪以来，我们一直致力于通过器官移植延长患者的寿命和改善其生活质量，这赋予研究人员极大的希望与挑战。20 世纪初，器官移植在技术上已经基本成熟，现在被认为是拯救器官衰竭患者生命的有效手段。除了移植排斥和费用之外，器官移植未来面临的主要挑战仍然是供体器官的短缺。美国目前有超过 12 万人在等待器官移植［United Network of Organ Sharing (UNOS)，2015］。本章简要概述肝、肾移植受体在围麻醉期护理的主要注意事项。

1. 肝移植的适应证是什么？

肝移植最常见的适应证是"药物治疗无效的严重急性或晚期慢性肝脏疾病"，也就是通常所说的终末期肝病（ESLD）。需要进行肝移植的严重或晚期慢性肝脏疾病包括：胆汁淤积性疾病（例如 Alagille 综合征、胆道闭锁、家族性胆汁淤积、原发性胆汁性肝硬化、原发性或继发性硬化性胆管炎）；实质性肝硬化［例如自身免疫性肝炎、酒精性肝硬化（只有在满足具体的戒酒标准时）、慢性乙型肝炎或丙型肝炎、先天性肝纤维化、隐源性肝硬化、非酒精性脂肪性肝炎］；急性肝衰竭（例如对乙酰氨基酚过量、急性重型肝炎/坏死、超敏反应、鹅膏菌毒素等诱导的）；代谢性肝脏疾病（例如 α_1 抗胰蛋白酶缺乏症、血色病、原卟啉症、酪氨酸血症、威尔逊病）；涉及肝外器官或系统的代谢缺陷［例如 1 型 Crigler－Najjar 综合征、2 型家族性高胆固醇血症、糖原贮积症、1 型原发性高草酸尿症、尿素循环缺陷（如鸟氨酸转氨甲酰酶缺乏症）］；广泛性的代谢紊乱（例如囊性纤维化、家族性淀粉样变、尼曼-皮克病）；血管性疾病（例如 Budd－Chiari 综合征、巨大肝血管瘤、门静脉血栓形

成）；肝移植失败（例如原发性移植物无功能、慢性排斥反应、复发性疾病）；恶性肿瘤［例如肝母细胞瘤（化疗无反应）、肝细胞癌、肝血管内皮瘤、非类癌神经内分泌肿瘤（如果患者没有肝外疾病，通常被认为是肝移植手术的候选人）］。

2. 肝移植手术的典型禁忌证是什么？

肝移植手术的禁忌证通常包括：昏迷（有不可逆性脑损伤的客观证据）、药物滥用活跃、肝外恶性肿瘤（除非患者符合治愈的肿瘤学标准）、对治疗无反应的脓毒症、严重的心脏或肺部疾病（存在不能接受的手术风险）、解剖异常、社会支持不足（特殊项目）以及缺乏依从性。

3. 什么是肝源分配系统，终末期肝脏疾病模型/儿科终末期肝脏疾病模型是什么？肝源分配系统最近有哪些改变？

Child－Turcotte－Pugh(CTP)评分是过去用于排序全国移植等待名单上的患者评分系统，在 2002 年 2 月被终末期肝病/儿科终末期肝病模型（MELD/PELD）取代。MELD/PELD 是 UNOS 优先分配肝源的系统，是一个依据肝脏移植医疗需求的客观评分系统。用于计算 MELD 得分的因素包括：患者最新的总胆红素、国际标准化比率（INR）、钠以及肌酐水平。2016 年 1 月，血钠添加到 MELD 的计算中，因为最近的研究发现血钠水平是肝移植候选者存活的重要预测因子。MELD 评分范围为 6～40，40 分表示最严重的疾病。该评分体系经修改后可以用于儿科患者（PELD）。状态 1（预计 7 天内死亡）是指最危重的肝移植等待患者，或符合儿科 UNOS 状态标准的 18 岁以下小儿慢性肝功能衰竭

患者。在某些情况下,特殊病例可以例外,这些病例通常会移交到 UNOS 区域委员会进一步审查。

4. 慢性终末期肝病的临床表现和病因有哪些?

肝病的临床表现往往取决于主要诊断。一般来说,终末期肝病患者表现为疲劳、不适、厌食以及体重减轻。肝脏纤维瘢痕形成导致门静脉高压、腹水、静脉曲张、脾肿大、血小板减少症以及出血风险的增加。血流动力学状态和电解质平衡也发生改变。随着肝脏降解雌激素、排泄胆红素以及调节血清胆固醇的能力下降,患者开始表现出蜘蛛血管瘤(硬化症的特征)、手掌红斑、黄疸以及进行性瘙痒。肝脏合成功能下降会导致凝血功能障碍,进一步增加皮肤青紫、瘀点和出血的风险。蛋白质合成障碍表现为白蛋白水平下降,导致第三间隙水肿、腹水、外周水肿以及营养状况不佳,在儿童中特别值得关注。葡萄糖代谢改变可导致低血糖或高血糖症。其他内分泌问题包括男性乳房发育、睾丸萎缩以及性欲下降。进行性肝性脑病在临床上表现为:行为改变、睡眠/觉醒周期颠倒、扑翼样震颤以及意识错乱甚至昏迷。腹水造成膈肌升高进而引起呼吸困难的患者并不少见。肾脏功能改变可能是因为肾脏本身功能不全或肝肾综合征。肾功能受损常表现为体液和电解质的改变以及血尿素氮(BUN)和肌酐水平的升高。

5. 肝移植的手术类型有哪些?

用于肝移植的器官来自活体或死亡捐献者。肝移植的手术方式包括:全器官、减体积肝移植、劈裂式肝脏移植、与活体相关的左叶或右叶肝移植、辅助性肝移植以及联合器官移植(例如肝-肾移植)。减体积肝移植物演变成为扩大供体库。在减体积肝移植中,切除肝脏的右后部和前部分,利用整个左肝和腔静脉。劈裂式肝脏移植手术是一种将供体肝脏分为两部分,供两名受者进行移植的手术。一般来说,劈裂式肝脏移植手术的预后与全器官移植相当。活体肝移植(LLTx)通常是捐献肝脏左侧部分(节段 2 和节段 3)或肝右叶。随着经验的增加,LLTx 已成为一种广为接受的肝移植方法。辅助性肝脏移植是一种在保留固有肝脏的情况下植入肝脏移植物的外科手术。虽然这种方法很少使用,但它可能在未来

占有一席之地。肝肾联合移植(LKTx)已经用于晚期肝肾疾病、肝肾综合征、常染色体的隐性疾病、多囊性肾病、原发性高草酸尿症、甲基丙二酸血症以及其他疾病。患者和移植物的预后受到原发疾病、移植时疾病的严重程度以及肝源到移植中心距离远近的影响。手术过程与单一器官移植相同。

6. 肝脏捐献手术的过程是怎样的?

捐献的肝脏需要与可能的受体的血型和体型相匹配。通常来讲,供体和受体的血型是一致的。然而,在某些紧急情况,血型不兼容的供体器官也被使用,这种情况现在变得越来越普遍。如果供肝太大,可能导致肺部受损的风险;如果供肝太小,可能有肝功能不全或血管大小不匹配,导致血管狭窄或血栓形成的风险。供体和受体的体重差异在 20% 以内通常认为可能匹配。随着手术技术的进步和配型或减体积肝移植技术的出现,调整手术可以满足供体大小的不同。供体肝脏的获取是通过腹部中线切口。首先游离肝脏周围的主要血管(包括肝脏腹腔干及分支、门静脉及下腔静脉)。横断胆总管并尽量保留最大长度的胆道,以便于受体移植手术。将冷盐水通过胆囊冲入胆道,去除淤滞胆汁,保护胆道黏膜。用冷的肝素化乳酸林格氏液原位冲洗肝脏,去除旧血,然后用威斯康星大学(UW)溶液保存。分别在右心房水平和肾静脉上方将肝上静脉和肝下腔静脉横断。这种方法可以保留肾脏,以便进行肾移植。在脾静脉和肠系膜上静脉汇合处将门静脉切断;切除腹主动脉和肝动脉,保留肝动脉供应。将肝脏放入 UW 溶液中储存,放在冰上运输。

7. 受体的手术是如何进行的?

成人受体手术通常采用 Chevron 切口,婴儿和儿童受体手术常采用横切口。受体肝切除术涉及夹闭肝下静脉和肝上的下腔静脉并分离门静脉。暂时中断来自下腔静脉的血液回流,同时阻断肝下的下腔静脉和门静脉的血流。静脉血回流减少会导致所有膈下血管充血,导致门静脉压增高和肠道淤血。因此,将无肝期的时间限制在 $30 \sim 45$ min 非常重要。将移植的肝脏置于原位。按以下顺序完成五大吻合:肝上的下腔静脉、肝下的下腔静脉、门静脉、

肝动脉及胆管吻合。门静脉吻合后,用温热的高钾保存液再灌注肝脏,通过前肝下腔静脉吻合口排出。再灌注期与电解质紊乱和凝血障碍有关。

8. 胆道重建的两种方法是什么?

胆总管成形术是受体和供体胆总管的端端吻合术。在存在胆道疾病或胆管与胆管不匹配的情况下,可进行胆总管空肠吻合术,即供体胆管与受体空肠吻合,也称为 Roux-en-Y 术。

9. 肝脏移植的类型有哪些(表 35-1)?

表 35-1　肝脏移植类型

移植物类型	移植物类型的描述
异体(同种异体)	来自不同基因的同一物种(例如心脏)
自体	从人身体的一个部位移植到另一个部位(例如皮肤)
异种移植物(不同种移植物)	物种之间(例如猪到人)
同基因移植物(同种同基因移植)	在遗传上相同的人(例如单卵双胎)
原位移植物	移植器官放置在正常的解剖位置(例如肝脏)
异位移植	移植器官放置在正常解剖部位以外的位置(例如肾脏)

10. 肝脏移植后的潜在并发症有哪些?

肝脏移植后的受体存在与腹部大手术相同并发症的风险。此外,还面临着免疫抑制治疗的多种不良反应、排斥以及感染风险。肝脏移植术后的特殊并发症如下:

- 原发性无功能(PNF)是移植物失败,应与移植物功能障碍或保存损伤区分开来,这种损伤的程度可以从轻度移植物功能障碍到严重功能障碍。轻度移植物功能障碍在临床上表现为肝酶升高和合成功能轻度改变[例如,凝血酶原时间(PT)升高,国际标准化比率(NR)升高]。严重移植物功能障碍表现为凝血因子显著升高、血流动力学不稳定以及相关的多器官功能障碍。PNF 在临床上表现为肝细胞溶解、凝血功能障碍、合成功能改变(例如白蛋白和总蛋白下降、PT 和 INR 增加)、缺少胆汁、乳酸水平高、高钾血症、低血糖、需要通气支持、血流动力学不稳定以及频繁急性肾功能衰竭。在发生 PNF 时,血清转氨酶将表现为初始升高,随后急剧下降并伴随着凝血时间延长。这些发现提示肝细胞死亡,需要紧急再移植。

- 术后最初几天可能出现出血。肝移植后早期出血的主要原因包括纤维蛋白溶解、肝素样作用、持续性凝血功能障碍、先前存在的脾肿大和血小板减少、门静脉高压伴静脉曲张、肝功能损害或移植失败、血管吻合口塌陷或应激性溃疡。连续输注新鲜冰冻血浆、血小板和/或冷沉淀可以治疗凝血障碍。然而,患者返回手术室进行进一步评估和可能重新修复其中的一个血管吻合口并不罕见。进行劈裂式肝脏移植的患者发生供体肝脏切缘出血的风险较高,应密切监测。

- 肝移植后的血管并发症包括肝动脉血栓形成或狭窄和门静脉血栓形成或狭窄。为减少发生血管并发症的风险,术中和术后即可进行腹部多普勒超声检查,术后早期应反复进行超声检测。肝动脉血栓形成(HAT)是最严重的血管并发症。HAT 的易感性因素包括:解剖学因素(例如血管大小不匹配)、高凝状态、排斥反应、长时间缺血以及硬化性胆管炎的移植患者。早期移植后的 HAT 经常呈现严重的凝血障碍、血流动力学不稳定、脑病、低血糖、高钾血症、肾损伤以及随后的肝衰竭。HAT 也可能导致严重胆道并发症,因为肝动脉滋养肝脏中的胆道系统。HAT 的治疗是手术重建血运,如果可能的话,偶尔采用介入放射学溶栓,比较常见的是紧急再次移植。肝动脉狭窄不太常见,通常在吻合口出现。它可能导致肝脏缺血和/或梗死,建议通过手术重新吻合或经皮球囊扩张进行治疗。早期诊断的门静脉血栓形成(PVT)通常可以逆转。术后及时进行凝块的清除,手术切除和再吻合以及术后抗凝治疗是可行的。临床表现可能是隐匿性的,可能包括腹水增加或门脉高压合并静脉曲张出血。诊断基于肝脏超声检查或血管造影。PVT 的其他治疗方案包括联合化学溶栓和支架植入以及通过脾肾分流对内脏系统进行减压或再移植。门静脉狭窄通常是由于受体门静脉的大小不匹配或手术技术问题。采用支架置入的球囊成形术已成功用于门静脉狭窄的治疗。血管并发症最可能发生在移植后早期,但也可能发生在移植后的任何时间。

- 术后早期肺部并发症主要包括原发性肺不张和右侧胸腔积液。这些问题通常导致通气和氧合不良,增加了发生肺炎的风险。肺部并发症与长时间的麻醉有一定的关系。术中牵拉、腹水以及移植物较大压迫膈肌可能导致右侧膈肌瘫痪、疼痛。纠正代谢性碱中毒和腹水等问题非常重要,因为它们会干扰通气。强有力地吸痰、疼痛管理及早期运动可将胸腔积液和肺不张的影响降至最低,从而降低肺炎风险。

- 在肝移植前和移植后患者均可观察到肾功能不全。移植前肝脏和肾脏疾病比较常见,并且可能影响移植后患者和移植物存活率。在移植前存在正常肾功能的情况下,移植后肾功能不全可能是由于大量出血和低血压、血容量不足、感染、钙调磷酸酶抑制剂、抗生素治疗或移植失败所致。努力保存和/或复苏移植后肾功能是必要的,包括适当的输液量、抗生素和调整免疫抑制剂的剂量、通过穿刺减少腹内压力以及密切监测肾功能(如尿量、肌酸酐、BUN)。

- 胆道系统并发症包括胆漏、狭窄以及结石或供体胆管上皮脱落引起胆道淤滞而造成的胆道梗阻。术后早期发生的吻合口胆漏常常导致局部或全身腹膜炎,常伴有腹膜刺激征、急腹痛以及发热。总胆红素升高提示需要进一步检查。由于肝动脉提供胆道系统的血供,所以排除肝动脉血栓形成作为胆漏的潜在原因非常重要。胆漏的早期管理通常涉及手术再探查和将胆道吻合口改为 Roux - en - Y

胆总管空肠吻合。胆道狭窄可能涉及肝内胆管和肝外胆管,通常可以通过内镜逆行胰胆管造影(ERCP)或经皮经肝胆道造影(PTC)球囊扩张和支架安置成功治疗。

- 肝移植排斥反应可依据组织学特征、时机、治疗反应和可逆性进行分类。肝活检和组织学检查仍然是诊断肝移植物功能改变的金标准。肝脏组织学检查可以很容易地将排异反应与病毒性肝炎、胆管阻塞和其他引起肝功能障碍的原因区分开来。肝移植排斥反应的主要靶点是胆管上皮细胞以及肝动脉和静脉的内皮细胞,肝细胞似乎不易受到损害。

  ○ 肝移植后的急性排斥反应通常是由细胞介导的,在移植后 3 周至 3 个月内发生。临床表现可能包括发热、不适和/或疲劳,但通常没有临床体征或症状。实验室检查异常通常包括肝转氨酶(AST、ALT、GGT)和碱性磷酸酶升高,在某些情况下,胆红素也会升高。组织学表现为门静脉或门静脉周围炎症、胆管损伤以及静脉内膜炎。排斥反应的治疗取决于组织学的发现、患者对治疗的反应、移植中心的治疗规范和治疗的医师。

  ○ 慢性排斥反应主要是由细胞介导的,通常要在肝移植后 6 周或 6 周以上做出诊断。它被定义为具有缺血性损伤的闭塞性动脉内膜炎,可伴有纤维化、肝硬化、胆道分支缺乏的胆汁淤积[胆管缺失综合征(VBDS)]。VBDS 的特征是在没有血管排斥反应的情况下缺失胆管。随着免疫抑制治疗时间的增加,慢性排斥反应可能会有所改善;然而,再次移植在这类患者群体中并不少见。

  ○ 抗体介导的排斥反应(AMR)是基于受体对供体-反应性抗 HLA(人类白细胞抗原)抗体和非 HLA 抗体的形成。AMR 的诊断通常基于实验室资料、影像学检查结果和肝活检。AMR 的长期并发症目前正在研究过程中。

- 对于病毒性肝炎或肝脏恶性肿瘤、自身免疫性肝炎、非酒精性脂肪性肝炎、原发性胆汁性肝硬化以及原发性硬化性胆管炎患者,疾病复发是主要问题。诊断这些疾病的复发通常基于肝组织活检和影像学检查。对于肝炎患者,也可以利用血清标记物来诊断。一般来说,复发性疾病的治疗与原生肝脏治疗非常相似。

11. 肝移植术后移植肝起作用的标志是什么?

移植肝起作用的临床指标包括:血流动力学稳定、凝血因子恢复正常、酸碱平衡恢复正常、生命体征和体温稳定、稳定的葡萄糖代谢、胆汁量适中、肾功能和尿量适中以及精神状态稳定/逐步改善。

12. 肝移植术后需要即刻监测哪些因素?

在许多移植中心,患者术后直接进入重症监护病房(ICU)。通常带有气管插管、多条有创血管通路以及各种管道。可能包括中心静脉管路、动脉管路、外周静脉置管、肺动脉导管、Foley 导管、Jackson - Pratt (J - P)管以及不太常见的 T 管(用于胆道引流)。所有与腹部大手术和肝移植有关的管路和并发症都应该密切监测和制订适当的感染控制方案。

评估肝脏状态的经典实验室指标包括天冬氨酸转氨酶(AST)、丙氨酸转氨酶(ALT)、γ 谷氨酰转肽酶(GGT)、胆红素、白蛋白、葡萄糖、凝血因子(PT、INR、V 因子和纤维蛋白原),这些是反映肝脏合成功能的指标,血清乳酸水平是反映肝脏代谢功能的指标。

具体来说,代谢性碱中毒常被认为是移植物起作用的最佳标志。它常常是利尿剂治疗或血液制品输注的结果。柠檬酸盐是储存血液制品的抗凝血剂,输血后,柠檬酸盐在功能正常的肝脏代谢成碳酸氢盐。如果移植物功能正常,肝脏功能检查、凝血因子以及血清乳酸水平应该恢复正常。改善精神状态或消除脑病是令人鼓舞的移植物起作用的征象。应在手术后即刻和 24 h 内进行腹部多普勒超声检查,评估肝血管是否通畅,特别是肝动脉。

患者在术后早期通常表现为高心输出量和低血管阻力的持续高动力学状态。密切监测高血容量与低血容量、心脏稳定性以及可能的心律失常是必要的。高血压可能是药物(如类固醇、钙调磷酸酶抑制剂)、肾素-血管紧张素系统改变或术中液体输注所致。通过优化药物剂量、利尿以及抗高血压治疗来进行处理,该治疗方案往往基于医疗中心的协议和治疗医师的偏好。低血压可能与出血或第三间隙有关。潜在的出血可通过监测凝血因子、血细胞比容系列监测、腹围、引流量、切口部位、血流动力学状态以及尿量来进行评估。治疗措施通常包括:液体复苏、输血、纠正凝血障碍以及缩血管药物支持。对于进行外科再探查以清除血肿和发现持续出血部位的患者来说,这并不罕见。第三间隙水肿可能是由移植前临床和营养状况不佳造成的,除血流动力学支持外,患者可能从输注白蛋白后利尿治疗中受益。

术后肺部并发症比较常见,可能与患者移植前衰弱、切口的性质、术中右半膈升高、可能的膈神经损伤、术中液体输注和大量液体转移等因素有关。处理方法包括适当的通气支持和早期拔除气管导管、小心应用诱发性肺活量仪进行锻炼、胸部治疗和早期运动。

仔细监测体液、电解质以及肾功能是必不可少的。电解质的改变常需要纠正。钙调磷酸酶抑制剂常导致血中镁离子水平降低,需要补充镁离子治疗。血钾水平的变化也并不少见,应反复监测。钙调素抑制剂、细胞破裂和移植物保存液可导致血钾水平的升高,高钾血症通常可以通过反复检测血电解质水平、心电图监测和利尿来处理。反复检查血中钙离子水平并使其保持在正常水平。由于库存血中的保护剂柠檬酸盐可降低钙离子水平,因此,在接受大量血液制品输注的患者可能需要钙离子替代治疗。也应反复检测血中的 BUN 和肌酐水平以评估肾功能。

精神状态也可以作为移植物起作用的指标。移植前脑病的严重程度可以影响神经功能,移植后可以改变移植物清除累积毒素的能力。定期神经功能检查是术后护理的重要组成部分。疼痛管理是必不可少的,但对于那些需要及时拔管或神经功能状态改变的患者,定期进行治疗可能具有挑战性。

13. 肾移植的适应证和登记标准是什么? 美国的肾源分配系统是如何演变的?

肾移植是肾功能衰竭患者的最佳治疗方法。在美国,肾功能衰竭的主要原因是高血压、糖尿病肾病、肾小球肾炎和多囊肾病。肾移植的登记标准是终末期肾病,表现为肌酐清除率≤20 ml/min 或开始透析。虽然他们可能被放置在移植等待名单上,但尚未开始透析的患者目前无法在美国接受死亡的捐献器官移植(除了在某些特殊的器官匹配情况下)。为了解决前一个系统所面临的挑战,在 2014 年 12 月对肾源分配系统(KAS)进行了修改,包括高弃置率、因各种原因导致获得移植途径的差异、未完成移植的年份以及高再移植率。新的分配系统整合了血型、等待时间、匹配质量、反应性抗体组套(PRA)、肾脏捐献指数(KDPI)以及预估的移植后生存(EPTS)评分。KDPI 是一个将供肾移植失败风险总结为单一数字的衡量标准。KDPI 已取代标准供体(SCD)或扩展标准供体(ECD)的名称。ECD 分类的建立是为了某些特殊受体情况而做出的扩大可能的捐献库的努力,包括年龄较大的捐献者(超过 55 岁)或具有其他临床特征的供体(如糖尿病、高血压或低血压、感染、器官功能异常、恶性肿瘤病史)。EPTS 是一个评分分数,分配给所有等待肾移植的成人患者,说明候选人的透析时间、目前的糖尿病诊断、既往实体器官移植以及候选人的年龄。对儿科患者给予特殊照顾。关于器官分配的进一步讨论可以在 UNOS 网站上找到。

　　肾脏移植器官来自活体或已故捐献者。与已故的器官移植相比,活体肾移植通常具有移植物存活率提高、受体的总体健康状况最佳、等待时间短以及成本低等优势。无论供体的来源或质量如何,受体的手术过程都是一样的。

14. 哪些疾病适合肾移植?

　　适合肾移植的疾病包括先天性障碍、先天性肾病综合征(类固醇抵抗)、遗传性肾病、多囊肾病、Alport 综合征、髓质囊性疾病、家族性肾炎、代谢性障碍[例如原发性高草酸尿症(肝-肾联合移植)、肾钙质沉着症、淀粉样变、法布里病]、胱氨酸贮积症、阻塞性尿路疾病(例如先天性或获得性反流性肾病)、毒性肾病(例如铅中毒性肾病、止痛药引发的肾病)、导致双侧肾切除术的创伤、肾血管疾病(例如肾动脉闭塞、肾静脉血栓形成、肾梗死)、潜在的不可逆

的急性肾衰竭原因、皮质坏死、急性肾小球肾炎、溶血性尿毒症综合征、HenochSchönlein 综合征、急性肾小管坏死、发炎性疾病、慢性肾盂肾炎、膜性增生性肾小球肾炎、局灶节段性肾小球硬化、低补体血性肾小球肾炎、Goodpasture 病、系统性红斑狼疮、硬皮病、结节性多动脉炎、韦格纳氏(Wegener)病、肿瘤[例如肾癌、肾母细胞(Wilms)瘤、结节性硬化症]、高血压性肾硬化症、多发性骨髓瘤以及巨球蛋白血症。

15. 两种肾脏捐献手术方法即开放性肾切除术和腹腔镜辅助下肾切除术是如何进行的?

　　开放性供体肾切除术采用标准的腹膜外侧面切开的方法,腹部肌肉切口比较大,偶尔会切除一根肋骨。切除肾脏后进行肾脏检查,并用冷的保存液(如 EuroCollins)冲洗,去除血液并降低肾脏的核心温度。尽量减少对肾脏的操作,防止神经刺激和血管痉挛,导致血栓形成、狭窄、输尿管坏死、尿漏和移植物功能丧失。缝合关闭供体切口。这个过程大约需要 4～6 h。这种肾脏捐献方法需要长时间的住院和恢复,二者均不利于活体肾脏捐献。

　　腹腔镜辅助下活体供体肾切除术的创伤比较小,已成为活体肾捐献的标准。患者处于 45°的改良侧卧位,应用三个腹腔镜孔道。第一孔道位于脐和髂嵴之间的腹直肌外侧,第二孔道位于脐部,第三孔道位于剑突和脐之间中线的中点上。摄像头位于脐孔。手术通过其他切口进行。将二氧化碳气体充入腹腔,使腹壁远离脏器,提供更多的手术空间。分离和切除肾脏、输尿管以及血管,通过耻骨联合上方的切口将肾脏取出。这个过程大约需要 4 h。现已证明,腹腔镜辅助下肾切除术后并发症少、疼痛轻、美容效果好、住院时间短以及可以较早重返工作岗位。

16. 受体肾移植手术是如何进行的?

　　通常将移植的肾脏放在成人髂窝的腹膜外。这个位置到血管和膀胱的距离比较近以及在需要活检或手术干预下评估移植后的肾功能时比较容易完成。耻骨联合中线外向切口,上到髂嵴。供体与受体的吻合顺序依次为:肾动脉、肾静脉、髂外静脉、输尿管。改变这一操作顺序的情况可能包括以前进

行过移植、供体和受体之间的大小不匹配、需要在腹腔内放置肾脏的儿童受体以及/或多条供体肾动脉。在某些情况下,需要在移植前切除受体的双侧原生肾脏。这些病例可能包括严重的多尿症或电解质丢失、无法控制的高血压、严重的蛋白尿、复发性肾盂肾炎以及继发于多囊性肾病的大囊肿,以尽量减少感染的风险。

17. 肾移植术后的常见并发症有哪些?

肾移植术后的并发症可分为免疫抑制治疗相关的不良反应、急性肾小管坏死、排斥反应、感染以及与手术相关的技术问题。手术并发症又进一步分为血管、泌尿系统、淋巴以及伤口问题。

急性肾小管坏死(ATN)是一种持续数天至数周的可逆过程。它是由供体肾脏的改变引起的,因为在供体肾脏的获取过程中氧供中断、冷或热缺血时间保存或处理时间延长可导致肾脏功能改变。冷缺血时间是指肾脏保存在冰里面的时间,如果冷缺血时间大于 24 h,ATN 的风险增加。热缺血时间指从停止肾脏循环到捐献器官达到体温足够低的时间。其他急性肾小管坏死的危险因素包括供体年龄超过 60 岁、受体肥胖、HLA 敏感和移植手术后 24 h 内进行血液透析。ATN 有两种类型:少尿型和非少尿型。少尿型 ATN 表现为持续数天至 2 个月的长期少尿或无尿。非少尿或高输出型 ATN 表现为尿液排出量正常或高于正常,但含氮废物排泄不足。这两种类型的患者都存在尿素、血清肌酐升高以及电解质紊乱。可以通过肾脏扫描来评估 ATN 是否存在,如果存在 ATN,那么同位素的吸收和排泄将会减少。肾活检在组织学上表现为肾小管上皮细胞坏死、轻度水肿、充血以及炎性细胞浸润。管理策略包括仔细的监测体液和电解质。在术后早期可能需要暂时性的透析支持。在移植后 1 周内需要透析的通常被定义为移植物功能延迟(DGF)。DGF 的长期后果包括急性排斥反应风险增加,移植后 1 年内血清肌酐升高,在某些情况下,移植物的长期存活率降低。

- 排斥反应是肾脏移植后的主要问题之一。尽管在组织相容性检测、免疫调节技术以及免疫抑制治疗方面取得了重大进展,但排斥反

应仍然有问题。排斥反应的基本类型包括超急性的、体液的(抗体介导的)、急性细胞性的和慢性的排斥。每一种类型的简要概述如下。

○ 超急性排斥反应发生在移植后几分钟到 24 h。临床表现为肾脏功能立即下降,并停止排尿。术中,肾脏出现肿胀、斑驳以及青紫。超急性排斥反应是由于受体对供体 I 类人类白细胞抗原(HLAs)的预敏作用而引起的。其发病机制是由血管内皮和血小板上预先形成的抗体 HLA 抗原引发的同种异体凝血性病变。通过临床表现观察、肾脏扫描显示同种异体移植物缺乏摄取或排泄和/或手术探查来诊断。组织学检查显示,肾小球毛细血管和肾小动脉内存在弥漫性血管内凝血。如果不存在预先形成的 HLA 抗体,那么急性排斥和体液性排斥反应的风险将明显降低。超急性排斥反应的处理和预后非常差,几乎总是需要切除移植的肾脏。移植前检测受体是否预先形成 HLA 抗体、脱敏以及免疫抑制方面的进展都有助于降低超急性排斥反应的发生率。

○ 急性 AMR 通常发生在移植术后 1～3 个月。临床表现为血清肌酐和尿素氮升高、可能的尿量下降以及高血压。在某些情况下,患者也可能出现发热、不适、体重增加、移植物轻度肿胀和压痛。其发病机制是基于受体形成供体反应性抗 HLA 抗体,也可能是非 HLA 抗体。体液抗体介导的排斥反应通常根据实验室检查、放射学发现和肾脏活检来诊断。在血清学检测中发现存在抗供体 HLA 供体特异性抗体(DSA)。AMR 的管理包括对肾功能的密切监测、根据移植中心的方案和医师偏好的积极免疫抑制治疗、肾脏受累的程度以及患者对治疗的反应。AMR 也可能从移植手术中进一步发展而来。

○ 急性细胞排斥通常发生在肾移植术后 6～12 个月。临床表现为血清肌酐和尿素氮逐渐增加以及进行性高血压,但尿量没有明

显下降。急性细胞排斥的发病机制包括延迟型超敏反应和细胞毒性 CD8＋T 淋巴细胞的活化以及细胞因子、淋巴因子、趋化因子、血管活性物质、生长因子等多种可溶性介质。根据实验室检查结果和肾活检进行诊断。供体特异性抗体检测是用于评估抗体介导的排斥反应的一个组成部分。通常需要增加免疫抑制治疗。

○ 慢性排斥反应通常发生在肾移植术后的数月至数年内。慢性排斥反应发病隐匿，血清肌酐缓慢升高，蛋白尿增加和高血压。它通常对增加免疫抑制治疗没有反应，肾功能不断下降。临床表现因肾功能程度不同而有很大的差异。患者会经常因肾小球通透性增加而出现蛋白尿、BUN 和肌酐增加、尿量减少、体液潴留、电解质改变以及导致高血压的肾素增加。慢性排斥反应的发病机制包括免疫性因素（HLA 错配、早期排斥反应、供体特异性抗体产生的晚期排斥反应）和非免疫性因素（缺血损伤、肾毒性药物、病毒、高血压以及高血脂）。肾活检是诊断慢性排斥反应的最确切方法。慢性排斥反应治疗的重点在于保护移植肾的功能和延迟再移植或透析的发生。慢性排斥反应的治疗与进展性终末期肾病相似，包括药物和饮食的调整、液体限制、电解质监测、血压控制、帮助维持活动水平、教育以及支持。在某些情况下，可能因需要治疗慢性症状、感染或严重反流性肾病而切除移植的肾脏。

○ 感染是移植术后的常见并发症。导致患者易于感染的因素包括免疫抑制药物的使用、先前存在的尿毒症、全身性疾病［例如糖尿病、系统性红斑狼疮（SLE）或营养不良］、宿主防御功能改变、外科手术（皮肤破裂、第一道防线）、有创管道、导管以及气管插管。伤口和尿路感染（UTI）是肾移植术后最常见的细菌感染。UTI 的临床表现通常包括以下一种或多种：发热，心动过速，呼吸急促，发冷，上耻骨或下背痛，排尿烧

灼感，膀胱痉挛，尿频，尿急或排尿迟缓，尿失禁，夜尿症，血尿，脓尿，尿浑浊，尿恶臭，恶心以及腹泻（在婴儿中比较常见）。通常根据全血计数伴白细胞分类，尿液分析和尿液培养以及药敏实验来诊断。尿分析表现为细菌、脓液、红细胞（RBCs）、白细胞（WBCs）、管型和尿 pH 增加。全血细胞计数表现为白细胞增加伴左移。如果怀疑存在菌血症，就应该进行细菌血培养。治疗措施包括全身性抗生素治疗、增加液体摄入、解热剂、止痛剂，在某些情况下，可进行抗生素膀胱冲洗。多瘤病毒（BK 病毒、JC 病毒以及 SV40）可感染并潜伏于目标组织中，包括尿道上皮，在免疫系统受到抑制时可重新激活，导致移植物肾病。聚合酶链反应（PCR）检测可以检测尿液或血清中的病毒复制，然而，肾活检是诊断多瘤病毒肾病的金标准。多瘤病毒肾病最终可导致移植物失去功能，及时减少免疫抑制可以改善患者的长期预后。

● 血管并发症

○ 肾动脉血栓形成（RAT）是指完全阻断肾脏的动脉血流。RAT 是早期并发症，可导致移植物梗死和衰竭。最初的临床表现通常是突然无尿，提示肾脏血液供应不足。同时也伴随着 BUN 和肌酐的升高，移植物压痛，并且在移植侧的大腿和腿部的水肿增加。漏诊肾动脉血栓通常会导致移植物功能丧失和移植的肾脏切除。急诊多普勒超声可以做出诊断。超声显示移植的肾脏缺乏血液供应。处理包括急诊手术探查和修复血管吻合口。如果无法纠正血栓，那么通常需要进行肾脏切除。

○ 肾动脉狭窄（RAS）通常发生在血管大小不匹配的吻合部位，肾动脉扭转，或者在获取、保存或移植期间损伤了肾脏血管的内膜。RAS 表现为难于控制的高血压，血清 BUN 和肌酐升高，以及在移植的肾脏上面或腹股沟韧带的股动脉上面出现血管杂音。高血压是移植的肾脏低灌注，刺激肾

素生成,增强肾血管紧张素原引起的。根据多普勒检查和肾血管造影进行诊断。根据狭窄程度,可进行药物治疗、经皮肾血管成形术或手术重塑血管。

○ 肾静脉血栓形成(RVT)是由血管内膜表面不规则,在获取、保存或移植过程中内膜损伤或供体静脉机械堵塞引起的。可产生血栓栓子,通常发生在肾静脉,偶尔在髂静脉。临床表现包括肾功能下降、蛋白尿、血尿以及移植的肾脏增大。在某些情况下,髂血流会发生改变,导致患侧单侧肿胀。静脉造影显示没有放射性同位素从移植的肾脏流出即可诊断。RVT治疗应集中在全身抗凝和早期进行吻合口修复干预。在严重的病例中,如果损伤广泛,可将移植的肾脏切除。

• 移植的肾脏破裂(GR)很少见。通常在手术后2周内发生。移植肾脏破裂的病因包括急性排斥并伴有广泛肿胀、肾活检、在获取肾脏的过程中缺血损伤、尿路梗阻、栓塞、淋巴管阻塞或外伤。临床表现为移植物肾区疼痛和水肿、腹部肿胀和压痛、切口部位出血、少尿、BUN和肌酐增加、低血压、心动过速、皮肤湿冷以及精神状态改变。密切监测对于防止继发于失血和休克的血管塌陷至关重要。诊断以临床特征为基础,并经超声、计算机断层扫描(CT)或手术探查证实;治疗则必须紧急进行手术干预,设法修复肾脏,然而,在大多数情况下,必须切除移植的肾脏。

• 泌尿系统并发症主要包括尿漏、瘘管以及梗阻。在供体肾切除过程中造成的输尿管损伤是肾移植术后尿外渗或瘘管形成的最常见原因。导致损害供体输尿管的血液供应,引起供体输尿管的缺血性坏死。其他因素包括膀胱造口闭合不全和先前存在的膀胱畸形。尿路并发症风险较高的患者是那些有多次尿路手术史的小功能障碍膀胱患者,其中一些是有尿路改道和胰岛素依赖的糖尿病患者。临床表现通常发生在移植后的5周内。输尿管外渗或瘘管的临床表现包括:尿量减少、移

植的肾脏表明疼痛和肿胀、发热、血清BUN和肌酐升高以及皮肤和泌尿手术切口部位的引流。主要通过临床表现和超声检查发现输尿管周围的液体积聚或肾积水。治疗策略是尽量减少膀胱外渗的风险,在移植过程中对膀胱吻合口、通过Foley导管进行膀胱减压(对导管折叠情况的监测)和避免膀胱过度扩张等方面应高度重视。在进行手术再吻合的过程中放置输尿管支架比较常见。手术重建取决于输尿管的状况,输尿管广泛坏死通常需要另外的手术方式。

• 输尿管梗阻是一种罕见的早期并发症,常常是由输尿管通过狭窄的黏膜下通道进入膀胱或输尿管扭转引起的。如果发生较晚,则通常因为远端输尿管供血不足导致的输尿管缺血。淋巴囊肿是外源性输尿管梗阻的最常见原因。临床表现为尿量减少,血清BUN和肌酐升高,局部疼痛以及出现脓毒症的迹象。伴随症状可能包括腹部压痛或疼痛以及沿着缝合线的尿漏。放射性核素肾扫描或超声检查可以发现明显的狭窄或梗阻区域,在狭窄的上方发生输尿管扩张,伴有不同程度的肾积水。治疗策略通常包括外部引流或经皮顺行或膀胱镜下支架放置。在某些情况下,输尿管梗阻需要手术重建。

• 淋巴囊肿是继发于淋巴液渗漏的腹膜外液在移植窝的积聚。是由术中淋巴管结扎不紧造成的。临床表现取决于他们的发生部位。小淋巴囊肿可以完全无症状。然而,大的淋巴囊肿可能压迫输尿管,导致肾脏功能恶化和肾积水。一般来说,临床表现包括BUN和肌酐增高、尿量减少、轻度下腹痛和患侧生殖器和/或同侧肢体水肿。在严重的情况下,淋巴囊肿可能会压迫移植的输尿管或髂静脉,导致膀胱外渗或患侧肢体极度水肿。通过超声或CT中检测到的淋巴液积聚可以明确诊断。治疗策略因淋巴囊肿的大小而有所不同。小的非阻塞性无症状型的淋巴瘤可能包括系列超声观察和肾功能监测。较大的有症状的淋巴囊肿通常可通过外穿刺、经皮引流

或手术干预,将淋巴囊肿腔内液体通过造口排入腹膜腔,以便后续进行液体引流。

18. 肾移植术后应重点监测哪些事项?

术后即刻考虑的事项包括气道管理和成功拔管、优化血流动力学参数、疼痛管理以及监测容量状态,以确保移植肾的灌注和功能。还应定期进行全血计数、血化学成分、凝血功能、心电图以及胸部 X 线片的检查。不断评估机体的容量状态对于避免容量超负荷或不足至关重要。在移植后的最初阶段,会大量排尿,通常是由于移植前尿毒症导致的高渗透性负荷、类固醇激素导致的血糖升高、静脉液体、糖尿病以及术中输液引起的。输液量应与尿量匹配,给予利尿剂是为了确保持续排尿。对于治疗无反应的患者,应怀疑 ATN。液体输注过多会导致充血性心力衰竭或肺水肿,导致电解质紊乱,或者高血压。为了改善气体交换,液体过多的处理策略通常包括吸入氧气、硝酸甘油减少心脏前负荷以及硫酸吗啡减轻疼痛。如果治疗不成功,需要紧急血液透析。液体替代不足可发展为少尿和肾功能受损。脱水可导致肾脏灌注减少和随后的移植肾脏损伤。

需要对肾功能进行严密的监测,并通过即刻和持续的尿流量、血清 BUN 和肌酐下降以及电解质的稳定性来证实。突然停止排尿就必须立即评估。尿路梗阻可导致同种异体移植失败,因此,必须保持膀胱减压,保持导尿管无血块。输尿管阻塞与多种因素有关,有时可能只是简单的导管扭曲。血凝块是术后早期导管阻塞和尿量减少的最常见原因。如果无菌冲洗无法清除血凝块,应在咨询外科医师后更换导管。如果尿流仍没有重新建立起来,膀胱扩张和输尿管吻合口的压力增加可导致尿漏。尿流量减少也可能提示 ATN、排斥、技术性并发症(如吻合口塌陷)、循环容量减少或梗阻(如血管栓塞、输尿管狭窄)。如果出现其他低血容量的临床表现,如低血压,经常给予单次液体推注,改善肾脏灌注和尿量。根据吻合的类型,通常将导尿管留置 2～5 天。这样可以密切监测尿流量、尿液特征以及膀胱减压。可能发生膀胱痉挛,引起疼痛。各医疗中心的治疗各有不同。为了完全排空膀胱,应在导管移除后 24 h

内停止膀胱痉挛的治疗。

密切监测血中的电解质水平。通常需要对潜在的电解质紊乱患者进行心电图监测。在快速利尿的情况下发生低钙血症和低镁血症的患者并不少见。当排尿量比较低时,可能会发生高钾血症,在 ATN 或急性排斥时可以观察到高血钾。导致高钾血症的其他因素包括:给予钾剂、输血以及手术造成的细胞损伤,细胞内钾离子释放到细胞外间隙;钙调磷酸酶抑制剂的应用;酸中毒或高血糖的存在,导致离子转移。高钾血症最初的治疗是利尿,如果血钾水平大于 6.5 mmol/L,应该实施其他形式的治疗,例如血液透析。低钾血症通常是由于大量排尿、过度使用利尿剂、大量胃肠液体损失或缺乏适当的补钾造成的。低钾血症应立即进行静脉补钾、心电图监测以及准确测量胃肠道的液体丢失,因为胃肠道的丢失液中含钾量比较高。高血糖通常与开始应用高剂量的皮质激素对糖代谢的影响、使用他克莫司、糖尿病的恶化、家族倾向糖尿病或者静脉给予了大量含葡萄糖的液体有关。高糖血症的临床表现包括多饮、多尿、高尿糖、虚弱、疲劳、头痛、视力模糊、恶心、呕吐以及腹部绞痛。多尿是因为高血糖引起的渗透性利尿,可导致脱水。脱水会减少新移植肾脏的灌注,并可能造成损害。因此,血糖监测对于减少脱水的继发性风险非常重要。

与终末期肾脏疾病相关的心血管疾病有很多:高血压、动脉粥样硬化、左室肥厚和功能障碍和/或有心包炎或心包积液史。每小时或更频繁地进行血压监测,以确保最佳的心血管功能。术后高血压常与既往病史、容量超负荷、药物治疗或肾动脉狭窄有关,常用利尿剂和降压药治疗。肾动脉狭窄引起的高血压通常需要手术干预和对受影响的血管进行再吻合。低血压通常是液体丢失的结果,或者是药物反应。低血压随后可导致肾灌注减少和 ATN 加重,如果存在 ATN。单次低血压发作也会导致血液透析患者放入动静脉血管通路的崩溃。保持透析患者血管通路通畅的因素包括经常监测是否有血管杂音和震颤、解除袖带的压力、避免抽血以及静脉置管进行涉及的肢体保护。在手术过程中,将肾脏与髂血管吻合。这些血管会发生血管栓塞,导致受影响的肢体灌注减少。反复评估股动脉、腘动脉及足动脉搏动将有助于早期发现和及时干预这一问题。

移植后的呼吸系统问题往往是继发于以前的疾病和/或吸烟史,肺水肿继发于容量超负荷,肺不张和肺浸润继发于感染。确保足够的氧合和维持肺功能的措施包括疼痛管理、深呼吸、使用呼吸装置、早期运动,如果有指征,可进行氧疗,定期评估呼吸声音、呼吸频率和呼吸做功、痰液、氧饱和度以及患者肤色。如果肺功能发生变化,则需要进行动脉血气和胸部 X 线片检查来评估呼吸状态。如果在胸部的影像学观察到肺水肿或浸润,通常首先进行利尿剂治疗。

必须给患者使用免疫抑制药物,而且必须监测这些药物的不良反应。

19. 移植术后使用的典型免疫抑制药物有哪些,正在使用的新药有哪些?

免疫抑制治疗的目标是优化患者和移植物的存活率,降低排斥反应的风险,减少感染,减少药物毒性和不良反应,减少恶性肿瘤的风险,降低成本,提高依从性。这些药物是如何开具的取决于移植类型、患者反应、移植中心和医师。通常,同一类型的药物只用一种,以降低其不良反应的风险。移植术后的药物治疗通常包括皮质类固醇激素、钙调磷酸酶抑制剂和抗增殖药物。其他药物,如抗淋巴细胞抗体和白细胞介素 2 受体拮抗剂也可以使用。这些药物的作用简要概述如下。糖皮质激素(甲泼尼龙[Solu - Medrol]、泼尼松)导致循环 T 淋巴细胞迅速减少,抑制 IL - 1 的产生,减少 IL - 2 和 γ 干扰素的产生,抑制炎症介质的产生。钙调磷酸酶抑制剂包括环孢素和他克莫司。总的来说,这些药物抑制了 T 细胞的活化和增殖,阻止了 γ 干扰素和 B 细胞活化因子的释放。抗增殖药物包括氮唑嘌呤、环磷酰胺、吗替麦考酚酯(Cellcept)和西罗莫司(雷帕霉素)。这些药物通过不同的途径来防止细胞的有丝分裂和细胞增殖,特别是 T 和 B 淋巴细胞。抗淋巴细胞制剂包括多克隆和单克隆抗体。抗胸腺细胞球蛋白(thymoglobulin,ATG)是一种多克隆 IgG 抗体的制备方法,它是从用人类胸腺淋巴细胞免疫的兔高免疫血清中提取出来的。它被用作淋巴细胞选择性免疫抑制剂,以减少循环的胸腺相关淋巴细胞

的数量。抗淋巴细胞效应被认为反映了 T 淋巴细胞功能的改变,T 淋巴细胞负责细胞介导的免疫和体液免疫。Muromonab - CD3(orthclone,OKT3)是人类 T 淋巴细胞 CD3 抗原的单克隆抗体。它阻断了 CD3 分子在 T 细胞膜上的功能,使其无效。这种作用抑制了 T 细胞对抗原的识别。被抑制的淋巴细胞被网状内皮系统从循环中排除。接受抗体制剂的患者通常使用对乙酰氨基酚、苯海拉明和 Solu - Medrol 进行预处理,并对严重不良事件进行密切监测。IL - 2 受体拮抗剂包括巴利昔单抗(Simulect)和达珠单抗(Zenapax),它们是作为 IL - 2 受体激动剂的单克隆抗体。它们在活化的 T 细胞上阻断 IL - 2 受体位点,继而阻止 T 细胞活性的增殖。美国已经没有达克珠单抗上市。用于免疫抑制的其他单克隆抗体包括利妥昔单抗(rituximab)(用于治疗肾移植患者的抗体介导的排斥反应或脱敏)和阿仑单抗(Campath)。此外,可以静脉注射免疫球蛋白(IVIG)来治疗抗体介导的排斥反应。

生物药物是最新的用于器官移植受体的免疫抑制。贝拉西普(Belatacept)是一种选择性 T 细胞共刺激的阻断剂。它可静脉输注用于免疫抑制的维持。一旦患者达到治疗的维持阶段,就可以每月输注一次进行治疗。

一小部分器官移植受体已成功摆脱免疫抑制治疗。

20. 移植术后通常使用哪些药物来降低免疫抑制药物的潜在不良反应,免疫抑制疗法的其他长期并发症有哪些?

预防和治疗免疫抑制治疗相关的机会感染措施包括抗生素、抗病毒以及抗真菌的预防治疗。大多数患者在术中和术后早期接受抗生素治疗,减少细菌感染的风险。抗病毒治疗通常包括缬更昔洛韦(valganciclovir, Valcyte)、更昔洛韦(ganciclovir)或阿昔洛韦(acyclovir),重点是预防巨细胞病毒(cytomegalovirus, CMV)和疱疹病毒。抗真菌治疗的重点是预防卡氏肺囊虫肺炎(PCP)和口腔/肛周念珠菌病。PCP 预防通常包括每周 3 次甲氧苄啶/磺胺甲恶唑(Septra/Bactrim)治疗,每日氨苯砜,每日阿托伐醌或每月吸入喷他脒。黏膜念珠菌

的预防包括以下其中的一种：氟康唑或口服制霉菌素，每日 4 次（常用于婴儿和儿童）。患者接受蛋白泵抑制剂（PPI）的情况并不少见，如奥美拉唑（Prilosec）用于胃保护，使用小剂量阿司匹林可减少血小板聚集，以确保血液流动、抗高血压治疗和补充电解质治疗。随着免疫抑制治疗的逐渐减少，这些药物的应用也将逐渐减少或停止，这取决于各移植中心、医师、移植器官、患者临床状况以及治疗的反应性。

　　免疫抑制疗法的长期并发症也必须加以监测和处理。移植术后的患者经常受到代谢综合征的影响，代谢综合征的定义是指有过度增重、高血压、糖尿病以及高血脂等三种或三种以上的临床表现。心血管疾病、恶性肿瘤和骨质疏松症是移植术后患者的其他常见并发症。

（张　森　郑吉建）

参考文献

United Network of Organ Sharing, 2015. Learn. Retrieved from http://www.unos.org.

Bennett J & Bromley P, 2006. Perioperative issues in pediatric liver transplant. International Anesthesiology Clinics, 44(3), 125 - 127.

Berrocal T, Parron M, Alvarez-Lupque A, et al., 2006. Pediatric liver transplant: A pictorial essay of early andlate complications. Radiographics, 26(4), 1187 - 1209.

Danovithc G M, 2010. Handbook of kidney transplantation (5th ed.). Philadelphia, PA: Wolters Kluwer, Lippincott, Williams & Wilkins.

Feng S, Ekong U D, Lobritto S J, et al., 2012. Complete immunosuppression withdrawal, subsequent allograft function among pediatric recipients of parental living donor liver transplants. Journal of the American Medical Association, 307(3), 283 - 293.

Fraser S M, Rajasundaram R, Aldouri A, et al., 2010. Acceptable outcome after kidney transplant using "expanded criteria donor" grafts. Transplantation, 89(1), 88 - 96.

Ganschow R & Hoppe B, 2015. Review of combined liver and kidney transplantation in children. Pediatric Transplantation 19(8), 820 - 826.

Hedegard W, Saad W E & Davies M G, 2009. Management of vascular and nonvascular complications after renal transplant. Techniques in Vascular and Interventional Radiology, 12(4), 240 - 262.

Kelly D A, Bucuvalas J C, Alonso E M, et al., 2014. Long-term medical management of the pediatric patient after liver transplantation: 2013 practice guideline by the American Association for the Study of Liver Diseases and the American Society of Transplantation. Liver Transplantation, 19(8), 798 - 825.

Kim J Y, Akalin E, Dikman S, et al., 2010. The variable pathology of kidney disease post-liver transplant. Transplantation, 89(2), 215 - 221.

Lida T, Ogura Y, Oike F, et al., 2010. Surgery-related morbidity in living donors for liver transplant. Transplantation, 89(10), 1276 - 1282.

Lim K B & Schiano T D, 2012. Long-term outcome after liver transplantation. Mount Sinai Journal of Medicine, 79 (2), 169 - 189.

Lucey M R, Terrault N, Ojo L, et al., 2013. Long-term management of the successful adult liver transplant: 2012 practice guideline by the American Association for the Study of Liver Diseases and the American Society of Transplantation. Liver Transplantation, 19(1), 3 - 26.

Martin P, DiMartini A, Feng S, et al., 2014. Evaluation for liver transplantation in adults: 2013 practice guideline by the AASLD and the American Society of Transplantation. Hepatology, 59(3), 1144 - 1165.

Mandel E I & Tolkoff-Rubin N E, 2011. Recipient selection. //A A Kein, C J Lewis & J C Madsen (Eds.), Organ transplantation: A clinical guide (pp. 248 - 252). Cambridge, England: Cambridge Univerity Press.

Matas A J & Ibrahim, H N, 2011. Live kidney donation. // A A Kein, C J Lewis & J C Madsen (Eds.), Organ transplantation: A clinical guide (pp. 248 - 252). Cambridge, England: Cambridge Univerity Press.

Mulroy S & Firth J D, 2011. Long-term management and outcomes. //A A Kein, C J Lewis & J C Madsen (Eds.), Organ transplantation: A clinical guide (pp. 248 - 252). Cambridge, England: Cambridge Univerity Press.

Pritchard N, 2011. Sensitization of kidney transplant recipients. //A A Kein, C J Lewis & J C Madsen (Eds.), Organ transplantation: A clinical guide (pp. 248 - 252). Cambridge, England: Cambridge Univerity Press.

Saran R, Robinson B, Ayanian, et al., 2015. U. S. renal data system 2014 annual data report: Epidemiology of kidney disease in the United States. American Journal of Kidney Disease, 66(1) (suppl. 1), S1 - 305.

Spada M, Riva S, Maggiore G, et al., 2009. Pediatric liver transplantation. World Journal of Gastroenterology 15 (6), 648 - 674.

University of California San Francisco, Department of Surgery, 2013. Liver and small bowel transplant clinical manual.

Yazigi N A, 2013. Long-term outcomes after pediatric liver transplantation. Pediatric Gastroenterology, Hepatology and Nutrition, 16(4), 207 - 218.

第 36 章 血管外科手术

Deborah Tabulov, RN, CRNP

血管外科是治疗除冠状动脉系统和升主动脉之外的动脉和静脉问题的专科。治疗方式包括：最佳的药物治疗，血管腔内介入治疗，外科直视手术，以及将血管腔内介入和直视手术相结合的方式。

1. 什么是血管检查的基本组成部分？

检查内容包括：

- 心脏的听诊，注意心跳快慢、心跳节律和杂音。
- 肺部的听诊，注意胸廓外观，寻找可能提示存在诸如马方综合征等有潜在血管问题的胸廓畸形（鸡胸、漏斗胸）。
- 进行双臂血压测定，除非患者存在诸如透析通路等绝对禁忌证。双臂血压差值超过20 mmHg，可能提示锁骨下动脉存在堵塞或主动脉夹层。
- 触诊所有外周动脉的搏动，然后听诊杂音。触诊从颞动脉搏动开始。在耳前触及强烈的颞动脉搏动，通常表明颈总动脉和颈外动脉通畅。然后，在居于气管中线和胸锁乳突肌前缘之间的颈下部触诊颈动脉搏动，要注意其搏动性质。只要颈外动脉通畅，即使颈内动脉闭塞也有可能会触及动脉搏动。寻找有无搏动性的肿块。在长期高血压患者的右侧颈根部可见动脉搏动，常会被误认为是动脉瘤。然后在颈动脉区域实施听诊，然后在锁骨下和锁骨上区域听诊有无杂音。让患者平躺继续向下检查，观察腹壁有无主动脉搏动，接着对主动脉实施触诊（正常情况下，主动脉直径与人的拇指宽度相仿），并注意有无压痛。腹主动脉区域闻及杂音可能提示存在肠系膜或肾动脉狭窄。在脐部区域，主动脉形成分叉；在髂动脉和股动脉区域听诊有无杂音。注意股动脉、腘动脉、足背动脉和胫骨后动脉的搏动性质；检查四肢末端部位的肤色、温度、毛发分布、有无水肿、知觉、活动度、有无溃疡、坏疽或微栓塞现象。如果脉搏搏动存在问题，可使用多普勒信号技术进行检查。对于经历过血管内介入治疗或末梢血管重建手术后的患者，通常应使用多普勒检查。

2. 什么是颈动脉狭窄？

颈动脉狭窄通常是由于动脉粥样硬化所致，但也可能是由于颈部放疗或以往颈动脉手术期间的钳夹损伤所致。狭窄通常发生在颈动脉分叉处、球部或颈内动脉起始部，占每年颈动脉区域部位发生栓塞性卒中的50%～75%。

3. 如何诊断颈动脉狭窄？

最常见的是由医护人员在检查过程中对杂音进行评估。使用听诊器的钟形头在锁骨与乳突之间的斜角肌前缘中点区域可最清晰地闻及颈动脉杂音。杂音的强度并非提示狭窄程度的精准预测指标。在老年人群中，2%～5%的人存在颈动脉杂音，且已知卒中风险会增加。约有25%的存在颈动脉杂音者会有明显狭窄。通常在眼科检查中发现的霍伦赫斯特（Hollenhorst）斑是由颈动脉或无名动脉栓塞导致视网膜动脉或分支动脉闭塞所致。如果产生症状的话，可能会引起一过性黑蒙（或短暂性单眼失明）。发生在狭窄部位的同侧。也可能会导致不可逆的视力丧失。

4. 对颈动脉狭窄患者可能会观察到哪些症状？

如果颈动脉狭窄存在症状，就可能会出现一过性脑缺血发作（TIA）或脑血管意外（CVA），且合并一过性黑蒙、偏瘫、麻痹性构音障碍、吞咽困难、失语症和颜面下垂等症状。TIA 所致的神经功能缺陷通常持续数秒至数分钟，但少于 24 h，而 CVA 可导致永久性缺陷。

5. 应该对颈动脉狭窄患者进行哪些检查？

通常会安排颈动脉超声波检查，这是一种低风险、无创、准确、安全且性价比高的检查。它能对颈动脉的颅外段进行成像，并可测定流经狭窄区域的血流速度。血液在狭窄区域流动更快，然后就可量化测定狭窄程度。颈动脉成像可见有斑块特征。

6. 对颈动脉狭窄患者还可以做什么其他检查？

通常会安排磁共振血管造影（MRA）。它提供了关于主动脉弓和弓部解剖的信息，但往往会高估狭窄程度。该检查需要使用钆剂，体内有金属植入物、植入式心脏电复律除颤器（ICDs）和起搏器的患者不适合接受该检查。由于 MRA 检查需要患者处于长时间的仰卧制动状态，所以对于存在幽闭恐惧症、呼吸系统疾病、心脏疾病和背部疾病的患者来说，实施检查也存在困难。与超声和计算机 X 线轴位体层摄影（CAT）扫描相比，这项检查相对昂贵。

颈动脉血管造影不太实用，因为估测其存在 1%～3% 的卒中风险，检查时需要用到造影剂，而造影剂具有肾毒性，且检查价格昂贵。

7. 如何治疗颈动脉狭窄？

治疗方案取决于狭窄程度。
- 如果狭窄程度小于 69% 且无症状，则可通过最佳的药物治疗，包括抗血小板治疗、抗脂质治疗、β 受体阻滞剂和改变风险因素。
- 如果狭窄明显，程度大于 70%，且患者是良好的手术候选人和/或存在脑血管功能不全的症状，则可以考虑实施诸如颈动脉内膜切除术（CEA）等手术，或实施颈动脉血管成形术并植入支架（CAS）。
- 如果颈动脉完全闭塞的话，则没有办法实施外科手术或血管腔内介入术治疗。这些患者唯有接受最佳的药物治疗并且密切监测对侧颈动脉有无病变。
- 根据患者的症状、手术风险、并发症和益处，即不发生卒中状态下的存活率来做出实施治疗的决定。在决策过程中，有几个临床试验的结果要考虑在内。
- 北美颈动脉内膜切除试验（NASCET）和无症状性颈动脉粥样硬化研究（ACAS）作为两个主要研究，证明了 CEA 在预防有症状和无症状的颈动脉重度狭窄患者发生卒中的疗效优于最佳药物治疗。

CEA 是自 20 世纪 50 年代起开展的一种直视手术，且目前仍被认为是治疗颈动脉狭窄的金标准。该手术的卒中和/或死亡的风险为 1%～2%。通常在全身麻醉下进行手术，但也可以在局部麻醉或区域麻醉下实施。一些外科医师会要求术中进行 EEG 监测。术中在钳夹颈内动脉期间，通过分流旁路来供血，以减少缺血。经证实，使用 Dacron 涤纶或牛心包补片，对血管内膜切除术的切口部位实施补片血管成形术，可降低再狭窄的发生率。

- 在手术室（OR）内进行麻醉苏醒，检查患者有无神经功能缺陷（例如，麻醉苏醒困难、失语、运动障碍或对侧肢体麻痹）。如果存在其中任何一种情况，在进行多普勒检查后，应立即再次实施手术，因为来自动脉内膜切除术部位或残余斑块造成的血栓栓塞可能是造成神经功能缺陷的罪魁祸首。如果再次手术时间延迟超过 1 h，则会降低手术成功率。
- 弥漫性神经功能缺损是由术中低血压所致，造成了分水岭脑梗死，这是一种发生在脑内两支主要动脉之间区域的梗死。
- 认为在术后的最初 24 h 内发生的卒中是栓塞所致。如果手术或溶栓治疗存在技术问题，则 CT 扫描并无帮助且会延误再次手术。如果在术后 24 h 之后出现症状，则可进行 CT 扫描以排除颅内出血。

8. CEA 术后所需的特殊护理是什么？

根据治疗方案多次进行神经学检查，应该包括唤醒、定向力、手掌握力、肩背肌拉力、言语流畅性、舌头的位置（应该位于中线），以及静息状态下的面部对称性和面部动作,这些都是至关重要的。脑神经在手术过程中可能因为神经牵拉或钳夹而受损伤,也会引起声音嘶哑和语音疲劳;这些损伤通常是暂时的,几个月内会恢复。舌下神经损伤导致患侧舌无力、吞咽困难、语言和咀嚼困难。面神经下颌支的损伤会引起同侧颜面部和唇部的麻痹。

- 监测引流量。可在术后置入 Jackson Pratt 负压引流或其他引流管,引流量增多时应及时报告,因为这表明手术部位有出血,需要重返手术室。右旋糖酐 40 是一种葡萄糖聚合物,可在术后第一个 24 h 内输注,以减少血小板聚集导致的手术部位渗出。此外,还要监测敷料上的引流液量。

- 监测手术部位有无颈部肿胀和血肿。2%~5%的患者 CEA 术后会发生血肿。大型血肿需要引流排液并控制出血点。出现吞咽困难、声音的变化、气管偏离和喘鸣等现象,则是手术部位出血的迟发征象。

- 控制血压至关重要。CEA 术后血压往往不稳定。如果不治疗,高血压可导致术后发生卒中和/或心肌梗死(MI)。收缩压应保持在 120~160 mmHg。对于术前病情未控制的高血压患者而言,保持血压处于上限,以防灌注不足而导致的分水岭脑梗死。通常使用硝普钠和 β 受体阻滞剂。静脉注射肼屈嗪(肼苯哒嗪)应谨慎,因为其会造成突发性低血压而导致脑梗死。如果低血压不加以治疗的话,则会导致分水岭脑梗死。

- 控制心动过速。心动过速的原因包括缺氧、疼痛和血容量不足,每一种情况都应该分别给予周密考虑并处理。在围术期常使用 β 阻滞剂。如果心动过速不加以治疗的话,则会导致心肌缺血和梗死。CEA 术后,因心肌梗死导致死亡者占所有死亡病例的 25%~50%。固定床头位置时,应将其抬高 30°~45°以减轻水肿,改善静脉回流,并促进深呼吸。

9. 什么是颈动脉血管成形术及支架植入?

颈动脉血管成形术及支架植入是一种比较新颖的颈动脉狭窄的治疗方法。它是一种基于导管技术的操作,并需要使用颅脑保护设施来防止栓塞。由于二氧化碳不能用于颅内成像,因此使用染料来进行显像。通常从腹股沟区域置入导管,然后经主动脉前送导管。如果主动脉存在粥样硬化,则四肢、肾动脉和内脏发生栓塞的概率增大。已经完成的临床试验无一表明颈动脉植入支架优于 CEA。对于选择性患者(即那些 CEA 术后复发性狭窄或颈部放疗患者),植入支架可能是一个不错的选择。术后护理基本上与 CEA 术后相同。另外,需要观察所用的血管通路部位有无肿胀和出血。需要监测肢体的颜色、感觉和活动。从 PACU 转出后,患者进入重症监护室进行过夜监护。大多数患者在术后第一天或第二天就可出院。

10. 什么是动脉瘤?

动脉瘤是血管的局部扩张至该血管正常直径的 1.5 倍或更粗。它可能发生于任何血管,但以肾下腹主动脉最常见。

11. 动脉瘤的发病率是多少?

约有 5% 的人群会发生动脉瘤。风险因素包括年龄大于 65 岁、男性、高血压、高脂血症、外周动脉病变(PAD)、动脉粥样硬化、吸烟、慢性阻塞性肺病(COPD)和主动脉瘤家族史。90% 的腹主动脉瘤位于肾下主动脉(AAA),10% 累及降主动脉和胸腹主动脉(TAA)。动脉瘤可发生于任何血管,但在脾脏、肾脏和外周动脉则更为少见。许多动脉瘤是在体格检查时或对其他问题进行诊断学检查时偶然发现的,因为它们通常无症状。

12. 动脉瘤的病因是什么?

动脉瘤的病因是多因素的,包括动脉壁的弹性蛋白和胶原蛋白的构成变化导致的动脉壁变性、动脉粥样硬化、创伤、感染(罕见,梅毒)、炎症过程(例如多发性大动脉炎),以及遗传和结缔组织病(例如先天性结缔组织发育不全综合征Ⅳ型、马方综合征、Loewi's‐Dietz 综合征)。

13. 动脉瘤如何分类?

根据以下原则进行动脉瘤分类:① 外观:囊状

或梭形;② 部位:升主动脉、主动脉弓、降主动脉胸段(TAA)、胸腹段(TAAA)、腹段(AAA)(肾下、肾上、肾旁);③ 病因:炎性、退行性(动脉粥样硬化)、创伤性和感染性(真菌性的)。

14. 如何治疗 TAA 和 AAA 动脉瘤?

可使用传统的直视手术方式治疗动脉瘤,术中打开动脉瘤囊并将人造血管缝合到正常主动脉近端和远端。在治疗 AAA 患者时,还要将动脉瘤囊关闭,包裹住人造血管,以防止感染并侵蚀肠道。

血管腔内治疗方式则采用由织物覆盖的金属支撑结构制成的血管内支架,然后通过固定装置将其连接到主动脉上。血管内支架引导血液从其内部流过,从而消除主动脉壁所承受的压力。动脉瘤仍然存在,但认为其被隔绝在外。由于动脉瘤仍然存在,所以这些患者需要密切随访。现在有多家公司生产这些血管内支架。具体使用哪种支架则取决于主刀医师的偏好和/或患者的解剖结构。

15. 直视手术的优点和缺点是什么?

直视手术的优点包括视野显露良好,动脉瘤可被切除且无须密切随访,手术效果持久,使用左侧后腹膜径路可能会减少肺部问题、肠梗阻和患者术后活动等问题。而与使用血管内支架相比,直视手术的缺点包括早期死亡率高,住院时间更长,以及术后恢复时间更长。

16. 主动脉瘤直视修补手术的并发症有哪些?

直视手术的并发症包括死亡、心肌梗死、脑血管意外、感染、出血、远端栓塞、深静脉血栓形成(DVT)、肾功能衰竭、缺血性结肠炎、TAA/TAAA手术后的下肢轻瘫/麻痹、腹腔间隙综合征、植入物感染、主动脉肠瘘、吻合口动脉瘤和性功能障碍(例如逆行射精)。

17. 腹主动脉瘤和胸主动脉瘤的血管腔内修复术的优点和缺点是什么?

腹主动脉瘤腔内修复术(EVAR)和胸主动脉瘤腔内修复术(TEVAR)的优点包括短的住院时间和低的早期死亡率。与直视手术相比,这些术式通常被认为是微创手术;切口较小,通常位于腹股沟区域。EVAR 和 TEVAR 的缺点包括血管内支架的成本高,随访成本也高。动脉瘤被隔绝在外,但并未消除,因此患者需要通过 MRA、CT 扫描或超声检查来终生监测血管内支架的位置和动脉瘤囊的生长情况。禁忌证包括解剖结构不适宜实施支架修复术,其原因涉及血管通路、动脉瘤的部位或结构等问题。

18. 血管腔内修复术的并发症有哪些?

血管腔内修复术的并发症包括但不局限于诸如动脉夹层或破裂等动脉通路损伤和远端动脉发生微栓塞等并发症。其中,肾动脉栓塞可能导致肾梗死和/或肾衰竭、肠系膜动脉栓塞会引起肠道缺血或坏疽以及四肢末端栓塞引起蓝趾综合征(疼痛累及脚趾,并造成脚趾发生颜色变化、水疱、皮肤脱落和坏疽)。其他并发症包括腹股沟血肿、血清肿或淋巴管瘤;腹股沟切口感染;和/或开裂。

- 在接受 EVAR 治疗的患者中,多达 50% 可能会出现支架植入后综合征,其特征为发热高达 40℃、白细胞增多、全身不适、抑郁和动脉囊血栓形成引起背痛。
- 内漏,即未能将动脉瘤囊完全与动脉循环隔绝。如果瘤囊仍承受压力,则可能需要加其他干预措施,诸如栓塞或直视手术。内漏分为:Ⅰ 型,在支架附着部位;Ⅱ 型,通过腰动脉或 IMA 逆行进入囊内;Ⅲ 型,织物覆膜撕裂;Ⅳ 型,通过织物覆膜发生渗出;Ⅴ 型,瘤囊继续承受压力并增大,且存在内部张力,但无法找到内漏。

19. 动脉瘤修复术后阶段的特殊护理需求是什么?

- 维持正常的体温。认为在 TAAA 修复术期间,低温可以保护脊髓并预防组织缺血。如果术后核心温度低于 36℃,会造成因血液黏稠度增大和血小板功能障碍而导致凝血功能障碍。体温过低也会引起心肌缺血、影响药物分布,而且是手术伤口感染(SSI)的一个主要风险因素。

- 维持肺功能。接受直视手术的患者,术后至少需要接受24~48 h的通气支持。监测氧饱和度和吸气峰压。尽快使患者脱离呼吸机,以预防诸如呼吸机相关性肺炎(VAP)和气压伤等并发症。再插管会合并更高的死亡率。充分的肺部吸痰清理非常重要。

- 患者在接受 TEVAR 或 TAA 修复术时,尤其要维持平均动脉压(MAP),以免发生脊髓缺血(SCI)。在 TAA 修复术后,应密切监测MAP,且通常将其维持在 80 mmHg 以上。低血压可导致脊髓灌注减少,并可能导致脊髓缺血引起一过性或永久性瘫痪。发现围术期低血压(MAP<70 mmHg)是脊髓缺血的重要预期指标。因此,仔细监测并及时纠正动脉压变化对于防止截瘫的发生至关重要。TAA 修复术后发生瘫痪,使术后 1 年的存活率降至 50% 以下。接受血管内支架植入术和TAA 直视修复术的患者,术前即置入脊髓引流管,以避免并治疗这种并发症。

- 维持足够的动脉压。避免低血压。找出导致低血压的原因并尽快治疗,以避免由于灌注不足导致的心肌梗死和终末器官损伤等并发症。腹膜后或胸腔内出血过多需要紧急再手术。在术后即刻阶段,这些患者需要大量输液,经常应用血管收缩药物以及输血。按照医嘱维持动脉平均压。

- 监测神经功能。密切评估神经功能,至少每2 h 一次,以便早发现并及时干预。检查上下肢或左右下肢之间的自主运动有无任何不对称性。在发生不可逆损伤之前,只有 2 h 的时间窗口。检查脊髓引流管是否发生扭曲打折并监测其引流功能。如果发生了这些变化,则引流脑脊液有助于降低其压力。

- 监测尿量。发生少尿和低血压,并对输注液体或血管加压药物无反应、腹围增大且通气需求增大时,应考虑腹腔间隔综合征。这个问题很容易被忽视或被误认为是诸如低血容量等其他问题,临床医师必须考虑到并警惕这种可能性。在此类患者中,腹内压升高是长时间手术和液体复苏引起腹腔脏器水肿,然后压迫下腔静脉所致。这种压迫导致心脏的前负荷和心输出量降低,胸膜腔内压力升高,且肺顺应性下降导致通气不足、低氧血症、高碳酸血症和急性肾功能不全。心输出量减少导致腹内脏器损伤/缺血加重,引起代谢性酸中毒和乳酸水平升高。膀胱压力超过20~30 mmHg 具有诊断学意义。治疗方法是通过剖腹探查实施紧急减压。一旦腹部减压后,腹腔内压力恢复正常,前述症状得到缓解。腹部切口予以敷料覆盖,并以分期方式关闭腹腔切口。

20. 导致肠系膜缺血的原因和治疗目的是什么?

当内脏动脉的血流量低于内脏器官代谢所需的血流量时,就会发生肠系膜缺血,可以是急性,也可以是慢性的。治疗的目的是尽快恢复足够的血流量。

21. 什么是急性肠系膜缺血?

在发生急性肠系膜缺血时,患者通常存在与腹部检查不相称的广泛性腹痛;最初可能出现肠鸣音亢进(通常不存在腹膜体征),并出现恶心、呕吐和腹泻。可能会有白细胞增多。如果不及早发现,肠道缺血会加重。可能发生诸如发热、代谢性酸中毒、出血性腹泻、腹膜体征、低血容量和感染性休克等体征。由于死亡率高,临床医师需要高度警惕并怀疑此诊断。原因包括(且不限于)继发于心律失常的栓塞(尤其是合并心房颤动的老年患者),由于低血流量状态引起的血栓形成[脓毒血症、心源性休克、充血性心功能衰竭(CHF)和低血容量],高凝状态疾病,引起肠系膜血管收缩的药物(血管加压药物)以及穿通性或钝性外伤(例如安全带勒伤)。

- 诊断方法包括通过 CT 血管造影来评估血管床和肠道有无缺血、穿孔和游离气体等表现,如果存在适应证,则尽早实施血管造影。腹部平片可显示肠梗阻,但多达 25% 的急性缺血患者其腹部平片表现正常。腹部平片有助于排除穿孔和梗阻。治疗方法包括急诊剖腹探查术、内脏旁路术、血栓清除术、切除缺血肠段、液体复苏术和抗凝治疗。

22. 什么是慢性肠系膜缺血？

通常，患者主诉有餐后腹痛，常被描述为钝痛或痉挛性痛，不适部位位于上腹部，且发生在进食后 0.5～1 h，并可能持续约 4 h（腹部绞痛）。患者通常有早饱。慢性疼痛导致了对食物的恐惧和体重减轻。

- 慢性肠系膜缺血的原因包括动脉粥样硬化、外源性压迫（胰腺肿瘤）和正中弓状韧带压迫综合征（MALS），MALS 是由于呼气期间膈肌的正中弓状韧带压迫腹腔干所致。
- 检查时可能会闻及腹部血管杂音。
- 如果是慢性的，可以进行胃肠（GI）检查，包括内镜检查、钡剂造影检查、腹部超声检查和 CT 扫描，以排除诸如溃疡、胃炎和胆石症等其他原因。肠系膜超声检查会显示腹腔干和肠系膜上动脉的血流异常。血管造影是最可靠的诊断手段。
- 治疗方案包括血管成形术和支架置入术、正中弓状韧带松解、内脏旁路和受累血管的内膜切除术。术后应监测这些患者在无症状时肠道功能的恢复情况和对饮食的耐受能力。

23. 急性肠系膜缺血患者在内脏再血管化手术后的护理需求是什么？

- 这些患者通常病情危重，需要呼吸机支持和积极的液体复苏。使用血管加压药物会加重内脏缺血。维持正常体温。
- 控制心律失常并治疗心动过速。
- 维持足够的血压。
- 监测液体和电解质，包括乳酸浓度。
- 如果一期关闭了腹腔的话，则要监测可能发生的腹腔间隔综合征的体征。
- 患者病情恶化可能是由于多系统衰竭和植入物血栓形成所致。

24. 外周动脉病变（PAD）的症状是什么？如何治疗？

55 岁以上的人群中约有 20% 的人可能存在 PAD。风险因素包括高血压、高脂血症、糖尿病和吸烟。动脉狭窄或闭塞可引起从间歇性跛行到缺血性静息痛，再发生组织缺失和坏疽等症状。狭窄或闭塞最常见的部位为腹股沟韧带下方区域，通常发生在股浅动脉的内收肌管处，以及糖尿病患者的胫骨血管处。腹主动脉与髂动脉病变发生在远端主动脉和髂动脉处，通常见于年龄在 35～55 岁，有严重吸烟史和高脂血症的年轻患者。在出现症状之前，动脉可发生 80% 的阻塞。PAD 最常见的症状是与运动相关的氧供需失衡引起的间歇性跛行。其常被描述为一种在行走了一段距离后感到的抽筋、沉重的感觉或疲惫，休息后可缓解。间歇性跛行不是手术适应证；70%～80% 的患者能维持病情稳定；10%～29% 的患者发生恶化；只有 5%～10% 的患者发生坏疽。首先，对于不存在生活方式受限的间歇性跛行患者，可以考虑给予药物治疗，对风险因素进行控制，并启动步行治疗计划。通常建议使用阿司匹林。己酮可可碱（Trental）和西洛他唑（Pletal）是目前仅有的两种经 FDA 批准用于治疗间歇性跛行的药物。

25. 用于治疗跛行的方法是什么？

患者开始接受步行治疗计划，可有助于缓解症状并改善生活质量。当存在局灶性狭窄或闭塞时，不管有无支架植入，经皮血管成形术的治疗效果最好。这需与最佳内科治疗结合，包括控制合并症、戒烟和运动。

当至少存在 2 级以上的血流动力学明显狭窄时才会发生静息痛。这些患者存在取强制坐位时，反映经常不得不睡在椅子上。他们可能会有皮肤破损或坏疽，也可能没有这些情况。

26. 用于治疗跛行和严重肢体缺血的方法有哪些？

可使用患者的自身静脉、冷冻保存的静脉或人造血管来实施脉旁路手术，有时可与经皮介入治疗相结合使用。图 36-1 显示了一些常用的旁路手术方式。

27. 下肢动脉再血管化手术后的特殊护理需求是什么？

- 监测肢体的颜色、感觉和温度，警惕五个英文

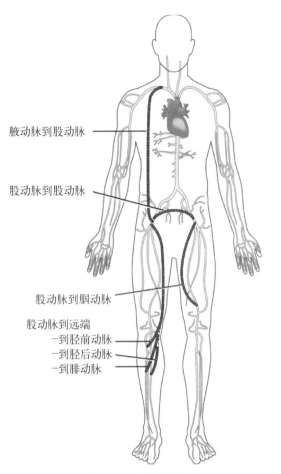

腋动脉到股动脉

股动脉到股动脉

股动脉到腘动脉

股动脉到远端
—到胫前动脉
—到胫后动脉
—到腓动脉

图 36‐1 旁路手术

名称以 P 开头的提示人造血管堵塞或急性血栓形成导致急性下肢缺血的指标(5P):

○ 疼痛(pain)

○ 苍白(pallor)

○ 无搏动(pulselessness)

○ 皮肤感觉异常(paresthsias)

○ 麻痹(paralysis)

○ 冷感评分(poikelothermia)通常作为第六个 P

● 监测足部的多普勒信号时,通常在手术室里对信号采集部位画上一个 X 作为标记(图 36‐2)。如果还没做过标记,那就先做好标记,以便其他人在同一位置做检查,不要依靠脉搏触诊。如果未测及多普勒信号,应立即通知外科医师。

● 所植入的人造血管也应该显示有多普勒信号。如果未测及此信号,应立即通知外科医师,因为这可能表示人造血管有血栓形成。

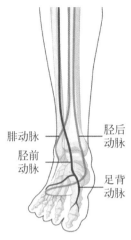

腓动脉

胫前
动脉

胫后
动脉

足背
动脉

图 36‐2 多普勒监测

● 维持正常体温,维持四肢末端温暖。

● 防止足跟和骨突出部位受压。即使是紧绷的敷料也会伤害皮肤并导致破损。

● 监测血压并预防低血压,低血压可导致人造血管急性堵塞。

● 监测间隔综合征,肢体在得到再灌注前的缺血时间超过 6 h,就会发生间隔综合征。间隔综合征的最早期表现包括腿部疼痛且合并足背感觉障碍和足趾背屈力减弱。治疗方法是采用筋膜切开术。通常,在再血管化手术时,实施预防性筋膜切开术。

● 监测出血情况,并检查腹股沟或腿部有无血肿。接受主动脉髂动脉重建的患者,会发生腹膜后出血,当出现心动过速和对输液及血管加压药物无反应的低血压时,应怀疑此问题。

● 终末期或慢性肾病患者是病情最严重、身体最虚弱的患者,因为他们存在多种合并症,且往往年龄很大。大多数情况下,通过一次日间手术的方式来构建动静脉瘘(AV)或植入人造旁路血管,患者的监护时间相对较短。

28. 构建 AV 瘘或植入 AV 人造旁路术后的特殊护理需求是什么?

● 应密切检查肢体的颜色、温度、感觉和毛细血管再充盈情况。

● 应该注意是否存在震颤和杂音;AV 旁路血管通常不会有搏动性震颤,但应该有杂音。

- 间隔综合征是一种罕见而又严重的并发症，需要立即进行干预。
- 监测大出血情况。

29. 什么是 May - Thurner 综合征？

May - Thurner 综合征(髂静脉压迫综合征)不是一种疾病，而是一种解剖变异，表现为右髂总动脉压迫左髂总静脉。患者通常左腿出现肿胀、疼痛。在治疗左腿肿胀的过程中会发现髂静脉内有深静脉血栓(DVT)形成。

在过去，治疗方法主要是使用肝素和香豆素抗凝。此方法治疗了血栓，但并没有防止瓣膜损伤，而静脉瓣膜损伤会导致腿部慢性水肿。最近，在导管引导下溶栓后，再进行血管成形术并植入髂静脉支架的治疗方式已经取得了一些成功。

30. 什么是髂股静脉阻塞？

髂股静脉阻塞是一种髂股静脉发生广泛性 DVT 时的状态。静脉和淋巴结回流发生梗阻，腿部变得明显水肿。如果不治疗，到达小腿和足部的动脉循环受到损害。第三间隙积液造成的低血容量状态可能会导致心输出量减少，从而使血栓蔓延和肺栓塞风险增大。约 50% 的病例合并有恶性肿瘤。其他原因包括高凝状态、创伤和手术。它可以发生在任何年龄段，但在 50～60 岁更为普遍。女性的发病率高于男性。

31. 什么是股白肿？

股白肿是较髂股静脉阻塞略轻的一种类型。肢体疼痛、水肿、肤色苍白，但没有神经血管损伤或缺血。过去被称为"牛奶腿"，在妊娠后期阶段会并发这种问题，是由妊娠子宫压迫髂静脉所致。

32. 什么是股青肿？

股青肿是髂股静脉阻塞的最重症类型。肢体出现极度水肿、皮温寒冷，且皮肤出现青紫；经常有大疱和水肿。此时，患者面临神经血管损伤和动脉供血不足的风险；如果不治疗，会进展成累及皮肤、皮下组织和肌肉的静脉性坏疽。当发生静脉性坏疽时，其与肤色发绀的分布范围类似。当静脉性坏疽位置浅表时，动脉搏动可能仍存在。如果坏疽累及肌腔隙，则可能导致腔隙内压力增高，且无法触及浅表动脉搏动。由于水肿显著，动脉搏动难以触及，所以使用多普勒技术来探测动脉信号是适合的做法。

- 首先用肝素治疗。如果即将发生或已发生坏疽，则开始溶栓治疗(如果没有绝对禁忌证)，以降低血栓的影响。在急性期后，患者使用诸如依诺肝素等低分子量肝素(LMWH)和/或香豆素进行抗凝。在输注溶栓剂期间，患者应在 ICU 内密切监测出血情况。由于存在颅内出血的可能性，因此需监测患者的神经功能状态，来了解有无神志状态改变和头痛。密切监测肢体有无颜色、水肿、感觉和运动的变化。必须充分控制疼痛。监测所有穿刺部位的出血情况。患者应卧床休息并限制活动，必须保持皮肤的完整性。很少进行血栓切除术。使用高腰加压服来控制水肿。在手术后 6～12 个月时，随着身体建立起侧支通路，水肿通常会改善。

(胡　艺　徐维虹)

参考文献

Becquemin J, 2001. Endovascular treatment of carotid disease. //J Hallett Jr., J Mills, J Earnshaw, et al. (Eds.), Comprehensive vascular and endovascular surgery (pp. 533 - 546). New York, NY: Mosby.

Bethel S, 1999. Use of lumbar cerebrospinal fluid drainage inthoracoabdominal aortic aneurysm repairs. Journal of Vascular Nursing, 17(3), 53 - 58.

Black J, 2009. Technique for repair of suprarenal andthoracoabdominal aortic aneurysms. Journal of Vascular Surgery, 50(4), 936 - 941.

Bower T, 2001. Acute and chronic mesenteric ischemia. //J Hallett Jr., J Mills, J Earnshaw, et al. (Eds.), Comprehensivevascular and endovascular surgery (pp. 285 - 293). New York, NY: Mosby.

Chutter T & Schneider D, 2010. Abdominal aortic aneurysms: Endovascular treatment. //J Cronenwett & K Johnston (Eds.), Rutherford's vascular surgery (7th ed., pp. 1972 - 1993). Philadelphia, PA: Saunders.

Clouse W & Cambria R, 2010. Complex aortic aneurysm: Pararenal, suprarenal, and thoracoabdominal. //J Hallett Jr., J Mills, J Earnshaw, et al. (Eds.), Comprehensive vascular andendovascular surgery (pp. 445 - 478). New York, NY: Mosby.

Conrad M & Cambria R, 2010. Aortic dissection. //J

上篇

中篇

下篇

Cronenwett & K Johnston (Eds.), Rutherford's vascular surgery (7th ed., pp. 2090 - 2109). Philadelphia, PA: Saunders.

Cuthbertson S, 2000. Nursing care for raised intraabdominal pressureand abdominal decompression in the critically ill. Intensive andCritical Care Nursing, 16(3), 175 - 180.

Executive Committee for the Asymptomatic Carotid AtherosclerosisStudy, 1995. Endarterectomy for asymptomatic carotid arterystenosis. JAMA, 273(18), 1421 - 1428.

Greelish J P, Mohler III E R & Fairman R M, 2010. Carotidendarterectomy: Preoperative evaluation; surgical technique; andcomplications. Retrieved from http://www. uptodate. com/patients/content/topic. do? topicKey=~QQggvHGWdl88SWsQ.

Hallett J, Brewster D & Rasmussen T, 2001. Handbook of patientcare in vascular diseases (4th ed.). Philadelphia, PA: LippincottWilliams & Wilkins.

Hoel A & Thompson R, 2004. Pathophysiology and natural history ofabdominal aortic aneurysms. //J Hallett Jr., J Mills, J Earnshaw, et al. (Eds.), Comprehensive vascular and endovascularsurgery (pp. 391 - 407). New York, NY: Mosby.

Mackey W & Naylor R, 2001. Carotid artery disease: Natural historyand diagnosis. //J Hallett Jr., J Mills, J Earnshaw, et al. (Eds.), Comprehensive vascular and endovascular surgery (pp. 521 - 531). New York, NY: Mosby.

Mohler III E R & Fairman R M, 2010. Natural history andmanagement of abdominal aortic aneurysm. Retrieved from http://www. uptodate. com/patients/content/topic. do? topicKey = ~ jCGxCpeU4JIYU7x & selectedTitle = 1~99 & source=search_result.

Naylor A & Mackey W, 2001. The surgical treatment of carotiddisease. //J Hallett Jr., J Mills, J Earnshaw, et al. (Eds.), Comprehensive vascular and endovascular surgery (pp. 547 - 569). New York, NY: Mosby.

North American Symptomatic Carotid Endarterectomy Trial Collaborators, 1991. Beneficial effect of carotid endarterectomy insymptomatic patients with highgrade carotid stenosis. New England Journal of Medicine, 325 (7), 445 - 453.

O'Hara P, 2001. Abdominal aneurysm — Open repair. //J Hallett Jr., J Mills, J Earnshaw, et al. (Eds.), Comprehensive vascularand endovascular surgery (pp. 425 - 443). New York, NY: Mosby.

Papia G & Cina C, 2010. Postoperative management. //J Cronenwett & K Johnston (Eds.), Rutherford's vascular surgery (7th ed., pp. 501 - 516). Philadelphia, PA: Saunders.

Tan K, Oudkerk & van Beek E, 2001. Deep vein thrombosis andpulmonary embolism. //J Hallett Jr., J Mills, J Earnshaw, et al. (Eds.), Comprehensive vascular and endovascularsurgery (pp. 625 - 663). New York, NY: Mosby.

Upchurch G & Patel H, 2010. Thoracic and thoracoabdominal aorticaneurysms: Evaluation and decision making. //J Cronenwett & K Johnston (Eds.), Rutherford's vascular surgery (7th ed., pp. 2014 - 2030). Philadelphia, PA: Saunders.

van Sambeek M, van Dijk L & Hendriks J, 2001. Abdominal aortic aneurysms' EVAR. //J Hallett Jr., J Mills, J Earnshaw, et al. (Eds.), Comprehensive vascular and endovascularsurgery (pp. 409 - 423). New York, NY: Mosby.

Wilterdink J L, Furie K L & Kistler J P, 2010. Evaluation of carotidartery stenosis. Retrieved from http://www. uptodate. com/patients/content/topic. do? topicKey -=~ ssYcTCKU5bl4on & selectedTitle=1~150 & source=search_result.

Woo Y J & Mohler III E R, 2010. Management and outcome ofthoracic aortic aneurysm. Retrieved from http://www. uptodate. com/patients/content/topic. do? topicKey=~ak1Fp. Msh4ZEsLk & selectedTitle=1~30 & source=search_result.

第 37 章　心血管介入手术

Laurel Stocks, RN, MSN, ACNP/BC, CCRN, CCNS

Georgette Pierce, RN, BSN, CCRN

Michelle M. Porter, MSN, RN

心导管和电生理学（electrophysiology，EP）实验室是心脏遥测、重症监护和门诊治疗的组合。大多数患者从家里来此进行常规诊断性导管检查、EP检查或心脏消融术。在此也可以对来自急诊或心脏科的疑似心肌梗死患者进行紧急经皮介入治疗（percutaneous intervention，PCI）。尽管 EP 实验室在需要的情况下总是可以随时对心律失常的患者进行急诊消融或植入起搏器或植入埋藏式自动心脏复律除颤器（automatic implantable cardioverter defibrillator，AICD）治疗，但大多数病例是预先安排好的。没有明显冠状动脉疾病（coronary artery disease，CAD）的患者通常当天即可出院回家。

如果患者接受了诊断性检查操作，术后护理主要关注患者从中度镇静中恢复的情况和评估股动脉或桡动脉穿刺置入鞘管部位的血管情况。对 PCI患者，监测心律失常、新发缺血或梗死以及启动术后纤维蛋白溶解治疗都是非常重要的护理任务。当患者的激活全血凝固时间（activated clotting time，ACT）或部分凝血活酶时间（partialthromboplastin time，PTT）在术后恢复到基础值，可以将动脉和/或静脉鞘管拔除。尽管优先推荐具有心脏手术护理、遥测技术或重症监护护理背景的人员进入 EP实验室，但这些并不是先决条件，大多数单位都有岗前训练项目，并要求每个护士都持有效的基础生命支持（basic life support，BLS）和高级生命支持（advance cardiac life support，ACLS）培训证书。关键技能是识别可能致命的心律失常、即刻纠正血管迷走神经反射或过敏反应、临床评估心肺功能，并根据美国心脏协会（American Heart Association，AHA）方案配合心脏医师进行本部的操作方案。本章阐述在医院 EP 实验室工作的护士可能会遇到的问题。

1. 什么是冠状动脉疾病？

冠状动脉疾病（coronary artery disease，CAD）是冠状动脉的粥样硬化，导致提供心肌或心脏肌肉血流的血管发生堵塞。动脉粥样硬化是一种内皮性病变，由动脉壁的炎症过程发展而来，动脉粥样硬化导致光滑的动脉壁变得凹凸不平和粥样斑块在心脏动脉血管壁和内膜上积聚。突发的血栓形成可能完全堵塞管腔，血管痉挛导致闭塞，或受限制的血流可能无法满足由运动或应激导致的氧需求增加。重要的是要记住超过 99％的斑块破裂可能没有临床表现。心肌缺血、受损和死亡会产生心电图改变、血液标识物升高和从轻微不适到严重疼痛（心绞痛）和/或猝死。从细胞损伤到死亡这一过程需要 3~4 h，因此，及时采取措施恢复心肌的再灌注变得非常重要，常用的方法有冠状动脉成形术和/或经皮冠状动脉介入治疗（PCI）（支架置入）或创伤较大的冠状动脉搭桥术（Buja，Holmes & Willerson，2015）。2010 版的 ACLS 急性冠脉综合征处理指南（ACS）包括应用 PCI 或被称为纤溶剂或溶栓剂的"破坏血凝块（clot buster）"药物进行心肌再灌注治疗。

2. 患者胸痛时该如何处理？

如果患者胸痛和/或 12 导联心电图有急性损伤特征时应尽可能带到心导管室进行可能的干预。如果患者有 ST 段压低或 T 波倒置动态变化，应怀疑有心肌缺血。根据 ACLS 指南，其治疗措施包括：监测心律失常和心力衰竭；治疗胸痛以及给予药物辅助治疗如硝酸甘油、肝素和β受体阻滞剂。如果患者心电图显示 ST 段抬高,提示目前已有心肌损伤,治疗目标是在 90 min 内通过心导管技术进行心肌再灌注治疗(Nuemar et al., 2010)。

3. 心肌梗死的主要类型是什么?

心肌梗死(myocardial infarction,MI)的一种主要类型是非 ST 段抬高型心肌梗死(non - ST segment elevation myocardial infarction,NSTEMI)或非 Q 波型心肌梗死。这类心脏病发作或心肌梗死不会引起 12 导联心电图(electrocardiogram,ECG)的典型变化。血液中的化学标识物可能会表明心肌已经受损,最常检测的化学标识物是血清 CPK - MB 和肌钙蛋白 I。肌钙蛋白 T 和 C - 反应蛋白也是心脏疾病的标识物。

另一种类型的心肌梗死是 ST 段抬高型心肌梗死(ST elevation myocardial infarction,STEMI)或 Q 波型心肌梗死。这种类型的心肌梗死由长期的血液供应受阻引起。它通常影响大面积的心肌,可能导致急性心力衰竭和肺水肿。在通常情况下,心肌梗死患者的心电图都会有所改变,但有些类型的心肌梗死,例如右心室心肌梗死,在传统的 12 导联心电图上看不到变化。不稳定性心绞痛(Unstable angina,UA)可能会产生相似的 ST 段压低,心电图变化在休息或服用硝酸盐类药物后会消失。

4. 美国心脏协会提供了护理急性冠脉综合征的法则。检测冠状动脉血栓形成(危重病变)的标准是什么?

静脉注射放射性造影剂进行左心导管检查是检测冠状动脉粥样硬化和左心室射血分数的金标准。其他非创伤性检查包括胸部正电子发射断层扫描(positron-emission tomography,PET)、计算机轴向断层扫描(computerized axial tomography,CT)和二维超声心动图,可确定心脏射血分数。

5. 什么是血管成形术或经皮冠状动脉介入治疗?

血管成形术或经皮冠状动脉介入治疗以前称为经皮冠状动脉腔内成形术(percutaneous coronary transluminal angioplasty,PTCA)。该手术是将导管置入股动脉或桡动脉并可到达左心,操作者可以使用导管气囊、旋转刀片或激光打开阻塞或狭窄的冠状动脉。一旦到位,气囊充气将斑块对着动脉管壁向外推,这个过程就叫血管成形术,这会拓宽动脉并恢复血流。直径小于 50% 的血管腔病变为非危重冠状动脉病变。放置支架的最低标准是 70% 的血管腔阻塞。

血管成形术可以改善心肌组织的血流,减轻胸痛/缺血,并减少心肌组织损伤。有时需要在动脉内放置一个被称为支架的小网管以保持术后动脉开放。趋化药物涂层或药物洗脱支架可以减少再狭窄的发生率。

6. 通过心导管检查可以评估什么?

- 通过冠状动脉造影可以明确动脉的大小、狭窄部位和阻塞程度。在心导管检查过程中,测量心肌梗死溶栓(thrombolysis in myocardial infarction,TIMI)血流量可以对冠状动脉血流进行分类。TIMI 血流分级范围从 0(0=无含造影剂的血流通过动脉)到 3(3=含造影剂的血流完全充盈冠状动脉远端血管床)。
- 左心房和右心室压力、直接测定心输出量/每搏输出量或左心室射血分数。
- 有些医院可能只具备实施诊断评估的装备,然后将患者转至转诊中心进行介入治疗。

7. 介入心脏医师采取什么介入方法减少冠状动脉堵塞引起的心肌缺血和心肌损伤?

尽管大多数的心导管室能实施诊断操作,但如果需要进行介入治疗,该单位或医院必须在 PCI 期间具有冠状动脉穿孔或心室刺破等突发意外事件的应急计划,应具备现场进行心胸外科手术的能力或事先签好紧急转运协议书。作为患者的护士和支持者,在开始 PCI 之前,确保患者的安全是最重要的。

8. 在血管成形术中可以完成哪些类型的介入治疗?

- **球囊成形术**:将头端带有小球囊的特制导管引导至动脉的狭窄处,球囊充气挤压堵塞部分或将斑块压进动脉壁,扩宽动脉以增加心肌的血流供应。

- 切割球囊或激光：切割球囊导管有一种特制球囊，球囊头端有小刀片或激光，可以减少动脉腔内斑块或闭塞性凝块的形成。
- 支架：支架是一种小型金属网状管，在冠状动脉内作为支架提供支撑。球囊导管沿导丝插入狭窄的冠状动脉，一旦到位，球囊头端充气膨胀，支架扩张到动脉尺寸的大小，内膜的弹性和拉伸的金属丝相互啮合，保持动脉壁开放。当支架在适当位置固定后，球囊放气并退出球囊导管。有些支架含有药物，如药物洗脱支架，旨在降低再次堵塞或再狭窄的风险。
- 斑块旋切术：本手术中使用的导管头端有一个空心圆柱体，圆柱体一端是开放的窗口，另一端是一球囊。当球囊膨胀时，就推动脂肪物质，圆柱体内的刀片（刀具）旋转刮除任何突入窗口内的脂肪，切屑将被收集在导管内腔中，最后将切屑取出。根据需要可重复这个过程，以获得更好的血流。

9. 哪些药物可以由心脏科介入医师通过导管直接注入冠状动脉？

未经美国食品和药物管理局（Food and Drug Administration，FDA）批准通过冠状动脉内途径使用，但可经静脉途径治疗冠状动脉痉挛的同一药物，也许可以在 PCI 期间直接注射进冠状动脉治疗严重的血管痉挛，以利于支架的植入。硝酸甘油、腺苷和尼卡地平就是这样的三种药物，它们可以稀释浓度后使用。应记录持续监测结果和患者反应。

10. 哪些患者应该接受心脏动脉搭桥手术而不是支架植入术？

糖尿病患者、动脉扭曲的患者和超过两根冠状动脉病变的患者接受心脏动脉搭桥手术（CABG）可能效果更好。

11. 心导管患者的术前评估应包括哪些内容？

- 基础病史和体格检查；12 导联 ECG；血常规；生化检查，包括肌酐，如果服用华法林，还要检测 INR；胸部 X 线检查；生命体征；神经系统评估；过敏史，特别是对静脉注射药物或 X 线造影剂、贝类、任何药物过敏或橡胶/乳胶制品过敏；远端脉搏评估。

如果要尝试经桡动脉途径置管，需要在患者的手腕处做改良 Allen's 试验或体积描记法评估尺侧和桡侧血流，也可通过使用脉搏氧饱和度探头在监护仪上显示脉氧饱和度波形式来完成。同时压迫桡动脉和尺动脉，使波形变平，然后每次松开一根动脉，观察桡动脉和尺动脉上脉搏氧饱和度波形的快速恢复情况，目的是为了避免桡动脉堵塞和手部缺血，确保如果发生这种并发症，尺动脉将提供侧枝血流。

12. 如何确定使用桡动脉还是股动脉插入导管？

医师必须有能力做经桡动脉心导管术，因为它们在技术上更具挑战性。肥胖患者、有慢性背痛患者和/或有肺部疾病难以平卧的患者将受益于桡动脉途径。由于桡动脉更靠近皮肤表面，内出血很少，而外出血很容易被发现并压住。使用股动脉部位可发生严重内出血或腹膜后出血危及患者血流动力学。经桡动脉造影后，患者可以坐起来立即进食，而不是像经股动脉造影那样仰卧 4～6 h。这将增加患者满意度。

13. 做心导管或 PCI 患者需接受什么药物治疗？

大多数患者接受术前抗焦虑药，如口服地西泮（安定）和/或静脉注射咪达唑仑、芬太尼和局部麻醉药，通常是在穿刺插管部位应用利多卡因。如果仅是在穿刺置管部位使用局部麻醉药完成手术，患者不需要持续的气道监测，但导管室工作人员必须做好处理心律失常和术中造影剂过敏反应的准备。

目标是舒适或"朦胧镇静"而不是深度镇静。患者应该能够回答问题并执行简单的命令，如"深呼吸"和"转头"。

胸部或手臂剧烈疼痛的患者，可以静脉注射小剂量吗啡或芬太尼治疗严重疼痛，这样就变成了中度镇静，注册护士应具有气道维持和镇静催眠药使用方面的资质。在实施静脉注射镇静剂之前，大多数单位要求首先具备 ACLS 证书。

许多老年患者对麻醉性镇痛药物非常敏感，对咪达唑仑也可能发生不良反应。如果术前使用麻醉性镇痛药物或其他中枢神经系统(CNS)抑制药,那么老年患者可能只需要大约是健康年轻患者一半的咪达唑仑剂量(Micromedex,2009)。

14. 已知对造影剂过敏的患者应该如何处理?

采取预防措施可以降低造影剂过敏反应的发生率和严重程度,但不能完全消除它们发生的风险。造影剂过敏患者的预处理包括皮质类固醇激素和抗组胺类药物。轻度的过敏反应可采用类似的治疗方案;然而,更加严重的过敏反应如喉水肿、支气管痉挛和低血压需要立即进行 ACLS 治疗。

根据 Topol 和 Teirstein(2012)所述,基于医师的个人喜好,可合用 H_1 和 H_2 阻滞剂以及类固醇激素用于已知静脉造影剂过敏反应的患者:

- 术前 13 h、7 h 和 1 h 口服泼尼松 40～50 mg
- 术前 1 h 静脉注射氢化可的松 100 mg
- 术前 12 h 和 2 h 用甲泼尼龙 32 mg
- 术前 1 h 口服西咪替丁 300 mg 或雷尼替丁静脉注射或口服
- 术前 1 h 静脉注射苯海拉明 50 mg
- 术前 1 h 口服孟鲁司特 10 mg

恶心呕吐、口腔金属味、全身发热或脸红都是与注射造影剂有关的症状,这些症状通常很轻微,没有生命危险,可以通过缓慢注射减轻(Maddox,2002)。

15. PACU 中的心脏病患者需要间隔多长时间进行一次评估?

镇静和疼痛程度的评估至少每 15 min 记录一次。Richmond 躁动镇静评分(richmond agitation sedation scale,RASS)或同等的量表应用于记录镇静或意识水平。应持续监测 ECG,并测量 ST 段。在中度镇静过程中和之后也需要连续测量脉搏血氧饱和度。术后每 15 min 进行一次无创血压(non-invasive blood pressure,NIBP)测量,以确定是否需要补充容量或血管活性药物。大多数心内科医师会设定一个目标收缩压或目标平均动脉压(mean arterial pressure,MAP)。可以注射止痛药和/或硝酸甘油将胸痛降到最低。术后 1 h 内,每 15 min 也

要对穿刺或鞘管部位评估一次。

如果患者接受了介入治疗,术后在恢复区需要用 12 导联 ECG 进行监测。可在开始使用纤溶剂时进行心肌酶谱和血常规检测以评估血小板计数,并应在治疗后 6 h 重复检测。对诊断性心导管检查的患者,只需从镇静及鞘管穿刺部位恢复后即可出院。

16. 股动脉插管的可能并发症是什么?

当心导管或鞘管仍在原位和术后凝血时间恢复到正常范围之前,应该经常检测是否存在血管损伤、出血、血肿、假动脉瘤以及导致远端脉搏丧失的血凝块或血管阻塞。仍然可以对插入点上方的脉搏进行评估,远端脉搏应在插管前以及术后常规间隔进行评估。大多数人建议在拔除导管后 1～2 h 每 15 min 评估一次,然后每小时 1 次,直到患者可以走动和/或出院。美国重症监护护士协会操作指南是拔除和监测动脉导管的重要参考资料。

17. 护士能拔除股动脉导管鞘吗?

是的,如果他或她是经过你们单位培训并被授予资质,并且由国家护理委员会批准,就可以拔除股动脉导管鞘。拔除鞘管前要确保患者有一根开放的静脉。当拔除鞘管时,必须有另一位护士或医护人员可以随时参与监测并处理可能的迷走神经反射和心律失常,同时要显示动脉血压。在拔除鞘管前要检测 ACT 或 PTT,并注意有无存在血流动力学不稳定的迹象。实验室将提供 ACT 或 PTT 的正常值,但大多数机构推荐 ACT 要低于 180～200 s,PTT/INR 按各机构的标准恢复到正常值。

18. 在拔除动脉鞘管后可以使用哪些装置密封动脉?

手动压迫装置,如 Femo - Stop,具有无须用手操作、接触血液少和压力可控的优势。当出血难以控制时,增加装置压力以达到止血,然后每隔几分钟减少压力至通过透明圆顶看不到出血迹象的最小压力。推荐使用这样的压迫装置不超过 2 h,以减少组织损伤或神经压迫的风险。患有严重外周血管疾病(peripheral vascular disease,PVD)或股动脉/股静

脉移植的患者禁止使用这类装置。在重度肥胖的患者中用压迫法可能不足以达到止血的目的。

血管闭塞装置,如由胶原栓和促凝剂制成的超闭塞(Perclose)或血管封堵器(Angioseal)。这些装置由心脏科介入医师在导管室内应用。血管闭合装置与减少压迫时间、改善患者舒适度以及较早活动相关,但并未发现能明显减少出血或血管并发症(Shoulders-Odom,2008)。

仔细阅读制造商的指南和各医院对每种类型装置的使用管理政策。目的是减少卧床休息时间,允许患者出院或早期下床活动,以避免压疮、背痛、深静脉血栓和不动导致的其他风险。

19. 当有设备可用时,为何使用徒手压迫?徒手压迫技术效果如何?

由于血管闭塞装置可能给人一种虚假的安全感,它们与减少穿刺部位的并发症无关,并且显著增加成本(Kyunghee et al.,2013),大多数中心依赖于标准的徒手压迫手法,并将之作为金标准。用2~3根手指在穿刺点上方持续向下压,用足够的压力止血,同时保持减弱的远端脉搏大约 20 min 或遵循各医院的方案(Shoulders-Odom,2008)。

20. 接受手术后,患者需要监护多久?

尽管每家医院都有自己的方案,但通常情况下,如果手术期间没有注射 GPⅡb-Ⅲa 抑制剂,如依替巴肽,血管封堵患者应该在血管封堵器放置后卧床休息 2.5~4 h。使用过 GPⅡb-Ⅲa 抑制剂的患者应该仰卧 6 h,头部逐渐升高不超过 30°。

如果决定手动拔除,根据各家医院的指南,当 ACT 短于 180~200 s 时,拔除鞘管。如果没有使用封闭装置,拔除鞘管后卧床休息 4~6 h,逐渐抬高头部并在出院前下床活动。穿刺困难或多次股动脉穿刺置管的患者应得到个性化护理和额外的观察时间。

21. 在拔除鞘管后,应用沙袋或静脉注射袋对腹股沟部位进行压迫是否合适?

没有证据支持使用沙袋是合适的。沙袋的重量不够(<4.5 kg),也不能直接作用于动脉,只是对医务人员隐藏了腹股沟部位。因此沙袋已多年不受青睐。

22. 穿刺部位应该用什么敷料?

清洁敷料或很小的不带抗菌药膏的封闭敷料可用于穿刺部位,进行直接观察和触诊以评估穿刺部位是否存在血肿。在第一个小时里应每 15 min 检测一次穿刺部位,在接下来的第二个小时里每 30 min 检测一次,然后每小时一次,直到下床走动。在下床走动后应立即检查穿刺部位,然后每 15~30 min 检查一次,直到出院或转院。

23. 许多患者对拔除导管鞘有血管迷走神经反应,如果患者有症状该如何治疗心动过缓?

对一个成年人,遵循 AHA 指南:每隔 5 min 静脉注射阿托品 0.5~1 mg。对心脏停搏患者:每隔 5 min 静脉注射阿托品 1 mg,最大总剂量为 3 mg 或 0.04 mg/kg。应当将这一事件告知主诊心脏科医师。每家医院都应该有一份针对血管迷走神经反应的治疗方案并据此执行。

24. 应该评估哪些损伤?

评估从髋部外侧到内侧腹股沟的肿胀、严重瘀青、麻木、刺痛或严重疼痛。用一卷敷料或枕头重新摆放髋关节和/或膝关节位置,减轻对患者股神经和/或坐骨神经的压力。用一装置或枕头给脚后跟减压以避免压疮。减少剪切力和降低压力会减少压力点。腹膜后出血可缓慢发生,同时伴有症状和体征模糊不清,因此,反复评估至关重要。

25. 应该向手术医师报告哪些情况?

- 心动过缓或心动过速
- 体温超过 38℃
- 穿刺部位出血或形成血肿
- 低血压/高血压,超过患者基础血压 20% 的变化
- 胸痛或 ST 段改变
- 气促
- 持续的恶心和呕吐

26. 经桡动脉途径心导管治疗术后的患者如何护理?

治疗后的护理方案将取决于心导管室在术后使用的压迫装置。始终要遵循各医院的策略和程序。以下这些是对设备公司和主要心脏医疗机构策略的概括。根据肝素的量和做心导管是为了诊断或者治疗,可保留压迫止血装置1.5~4 h。

- TR 绑带或 VASC 绑带:每 5 min 回抽 2 ml 空气,或每 15 min 共抽 3 ml,每次回抽 1 ml,直到抽空气袋,绑带松弛。如果有出血,重新注入空气直到出血停止并等待 15~30 min,重复松绑带的过程。
- D - Stat 绑带:诊断性检查后 30 min 和介入治疗(或用抗凝剂的诊断性检查)后 60 min,开始每 30 min 松一扣松绑带,务必标记绑带扣的起始点。如果发生出血,即可恢复到先前的位置。

可以在诊断性检查后(无抗凝剂)2 h 或者应用抗凝剂的介入性治疗后 4 h 完成 D - Stat 的快速松绑。将 D - Stat 标签保留在穿刺部位并用清洁敷料覆盖 24 h[Johns Hopkins Health System (JHHS) & Johns Hopkins Hospital (JHH),2015]。在经桡动脉途径进行心导管检查治疗期间和之后,必须反复评估穿刺部位远端的循环状态。如果有任何感觉、搏动以及皮肤苍白的变化,都应该要记录并上报手术医师。

27. 心导管检查治疗术后的患者可以给予哪些药物?

大多数患者在卧床休息时可服用口服药物和清亮液体。头部抬高 15°或头高脚低位有助于减少误吸和改善患者的舒适度。通常会给患者开麻醉性镇痛药物、对乙酰氨基酚、抗组胺药、止吐药、阿司匹林、氯吡格雷、β-受体阻滞剂、血管紧张素-转换抑制剂或治疗术前高血压的钙通道阻滞剂。在拔除导管鞘之前停用普通肝素。鼓励患者使用生理盐水和口服液体,增加体内液体容量,减少术中使用造影剂可能引起的急性肾小管坏死和随后的肾功能不全。

其他的肾保护策略包括术前静滴乙酰半胱氨酸和碳酸氢盐,但现在基本上不再应用,因为研究显示缺乏有效性。如果患者能够耐受,可以给予高剂量(80 mg)的阿托伐他汀来保护肾脏。在极少情况下,可能需要应用硝酸甘油或去甲肾上腺素类的血管活性药。术后发生冠状血管痉挛、血管再闭塞或严重出血需要紧急再次心导管手术治疗或转运至手术室或重症监护室。

28. 在急性心肌梗死发生后的最初 24 h 内可能会发生哪些并发症?

- 心输出量减少导致爆发性充血性心力衰竭(congestive heart failure,CHF)
- 室性和房-室传导阻滞性心律失常
- 心室破裂或室壁瘤,通常伴有心源性休克
- 与下壁心肌梗死和二尖瓣反流有关的乳头肌破裂
- 需要手术修复的急性室间隔缺损
- 在心导管手术过程中,冠状动脉穿孔可引起心包填塞。主要症状包括奇脉(脉压差增加)和心音低钝导致心血管衰竭
- 全身低灌注,导致心肌顿抑和心源性休克
- 晚期:由所有心电导联的 ST 段抬高所证实的心包炎,新出现的摩擦音和发作的不能被硝酸盐类药物缓解的胸痛

29. 护士对离开导管室的患者应着重指导哪些注意事项?

- 在股动脉处的导管鞘拔出之前,除清亮液体外,要避免进食或饮用其他液体,因为在这段时间内可发生恶心和呕吐并存在误吸和/或低血压的危险。
- 一旦允许患者进食,建议患者遵循低胆固醇和低盐饮食。PCI 术后或术后发生并发症的患者应收入心脏监护病区观察过夜。

30. 在 PACU 期间要留意患者的哪些并发症?

大多数并发症发生在鞘管拔除后的 2 h 内。要反复检测动脉和/或静脉穿刺部位,评估外周循环是否足够或是否恢复到术前状态。包括皮肤温度、颜色、毛细血管再充盈和肢体的脉搏检查。在穿刺部位,检查是否存在带或不带杂音和震颤的搏动性肿

块和广泛淤青。需要评估的其他体征和症状包括：无法解释的低血压、同侧腹部疼痛、不明确的腹部或背部痛和/或腹胀。通常用超声来证实比较严重的并发症，具体如下。

- 血肿和假性动脉瘤：软组织中形成的血液集聚。血肿通常凝结成果酱样稠度，最终机体重新吸收血块，动脉管壁上的穿刺口完全愈合。然而，如果血肿液化，动脉壁上的穿刺口没有关闭愈合，就会有持续的血流通过动脉管壁上的穿刺孔流入血肿腔。来自动脉管壁的袋状或囊状结构看起来像动脉瘤，它被称为"假性动脉瘤"，因为这个囊状结构的衬里不是由正常的动脉壁层组织组成，而只是围绕血肿周围形成的纤维衬里。因此，这个囊不是一个"真正"的动脉瘤，而被称为"假性"动脉瘤。通常用超声波检查来区分血肿和假性动脉瘤。做这个区别很重要，因为血肿通常不经治疗就会消失，而假性动脉瘤则需要治疗来封闭动脉瘤并防止破裂。如果假性动脉瘤直径＜2 cm，则可以观察并监测直到痊愈。如果大于 2 cm，可能需要手术干预、注射凝血酶或超声引导压迫。
- 腹膜后出血：后腹膜腔内的异常出血来自血肿或假性动脉瘤破裂。腹膜后出血的晚期发展将是格雷特纳氏（Grey Turner's）征或者从最下部的肋骨到髋部顶端的腹部两侧淤青，淤青表现为蓝色变色，是后腹膜出血或腹膜后出血的征兆。格雷特纳氏征需要 24～48 h 才能形成。
- 动静脉瘘：静脉和动脉之间的异常连接，通常来自血管损伤。大多数动静脉瘘会自发性关闭。
- 末梢循环受损：因动脉损伤而失去脉搏搏动。
- 神经损伤：由于肿胀和神经压迫。这可能导致股四头肌无力，可能需要数周之后才能改善。
- 卒中：几乎总是由斑块移位导致的栓塞引起。患者神经功能方面的任何变化都应被记录并立即沟通。可能需要进行 CT 扫描，颅内出血是过度抗凝的并发症；因此，应反复进行神经学评估。
- 心包填塞：冠状动脉破裂或穿孔将表现为心音低钝、低血压、心动过速、呼吸急促和颈静脉怒张。治疗措施包括心包穿刺术。
- 血管-迷走反射：按处理规范给予液体和阿托品，仰卧抬高腿部使患者处于 Trendelenburg 体位。
- 造影剂引起的肾病理性改变：糖尿病患者有风险；肾功能不全可能是永久性的，也可能在一周内恢复到基础水平。补液和谨慎使用造影剂将减少心导管带来的肾功能损害风险。应告诉服用二甲双胍的糖尿病患者在使用造影剂前 24～28 h 以及注射造影剂后 48 h 停止服用此药。

并发症的护理：连续监测并记录血流动力学评估和全面的检查。复苏室护士负责维持患者卧床休息，补充体液，调整体位使患者舒适，绘制系列血细胞计数和给予处方药物的图表，并在需要时与术者进行沟通。

31. 心导管术后的患者在出院时应接受什么出院指导？

- 应该告知患者在术后 1 周内避免剧烈运动。如果穿刺了桡动脉部位，那么大约 3 天内不能提重量超过 3.6 kg 的物品。
- 可在术后 24～48 h 内恢复步行和驾车。
- 手术部位可能会有淤青，在淤青消失之前其颜色从深蓝色变为绿黄色，这是正常的愈合过程。
- 患者应报告手术侧腿部或手臂的任何疼痛、麻木或刺痛。任何没有好转的皮肤下肿胀或结节也应报告。

32. 什么是电生理学，其目的是什么？

电生理学检测患者的心脏电活动以发现心律失常（异常心跳）的起源。这些结果能帮助医师决定采用药物、起搏器、埋藏式复律除颤器（implantable cardioverter defibrillator，ICD）、心脏消融或手术治疗的必要性。当患者轻度镇静后，在被称为电生理学（electrophysiology，EP）实验室或导管实验室的特殊房间里完成这些测试。

当一个人的心脏跳动不正常时,医师就应用 EP 来确定原因。电信号通常以规律的方式穿过心脏;心脏病发作、衰老和高血压都可能导致心脏瘢痕,这可能会导致心脏以不规则的(不均匀的)模式跳动。在某些先天性心脏病中发现的额外异常心脏电信号传导通路也会引起心律失常。

- 心房纤颤是已确诊的可导致心绞痛、心力衰竭和严重卒中的最常见心律失常。现已明确,从左心房延伸到肺静脉的心肌纤维可触发心房纤颤。心肌纤维病理生理改变导致心房激活不规律,通常由心脏病或持续快速心率引起心房重构。应用股动脉导管并结合心脏起搏器置入和心脏电复律可以在导管室完成心脏消融治疗。

33. 什么是心律失常的消融治疗?

在电生理实验室,非手术消融用于多种类型的心律失常治疗。在非手术消融过程中,将心导管插入心脏的特定区域,应用除颤仪将能量通过心导管引导至通过定位明确的引起心律失常的小的心脏肌肉区域。这一能量切断了异常节律的通路,也能用于切断心脏上腔(心房)和下腔(心室)之间的异常电通路。

34. 什么类型的心律失常需要消融治疗?

- 有症状的心房颤动和药物难以治疗的心房扑动
- 有旁路的室性或室上性心律

35. 消融治疗的优势是什么?

除了重建某些心律失常患者的正常心律外,消融治疗有助于控制那些快速心律失常患者的心率,并降低血栓和卒中的风险。

36. 什么是改良迷宫手术?

在改良迷宫手术过程中,应用一种特殊的心导管来传递能量,造成可控制的心脏缺损,最终形成房室结。这一操作形成的瘢痕组织阻断了通过心肌传导的异常电脉冲,促进了通路的正常传导。四种类

型的能量可以用来形成瘢痕组织:射频、微波、激光或冷冻疗法(低温)。

37. 在透视下进行肺动脉导管诊断与治疗的心脏病患者,其肺动脉或右心导管的正常压力是多少?

通过肺动脉(PA)导管获得的正常压力值:

- 右心房平均值(CVP):0~8 mmHg
- 右心室收缩压/舒张压:15~25/0~8 mmHg
- 肺动脉收缩压/舒张压:15~25/8~12 mmHg
- 肺动脉(梗阻)楔压:6~12 mmHg

38. 为什么在心导管或起搏器植入时要选用股静脉插管?

中心静脉常用于置管提供额外的静脉输液通路,并提供向动脉和静脉系统注射造影剂的能力。静脉造影可提供有关逆行血流和其他需要干预的血管异常的重要信息。插入主动脉内气囊泵(intra-aortic balloon pump,IABP)可用于治疗心源性休克或作为手术前的过渡。

39. 安装永久性起搏器的适应证是什么?

起搏器发射电脉冲到心肌,以维持合适的心率和节律。可以将导线放置在心房和心室。对昏厥发作(晕厥)、充血性心力衰竭、快慢交替型心律失常和肥厚型心肌病患者可以进行起搏器的安装治疗。

起搏器由两部分组成:导联线和脉冲发生器。脉冲发生器装有电池和一台微型电脑,固定在胸部皮肤下面。导联线穿过静脉进入心脏并植入心肌,起搏器不仅发放脉冲到心肌,而且还能感知心脏的电活动。双心室起搏器使用三条导联线:一条置于右心房,一条置于右心室,另一条置于左心室(通过冠状窦静脉)。术者制订最低心率程序,当患者的心率低于设定的心率时,起搏器就会发生(发射)一个脉冲,并通过导联线到达心肌。也可以设置超速起搏,以控制快速心律失常患者的心室率。

40. 什么是心脏再同步化治疗?

心脏再同步化治疗(cardiac resynchronization

therapy，CRT）是一种双心室起搏器，用于治疗诸如肥厚型心肌病患者的心力衰竭，并作为移植前的过渡。

41. 起搏器植入后如何评估？

患者进入 PACU 后，应进行胸部 X 线检查以评估是否存在气胸并确认导联线的位置。

评估患者的脉搏、动脉波形和灌注，包括毛细血管再充盈时间、意识状态、平均动脉压和尿量。如果电刺激不产生心室射血，就不会有心输出量，也就没有血压。增加电流（MA）直到可以捕获到电信号。新放置的导联线可能已经移位或移动到不能传导电信号的受损心肌组织附近。如果发生这种情况，对起搏器依赖的患者应当进行经皮起搏替代治疗，直到更换完导联线。

42. 对于有起搏器和/或自动体内心脏除颤器的患者，应该给予什么样的指导？

所有患者都应该携带身份证，并佩戴一个可以辨认他们有起搏器和/或自动体内心脏除颤器（AICD）的手链。在他们的身份证卡片和手链上注明 ICD/起搏功能。需要注意的事项比较多，但所有起搏器患者都不应该进行 MRI 检查并需要远离高度磁化区域。

43. 心室辅助装置的适应证是什么，如何监测患者？

心室辅助装置（ventricular assist device，VAD）是一种单室或双室心脏辅助装置，可由心内科医师或血管外科医师在心导管室里安装，可以按计划或紧急植入。新术语是机械循环支持装置。由于该泵的线性性质，患者可能没有脉压，因此可能需要多普勒超声来获得无创血压。动脉波形将反映改善的血压。

44. 哪些额外技能需要推荐给可能不具备围麻醉期资质的心导管术后复苏护士？

- ECG 的解读应包括对缺血、损伤和梗死的识别，以及根据 ACLS 方案使用心脏活性药物。

- 使用经静脉和经皮起搏器起搏；除颤、心脏电复律及参数设置；对股动脉、肱动脉或桡动脉留置管路的患者进行监测。
- 12 导联 ECG；从中心静脉管路和动脉管路抽血。
- 管理肝素、Ⅱb/Ⅲa 纤溶剂、阿加曲班或重组水蛭素的静脉输注；静脉注射血管活性药物如硝酸甘油、多巴胺、米力农。
- 静脉中度镇静证书和协助无菌操作。

（黄延辉）

参考文献

Buja M L，Holmes D R & Willerson J T，2015. Coronary artery disease. Cardiovascular Medicine 1 - 20. London：Springer - Verlag. doi：10. 1007/978 - 1 - 4471 - 2828 - 1. ISBN 978 - 1 - 4471 - 2828 - 1.

Johns Hopkins Health System & Johns Hopkins Hospital，2015. Hopkins Policies Online. Retrieved from https：//hpo. johnshopkins. edu/hopkins.

Kyunghee K，Sungho W，Jisu K，et al.，2013. Meta-analysis of complication as a risk factor for early ambulation after percutaneous coronary intervention. European Journal of Cardiovascular Nursing，12(5)：429 - 436.

Maddox T，2002，October 1. Adverse reactions to contrast material：Recognition，prevention，and treatment. American Family Physician，66(7)，1229 - 1235.

Micromedex，2009. http：//micromedexsolutions. com.

Neumar R W，Otto C W，Link M S，et al.，2010. Part 8：Adult Advanced Cardiovascular Life Support：2010 American Heart Association. Guidelines for Cardiopulmonary Resuscitation and Emergency Cardiovascular Care. Circulation. 122(18 Suppl 3)：S729 - S767. doi：10. 1161/CIRCULATIONAHA. 110. 970988.

Shoulders-Odom B，2008. Methods to facilitate hemostasis. Critical Care Nurse. 28（5），26 - 40. doi：10. 4037/ccn2010335.

Topol E J & Teirstein P S，2012. Textbook of interventional cardiology（6th ed.）. Philadelphia，PA：Elsevier Saunders.

Chair S Y，Thompson D R & Li S K，2007. The effects of ambulation after cardiac catheterization on patient outcomes. Journal of Clinical Nursing，16(1)，212 - 214.

Chesebro J H，Knatterud G，Roberts R，et al.，1987. Thrombolysis in myocardial infarction (TIMI) trial，phase I：A comparison between intravenous tissue plasminogen activator and intravenous streptokinase. Clinical findings through hospital discharge. Circulation，76（1），142 - 154.

Gonzales L, 2010. Quality improvement in the catheterization laboratory: Redesigning patient flow for improved outcomes. Critical Care Nurse, 30(2).

Kalra S, Duggal S, Valdez G, et al., 2008. Review of acute coronary syndrome diagnosis and management. Postgraduate Medicine, 120(1), 18 - 27.

Kumar A & Cannon C, 2009. Acute coronary syndromes: Diagnosis and management: Part I. Mayo Clinic Proceedings, 84(10), 917 - 938.

National Heart Lung and Blood Institute. (n. d.). Disease and conditions index. What isangina? Retrieved from http://www. nhlbi. nih. gov/health/dci/Diseases/Angina/AnginaWhatIs. html.

North American Society for Pacing and Electrophysiology, 2002. NGB code is universally used to code pacemaker operation.

Rolly J X, Salamonson Y, Dennison C R, et al., 2010. Nursing care practices following a percutaneous coronary intervention: Results of a survey of Australian and New Zealand cardiovascular nurses. The Journal of Cardiovascular Nursing, 25(1), 75 - 85. doi: 10. 1097/JCN. 0b013e3181bb419d.

Society of Critical Care Medicine, 2007. Fundamentals of critical care support (4th ed.). Mount Prospect, IL: Author.

The Johns Hopkins Hospital, 2013. Perioperative clinical practice manual. Arterial/Venous Sheaths or Catheters, Procedure for Removal of (PACU55002).

The Johns Hopkins Hospital, 2009. Medical Nursing Service: Standards of Care Manual. CVDL Protocol for managing vasovagal reactions due to invasive devices.

Thompson Reuters, 2010. MICROMEDEX gateway. Retrieved from http://www. thomsonhc. com/hcs/librarian.

UpToDate. com, 2010. Left upper pulmonary vein on transesophageal echocardiogram. Retrieved from http://www. uptodate. com/contents/search.

Zak J, 2010. ECGs and pacemakers. Ablation to treat atrial fibrillation: Beyond rhythm control. Critical Care Nurse, 30(6), 68 - 78.

第 38 章　内镜/腹腔镜/微创手术

Laura Kress, MSN, RN

内镜的历史可追溯到 1807 年,当时 Phillip Bozzini 使用蜡烛作为光源来引导各种导管进入腔道。从那时起,内镜逐渐向高清技术发展,以便观察者能看到显示微小细节的更清晰图像。第一例腹腔镜胆囊切除术是 1987 年由法国医师 Mouret 实施的,这为微创外科(MIS)开辟了一个全新的领域。这种小切口技术的发展,使其手术范围不仅包括了胃肠道,也包括了几乎所有的解剖区域,旨在使患者的身体保持与术前一致的天然完整性。内镜和腹腔镜手术通过使用人体的自然腔道进行操作,其技术进步已发展成为未来外科手术的方向。使用这种技术能为手术患者提供诸多益处,包括减少疼痛、康复时间更短、住院时间缩短或无须住院、并发症减少、降低费用,以及能更快恢复日常活动。

技术的进步,对内镜/MIS 患者的护理产生了两个不同方面的影响。从住院护理向门诊服务的转变,这明显影响了护士对术后患者实施宣教和护理的时间。手术中运用的新技术也对术中护理产生了影响,护士需要具备对专科设备和电脑实施参数设置、校准和排除故障的能力。同时,在技术领域对患者的人文关怀非常重要(Francis & Winfield, 2006)。

内镜/腹腔镜手术

1. 什么是内镜检查或内镜检查操作术?

内镜检查是一种通过使用内镜来观察身体器官或体腔的操作。内镜可具备硬质或软质镜体,并通过光源和摄像机镜头产生图像。作为一种有创操作,接受内镜检查的患者,其所需的护理与接受 MIS 手术的患者相似。实施内镜检查是为了早期发现、处理并治疗疾病。在操作过程中,内镜医师可对组织实施活检、清除癌变病灶、止血、放置支架和其他植入物或取出体内异物。内镜检查是一种相对安全的操作,其并发症少,死亡率低。常见并发症通常包括麻醉相关并发症、误吸、出血和穿孔(Scholten, 2010)。

2. 最常见的上消化道内镜检查操作术(UEP)是什么?

- 食管胃十二指肠镜(EGD)是一种可以直接检查食管、胃和十二指肠的内镜手术。检查大约需要 30~60 min,通常患者耐受性好,只有轻微不适。EGD 可用于评估腹痛、胃灼热、持续性恶心与呕吐、吞咽困难、上消化道出血或便血以及不合并心脏病的胸疼。它还可用于定期检查、控制出血或清除异物。可检出溃疡、炎症、裂孔疝、异常赘生物或其他癌前病变等(Beitler, 2012)。

- 超声内镜(EUS)是在内镜检查过程中使用高频超声提供消化道内壁和壁外详细的图像。通过测定肿瘤的侵蚀深度来确定胃肠道癌的分期。还能检出胰腺内的肿瘤和胆管内的结石。在超声检查期间,可实施细针抽吸(FNA)来获取活检标本或体液,以确定病理性质或是否存在转移。此操作耗时约 1 h。

- 内镜下逆行胰胆管造影术(ERCP)可对包括肝脏、胆囊、胆汁和胰管在内的胆道系统进行检查。通过使用透视与内镜技术,外科医师在胆道系统和胰腺的导管内注入造影剂,就可以在 X 线下进行观察。ERCP 主要用于诊断和治疗胆管阻塞性疾病,包括胆结石、炎性狭窄(瘢痕)、渗漏(创伤和外科手术所致)及癌症。也可用于治疗不明原因引起的复发性胰腺炎、黄疸和肝脏化学指标异常的患者。

上篇

中篇

下篇

如果 X 线影像显示乳头或导管系统有阻塞，则可以实施介入治疗。常见的治疗方法包括括约肌切开术、球囊扩张术(拉伸术)、置入支架和放置引流管。ERCP 也可对可疑病变实施活检。另外，考虑做肝移植患者也需要进行 ERCP(Beitler，2012)。

3. UEP 的最常见并发症是什么?

EGD 的并发症很少;患者可能会出现轻度咽痛和少许腹胀。在 EUS 或 ERCP 检查中，活检部位或穿孔部位出血可能更为多见。胰腺炎是 ERCP 的最常见并发症，3%～5%的患者会发生这种问题。在 ERCP 后，胆管或胰腺可能会发生感染，尤其是在出现无法通过 ERCP 来治疗的胆管阻塞时。届时将需要使用抗生素治疗，并可能要实施外科手术进行干预(Beitler，2012)。

4. 最常见的下消化道内镜检查操作术是什么?

结肠镜是一种对从直肠到回肠末端的大肠内部进行检查的内镜操作。可用于检出异常赘生物、炎症，并协助诊断排便习惯的改变、便血及不明原因引起的贫血和体重减轻。也推荐作为一种筛查手段来检出大肠癌的早期改变，并可用于实施活检或息肉切除术。软式乙状结肠镜检查是一种检查直肠和结肠下段的内镜检查手术(Beistle，2012)。

5. 下消化道内镜检查操作术的最常见并发症是什么?

虽然并发症很少，但术后可能发生消化道痉挛和胀气。如果实施了活检或息肉切除术，则可能会发生出血，也可能会发生穿孔(Beitler，2012)。

6. 什么是内镜息肉切除术?

内镜息肉切除术指通过内镜切除息肉。可在上消化道或下消化道实施。息肉如果较小(小于 5 mm)，使用活检钳便可较容易地将其切除，这减少了结肠穿孔的风险。也可以通过氩离子凝固技术的电灼疗法破坏息肉将其去除。这项技术的缺点是无法获取组织学分析所需的组织。较大的息肉分为两种:无蒂息肉和有蒂息肉。有蒂息肉通常是有蒂部与结肠相连的赘生物。息肉的蒂越细小，越容易去除，且并发症更少。息肉蒂部较粗大的患者，息肉切除后的继发出血风险增加，因为息肉蒂部内通常有血管存在。

无蒂息肉通常是扁平形的结肠病灶，切除存在难度。通常使用一种叫作内镜黏膜切除术(EMR)的技术，来切除这些赘生物。EMR 包括注射生理盐水或其他液体，将赘生物抬起并降低切除难度。在该操作中也可使用电刀，但发生术后穿孔和出血的风险增大(Beitler，2012)。

7. 如果患者存在上消化道出血的风险，应该要特别考虑哪些方面?

上消化道(GI)出血会造成很多问题。上消化道出血的最常见原因包括消化性溃疡疾病，胃糜烂或溃疡和食管静脉曲张。治疗活动性上消化道出血患者的首要任务是稳定患者的病情。可能需要容量替代治疗、稳定其血流动力学、纠正现已存在的凝血障碍。对存在上消化道出血可能性的患者来说，通常应该有两路大静脉(IV)通道用于快速液体推注或输血。治疗上消化道出血时，应首先保持气道通畅。当存在活动性出血或怀疑存在出血时，实施内镜检查操作之前都应考虑气管插管(Beitler，2012)。

8. 如果患者存在下消化道出血，应该要特别考虑哪些方面?

下消化道出血的最常见原因是憩室病、炎症性肠病(IBD)以及小肠和大肠的恶性肿瘤。同样，要优先对这些患者实施复苏治疗。这些患者要开放两路粗大的静脉输液通道，输注等渗晶体，应根据病情需输注血制品。如果患者继续出血且非手术方法无法控制或不可用时，可能需要外科手术治疗(OR)(Beitler，2012)。

9. 如果在内镜检查操作中发生穿孔该怎么办?

消化道穿孔是一种罕见却非常危险的并发症，可发生在胃肠道的任何部位。内镜检查操作过程中发生消化道穿孔有三个主要原因。当内镜操作时用力过度或在病变肠段实施操作，会造成消化道壁撕裂，发生机械性穿孔;充气过度导致膨胀会引起气压性穿孔;而在切除息肉、病灶后或在试图控制出血情况时,则会发生治疗性穿孔。结肠穿孔患者通常在术后会有持续腹胀,且很快发生严重腹痛。其他症状包括发热、心动过速和白细胞数量增高。细小穿孔可给予抗生素和保守治疗,孔隙可能会自行关闭。但是,较大的穿孔则需要通过外科手术进行修补。可通过 X 线、CT 扫描和透视获得诊断(Beitler,2012)。

10. 内镜检查操作常使用什么类型的麻醉?

上、下消化道的内镜检查操作通常在中度镇静状态下实施。可联合使用苯二氮䓬类药物和麻醉性镇痛药物来实施此类镇静。这可以使患者在治疗过程中按照需要来保持或改变体位。可由注册护士或麻醉师来实施中度镇静。对于诸如 ERCP 或 EUS/FNA 等干预程度更大的治疗,则可能需要更深度地镇静。在一些情况下,可由护士在检查操作过程中使用丙泊酚。各州的具体情况不同,由各州的护士执业法规提供管辖和指导(Beitler,2012)。

微创或腹腔镜手术

11. 什么是腹腔镜手术或 MIS 呢?

腹腔镜手术也称为 MIS,是一种经由 $0.5\sim$ 1.5 cm 的小切口进行手术的外科技术。是比同样治疗目的的开放性手术创伤更小的任何操作检查、外科手术。这类手术通常使用腹腔镜设备和远程控制设备、专业技术、微型摄像头、细光纤光源和高清晰度显示器。并将二氧化碳(CO_2)注入腹腔,以增加视野的可视化。此项技术最初用于腹部手术,目前已拓展到许多专科领域(Beitler,2012)。

12. 使用腹腔镜或微创方法最常见的手术有哪些?

- 腹腔镜胆囊切除术通过四个小切口来切除胆囊,一个在脐周,另外三个在右侧肋下。用金属夹夹闭通往胆囊的动脉和胆管,并将其切断。然后将胆囊从肝脏分离,并通过脐部切口将其移除。
- 胃旁路手术是在胃的上部构建一个 $15\sim$ 30 ml 的小囊袋,并对胃的其余部分构建旁

路。这种胃肠道重建结构可位于近端或远端部位。由于其限制了患者可食用的食物量,常用于治疗病态肥胖症,这也是美国最常用的减肥手术方法。
- 疝修补使用下腹部的两个小切口。根据外科医师的偏好,使用网片(一种合成材料,与缝线的制造材料相同)加固疝缺损部位,并用缝合线、缝合钉、钛钉或组织胶将其固定到位。
- Nissan 胃底折叠术用来治疗难治性胃食管反流病(GERD)。在胃底折叠术中,把胃底(胃的上部)包裹住或折叠在食管下端并缝合到位,这增强了食管下端括约肌的闭合功能(Beitler,2012)。

13. 腹腔镜和微创手术的最常见并发症是什么?

最常见的并发症是腹腔内残留的 CO_2 所致。当 CO_2 气团上升到腹部上方,就会推挤横隔并压迫膈神经,导致肩部产生疼痛,也可能在呼吸时引起疼痛。这种疼痛是短暂的,会随着呼吸运动而消除。护士可指导患者平躺,抬高其臀部以缓解疼痛。最大的风险是血管或器官受损导致的出血,这通常是穿刺器引起的损伤。腹腔镜手术后的腹膜炎症可引起感染(Beitler,2012)。

14. 什么是机器人手术?

机器人手术是指应用机器人来实施外科手术。机器人辅助手术有三大优势,即远程手术、MIS 以及无须人进行手术操作。机器人手术的一些其他优势包括精确、手术区域更小、切口更小、失血量少、疼痛减轻且康复更快。机器人手术的优点还包括图像清晰度较正常高和三维放大功能。最常用的机器人系统是达芬奇手术系统,它通过由带有 4 个臂的控制台来协助外科医师进行手术。其中三个臂夹持诸如手术刀等器械,而第四个是内镜摄像机,使外科医师能从控制台看到完整的手术视野。这种 MIS 方法使外科医师的操作空间更大且抖动减少,同时保持了对手术过程的完全控制(Beitler,2012)。

15. 内镜和微创手术的一般术前指导包括哪些?

因为大部分这类手术需要全身麻醉,所以指导

患者在术前当晚午夜后禁食禁饮。手术前通常要停用抗凝药物和非甾体抗炎药(NSAID)3～7 天,而这可能取决于不同的手术类型和外科医师的偏好。美国胃肠内镜学会(ASGE)及美国胃肠和内镜外科医师协会(SAGES)已发布了关于停用这些药物的指南。对接受 ERCP 或其他可能给予造影剂的手术患者,应注意其是否对碘剂、钡剂和造影剂过敏。如果要实施结肠镜检查或肠段切除等结肠手术的话,患者需在术前进行肠道准备,以确保最佳视野。肠道准备可与术前 24～48 h 的饮食限制联合进行,包括清亮液体、盐水、缓泻剂、灌肠等。所有需要麻醉或镇静的门诊患者在手术后必须要有人陪同他们回家(Beitler,2012)。

16. 内镜和微创手术的一般出院指导包括哪些?

告知患者其肩部或胸部可能会发生疼痛。这是由于体内残留的 CO_2 所致。通过步行或活动可缓解这种疼痛。也可平躺并抬高臀部来消除疼痛。患者也可能因插管而感到喉咙痛,用温盐水漱口可缓解。手术后 3～5 天内应避免剧烈活动,且术后 1～2 周内应避免负重,这取决于具体手术情况。患者可能在伤口或穿刺部位出现压痛、肿胀和淤青,尤其是脐周部位。由于使用过麻醉药物,患者 24 h 内应避免摄入酒精,且要告知患者不要在此同一时间段内签署任何法律文件或做出重要决定。当出现发烧、出血、任何伤口或穿刺部位的引流液渗出、持续的恶心和呕吐或药物无法缓解的过度疼痛时,应立即给医师打电话(Beitler,2012)。

17. 这种手术最常用的麻醉技术是什么?

上腹部腹腔镜手术主要采用肌肉松弛加气管插管的全身麻醉。在机械通气期间避免胃胀气尤为重要,因为这会造成腹腔镜器械插入时的胃损伤风险增大。使用间歇正压通气(IPPV)用来确保气道保护和控制肺通气,以维持正常的血液酸碱度(Beitler,2012)。

18. 为什么腹腔镜患者需要插管全身麻醉来进行这些外科手术?

这些患者需要插管全身麻醉是因为通常需要使用神经肌肉阻滞剂或麻痹剂来最大程度减少肌肉运动,并减少穿刺损伤邻近器官的可能性。然后使用机械通气来控制呼吸。在腹腔镜腹部手术中,可能会输入大量的二氧化碳,这会使横隔无法正常工作并使呼吸效能下降(Beitler,2012)。

19. 微创手术有什么优点?

MIS 是一种无须使用大切口来实施外科手术的技术。与开放性直视手术相比,微创手术对患者来说有诸多优点。包括瘢痕轻、美容效果好的小切口,康复时间更短且疼痛轻,以及对术后止痛药物的需求减少。随着术后康复时间缩短,住院时间也相应缩短,且患者的整体情况得以改善,使他们能更早地重返工作岗位。更小的切口意味着组织创伤减少,这使得诸如伤口感染、切口疝和发生粘连等切口相关性并发症风险降低(Beitler,2012)。

20. 微创手术有什么缺点?

并非所有外科手术或患者都适合做微创手术。这项技术需要高难度的手眼协调能力以及对器械的精确操控。与传统的开放性直视手术相比,微创手术的技术要求更高。外科医师的视觉通常受到限制,且没有触觉感知。手术时间可能比传统的开放性直视手术更长。此外,正如前文所探讨的,微创手术需要全身麻醉,而有些通过开放性直视方式实施的同类手术,则可在硬膜外麻醉或局部麻醉下进行。由于视野有限,其他器官受到创伤的风险也可能增大。需要积累更多的经验才能成熟并优化手术术式、技术、设备和外科医师的手术技能(Beitler,2012)。

21. 腹腔镜手术或 MIS 的未来发展趋势是什么?

只要谈到外科发展趋势,现在几乎所有外科专业都能在所有解剖区域实施 MIS 手术。始于胃肠道的 MIS 已经拓展到骨科、泌尿生殖系统、妇科、耳鼻喉科、肥胖病,甚至于心脏外科等专业。外科医师必须具备安全有效地实施 MIS 所必需的知识和技能。因此,住院医师培训已将更多内容纳入培训课程中,包括使用 MIS 手术模拟器。

(刘道清 徐维虹)

参考文献

Beitler D, 2012. Endoscopic/Laroscopic/Minimally Invasive Procedures. //D Stannard & D Krenzischek, PeriAnesthesia Nursing Care, A Bedside Guide for Safe Recovery (pp. 323 - 328). Burlington, MA: Jones & Bartlett Learning.

Francis P & Winfield H N, 2006. Medical Robotics: The Impact on Perioperative Nursing Practice. Urologic Nursing, 26(2), 99 - 109.

Scholten S R, 2010. Endoscopy: A Guide for the Registered Nurse. Critical Care Nursing Clinics of North America, 22 (1), 19 - 32. doi: 10. 1016/j. ccell. 2009. 10. 002.

American Society for Gastrointestinal Endoscopy, 2003. Preparation of patients for GI endoscopy. Gastrointestinal Endoscopy, 57(4), 446 - 450.

Berci G & Forde K A, 2000. History of endoscopy: What lessonshave we learned from the past? Surgical Endoscopy, 14(1), 5 - 15.

Bragg K, Vanbalen N & Cook N, 2005. Future trends in minimally invasive surgery. AORN Journal, 82 (6), 1016 - 1019.

Fletcher R & Jonson B, 1984. Deadspace and the single breath test for carbon dioxide during anaesthesia and artificial ventilation. Effects of tidal volume and frequency of respiration. British Journal of Anaesthesia, 56 (2), 109 - 119.

Gharaibeh H, 1998. Anesthetic management of laparoscopic surgery. Eastern Mediterranean Health Journal, 4 (1), 185 - 188.

Harrell A G & Heniford B T, 2005. Minimally invasive abdominalsurgery: Lux et veritas past, present, and future. American Journal of Surgery, 190(2), 239 - 243.

Johns Hopkins Medicine Gastroenterology and Hepatology, 2010. Diseases and conditions. Retrieved from https://www. hopkinsgi. org/GDL_DiseaseLibrary. aspx? SS = & CurrentUDV=31.

Kantsevoy S V, Hu B, Jagannath S B, et al. , 2006. Transgastric endoscopicsplenectomy: Is it possible? Surgical Endoscopy, 20(3), 522 - 525.

Kantsevoy S V, Jagannath S B, Niiyama H, et al. , 2005. Endoscopic gastrojejunostomy with survival in a porcine model. Gastrointestinal Endoscopy, 62(2), 287 - 292.

Marco A P, Yeo C J & Rock P, 1990. Anesthesia for a patientundergoing laparoscopic cholecystectomy. Anesthesiology, 73(6), 1268 - 1270.

National Digestive Diseases Information Clearinghouse, 2010. Upper GI _ endoscopy. Retrieved from http:// digestive. niddk. nih. gov/ddiseases/pubs/upperendoscopy/ index. htm.

Natural Orifice Surgery Consortium for Assessment and Research, 2010. FAQ. Retrieved from http://www. noscar. org/faq. php.

Saunders B, 2007. Removing large or sessile colonic polyps. World Organization of Digestive Endoscopy. Retrieved from www. omed. org/downloads/pdf/publications/how_ i_doit/2007/omed_hid_removing_large_or_sessile_colonic_ polyps. pdf.

Selzer D J & Lillemoe K D, 2005. Laparoscopic cholecystectomy. //T M Bayless & A M Diehl (Eds.), Advanced therapy ingastroenterology and liver disease (5th ed. , pp. 748 - 753). Hamilton, Ontario: BC Decker.

Weeks J C, Nelson H, Gelber S, et al. , 2002. Short-term quality-of-life outcomes following laparoscopic-assisted colectomy vs open colectomy for colon cancer: Arandomized trial. JAMA, 287(3), 321 - 328.

Wexner S D, Beck D E, Baron T H, et al. , 2006. ASGE/ ASCRS/SAGES guidelines forbowel preparation prior to colonoscopy. Retrieved from http://www. sages. org/ publication/id/BOWEL.

Zuckerman M J, Hirota W K, Adler D G, et al. , 2005. ASGE guideline: Themanagement of low-molecular-weight heparin and nonaspirin antiplatelet agents for endoscopic procedures. Gastrointestinal Endoscopy, 61(2), 189 - 194.

上篇

中篇

下篇

第39章 介入放射学

Kathleen A. Gross, MSN, BS, RN-BC, CRN

介入放射学(IR)是医疗保健体系中一门新兴的专业,它在诊断和治疗过程中为患者提供更加微创的替代疗法。因其具有恢复时间短、风险低、效率快和医疗费用低等特点,这些微创的替代疗法备受患者、医疗机构以及保险公司的青睐。无论是住院患者,还是门诊患者,对需要进行介入治疗的患者在术前、术中和术后的护理都是必不可少的。无论在放射介入科,还是在计算机断层扫描(CT)室、超声(US)检查室、放射诊断(DR)室,还是磁共振(MRI)室,对患者筛查、评估、镇静/镇痛、监测、出院安排以及宣教都是护理的重要组成部分。对于在院的介入放射科患者,在进行侵入性治疗前后,专科护士而非放射检查室护士需要掌握一些基本的护理常识。

1. 为什么在经皮手术前进行凝血功能监测很重要?

研究表明,凝血疾病或凝血功能异常可能会增加手术过程中或手术后出血的风险。通常需要监测部分凝血酶时间(aPTT)、凝血酶原时间(PT)、国际标准化比值(INR)和血小板计数数值。如果数值超出正常可接受的范围,临床医师应根据手术类型确定可接受的凝血功能范围值。介入放射学学会(SIR)发布了"凝血状态和止血风险共识指南"(SIR, 2012, 2013)。对于某些手术,在根据机构方案实施镇静和镇痛时,均应测定基础血红蛋白(Hgb)和血细胞比容(Hct),以便与出血后的相比较。

手术前,需进行协同用药评估,并评估各种药物(处方药、非处方药或草药)对凝血功能的影响。对于门诊患者来说,应该事先通过电话或在咨询访问时完成,以免出现不必要地延迟或取消手术预约。对于住院患者,如果停用肝素注射和在使用其他抗凝药物,需提前通知病房护士。可以在手术前给予止血剂(如新鲜冷冻血浆、血小板、鱼精蛋白或维生素K)以纠正凝血障碍。

住院患者和门诊患者术后医嘱应该包含有关继续使用抗凝剂以及其他药物的信息。

2. 为什么在术前护理评估过程中纳入关于既往造影剂反应的情况很重要?

既往有造影剂反应的患者极易再次发生不良反应。询问患者是否知道造影剂的类型,发生反应时的情况(症状,包括反应的严重程度),以及如果了解的话,是如何处理的,这点非常重要。在手术前,医师必须熟悉患者的病史。术前可以使用类固醇和抗组胺药物。美国放射学会(ACR)推荐两种选择性术前药物治疗方案:造影剂注射前13 h、7 h和1 h给予泼尼松50 mg口服;造影剂注射前1 h给予苯海拉明(苯那君)50 mg静脉注射、肌内注射或口服。另一种术前用药选择是在注射造影剂前12 h和2 h口服甲基泼尼松龙(美卓乐)32 mg和抗组胺药(ACR, 2015)。理想情况下,术前用药通过口服给予,但也可以在紧急情况下通过静脉或肌内注射给予。可在www.acr.org网站上查阅最新版的ACR造影剂手册中紧急术前用药规定。由于可能发生延迟反应,因此需要对做过血管内造影的患者进行仔细观察。造影剂的替代方案有无造影剂的方案或其他替代研究方案(例如,用超声、核医学或MRI)。医疗级二氧化碳(CO_2)可用于对造影剂过敏患者的少数血管造影。

3. 在造影剂研究之前评估肾功能的理论依据是什么?

造影剂主要通过肾小球滤过排出。应用造影剂可引起某些患者的肾毒性(CIN)。虽然 CIN 的确切发病病因尚不清楚,但造影剂导致的肾脏血流动力学变化和肾小管毒性被认为是导致肾毒性的因素。如果患者预先存在肾功能不全,那么很容易发生 CIN。额外的危险因素包括脱水,心血管疾病,使用利尿剂或其他肾毒性药物,高龄和短时间内多次造影剂检查。造影剂的渗透压和容量是可以控制的促成因素。血清肌酐(Scr)检查是一种简便易行的肾功能检测方法。有些科室成立了血清肌酐检测服务点。然而,血清肌酐检查可能并不是最可靠的肾功能检测方法。有时需要进行肾小球滤过率(eGFR)估计计算。

4. 为什么识别服用二甲双胍或二甲双胍联合药物控制血糖的非胰岛素依赖型糖尿病患者很重要?

双胍类口服降血糖药二甲双胍是经肾脏排泄的。如果患者的药物包括二甲双胍或二甲双胍联合药物,应在手术前通知医师。可参考二甲双胍包装说明书和机构的政策。

5. ALARA 是什么意思?

ALARA 是"合理可行尽可能低的"的首字母缩写。它用于描述在检查过程中减少患者辐射量所做出的努力。时间、距离和屏障都是减少暴露的方法。可以认为辐射的影响是非随机的(确定性的)或实际上是随机性的。非随机效应与接收的辐射阈值剂量有关。皮肤红斑、脱发和白内障形成是确定性效应例证。随机效应与发生变化的概率有关(例如,由辐射暴露或基因变化引起的癌症发生)。对儿科患者和妊娠患者的管理,应遵循所有政策。除了对患者的辐射保护外,还应对放射科人员多加关注。工作人员可使用个人监测设备进行常规的暴露评估。

6. 为什么行经皮放置胃造瘘管时需要使用胰高血糖素?

胰高血糖素可以使胃肠道的平滑肌松弛(注意:胰高血糖素分有 1 mg 和 10 mg 的瓶装规格,使用前用厂商提供的稀释液配制)。在手术过程中,由医师开具胰高血糖素的剂量,并在需要时告诉护士给药。

7. 输卵管再通的适应证是什么?

不孕症的初步评估包括子宫输卵管造影(HSG)。当结果表明患者存在双侧近端输卵管阻塞并需要治疗不孕症时,可进行输卵管再通术(FTR)。怀孕和盆腔感染是这种手术的绝对禁忌证。应在手术当天进行妊娠试验(尿液或血清,按规定),以证明没有怀孕。在病历中应记录无感染症状。FTR 在月经期出血停止后的前 5 天内完成(卵泡期)。术前使用抗生素(例如多西霉素)预防感染。护士应记录患者术前预防性使用抗生素的依从情况。需给予镇静和止痛药物。在手术过程中可以给予酮咯酸缓解腹部和盆腔痉挛。术后对患者进行腹痛评估。阴道少量出血和盆腔痉挛疼痛应该逐渐消退。手术后继续预防性使用抗生素,并在出院小结上面再次强调说明。由于这种门诊手术需要镇静和止痛,因此,患者出院时应由负责任的成人开车送回家。

8. 为什么在介入放射学或计算机断层扫描术之前了解患者的体重很重要?

介入放射学的治疗床和 CT 扫描床具有重量限制。如果患者体重超过规定的限度,将其放在手术床上是不安全的。做 CT 时,也受到与孔/门架直径相关的限制。这个因素可能会使患者无法在特定的扫描仪上扫描。如果对床的重量限制有疑问时,请务必与放射科医师或放射科技师联系。在讨论体重或尺寸问题时要特别敏感,尤其是在患者面前。

9. 为什么有时给缺乏明确肺栓塞或深静脉血栓诊断的患者放置下腔静脉过滤器?

可能导致血栓栓塞事件的恶性肿瘤和血液高凝状态的患者,有时需放置下腔静脉(IVC)过滤器。多发性创伤或存在深静脉血栓形成(DVT)风险的患者(例如行减肥手术前的病态肥胖患者)也可以术前预防性放置 IVC 过滤器。禁忌抗凝治疗或已知之前存在抗凝相关问题的患者是 IVC 过滤器使用的适应证。可回收过滤器的(有时称为可选择性使用的过滤器)现在可用于某些特定的时间段。应当告知使用可回收过滤器的患者后续随访非常重要。自 2010 年以来,FDA 建议,在过滤器的使用需求期过去后应取出这些过滤器。

10. 预防造影剂肾病的措施有哪些?

美国放射学会(2015)指出,在给予造影剂之前静脉补液扩容可降低 CIN 的风险。优先选择等渗液(0.9%生理盐水或乳酸林格液)。也可有其他选择。但口服补液的预防效果不理想。

11. 行椎体成形术或椎体后凸成形手术的患者采用何种体位?

在手术过程中,患者一般采用俯卧位。术前应评估(最好在咨询访问期间)患者能否完成这个体位,这点很重要,以免在最后一刻取消手术。除局部麻醉外,术中还应给予患者静脉镇静和镇痛。任何可能影响患者俯卧位时呼吸的问题也应进行评估。患者的气道状况可能由于合并症而受到损害。对存在气道问题、不能俯卧或预计药物需要量超过非麻醉医师所能提供的安全界限的患者,需要进行麻醉咨询。

12. 为什么在动脉造影之前评估远端脉搏很重要?

由于存在潜在的并发症(例如远端栓塞伴随脉搏消失或其他损伤),评估基础脉搏搏动非常重要(例如,足背动脉脉搏和胫后动脉脉搏用于股动脉评估,桡动脉和尺动脉脉搏用于肱动脉或腋动脉评估)。在初步评估过程中,应注意脉搏的质量。如果在轻触诊时没有脉搏,应该用多普勒仪检查。在触觉到或听到脉搏的部位做标记,以便与术中或术后脉搏相比较。在进行最初评估时应注意有无肢体明显的神经、感觉或运动偏差。在进行初步评估时,应特别注意肢体毛发脱落、伤口或皮肤溃疡,因为这些是循环受损的体征。

13. 家长在哪里可以找到孩子在童年期间受到辐射暴露的相关信息?

辐射暴露越来越受到医疗群体和非医疗群体的关注。应鼓励父母在孩子检查前即向放射科医师咨询关于辐射暴露的相关问题。在获取知情同意时对这些问题进行说明解释。家长也可以直接通过"儿科影像辐射安全联盟"网站进行查看(http://www. pedrad. org/associations/5364/ig/)。本网站为不同的医疗服务人员以及父母提供相关教育信息。家长可以使用本网站下载手册和卡片来记录儿童可能涉及的辐射暴露。家长也可以在 ImageGently® 网站上找到更多信息(www. Imagegently. org)。

14. 如何测定 MRI 的磁场强度?

特斯拉是磁场强度的测定单位。磁场强度可以分为低强度(最开放型扫描仪)、中等强度或高强度。临床仪器中常使用的磁场强度是 1.0 特斯拉、1.5 特斯拉和 3.0 特斯拉(如用于科学研究,磁场强度可以非常高)。在进行 MRI 检查或手术之前,筛查至关重要。所有接受检查或介入性磁共振成像(iMRI)手术的患者都应彻底筛查有无禁忌证,这些禁忌证包括但不限于:药物输注泵、植入心脏装置或神经装置、颅内夹或线圈、人工耳蜗植入物和眶周金属片。患者需要拍摄 X 线片,以排除眼内的金属片(相关设备安全信息请参阅 http://www. mrisafety. com/;相关建议请咨询设备制造商)。MRI 的安全性还应该排除妊娠和哺乳期妇女。患者可能因害怕而出现幽闭恐惧,可以为患者开具口服抗焦虑药物。每次检查均应监测患者的生命体征。

在 MRI 区域的人员均应接受培训,清楚 MRI 区域内铁磁物体的危险性。所有用于手术的仪器设备都应该进行适当的标记。应该使用 MR - 安全的氧气罐。MRI 的超导磁体始终处于工作状态,因此安全性必须成为重中之重。

关于 MRI 安全性的详细信息,请访问美国放射学院网站(www. acr. org)。如果在扫描中患者出现心血管功能衰竭,应立刻转移患者至安全通道。消防部门应该了解在发生火灾时使用非铁质设备的必要性。制冷剂突发事故或机器突然熄火都可能危及生命。考虑到窒息和冷灼伤的危险,患者和相关人员应尽快撤离该区域。

15. 哪一种静脉造影剂可以用于 MRI 研究?

通常使用含钆螯合物的造影剂(GBCA)。尽管机体对钆的不良反应很少见,但应该仔细询问患者既往有无不良反应。孕妇应避免使用 GBCA。应当咨询妇女是否处在哺乳期,同时应遵循 ACR 的建议。ACR 建议某些患者可通过 eGFR 来评估肾功能。肾源性全身性纤维化（NSF）被认为是肾功能受损患者的并发症之一。NSF 是无法治愈的，有时是致命的。

16. 什么是射频热消融术？

射频（RF）热消融术是一种经皮技术，包括将一个长电极置于病变部位，然后交替的射频电流通过电极，加热目标区域。热量导致局部组织凝固、坏死和细胞死亡。射频热消融术已被用于治疗肺部、肝脏、肾脏、骨骼和其他部位的肿瘤。手术前在患者身上正确的放置接地电极板是非常重要的。冰块可以放在电极贴片附近用于冷却。

冷冻消融术采用超低温来破坏病变靶点［例如，肝细胞肝癌（HCC）］。可能会发生低体温，建议使用保温毯。"冷休克"是一种潜在的并发症，表现为呼吸窘迫、低血压、血小板减少、弥漫性血管内凝血（DIC）和多器官功能衰竭。

17. 如果不小心将引流管放入感染的液体收集器，可能会出现哪些并发症？

如果不小心将肾脏、胆道系统、肝脏或其他部位的引流装置放于受感染的液体收集器后，可能会发生菌血症和休克。正如患者心率和血压的变化一样，病情可能会迅速进展。发烧、体温过低、寒战或肌肉僵硬可能随之而来。需要及时发现病情，并予以适当的抗生素治疗和补液治疗。应该考虑将患者转移到更高级别的护理单元。

18. 如何治疗造影剂外渗？

预防造影剂注射外渗一直是追求的目标，在注射造影剂之前应确认静脉通畅。应该指导患者及时报告注射部位的任何异常感觉。放射科医师可以在造影剂外渗部位进行热敷或冷敷，并抬高患处。ACR 建议密切关注几个小时。有些部位可能需要放射科医师在患者出院前再次进行评估，因为局部伤害在刚发病时可能并不明显。患者的出院宣教应包括神经系统、感觉系统或循环系统的症状（例如，感觉异常），或皮肤起泡等任何变化的随访信息。一些外渗可能需要进行外科咨询。因为机械性压迫可

能会导致筋膜室综合征。应在病历中记录外渗部位、造影剂种类、外渗的估计容量、症状、治疗措施以及患者宣教和出院信息。

19. 如何治疗造影剂引起的支气管痉挛？

对于支气管痉挛患者应立即吸氧，并给予 β 受体激动剂吸入（如沙丁胺醇）。有可能需要激活快速反应团队或其他团队来帮助。对于吸入治疗无反应的中重度支气管痉挛患者，可以肌内或静脉给予肾上腺素（注意：肾上腺素有两种浓度）。在《造影剂 ACR 手册》中可以找到治疗成人和儿童急性反应的 ACR 治疗指南，www.acr.org 上有具体的信息提供，治疗指南应该贴在显眼的位置并随处可见。

20. 如何治疗造影剂注射后出现的荨麻疹？

苯海拉明（Benadryl）可用于治疗造影剂注射后出现的荨麻疹。这个药物可以口服、肌内注射或静脉给药，取决于临床情况和每位医师的偏好。应该维持静脉通路。观察患者是否有其他反应症状和体征以及是否给予了适当的治疗。应该告知接受苯海拉明治疗的门诊患者该药物具有镇静作用，并让一位负责任的成年人送其回家。应向患者提供相应的出院指南，并保留一份副本在病历中。

21. 当指导患者进行引流管冲洗时应包括哪些基本原则和信息？

患者宣教应包含以下信息：
- 引流袋的位置应低于导管置入的位置，以利于借助重力的作用促进引流。
- 导管可以通过商用导管固定装置固定和使用带有束带的附腿尿袋将其固定在衣服或者腿上。管道的固定可以稍微松弛一些，允许位置稍微改变（在放射科医师置入导管时，可以在适当的位置通过缝线固定）。
- 导管通常需要轻柔的冲洗以保持通畅。放射科医师应提供相应指导。例如，可以使用 5~10 ml 的生理盐水，每日顺向冲洗导管 2 次（除非特别指示，一般不需要进行抽吸）。应遵循无菌原则。如果导管有一个附加旋转调节阀，应指导患者有关旋转调节阀的不同位

置的作用和何时打开调节阀进行引流或关闭调节阀。最好要求患者(或看护者)在出院前再进行一次示范操作。患者需要配备一些必要的用品(注射器、生理盐瓶的排气针、小瓶的无菌生理盐水以及酒精擦拭物)用于导管护理。

- 根据放射科医师的医嘱,在导管置入部位进行敷料和皮肤的护理。
- 需要告知患者引流管阻塞的症状(包括引流量减少)或感染的症状。还应告知患者出现疼痛应及时报告,特别是疼痛程度加重时。同时,还应告知患者一旦出现发烧、不适、导管穿刺点渗液、皮肤破裂或穿刺点感染等症状都要及时报告。在某些情况下,应该要求记录导管的引流量。在这种情况下,应告诉患者下次就诊时把每日引流量的记录带来。应根据需要及时清空引流袋,避免引流袋外溢。患者可能需要额外的引流袋。基于留置导管原因,引流管可能需要定期更换。一旦引流管意外移位或脱落应立即向放射科医师报告。
- 肾造口管可以连接较大的引流袋以供过夜使用。患者白天可能需要使用容量更小的更加独立的附腿尿袋。应该告知患者导管留置一段时间之后即需要进行更换,平均每4～6周更换一次。应告知患者如果肾造口管意外脱落,应立即报告。导管脱落的时间越长,再次置入的难度越大,因为原通道(路径)将会关闭。
- 宣教包括与日常生活有关的信息(例如,可以淋浴/不能沐浴,避免引流管脱落,饮食,药物治疗,紧急情况下联系哪位医师,预约下一次更换或拔除导管的时间)。口头指导的同时应该在患者签署的书面文件中加以强调,并将一份副本放入病历中。

22. 对于经皮肾造口置管术的患者应该监测哪些指标?

出血和脓毒血症是经皮肾造口术(PCN)的两个并发症。在经皮肾造口置管后的一段时间里,患者可能会出现颜色很浅的血尿(粉红色至深粉红色)并伴有一些小血块。尿液一般会逐渐变清(或回到基础颜色)。一旦出现明显血尿或血凝块均应向医师报告,并评估其生命体征。监测患者是否有继续出血或血凝块以及是否有感染迹象(寒战、发热等)。如果认为存在尿液感染,或者是在行PCN之前即有尿路感染,可以使用抗生素。在肾造口管置入时,通常会送检尿样,进行尿液分析、尿液培养和药敏(C & S)检测,以确定使用适当的抗生素进行治疗。还要监测导管置入的部位是否存在尿液泄漏,以及每日尿量和疼痛状况。患者最初可能会有导管置入处的不适感。对于行PCN的患者,在其出院时应告知导管护理和随访的详细情况,这些信息应该在患者住院期间就进行告知。

23. 为什么置入双J型输尿管支架的患者常有尿频、尿急的感觉?

内置式双J型输尿管支架主要用于治疗输尿管梗阻。双J型支架可以提供内部引流。输尿管支架的一端位于肾盂内,另一端位于膀胱内。置入早期机体会认为这是一种异物,并且有一些膀胱刺激,所以在头几天可能会尿频的症状。让患者放心,这种感觉会逐渐消退。然而,患者应该告诉医师感觉是否持续存在,或者是否又出现其他症状(例如,尿失禁,腰痛或下腹痛,尿路感染症状或血尿)。支架长度应该适中。如果支架没有按规定时间进行更换,可能会发生结痂,间隔时间因患者而异。在门诊即可完成支架更换。详细的出院宣教非常重要。

24. 在动脉灌注中可以使用什么药物来控制消化道出血?

计算机断层扫描血管造影(CTA)和核素显像检查是为了定位出血部位。指导介入放射科医师在使用血管加压素治疗前放置导管。可以进行内脏血管造影。应通过输液泵经动脉给予血管加压素(一种动脉血管收缩药),所有的动脉内输注管线均应按照机构的要求明确标记。

血管加压素具有抗利尿激素(ADH)作用,可能会导致尿量减少。患者应该在重症监护室中进行监测。同时观察患者是否出现不良反应,包括心血管病变(高血压或心绞痛)、中枢神经系统症状、腹部痉挛、恶心或呕吐。

使用线圈和吸收性明胶海绵或聚乙烯醇(PVA)颗粒行经导管动脉栓塞(TAE)可能是消化道出血的首选治疗方法。新的栓塞剂正在测试中。

25. 对于术中使用咪达唑仑进行镇静的患者,如果术后出现呼吸减弱、脉搏血氧饱和度下降,那么需要使用哪些药物进行治疗?

氟马西尼(Romazicon)可用于氧饱和度低和对刺激、氧气吸入和人工气道开放无反应的患者。对于长期使用苯二氮䓬类药物的患者,应谨慎使用该药物,因为可能造成癫痫发作。使用氟马西尼后应注意观察,以防患者出现再次镇静。应遵循拮抗剂使用的所有原则和步骤,并将患者转为更高一级别的护理。

26. 什么是栓塞后综合征?

栓塞后综合征(PES)一般发生在主动中断血液供应之后。子宫肌瘤栓塞术(UFE)、经导管化疗药物栓塞术以及前列腺动脉栓塞术(PAE)后均可发生这一并发症。患者的主诉可能有恶心(伴呕吐)、疼痛、不适、关节痛和食欲缺乏,也可能会出现发热和白细胞计数增高。这些症状通常在 24～72 h 内消失。可以通过静脉输液、止痛药、止吐药以及解热药来处理这些症状。

27. 动脉穿刺点可能存在哪些并发症?

应明确记录动脉穿刺后的止血方法。术中使用抗凝药物会影响动脉导管或导管鞘移除的时间。通常直接人工按压止血或应用机械装置(如 CompressAR 或 Femo-Stop)来压迫止血,也可以选择血管缝合器(如 Perclose)、血管夹、血管栓子(如 VasoSeal、Angio-Seal)或者局部压迫垫(如 Syvek、Clo-Sur PAD)。应该按照生产厂家的使用说明和医疗机构的使用程序来操作。闭合器适合于一小部分满足条件的患者。当进行门诊手术和希望患者尽早下床活动时,都可能用到这些装置。患者开始下床活动的时间由闭合血管的方法、止血时间和不同穿刺部位(股动脉 VS 桡动脉)来决定。不管

哪种止血方法,均需对所有穿刺点进行仔细观察,以避免发生并发症。可能的血管穿刺点并发症包括出血(穿刺部位可能形成血肿)和股动脉穿刺后出现的腹膜后出血。假性动脉瘤形成、神经损伤、血栓形成、动静脉瘘和感染等也有可能出现。

28. 什么是 TIPS 手术?

TIPS 全称为经颈静脉肝内门体静脉分流术。当门脉高压、食管静脉曲张(早期或活跃的出血期)和布加综合征的患者出现腹水时,TIPS 是一个有效的治疗方法。超声引导下,进行右侧颈内静脉穿刺。当导丝经过右心房,穿过静脉瓣进入下腔静脉的过程中可能会出现心律失常。在下腔静脉内置入一个长的鞘,这样就比较容易到达肝右静脉。在肝实质内打通一个隧道,进而将肝静脉连接到右侧门静脉。如果存在解剖问题,则需要进行其他改变。为了转移血流,需要置入一个金属裸支架或覆盖 TIPS 的内假体。一般术后 24 h 内需要进行超声检查,在规定的间隔时间内评估分流器内的血流速度。应该评估患者术后的出血量、肝功能衰竭的指征、新发的或恶化的肝性脑病以及心功能衰竭。肝性脑病可以通过口服乳果糖治疗。术后可能再次出现门脉高压及出血。如果分流出现堵塞,那么可能需要行血管成形术。

29. 血管内手术的常见并发症有哪些?

再狭窄是一个众所周知的术后并发症。它会导致血管腔的缩小。新生内膜的增生、血栓的形成及重塑是再狭窄的三个主要原因。因此,需要使用一些预防性用药。对于经皮腔内血管成形术(PTA)或支架植入术后患者,在出院指导中,要强调使用一些药物(例如阿司匹林、类固醇激素、他汀类药物)来预防并发症的重要性。对于某些患者,可以采用再次球囊扩张血管成形来治疗管腔的再狭窄。

30. 对于行细针肺穿刺活检的患者,哪些并发症是需要特别关注的?

细针肺穿刺活检后可能发生出血(伴咯血)。也可能出现气胸(PTX)。因此,对患者的观察和监测非常重要。患者可能会主诉气短(呼吸困难)或吸气

时胸痛。患者可能表现为忧虑不安。在此期间,应该记录患者的呼吸频率、特征和脉搏氧饱和度,并及时向医师报告。气胸的诊断主要依靠直立位胸片。如果患者没有症状,少量的气胸(少许肺压缩)不需要治疗。但是需要胸片随访。对于有症状的气胸患者,需要尽快插入带有海姆利希瓣的小导管。大量的气胸需要置入胸腔闭式引流管。张力性气胸是急症,需要立即抢救。

31. 如何治疗置管后假性动脉瘤?

假性动脉瘤是一种医源性的并发症,通常出现在血管介入穿刺点的周围(假性动脉瘤也可能发生在创伤和某些特殊疾病中)。根据假性动脉瘤的性质,可以采用超声换能器直接压迫。也可以采用经皮直接注射凝血酶。假性动脉瘤修补术后,需要卧床休息一定的时间。修补术后不久即需要应用多普勒超声检查,而且以后还需要定期随诊。

32. 造影剂反应是如何分类的,造影剂反应有哪些症状?

造影剂反应可能无法归入一个独立的疾病范畴。它可能开始于一种症状,并随之发展为其他症状;因此,对患者的观察非常重要。需要快速发现,并对中重度的造影剂反应进行合理治疗(见《ACR手册——造影剂,2015 治疗指南》)。

ACR 将造影剂反应分为三类:轻度、中度和重度。轻度反应包括少量散在的荨麻疹、鼻塞以及轻度的恶心和呕吐。中度反应包括广泛的荨麻疹和红斑,或者不伴呼吸困难的面部水肿。重度反应的症状包括喉头水肿伴喘鸣和/或低氧血症,面部水肿伴呼吸困难,以及过敏性休克。

33. 动脉闭塞症患者在溶栓治疗术后的护理中需要着重关注哪些方面?

溶栓治疗术后的患者需要严密监测(例如,在重症监护室或者合适的中间监护区)。护士要熟知患者的状态、适应证以及溶栓治疗的潜在并发症,特别是可能会出现全身性纤溶亢进。溶栓剂必须通过输注泵输入,而输注泵的每条管线都需要标记输注速率以及带有导管和导丝的位置。患者需要按时监测

或者至少每小时监测一次重要的生命体征、血管穿刺点的稳定性以及患肢的病情进展,包括患侧的脉搏和神经血管状态。患者的神经系统状态也需要监测。这些参数的任何改变都需要立即报告给医师。除外一些其他的实验室数据(例如基础代谢功能和肾功能),纤维蛋白原水平、全血细胞计数和凝血功能也需要监测。血尿的患者需要监测小便。患者可能需要禁食或全流质饮食,但是在溶栓前需要对患者再次评估介入治疗的情况,如果在溶栓过程中需要镇静,那么就需要禁食。溶栓过程需要在 C 臂机或 DSA 下定时监测,如果出现紧急情况则需要立即检查。在临床上可以通过脉搏的重现或改善、肢端变暖以及疼痛减低来评估溶栓的情况。然而,在溶栓期间患者的疼痛可能会进一步加重,所以需要评估疼痛的原因。如果脉搏难以触及,可以使用便携式多普勒超声来监测。在皮肤上标记脉搏位置有助于医务人员的护理。溶栓期间避免进行肌内注射是非常重要的。

在溶栓开始前,开放多条静脉通路对于患者来说是很有帮助的。一条通路可以用来抽血,另一条通路可以用来静脉输液和给药。溶栓期间需要卧床。患者的体位和舒适性对护理来说是一个挑战。

34. 溶栓可以用于静脉系统吗?

血管内溶栓可以用于治疗下肢深静脉血栓。

35. 医务工作者如何知道患者身上的输液港是否可以用于高压快速注射?

在安装完输液港后,患者会拿到一张带有许多信息的钱包卡(包括输液港的类型、制造商、批次、血管位置、植入时间和植入位置)以随身携带。然而,如患者在 CT 检查过程中需要高压快速注射造影剂时发现这张信息卡不在身边,这些医疗信息即可能无法获取。一些制造商通过设定特别的形状或给药装置(泵),来帮助使用者进行鉴别。该区域的 X 线片有助于确认装置的类型。当然,需要一个特殊的针来连接输液港也是非常重要的。只有安装了可进行高压快速输注的输液港,并且导管尖端的位置确认无误时,才可以进行高压快速输注。

36. 介入放射治疗术后患者需要在麻醉后监护室待多长时间?

患者在麻醉后监护室(PACU)留观时间的长短主要取决于患者的状态及特殊的手术操作。如果患者的手术拟作为门诊手术,那么预订单上就应该包括有关患者的出院时间以及出院后医嘱等信息。患者的基本情况应该维持在基线水平(或者是手术相应的合理范围内),疼痛(以及恶心/呕吐)得到良好控制,以及每位医师开具的处方(用于治疗疼痛、恶心的药物,抗生素和其他)。患者在家中需要由一个负责任的成年人进行看护并合理安排日常生活。由于手术的特点和患者的特殊情况,一些手术可能需要过夜。对于在 PACU 里的所有患者,需要考虑许多常见的护理因素。护理人员在交接班期间需要进行良好的沟通。

37. 纤维蛋白鞘(纤维蛋白袖套)的意义?

纤维蛋白鞘可能位于静脉导管的末端,妨碍导管的正常使用。可以使用溶栓药物,并让药物在导管内多停留一段时间,以利导管通畅。在某些情况下可以通过股静脉穿刺剥离纤维蛋白鞘。其他的治疗方法还包括更换导管和在新的位置重新穿刺置管。

38. 怎么处理子宫动脉栓塞术后的疼痛?

目前在子宫肌瘤栓塞术(UFE)中常通过静脉给予麻醉药和镇静药,术中常使用酮咯酸。在术后的几小时内,装有吗啡的患者自控镇痛(PCA)泵可以有效控制子宫栓塞术后患者的疼痛状态,同时需要对患者使用止吐药。大多数患者需收住入院一晚以便行镇痛和止吐治疗,但是有些患者在门诊即可完成治疗。在撤药后患者常需要口服非甾体抗炎药。间歇性痉挛和栓塞术后综合征(PES)的症状常会持续几天。另外,有些并发症例如纤维通道形成通常发生在术后 3 周至 6 个月内。栓塞术后综合征症状包括严重痉挛、出血和组织窦道,患者也有可能发生肺栓塞。

39. 什么是盆腔淤血综合征,怎么采用介入放射治疗?

盆腔淤血综合征(PCS)可引起慢性的非周期性盆腔疼痛,左卵巢静脉经常受累。目前常用抑制卵巢功能以及子宫切除术治疗这一疾病。经皮栓塞术是治疗盆腔淤血综合征伴有卵巢静脉功能不全的一种微创疗法。育龄女性中常需要行避孕措施,术前需要充分的沟通与告知。

术中常需要中等程度的镇痛和镇静。可在股静脉处使用荧光透视法进行静脉造影,同时需要求患者做 Valsalva 动作。栓塞术中在股静脉处放置不锈钢材料或者铝线圈时需同时使用硬化剂溶剂和吸收性明胶海绵。在手术对侧也需要行此项操作。这项操作在门诊即可完成,但有些患者因为疼痛较为剧烈需收入病房。

通过 PCA 泵给药有利于疼痛控制,也可以静脉给予酮咯酸。

40. 肾动脉成形术后哪些指标是十分重要的观测指标?

对于肾动脉硬化症(RAS)患者而言,经皮尿道血管成形术(PTA)是一种治疗选择。除了标准的血管介入术后的护理外,有必要在术后 24~48 h 内实时监测患者血压。尽管原因不明,成功的 PTA 术后患者 1 h 内常会出现血压下降。如果需要对患者进行补液,需要建立可靠的静脉通路。

41. 肿胀麻醉技术通常在何种情况下使用?

肿胀麻醉技术通常使用含或不含肾上腺素的低浓度的利多卡因做皮下组织浸润,直至目标组织部位变得结实或稍肿胀。这项操作常在曲张静脉血管内激光治疗前使用,在超声引导下,将液体沿着静脉注入静脉旁区域。激光的安全性是血管内激光治疗术首先要考虑的问题,所以需要告知患者按要求戴上保护性眼罩。术后需要使用加压管或敷料加压。

42. 下肢顺行静脉造影术和下肢逆行静脉造影术有何区别?

下肢顺行静脉造影常用来诊断深静脉血栓和评估静脉畸形。患者躺在倾斜的病床上,对其足背静脉进行穿刺,然后注射造影剂。如此仅对一侧下肢进行造影。下肢逆行静脉造影常用来评价血栓栓塞后的瓣膜损坏以及功能不全。通常取股静脉造影,并且放置血管鞘。手术台常调至半直立位,患者需做 Valsalva 动作。通常需要双侧注射，并鼓励患者术后大量饮水。

43. 无水酒精的用途是什么？

无水酒精常在经导管栓塞术中作为硬化剂使用。血管内消融术中也常使用无水酒精。无水酒精应储存在安全区域。

44. 凝血障碍的患者进行介入放射治疗时需要使用哪种血制品？

鲜冰冻血浆用于纠正凝血因子缺乏和国际标准化比值（INR）升高的凝血障碍患者。对于血小板减少症及血小板功能障碍的患者需要使用血小板。其他的止血疗法包括鱼精蛋白（拮抗肝素的作用），维生素 K（拮抗华法林），冷沉淀（针对纤维蛋白原缺乏），重组 VIIa 因子（针对血友病患者），去氨加压素（针对血友病患者或血管性假性血友病患者）。

45. 在某些类型的血管介入造影术中，如果患者对造影剂过敏或者有肾功能损害，应该使用何种气体？

对于一些特定类型的血管造影，包括腹部血管造影和选择性血管研究、下肢血管造影以及很多静脉造影，可以使用医用 CO_2 作为阴性造影剂。由于在横膈膜上进行动脉注射可能造成潜在的神经损伤，所以并不推荐这一操作。CO_2 价格并不昂贵，为了避免发生空气污染，需要术者仔细操作。禁忌使用 NO 麻醉。

46. 什么是 EVAR？

EVAR 指腹部血管内动脉瘤修复术，这是一种微创外科操作。此项操作通常由血管外科医师和介入放射科医师共同完成。EVAR 的并发症包括血管断裂、内漏、血管内置材料移位、动脉损伤（导管型号过大）、置入材料问题或位置错误、肾脏损伤（造影剂原因）以及感染。

47. 为何要留置动脉鞘管？

在动脉或静脉溶栓时需留置动脉鞘管，这是便于治疗胃肠道出血时进行动脉内给药或者术中注射了肝素导致手术结束时患者的活化凝血时间（ACT）达不到撤出鞘管的水平。鞘管内需要持续泵注含肝素的生理盐水，输注速度应由临床医师决定。应采用缝合或其他加固方法固定鞘管，应反复检查腹股沟穿刺部位及远端脉搏情况。

48. 如何处理动静脉内瘘功能障碍？

对于达到某些标准的动静脉内瘘（AVFs）功能障碍患者，可以采用瘘管造影术和经皮血管腔（球囊）成形术（PTA）来治疗。球囊血管成形术会对患者造成疼痛，因此，需要进行中度镇静。当出现血管痉挛时，临床医师可以使用硝酸甘油（NTG）；当然，在使用硝酸甘油前需了解患者的血压水平。硝酸甘油会造成血压下降。术中也可能要使用肝素。

如果存在血栓，可以采用机械性血栓切除术来治疗。需要进行连续性心功能监测，并且医师需要知道患者的任何变化。也可以选择化学性溶栓。不仅要评估患者的疼痛，还要评估患者的呼吸困难情况，以及患者介入穿刺部位及远端的疼痛。

49. 对于颅脑动脉瘤而言，除了手术夹闭还可采取什么选择？

如果动脉瘤符合某些标准，可采取血管内动脉瘤栓塞术治疗。

50. 什么是静脉内取样？

在静脉内取样时，血标本是从感兴趣的部位通过置入导管获得的，这些样本会被送到实验室测试激素水平。可从不同部位取得多个血液样本。常用的静脉取样操作包括：测定静脉内甲状旁腺激素水平，以定位甲状旁腺激素分泌过多的部位；静脉取血可诊断胰岛素瘤、肾上腺静脉取血可诊断醛固酮腺瘤或原发性醛固酮增多症（Conn's syndrome），肾静脉取血可诊断肾动脉硬化症以及肿瘤肾素异常分泌。动脉刺激和静脉取样（ASVS）常用于胃泌素瘤的诊断，这一过程中需要使用促胰液素。应准备多份患者身份识别标签（在完成取样时应在操作室做好取样位置的标记）。血液的取样量和采样管应由检测的目的决定。所有采样操作均应注意细节，优先处理采样的样本。取样需要时间和耐心，取样时患者舒适与合作非常重要。

51. 是否可以用介入放射术来取出异物？

可以的。血管内栓塞钢圈、血管内支架、腔静脉滤器和一些损坏的导管和导引钢丝可能在血管系统内移动。一些介入放射工具（例如套圈、特殊的导线和抓钳）可以用来取出这些医疗物品。在某些情况下不需取出，只需对那些器械进行移位即可。

52. 对于来到神经血管介入造影病房的急性缺血性卒中患者，必须进行哪些额外的评估？

除了血管造影前的常规体格检查和生命体征检查外，还需对患者进行美国国家卫生研究院脑卒中量表（NIHSS）评估。整个病程中都需进行神经系统评估。手术后也需反复进行 NIHSS 评估，患者出现任何较基线水平的变化均应告知临床医师。

（侯慧艳　张马忠）

参考文献

American College of Radiology, 2015. Manual on contrast media v10. 1. Retrieved from http://www. acr. org/~/media/ACR/Documents/PDF/QualitySafety/Resources/Contrast%20Manual/2015_Contrast_Media. pdf.

Society of Interventional Radiology, 2012. Consensus guidelines for coagulation status and hemostasis risk. Journal of Vascular Interventional Radiology, 23, 737 - 736.

Society of Interventional Radiology, 2013. Addendum of newer anticoagulants to the SIR consensus guideline. Retrieved from www. sirweb. org.

Alliance for Radiation Safety in Pediatric Imaging. (n. d.). Retrieved from http://www. pedrad. org/associations/5364/ig/.

Caridi J G & Hawkins I F, 2010. Carbon dioxide digital subtraction angiography: An alternative to iodinated contrast. Perioperative Nursing Clinics, 5(2), 177 - 188.

Gross K, 2014. Core curriculum for radiologic and imaging nursing (3rd ed.). Hillsborough, NJ: Association for Radiologic and Imaging Nursing.

Grossman V A, 2014. Fast facts for the radiology nurse. New York, NY: Springer. Image Gently. (n. d.). Alliance for radiation safety in pediatric imaging. Retrieved from http://www. pedrad. org/associations/5364/ig/.

Kanal E, Barkovich A J, Bell C, et al., 2007. ACR guidance document for safe MR practices. American Journal of Roentgenology, 188(6), 1447 - 1474. doi: 10. 2214/AJR. 06. 1616.

Kandarpa K & Machan L, 2011. Handbook of interventional radiologic procedures (4th ed.). Philadelphia, PA: Wolters Kluwer/Lippincott Williams & Wilkins.

Lehmann S, Rosenberg M, Shrestha P, et al., 2015. Prostatic artery embolization: An emerging technique in interventional radiology. Journal of Radiology Nursing, 34 (4), 209 - 221.

Makramalla A & Zuckerman D A, 2011. Nephroureteral stents: Principles and techniques. Seminars in Interventional Radiology, 28 (4), 367 - 379. doi: 10. 1055/s - 0031 - 1296079 PMCID: PMC3312172.

Mauro M A, Murphy K P J, Thomson K R, et al., 2008. Image guided interventions (Vols. I & II). Philadelphia, PA: Saunders Elsevier.

Patel I J, Davidson J C, Nikolic B, et al., 2012. Consensus guidelines for periprocedural management of coagulation status and hemostasis risk in percutaneous image-guided interventions. Journal of Vascular and Interventional Radiology, 23, 727 - 736.

RadiologyInfo. org, 2010. Transjugular intrahepatic portosystemic shunt (TIPS). Retrieved from http://www. radiologyinfo. org/en/info. cfm?PG=tips.

Ramaswamy R S, Choi H W, Mouser H C, et al., 2014. Role of interventional radiology in the management of acute gastrointestinal bleeding. World Journal of Radiology, 6(4), 82 - 92. doi: 10. 4329/wjr. v6. i4. 82.

Semmel D, 2014. Pelvic congestion syndrome: What is it and who do we treat? Journal of Radiology Nursing, 33 (2), 57 - 62.

Shin B J, Beecham Chick J F & Stavroloulos S W, 2015. Inferior vena cava filters: Placement and retrieval. Journal of Radiology Nursing, 34(4), 228 - 236.

Society of Interventional Radiology Standards of Practice Committee, 2003. Angioplasty standard of practice. Journal of Vascular and Interventional Radiology, 14, S219 - S221.

The Institute for Magnetic Resonance Safety, Education, and Research [IMRSER]. Retrieved from http://www. mrisafety. com.